필라테스 엉덩관절과 무릎 증후군 및 관절성형술을 위한

Pilates for Hip and Knee Syndromes and Arthroplasties

필라테스

엉덩관절과 무릎 증후군 및 관절성형술을 위한

Pilates

for Hip and Knee Syndromes and Arthroplasties

모던 필라테스 협회 옮김

Beth A. Kaplanek, RN, BSN

Qualified Pilates Instructor ■ Practitioner of Pilates for Rehabilitation

Brett Levine, MD, MS

Orthopaedic Surgeon ■ Rush University Medical Center

William L. Jaffe, MD

Orthopaedic Surgeon ■ New York University hospital for Joint Disease

영 문 출 판 사

■ 추천인

고도일 MD, DC (고도일 병원 원장)
김일환 MD, DC (Dr 척척 척추 관절 클리닉의원 원장)
서홍석 MD, DC, OMD (Dr 연세 외과, 한의원 원장)

■ 옮긴이

임규돈 PT, DC, 모던 필라테스 협회 명예회장
김항진 DC, 모던 필라테스 협회장
이남이 PT, 모던 필라테스 부협회장
우지은 부산대 무용과, 모던 필라테스 대표
손은지 PT, 모던 필라테스 이사
서승희 PT, 모던 필라테스 강사

Pilates for Hip and Knee Syndromes and Arthroplasties
by Beth A. Kaplanek, RN, BSN & Brett Levine, MD, MS & William L. Jaffe, MD

필라테스

엉덩관절과 무릎 증후군 및 관절성형술을 위한

2013년 5월 22일 초판인쇄
2013년 5월 29일 초판발행

지은이 : Beth A. Kaplanek & Brett Levine & William L. Jaffe
옮긴이 : 모던 필라테스 협회
발행인 : 박 병 조
발행처 : 도서출판 영문출판사
등 록 : 1987년 12월 21일 제2-419호
주 소 : 서울시 강남구 삼성동 69-1
전 화 : (02) 514-5590, 776-5590
팩 스 : (02) 756-8943
E-mail : yeongmunsa@empal.com
홈페이지 : www.ymsbook.net
정 가 : 30,000원
ISBN 978-89-7224-329-8 93510

※ 파본은 교환해 드립니다.

목차 / Contents

동작 찾아보기 / Exercise Finder

본서에 실린 동작들 중 다수는 수술 후 회복기간에 따라 수행할 수 있는 변형된 동작들을 포함하고 있다. '동작 찾아보기'를 통해 회복 기간에 맞는 동작을 쉽게 찾아볼 수 있을 것이다. 표시된 페이지로 책을 넘기기만 하면 필요한 동작의 전체 설명을 사진과 함께 볼 수 있다. 관련 치료 및 관절성형술을 위한 동작 프로그램을 구성하기 쉽도록 표를 만들어 각 동작에 적절한 수술 후 기간을 제시하고 있다. 사이드 킥 시리즈(SKS) 동작들 역시 기간에 따라 분류되어 있다. 두 번째 표를 통해 사이드 킥 시리즈(SKS) 동작을 찾아볼 수 있을 것이다. 이하 분류된 동작들로 엉덩관절 및 무릎 증상을 위한 프로그램을 구성할 때에는 반드시 환자의 코어근육 조절 능력과 사용 가능한 관절가동범위를 기초로 하여야 한다.

필라테스 예비 동작과 필라테스 동작들

동작	예비 동작	6주에서 3개월	3개월에서 6개월	6개월 이상
복구 가볍게 수축하기 (Abdominal Prep)	48			
엉덩관절 벌리고 모으기 (Abduction and Adduction)	43			
엉덩관절 안쪽근육 조이기 (Adductor Squeeze)	52			
발목운동 (Ankle Pump)	40			
호흡하기 (Breathing)	39			
캉캉—변형본 (Cancan-Modified)			234	234
코르크스크류 (Corkscrew)			182	185
크리스크로스 (Crisscross)		98	174	174
더블-레그 킥 (Double-Leg Kick)			198	198
양쪽다리 스트레칭 (Double-Leg Stretch)		86	163	166
더블 스트라이크-레그 스트레치(로우어 리프트) 〔Double Straight-Leg Stretch (lower Lift)〕		94	171	171
엉덩이근육 수축하기 (gluteal Set)	42			
하프 롤-다운 (Half Roll-Down)		70	140	140
하프 롤-업 (Half Roll-Up)		75	141	141
힙 서클—변형본 (Hip Circle - Modified)			241	241
헌드레드 (Hundred)		67	135	137
무릎 접기 (Knee Fold)	50			
레그 풀—변형본 (Leg Pull - Modified)			243	243

(계속)

동작 찾아보기 *(계속)*

필라테스 예비 동작과 필라테스 동작들				
동작	예비 동작	6주에서 3개월	3개월에서 6개월	6개월 이상
넥 풀 (Neck Pull)				207
넥 풀—변형본 (Neck Pull-modified)			204	
오픈-레그 로컬 (Open-Leg Rocker)				179
펠빅 컬 (Pelvic Curl)	45			
엎드려 다리 들기 (Prone Leg Lifts)	56			
푸쉬업 (Push-Up)				260
푸쉬업—변형본 (Push-Up — Modified)			257	257
대퇴 앞 근육 수축하기 (Quadriceps Set)	41			
공처럼 구르기 (Rolling Like a Ball)			156	158
롤-업 (Roll-Up)			143	147
쏘 (Saw)		107	187	187
세라투스 푸쉬업 (Serratus Push-Up)				254
세라투스 푸쉬업—변형본 (Serratus Push-Up) (modified)			251	251
숄더 브릿지 (Shoulder Bridge)			211	211
숄더 브릿지—변형본 (Shoulder Bridge-modified)		117		
어깨 구르기 (Shoulder Roll)	44			
사이드 스트레치 (Side Stretch)		129	247	247
싱글-레그 서클 (Single-Leg Circle)		79	150	154
싱글-레그 킥 (Single-Leg Kick)		113	196	196
싱글-레그 스트레치 (Single-Leg Stretch)		83	160	160
한쪽 다리 스트레칭 및 가위자세 (Single Straight-Leg Stretch and Scissors)		88	168	168
앉아서 무릎 들어올리기 (Sitting Bent-Knee Lifts)	59			
스파인 스트레치 포워드 (Spine Stretch Forward)		104	177	177
스파인 트위스트 (Spine Twist)			201	201
바로 누워 다리 들어올리기 (Supine Leg Lifts)	53			
스완 (Swan)				193
스완 준비운동 (Swan Prep)		110	191	
수영자세 (Swimming)			238	238
티저 1 (Teaser 1)			223	223
티저 2 (Teaser 2)			226	226
티저 3 (Teaser 3)				231
티저 준비운동 1 (Teaser Prep 1)		121	217	217
티저 준비운동 2 (Teaser Prep 2)		124	219	219
토우 탭 (Toe Tap)	46			

사이드 킥 시리즈(Side Kick Series)

동작	넓은범위(long lever) 6주에서 3개월	넓은범위(long lever) 3개월에서 6개월	넓은범위(long lever) 6개월 이상	좁은범위(short lever) 6주에서 3개월	좁은범위(short lever) 3개월에서 6개월 이상
롱-레버 바디 포지션 자세 (Body position for long-lever SKS)	265	267	267		
쇼트-레버 바디 포지션 자세 (Body position for short-lever SKS)				303	305
90° 벤트-니 서클 (90° Bent-Knee Circle)				309	311
90° 벤트-니 리프트 앤 로우어 (90° Bent-Knee Lift and Lower)				308	310
90° 벤트-니 로테이션 (90° Bent-Knee Rotation)					316*
90° 벤트-니 터치 (90° Bent-Knee Touch)				312	314
90° 롱-레그 서클 (90° Long-Leg Circle)			297		
90° 롱-레그 들어올리기 (90° Long-Leg Lift)			296		
자전거 (Bicycle)		287	287		
디-서클 (D-Circle)		281	281		
프론트 앤 백 (Front and Back)	274	276	276		
인너-싸이 서클 (Inner-Thigh Circle)	299	302	302		
인너-싸이 리프트 (Inner-Thigh Lift)	298	300	300		
인터널 앤 익스터널 로테이션 (Internal and External Rotation)	294	285	285		
리프트, 리프트, 로우어, 로우어 (Lift, Lift, Lower, Lower)		293	293		
리틀 서클 (Little Circle)	278	279	279		
패러렐 레그 리프트 (Parallel Leg Lift)		291	291		
가위자세 (Scissors)		289	289		
업 앤 다운 (Up and Down)	270	272	272		

*이 동작은 6개월 이상에서만 해야 된다

서문 / Preface

1997년 남편과 산을 내려오던 중 오른쪽 엉덩관절에 통증이 느껴졌는데, 통증이 사라지지 않았다. 시간이 지나면서 스트레칭과 마사지도 해보고, 처방전이 필요없는 약도 복용해봤지만, 통증은 여전했다. 문제가 무엇인지 확인하기 위해 엑스레이를 찍어보기로 했다. 의사가 엑스레이 사진을 보더니 내 눈을 보며 말했다. "엉덩관절 치환이 필요합니다." 테이블에서 거의 떨어질 뻔했다. 어떻게 이런 일이 발생했던 걸까? 나는 활동적이고 젊었으며, 피트니스 강사고 승마를 포함한 모든 신체활동을 즐기는 간호사였다.

나는 건강에 관한 내 사고 방식과 함께 내 삶이 변화할 것이라는 알았다. 내 골격계의 일부를 잃고, 이를 기계관절로 대체해야 했다. 이것이 내가 가장 사랑하는 운동과 강의를 그만두어야 하는 것을 의미했을까?

1999년 나는 양측 대퇴골구골단분리증이라는 진단을 받았다. 이 병은 소아기 장애로 성인이 되면 관절염으로 나타난다. 2001년 8월 나는 오른쪽 엉덩관절 대치술을 받았다. 의사는 내 질병으로 인해 왼쪽 엉덩관절도 결국에는 수술을 받아야 할 것이라고 설명했다. 관절을 손상시키지 않고 내 신체 단련 상태를 유지할 수 있는 운동법을 찾는 것이 계속되는 재활과 향후 운동습관에 있어 중요한 부분이 될 것이라는 것을 깨달았다.

운동은 여러 건강상의 이유로 중요하다. 인공관절 치환술을 받은 사람들에게는 저충격 운동만이 안전하며 보철물의 완결성을 유지하는 데 도움이 된다고 여겨진다 (Klein et al. 2007).

2003년 6월, 나는 코어근육을 강조하는 광범위한 일련의 신체 운동인 필라테스를 공부하기 시작했다. 필라테스를 매우 즐겨했고 이를 통해 긍정적인 효과를 봤기 때문에, 필라테스 강사 자격증을 따기로 결심했다. 내 엉덩관절 상태를 확인하기 위해 의사를 찾아갔을 때, 의사는 그간 내가 무엇을 했는지 물었다. 나는 필라테스 운동과 강의를 했다고 설명했다. 의사는 내가 무엇을 했던지 간에 인공엉덩관절 상태가 좋고, 왼쪽 엉덩관절 상태도 나빠지지 않았을 뿐 아니라, 심지어 더 좋아졌기 때문에 계속해야 한다고 했다. 그는 필라테스의 효과에 대해 너무 감명을 받아 필라테스 훈련 프로그램을 모두 저널에 담아 무릎과 엉덩관절 인공 치환술을 받은 환자들의 재활을 위한 필라테스를 공개하면 어떻겠냐고 물었다.

2004년 6월 나는 공인 필라테스 강사가 되었고, 2008년까지 재활 전문 필라테스 지도자가 되기 위한 두 번째 과정을 수료했다. 나는 인공관절 치환술을 받았거나 관절 증후군을 가진 많은 환자들과 일할 기회가 있었고, 그들의 긍정적인 진전을 목도해왔다.

분명한 지침과 원칙하에 행해진다면, 필라테스는 관절가동범위, 관절 유연성, 코어근육 조절능력, 체력 및 스트레칭 능력을 향상시켜 주는 매우 효과적인 운동이 된다. 또한 신체와 정신을 전체적으로 건강하게 유지하도록 해준다. 필라테스 동작들은 각 동작을 크거나 작게 만들거나 환자 개개인의 필요에 따라 동작의 순서를 바꾸는 등 변형 동작을 취하기에 용이하다. 필라테스 동작은 관절이나 인대에 무리를 주지 않으면서 주변 근육을 강화시키는데, 이는 치료 및 관절성형술을 위해 관절에 가해지는 부담을 줄이는데 있어 매우 중요하다.

엉덩관절 및 무릎 장애를 가진 사람들을 위한 운동의 종류 중에 필라테스가 어째서 유익한지를 보다 잘 이해하기 위해, 다음의 일반적인 배경지식을 참고해보자. 엉덩관절 및 무릎 뼈관절염은 매년 약 백만 명의 사람들이 정형외과를 방문하는 이유이자 최종적으로 인공관절 치환술을 필요로 하는 주요 증상 중의 하나이다. 마찬가지로, 관절 통증(관절통)과 근육, 힘줄, 윤활주머니의 통증(근육통, 건염, 윤활낭염)은 구체적으로 처방된 의학 요법이 필요한 경우가 많다. 이러한 관절통이나 기타 통증은 관련 부위의 과도한 사용으로 인해 발생하며 단기간에 걸친 항생제 경구 및 국소 투여와 물리 치료를 통한 비수술요법으로 성공리에 치료될 수 있다. 이들 환자들은 정식 의학 요법을 마친 후에도 집에서 물리치료의 일환으로서 스트레칭과 근육 강화운동을 지속해서 수행하는 것이 중요하다. 엉덩관절과 무릎 기능을 유지하기 위한 방편으로서 필라테스를 수행한다면 관절에 가해지는 부담이 적으면서도 구체적 증상에 적합하게 마련된 근육 강화운동이 가능하며 이를 집에서 하는 운동 프로그램에 포함시킬 수 있다.

미국에서 무릎과 엉덩관절 인공관절 치환술(관절성형술)을 시술 받는 환자의 전체 수는 꾸준히 증가해 온 반면, 외과적 수술 환자의 평균 연령은 낮아지고 있다(Levine, Jaffe, and Kaplanek 2009). 1990년부터 2002년까지 미국에서 엉덩관절 인공관절 치환술(THA)을 최초로 시술 받은 환자의 수는 10만 명 당 50% 증가하였으며(THA를 시술 받은 환자 수 19만 3천 명), 무릎 인공관절 치환술(TKA)을 받은 환자는 4백만 명이 넘을 것으로 추정된다(Kurtz, Ong, Lau, et al. 2007). 또한 엉덩관절이나 무릎 인공관절 치환술과 관련하여 소요되는 연간 병원 비용은 2015년까지 65억 달러를 초과할 것으로 예상되기도 한다(Kurtz, Ong, Schmier, et al. 2007).

침입성을 최소화한 인공관절 치환술이 등장하면서, 빠른 회복 절차에 대한 관심이 증가하고 외래 환자의 물리치료 등록 시기도 빨라지게 되었다. 동 시기의 보고서들은 침입성이 최소화된 인공관절 치환술은 빠른 회복이라는 조기 장점을 가진다고 발표하였다(Levine et al. 2007; Berger et al. 2004; Levine, Jaffe, and kaplanek 2009). 뿐만 아니라, 수술 전 또는 수술 후의 맞춤 운동 프로그램을 수행함으로써 엉덩관절이나 무릎의 뼈관절염 및 관절성형술 환자의 보행 능력이 향상될 수 있다(Levine, Jaffe, and Kaplanek 2009; Brosseau et al. 2003; Pilot et al. 2006). 인공관절 치환술은 증가 추세에 있으며, 이는 특히 관절에 불편함 없이 원활한 관절가동범위를 유지하며 활동적으로 지내고자 하는 사람들이 많아진 것에 기인한다. 인공관절 치환술의 대상은 점진적으로 확장되어 보다 젊고 활동적인 환자들을 포함하게 되었다. 이들은 기존의 인공관절 치환술 대상자들에 비하여 수술 후 보다 신속하고 완벽하게 해당 부위의 기능이 회복될 것을 요구한다(Levine et al. 2007; Levine, Jaffe, and Kaplanek 2009). 엉덩관절 학회(Hip Society)와 미 엉덩관절 및 무릎 외과의 연합(American Association of Hip and Knee Surgeons: AAHKS) 회원들의 조사 결과, 필라테스가 엉덩관절 인공관절 치환술(THA)을 받은 환자들이 수행해도 좋은 스포츠 활동으로 평가 받고 있는 것으로 나타난다(수행 대상자 중 필라테스 무경험자가 58%, 유경험자가 24%를 차지한다; Klein et al. 2007).

뉴욕대학병원 관절질환과 소속 정형외과 의사이자 성인관절재건술 전문의인 윌리엄 엘. 제프(William L. Jaffe) 박사의 병원 기록에 기초한 잠정 보고서에 의하면, 38명의 환자가 무릎 인공관절 치환술(TKA)이나 엉덩관절 인공관절 치환술(THA) 후의 회복을 위해 필라테스를 수행한 경험이 있다고 한다. 이 중 엉덩관절 인공관절 치환술 환자는 22명으로 이들의 평균 연령은 46.2

세이며, 무릎 인공관절 치환술 환자는 17명으로 이들의 평균 연령은 55.4세이다. 수술 1년 후 검토한 환자 기록과 결과를 살펴보면, 수술 후 필라테스가 회복에 미친 영향에 대하여 25명의 환자가 굉장히 만족했으며, 13명의 환자는 만족한 것으로 드러났다. 필라테스 경험과 결과에 대해 다소 만족 또는 만족하지 않는 환자는 없었다(Levine, Jaffe, and Kaplanek 2009).

무릎이나 엉덩관절 관절성형술 환자가 수술 후 물리 치료를 받는 과정은 환자 개개인의 상태에 따라 6~12주 정도가 소요된다. 필라테스는 잘 짜여진 운동으로 수술 전이나 수술 후의 운동 프로그램에 포함될 수 있으며 이후에도 집에서 계속 수행할 수 있다. 필라테스를 수행함으로써 얻을 수 있는 이점으로는 수술 전 기능 향상에 도움이 되며, 외래 환자로 전환된 이후에도 계속해서 운동할 수 있는 길을 마련해 주고, 또한 전신 운동을 통해 재활이 가능하게 해준다(Levine, Jaffe, and Kaplanek 2009).

감사의 글 / Acknowledgments

남편 척 캐플라넥(Chuck Kaplanek)에게 그의 지속적인 인내와 사랑, 헌신에 대해 감사드린다. 그가 언제나 날 위해 그곳에 존재하며 나의 사명을 지지하고 내 이야기에 귀기울여 주었기에 내가 어려움을 겪으면서도 앞으로 나아갈 수 있었고 또한 내 감정이 치유될 수 있었다.

최고의 강사인 매기 암레인(Maggie Amrhein)에게는 그의 수많은 재능과 훌륭한 인격, 그리고 조언에 대해 감사드린다. 필라테스 강사로서 나의 기술 향상을 도왔고 계속해서 나를 격려해 주었기에 본서 집필이라는 중요한 과제를 끝까지 해낼 수 있었다.

디나 스카퓨러(Dina Scafura)에게는 그의 격려에 감사드리며, 또한 모든 필라테스 강사들이 무릎이나 엉덩관절 장애를 가진 각각의 환자들을 지도함에 있어 보다 안전하고 효율적으로 작업하는 법을 배울 수 있도록 하려는 본 지침서의 목적, 목표, 대상을 발전시켜 나가는 데 도움을 주어 감사드린다.

나의 외과의인 윌리엄 제프(William Jaffe) 박사에게는 필라테스라는 분야를 계속 걸어갈 수 있도록 영감을 불어넣어 준 것과 본서를 집필하고 끝낼 수 있도록 해준 것, 그럼으로써 엉덩관절이나 무릎 인공관절 치환술을 받았거나, 받을 환자들에게 도움이 되도록 해준 것에 대해 감사드린다.

브레트 레빈(Brett Levine) 박사에게는 나와 함께 이 책의 집필과 검토에 참여해 준 것에 대해 감사드린다. 또한 필라테스가 엉덩관절 또는 무릎 장애 환자 및 인공관절 치환술 환자의 운동과 재활에 있어 안전하고 효과적인 형태의 운동이라는 점을 정형외과 의사들에게 인지시키기 위해 열심히 작업해 준 것에 대해 감사드린다.

최고의 강사 마이클 프리츠케(Michael Fritzke)와 톤 부그트(Ton Voogt)에게는 무릎이나 엉덩관절 장애를 가진 환자들이 원활하게 움직일 수 있도록 돕기 위해 많은 매트 동작과 도구를 이용하는 동작들을 훌륭하게 변형하도록 도와준 것에 대해 감사드린다.

파워 필라테스(Power Pilates) 단체와 폴스타 필라테스(Polestar Pilates) 단체, 그리고 각 단체에 속한 강사들에게는 본인이 필라테스 기술을 습득하며 발전시키고 성장해가도록 도와주어 재활을 위한 필라테스 강사 및 트레이너 자격을 갖추도록 해준 것에 대해 감사드린다.

이들과 함께, 다음 분들에게 특별히 감사드리고 싶다:

검토위원들 (Manual Reviewers)

Maggie Amrhein: 필라테스 강사 자격증 소지자, 전문 무용수
Bonnie Heyman: 필라테스 강사 자격증 소지자
Margaret Di Meo: 필라테스 강사 자격증 소지자
Marilyn A. Spoka: 법률 컨설팅 담당
Dina Scafura: 필라테스 강사 자격증 소지자, 개인 트레이너
Lisa Wark: 필라테스 강사 자격증 소지자

사진 모델들 (Models)

Dina Scafura: 필라테스 강사 자격증 소지자, 개인 트레이너
Maggie Amrhein: 필라테스 강사 자격증 소지자, 전문 무용수
Beth Kaplanek: 공인 간호사, 필라테스 강사 자격증 소지자
Richard LoPinto: 사진작가

역자 서문

우리나라에 필라테스가 자리를 잡은 지도 벌써 10년이란 시간이 흘렀습니다. 여러 운동들을 공부하고 재활에 가장 적합한 운동을 찾다가 호주에서 필라테스를 접하게 되었습니다. 필라테스를 한국에 도입할 때까지 여러 분들의 도움이 있었습니다. 처음 국제 워크숍 대한통합의학회와 대한근골의학회 등 의료인들과 무용과 분들의 관심속에서 시작을 했습니다.

지금은 다양한 분들의 관심속에서 발전되고 있으며 해외나 국내에서도 많은 논문과 다양한 의학적 응용이 있었습니다. 필라테스는 체형과 자세, 다이어트, 어린이 성장, 측만증, 산전/산후, 스포츠 상해 및 재활과 부상 예방 등 다양한 분야에서 응용되고 있습니다

이번 이 책은 무릎과 고관절에 관절염 및 인공관절 수술을 하신 분들이 보다 안전하고 빠르게 일상에 돌아갈 수 있는 재활 필라테스로써 우리나라에서도 많은 분들께 도움이 되고 또한 많은 필라테스 선생님들에게 회원을 돌볼 수 있는 참고 도서가 되길 바램으로 번역을 하게 되었습니다.

지금까지 모던 필라테스만을 발전시키는데 전념했다면 이제는 필라테스를 사랑하는 모든 분들을 위해서 정보도 공유하고 나누도록 하겠습니다.

책을 출판할 수 있도록 많은 도움을 주신 모던 필라테스 여러분들과 추천인 원장님들 그리고 영문출판사 박병조 대표님과 직원분들께 감사드립니다.

2013년 4월

역자 일동

서론 / Introduction

"*엉덩관절과 무릎 증후군 및 관절성형술을 위한 필라테스*"를 집필하기 위해 준비하면서 중요하게 고려한 것은 엉덩관절이나 무릎 장애 및 인공관절 치환술을 받는 환자들의 재활 방법으로서 필라테스 동작을 적용할 수 있다는 이론과 이유를 환자의 지도자들에게 제공해 줄 모든 정보를 포함하는 것이었다. 이를 위해 죠셉 필라테스의 역사 및 필라테스를 향한 그의 열망을 정형외과 분야에 연결시키고 필라테스가 운동과 재활에 효과적인 동작이라는 사실을 의사들에게 인지시키는 일부터 시작하였다. 근본적으로 필자는 엉덩관절 인공관절 치환술을 받은 이후 엉덩관절 재활과 코어근육 조절 능력 및 안정성을 향상시키기 위해 필라테스를 수행하였다. 필라테스 원칙을 이해하는 것은 동작 수행 방법을 적용하는 데에 필수적이다. 원칙에 대한 이해 없이는 필라테스는 단지 목적 없는 동작에 불과할 것이기 때문이다.

필라테스 동작은 전신 운동의 효과가 있으며 육체와 마음, 정신을 하나의 조직체로 통합시킨다. 필라테스는 죠셉 필라테스(Joseph Pilates)에 의해 개발되어 90년이 넘는 역사를 자랑하며, 스트레칭 및 근육 강화 동작들로 이루어진 독특한 운동법이다. 필라테스 동작을 수행하면 근력이 강화, 단련되고 자세, 유연성, 관절가동범위, 균형감각이 향상된다(Siller 2000). 몸과 마음이 함께 동작을 수행하며 개개인의 필요에 따라 점차로 다양한 수준의 동작들을 함께 수련하게 된다. 필라테스 운동의 가장 기본이 되는 것은 필라테스 매트 운동이다. 필라테스 매트 운동은 신체 단련법의 일종으로 연령이나 현재 건강 수준에 상관없이 모든 사람들에게 도움이 되는 운동이다. 필라테스 매트 운동을 통해 도움을 얻으려면 적어도 일주일에 세 번 규칙적이고 지속적으로 필라테스 동작을 수행하는 것이 중요한데, 이 때 필요한 경우 변형 동작을 수행할 수도 있다. *〈엉덩관절과 무릎 증후군 및 관절성형술을 위한 필라테스〉*는 최신 기술과 연구에 기초하여 무릎이나 엉덩관절 장애 및 인공관절 치환술 환자를 치료하기 용이한 기초와 기준을 제공함으로써 전 세계 외과의, 물리치료사, 필라테스 강사들에게 가교 역할을 하고 있다.

서문을 통해 죠셉 필라테스(Joseph Pilates)와 그의 필라테스 운동법의 역사를 간단하게 살펴보고자 한다. 그리고 나서 본 서의 나머지 부분에 실린 정보들을 어떻게 활용하면 좋을지에 관해 설명하도록 하겠다.

죠셉 필라테스의 약력

Biographical Sketch of Joseph Pilates

죠셉 필라테스(Joseph Pilates)의 경력을 이해하게 되면 필라테스 운동법에 대한 신뢰를 제고하고 필라테스를 수행하기 위한 기초를 쌓을 수 있다. 이 절을 읽음으로써 죠셉 필라테스가 당시 시대를 앞서가던 인물이였음을 알게 될 것이다. 그는 필라테스가 전신에 도움이 되고 활력과 기운을 회복시켜주는 우수한 운동법으로 의학계에 알려지기를 원했다.

죠셉 후베르투스 필라테스(Joseph Hubertus Pilates)는 1880년 독일 몬헨글라드바흐(Monchengladbach) 지역에서 태어났다. 실제로는 그가 1883년 출생이라는 기록도 일부 남아 있기는 하다. 그는 네 명의 자녀 중 하나로 태어났다. 어린 시절 병약했던 그는 천식, 구루병, 류머티스성 열병을 앓았으며, 또래 아이들에게 괴롭힘과 따돌림을 당했다. 이런 상황 속에서 그는 그 자신과 다른 이들을 돕기 위해 신체 단련과 건강을 연구하는 일생의 작업에 착수하게 된 것이다.

가족 주치의가 죠셉에게 신체 구조가 담긴 책을 주었는데, 몇몇 사람들의 말에 따르면 죠셉은 그 책을 탐독하였다고 한다. 그 책을 낱낱이 읽으면서 죠셉은 신체의 구조와 동작 원리에 대해 배우게 되었다. 그는 숲 속에 몸을 숨기고 동물들의 경이로운 동작들과 새끼 동물을 돌보고 먹이는 방식을 관찰하면서 자연을 배우기도 했다. 죠셉은 공부를 계속하여 요가를 포함한 동서양의 다양한 신체 단련법들을 검토하였다. 그가 열네 살이 되자, 그의 신체는 성장할 만큼 성장하여 신체해부학도를 그리기 위한 동작들을 취할 수 있게 되었다. 그의 풍부한 연구 경력은 경험에 의해 다듬어져 *'콘트롤로지(Contrology)'*라는 혁신적인 운동법을 탄생시키는 계기가 되었다. 그는 일생에 걸쳐 '콘트롤로지'를 계속해서 발전시켜 나가게 된다.

1912년 죠셉은 영국으로 떠나 그곳에서 권투선수로 생활하다가 서커스 공연단에 취직하게 된다. 1914년 제1차 세계대전이 발발하자 그는 독일 국적으로 인해 적국 포로를 가두는 수용소에 수감되었다. 그는 처음에 영국 란체스터(Lancaster) 수용소에서 수감자들에게 레슬링과 호신술을 가르쳤다. 이후에 아일오브맨(Isle of Man) 수용소로 이송된 뒤에는 수감자 중 아파서 병상 신세를 지고 있는 사람들과 함께 지내게 되었다. 이들과의 생활 끝에 죠셉은 침대 기둥에 스프링을 걸어두고 이를 이용한 탄성에 저항하여 팔다리를 움직이는 연습을 통해 병상에 있는 사람들의 재활을 도왔다. 그는 일종의 물리치료사가 되었으며, 삶의 질을 높여 주는 치료 동작들을 개발하였다.

제1차 세계대전이 종료되고 죠셉은 독일로 돌아갔는데, 그곳에서 그는 새로운 독일군을 훈련시켜 줄 것을 요청받게 된다. 당시의 정치적 상황에 환멸을 느낀 죠셉은 독일을 떠나기로 결정한다. 가족과 친구들이 그에게 미국으로 이민갈 것을 권했다. 그는 미국으로 가는 길에 그의 아내 클라라(Clara)를 만난다. 클라라는 필라테스 운동법을 개발하고 가르치는 데 있어서 중심적 역할을 하게 된다. 죠셉과 클라라는 뉴욕시에서 최초의 강습소를 열고 다양한 사람들을 불러 모으기 시작했다. 무용계에서 그의 콘트롤로지(Contrology)가 수용되어 곧 많은 무용수들이 재활과 훈련을 위해 그의 운동법을 수행하게 되었다. 오늘날 우리가 알고 있는 물리 치료법은 그 당시에는 존재하지 않았었다. 만약 부상을 당하면 그대로 운동을 그만두어야 했다. 무용수, 체조선수, 운동선수들에게 부상은 치명적일 수 있었다. 그러한 시대에 필라테스는 물리 치료의 방법을 제시해 주었다.

레녹스힐 병원(Lenox Hill Hospital)의 정형외과 책임자였던 헨리 조던(Henry Jordan) 의사는 죠셉이 하고 있는 일에 지대한 관심을 보였으며, 자신의 환자들 중 다수를 돌봐달라고 그에게 보내기도 하였다. 1950년대에 죠셉은 주류 의료기관 및 교육기관들이 그의 운동법을 수용하게 하려고 많은 노력을 기울였지만, 불행히도 그의 노력은 그가 살아 있는 동안에는 성과를 거두지 못했다. 죠셉은 그가 하고 있는 일이 '시대를 50년 앞서나간' 것임을 알고 있었다(Pilates Method Alliance 2005, 17).

많은 제자들과 조력자들*(제1 대 강사들)*이 죠셉과 클라라의 수업과 가르침을 다른 이들에게 전수하였다. 1995년에 이르러서는 심신 건강 프로그램들 및 의료계에서 필라테스에 주목하며 필라테스 요법을 도입하기 시작했다. 2000년 10월, 상표 관련 집단 소송을 마친 후로 필라테스는 매트와 도구를 사용하는 동작으로 이루어진 운동법으로 자리잡게 되었다. 오늘날 필라테스는 대부분의 주요 국가들에서 강습이 이뤄지고 있으며, 필라테스를 수행하는 사람들의 수는 2000년 170만 명에서 2004년 1,050만 명으로 증가하였다(Pilates Method Alliance 2005; American Sports Data 2008).

1967년 10월, 죠셉 필라테스는 숨을 거두었다. 단지 운동 분야에서 뿐만 아니라, 치료 분야에 있어서도 그의 가르침과 혁신이 하루하루 관심을 받으며 성장하는 모습을 그가 봤다면 매우 기뻐했을 것이다.

필라테스 운동법과 원칙들
Pilates Method and Principles

필라테스 운동법은 육체와 마음, 정신이 조화롭게 함께 작용해야 하는 전신 운동이다. 필라테스는 운동법의 한 종류로서 각각의 연결 동작을 통해 머리부터 발끝까지 동작을 수행하면서 온몸을 단련시키게 된다. 몸의 중심 부위에 코어(core, 동력)이 위치하는데, 여기에는 배근육(abdominal), 엉덩이근육(gluteal), 골반(hip), 허리근육(low back muscles)이 포함된다. 필라테스를 위해서는 코어근육의 근력 및 조절력이 필요한데 이는 코어근육에서 모든 운동과 동작이 시작되고 유지되기 때문이다. 필라테스를 매주 3~4회 성실하게 수행하면, 신체의 인지력, 근력, 관절가동범위, 관절과 척추의 유연성, 균형감각, 상체 안정성, 코어근육 조절력 등이 향상될 것이다.

필라테스는 동작 원칙에 따라 통제되는 육체와 마음, 정신의 운동이다. 필라테스의 운동 체계는 초보자에서부터 숙련자에 이르기까지 누구라도 효과적으로 수행할 수 있도록 변형이 가능하다. 일단 필라테스의 핵심 철학을 이해하고 나면, 어떠한 방식이나 운동 프로그램에도 필라테스를 적용할 수 있게 된다. 죠셉 필라테스는 필라테스 프로그램을 정확하게 다음과 같이 묘사하였다: "필라테스 운동 10회면 스스로 달라진 것을 느끼게 된다; 운동 20회가 되면 남들이 봐도 다르게 보인다; 운동 30회 후에는 완전히 새로운 신체를 갖게 될 것이다"(Ungaro 2004, 8).

1945년에 출간된 *<콘트롤로지를 통한 삶으로의 회귀(Return to Life Through Contrology)>*라는 책에 언급된 필라테스의 철학이란, 건강과 웰빙의 관점에서 운동에 의미를 부여하는 것이었다. 필라테스의 세 가지 지도 원칙은 전신 건강, 전신 의무, 그리고 호흡과 관련된다(Pilates Method Alliance 2005; Pilates and Miller 1945).

- **전신 건강**(whole-body health)은 육체, 마음, 정신이 서로 완전하게 협업하여 발전하는 것을 말한다. 죠셉 필라테스는 전신 건강을 달성하기 위해 다음과 같은 것들이 필요하다고 적고 있다. 즉, 운동, 적절한 식단, 바람직한 위생 및 수면습관, 일광욕과 맑은 공기, 그리고 일, 놀이, 휴식의 균형이다. 죠셉 필라테스는 "육체 건강은 행복의 제1의 필수 요건이다"라고 말했다(Pilates Method Alliance 2005, 19; Pilates and Miller 1945).
- **전신 의무**(whole-body commitment)는 전신 건강을 달성하기 위한 심신 단련, 운동 윤리, 자아 관념, 생활 방식과 관련이 있다. "일주일에 딱 네 번씩, 세 달 동안만 콘트롤로지 동작을 성실하게 수행해보라. 그렇다면 당신의 신체가 이상적으로 발달해 있을 것이며, 또한 마음은 다시 활기에 넘치며 정신력이 향상된 것을 느끼게 될 것이다"(Pilates Method Alliance 2005, 18; Pilates and Miller 1945).
- **호흡**(breath)은 신체의 전반적인 기능 수행에 있어 필수적인 요소이며, 호흡을 통해 폐활량과 산소량을 늘리고 기타 생리적 변화를 유발할 수 있다. 깊게 그리고 끊김 없이 호흡을 들이쉬고 내쉬게 되면 순환계가 모든 조직세포에 산소가 충분한 혈액과 함께 영양분을 공급하

도록 도울 뿐만 아니라, 불순물과 금속성 노폐물을 배출시키도록 돕는다. "호흡은 삶의 시작을 함께 하며 또한 마지막을 함께 한다"(Pilates Method Alliance 2005; Pilates and Miller 1945, 13).

다음은 필라테스 동작을 지도하기 위한 추가적인 원칙들이다:

- **집중**(concentration)이란 상념이 떠돌도록 내버려두지 않고 운동에 초점을 맞추는 것을 말한다. 운동의 방법이나 구체적인 동작에 집중하고 에너지를 다른 곳에 분산시키지 않는 것이 중요하다.
- **중심잡기**(centering)는 모든 동작의 기초가 된다. 몸의 코어근육이 우선 안정되기 전에는 팔이나 다리에 어떠한 움직임도 없어야 한다.
- **조절**(control)과 관련해서는 올바른 자세에 의식을 집중하여 바르게 동작을 수행하는 것부터 시작하여 동작을 통제하는 법을 배워야 한다.
- **정확성**(precision)을 위해서는 운동을 단지 수행하는 것에만 집중하는 것이 아니라 가능한 한 완벽하게 수행하도록 집중해야 한다.
- **호흡**(breath)을 바르게 하면 순환 기능이 증진하여 각 세포에 산소가 적절하게 공급된다. 숨을 들이쉬는 것은 동작을 준비할 때 유용하다. 숨을 내쉬는 것은 동작 수행에 유용하며 또한 코어근육의 사용을 돕고 동작의 강도를 올리도록 돕는다.
- **순서**(flow)는 하나의 동작이 다음 동작으로 연결되는 것을 말하며 운동이 부드럽게 이어지도록 한다. 운동에 익숙해질 수록 순서의 난이도를 높일 수 있다(Ungaro 2004).

본서의 사용법
How to use This Book

*<엉덩관절이나 무릎 증후군및 관절성형술을 위한 필라테스>*에는 필라테스 운동법과 관련된 매트 운동을 포함되어 있다. 본서를 통해 매트 운동이 엉덩관절 및 무릎 장애 치료뿐만 아니라, 인공관절 치환술*(arthroplasties)*의 수술 전후 환자의 재활에도 어떻게 적용될 수 있는지를 알게 될 것이다. 본서의 목적은 그러한 환자들이 특히 수술 후 일년의 기간 동안 건강과 재활을 위해 필라테스를 중점적으로 수행하는 것이 유용함을 보여주려는 것이다.

본서의 목적은 다음과 같다: (1) 엉덩관절 및 무릎 장애 환자 또는 인공관절 치환술 환자의 신체 기능, 근력, 균형감각을 회복하기 위한 운동 및 재활에 있어 필라테스 운동법이 안전하고 효과적이라는 사실을 정형외과 분야에 보다 널리 알리고자 한다 (2) 상기 환자들을 상대하는 필라테스 강사 자격증을 가진 사람들이 환자의 특수성을 감안하여 특별히 변형된 프로그램을 구성하는 작업을 보다 용이하게 하도록 돕고자 한다. 대부분의 필라테스 강사들은 인공관절 치환술을 받은 환자를 지도할 때 어떤 변형동작과 지침을 따라야 할지 모르는 경우가 많다. 강사 훈련 프로그램에서 기본적인 변형 동작들을 배우기는 하지만 관절 장애 또는 인공관절 치환술 환자를 지도하는 강사들이 그 과정을 편안하게 수행하도록 도울 만한 충분한 정보가 대부분의 훈련 프로그램에는 빠져 있다. *본서*에 실린 정보와 동작 구성은 엉덩관절이나 무릎 장애 환자 및 인공관절 치환술 환자를 위해 효과적인 운동 프로그램을 구성하기 위한 작업의 기초가 될 것이다. 수술 후 일 년의 기간 동안 운동을 통해 근육과 인대가 치유되고 강화될 수 있도록 미래를 내다보고 프로그램을 구성하였다.

장애를 가진 환자를 지도할 때는 각 환자가 고통을 느끼지 않고 개인의 관절가동범위 내에서 성공적으로 운동할 수 있도록 프로그램을 구성하는 것이 중요하다. 최근 인공관절 치환술을 받은 환자를 지도할 때 특히 중요한 것은 프로그램 구성을 통해 환자가 시간이 지날 수록 모든 기능을 수행할 수 있는 관절가동범위를 회복할 수 있도록 하는 것이다. 이처럼 정상적인 활동과 스포츠가 가능한 생활로 점진적으로 돌아오기 위해서는 효과적으로 운동하고 코어근육을 강화시키며 또한 자신의 최대 한계치를 넘지 않는 선에서 이 모든 것이 이루어져야 한다.

<*엉덩관절이나 무릎 증후군 및 관절성형술을 위한 필라테스*>에서는 우선 엉덩관절과 무릎의 구조, 수술 및 비수술 요법, 수술 전후의 관절가동범위 관련 지침을 검토하고 있다. 1장과 2장에서 이러한 주제가 다루어질 것이다. 엉덩관절과 무릎의 구조, 관련 장애, 수술 및 비수술 요법에 관한 검토를 통해 특정 동작들이 어째서 수술 후 경과기간에 따라 다르게 적용되는지, 그리고 개인의 필요 및 무리가 가지 않는 관절가동범위에 따라 달라지는지를 더 잘 이해하게 될 것이다. 이처럼 장애를 가진 환자의 관절가동범위를 위한 지침은 3장에 소개된 필라테스 예비 동작 및 필라테스 매트 운동 시리즈에 적용되어 있다. 이 책의 특징은 수술 후 각 기간에 따라 운동을 구분하여 놓았다는 점이다. 제4장에서는 수술 후 6주~3개월 된 환자들에게 적합한 필라테스 운동을 소개하고 있다. 5장은 수술 후 3~6개월 또는 그 이상 된 환자들에게 적합한 필라테스 운동을 소개한 것이다. 6장에서는 수술 후 기간과 상관없이 모든 환자가 수행할 수 있는 사이드 킥 시리즈(Side Kick Series) 부분을 포괄적으로 다루고 있다. 그리고 7장에서는 엉덩관절이나 무릎 장애 환자 또는 관절성형술 전후의 환자를 위한 매트 프로그램 구성의 예시를 보여주고 있다. 모든 환자를 대상으로 하는 동작들은 환자 개개인의 관절사용범위에 따라 선별되어야 한다. 본서 앞부분에 실린 동작 찾아보기(exercise finder)를 통해 수술 후 각 기간에 적절한 각 동작들을 한번에 찾을 수 있으며, 이는 운동 프로그램을 찾거나 구성하는 데 도움이 될 것이다. 필라테스 운동법과 관절가동범위 관련 지침을 활용하기 위해 본 서의 모든 장을 읽는 것이 권장되지만 반드시 그럴 필요는 없다.

> 모든 운동은 필라테스 전문강사의 지시하에서, 담당의사의 허가를 받아 이루어져야 한다. 개인의 필요, 제한사항 및 관절가동범위에 관한 추천사항은 담당의사에 의해 구체화되어야 하며, 이를 따라야 한다. *"엉덩관절과 무릎 증후군 및 관절성형술을 위한 필라테스"*를 읽는다고 해서 재활 및 필라테스 전문가가 되는 것은 아니다. 항상 자신의 학위나 자격증에 근거한 범위에서 벗어나지 않도록 해야 한다.

수술 후 각 기간에 따른 동작들이 사진으로 제시되어 있으며 또한 구체적으로 설명되어 있다. 따라서 이 책을 통해 당신의 환자를 위한 동작을 선택하고 환자에게 동작 과정을 보여주는 것이 용이해질 것이다. 다음은 이 책의 구성을 보여주고 있다.

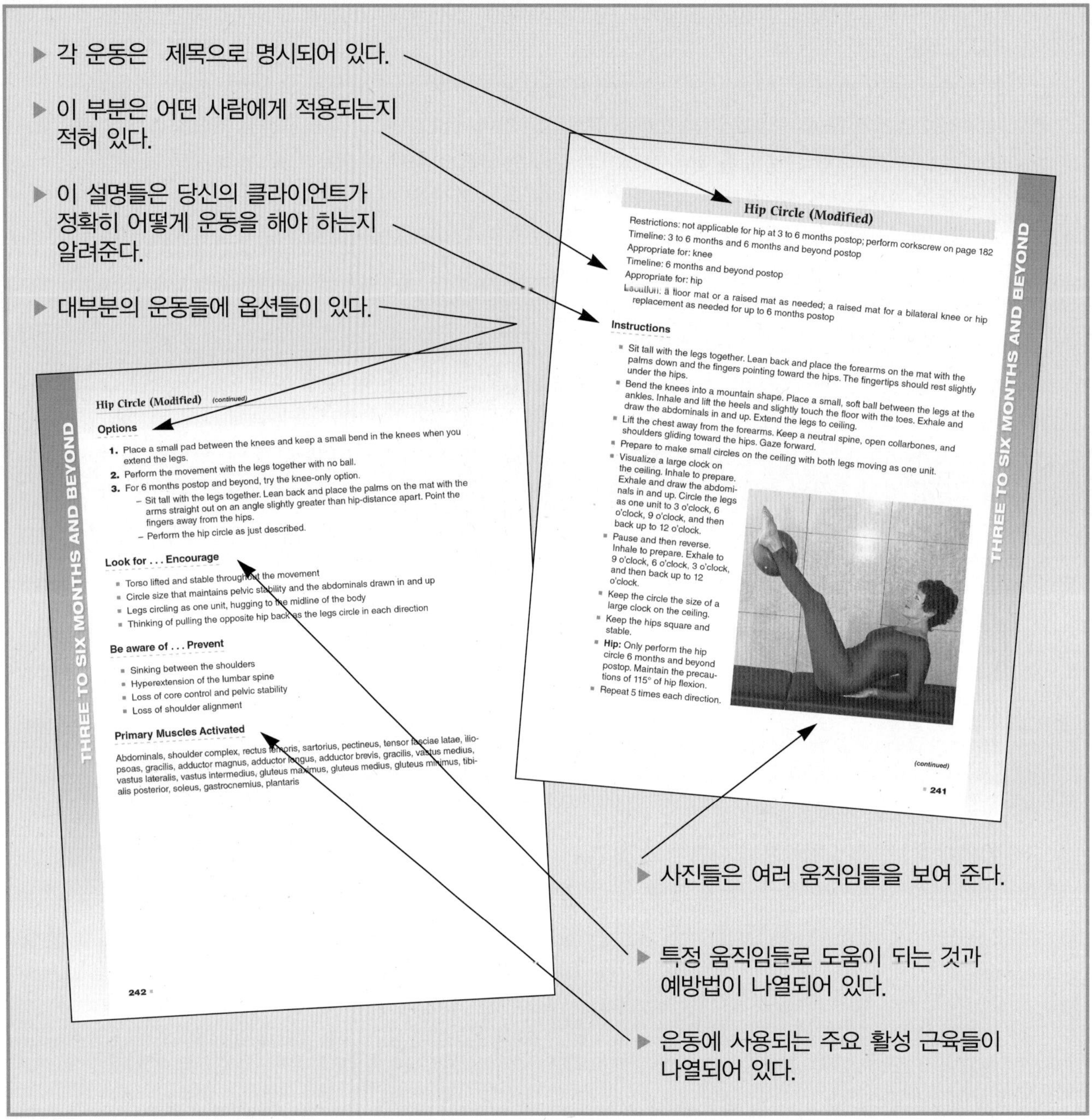
각 운동은 제목으로 명시되어 있다.
이 부분은 어떤 사람에게 적용되는지 적혀 있다.
이 설명들은 당신의 클라이언트가 정확히 어떻게 운동을 해야 하는지 알려준다.
대부분의 운동들에 옵션들이 있다.
사진들은 여러 움직임들을 보여 준다.
특정 움직임들로 도움이 되는 것과 예방법이 나열되어 있다.
운동에 사용되는 주요 활성 근육들이 나열되어 있다.
THREE TO SIX MONTHS AND BEYOND
Hip Circle (Modified)
Restrictions: not applicable for hip at 3 to 6 months postop; perform corkscrew on page 182
Timeline: 3 to 6 months and 6 months and beyond postop
Appropriate for: knee
Timeline: 6 months and beyond postop
Appropriate for: hip
Location: a floor mat or a raised mat as needed; a raised mat for a bilateral knee or hip replacement as needed for up to 6 months postop
Instructions
Sit tall with the legs together. Lean back and place the forearms on the mat with the palms down and the fingers pointing toward the hips. The fingertips should rest slightly under the hips.
Bend the knees into a mountain shape. Place a small, soft ball between the legs at the ankles. Inhale and lift the heels and slightly touch the floor with the toes. Exhale and draw the abdominals in and up. Extend the legs to ceiling.
Lift the chest away from the forearms. Keep a neutral spine, open collarbones, and shoulders gliding toward the hips. Gaze forward.
Prepare to make small circles on the ceiling with both legs moving as one unit.
Visualize a large clock on the ceiling. Inhale to prepare. Exhale and draw the abdominals in and up. Circle the legs as one unit to 3 o'clock, 6 o'clock, 9 o'clock, and then back up to 12 o'clock.
Pause and then reverse. Inhale to prepare. Exhale to 9 o'clock, 6 o'clock, 3 o'clock, and then back up to 12 o'clock.
Keep the circle the size of a large clock on the ceiling.
Keep the hips square and stable.
Hip: Only perform the hip circle 6 months and beyond postop. Maintain the precautions of 115° of hip flexion.
Repeat 5 times each direction.
(continued)
241
Hip Circle (Modified) (continued)
Options
1. Place a small pad between the knees and keep a small bend in the knees when you extend the legs.
2. Perform the movement with the legs together with no ball.
3. For 6 months postop and beyond, try the knee-only option.
– Sit tall with the legs together. Lean back and place the palms on the mat with the arms straight out on an angle slightly greater than hip-distance apart. Point the fingers away from the hips.
– Perform the hip circle as just described.
Look for . . . Encourage
Torso lifted and stable throughout the movement
Circle size that maintains pelvic stability and the abdominals drawn in and up
Legs circling as one unit, hugging to the midline of the body
Thinking of pulling the opposite hip back as the legs circle in each direction
Be aware of . . . Prevent
Sinking between the shoulders
Hyperextension of the lumbar spine
Loss of core control and pelvic stability
Loss of shoulder alignment
Primary Muscles Activated
Abdominals, shoulder complex, rectus femoris, sartorius, pectineus, tensor fasciae latae, iliopsoas, gracilis, adductor magnus, adductor longus, adductor brevis, gracilis, vastus medius, vastus lateralis, vastus intermedius, gluteus maximus, gluteus medius, gluteus minimus, tibialis posterior, soleus, gastrocnemius, plantaris
242

PART I

엉덩관절과 무릎의 구조, 증상 및 치료법

Hip and Knee Anatomy, Syndromes, and Treatments

매년 엉덩관절과 무릎 장애로 인해 수천 명의 환자들이 정형외과, 1차 의료시설, 응급실을 방문한다. 1장과 2장에서는 엉덩관절과 무릎의 구조를 살펴보고, 가장 흔하게 발생하는 엉덩관절과 무릎 증상에 대해서 논의해 보겠다. 또한 전반적인 비수술 치료요법 및 수술 치료요법을 일부 요약하여 설명하고자 한다.

본서는 또한 전반부에서 살펴본 여러 증상들을 호전시키기 위한 구체적인 필라테스 매트 동작들(Pilates mat exercises)을 함께 싣고 있다. 이러한 필라테스 동작들을 규칙적인 운동으로서 또는 재활 프로그램의 일환으로 수행한다면 몸의 코어근육의 강도(core strength)와 안정성(stability), 관절가동범위(range of motion: ROM), 유연성(flexibility)을 향상시킬 수 있다. 여기에 추가하여, 본서 파트 1에서 소개하는 몇몇 증상들에 대해서는 7장에 필라테스 매트 프로그램 구성의 예시를 따로 실어 놓았다.

> ⚠ 모든 동작은 검증된 필라테스 지도자의 지도하에 수술 담당의의 권고로 행해져야 합니다. 환자에게 필요한 사항, 금지 사항, 관절가동범위(ROM) 권고사항 등은 의사의 구체적 지시를 따라서 그에 맞게 적용되어야 합니다. 본 지침서는 병행하는 치료 계획(protocols)에 따라 다양하게 이용될 수 있으며, 또한 치료 계획은 환자 개인의 필요와 담당 의사의 판단에 기초하여 수립되어야 한다.

chapter 1

엉덩관절 (고관절)
The Hip

엉덩관절의 구조에 대한 종합적인 이해는 엉덩관절, 근육, 힘줄, 인대의 정상 상태와 병리 상태를 이해하고 구분하는 데에 매우 중요하다. 이 장에서는 엉덩관절의 기본 구조와 골반에 의해 통제되는 근육의 활동에 관해 상세하게 살펴보고자 한다. 이러한 정보를 습득함으로써 독자가 다른 장에서 살펴볼 골반 증상 및 비수술 치료요법과 수술 치료요법의 검토에 관해 더 잘 이해하고 관련 논의에 참여할 수 있게 될 것이다. 엉덩관절 관절의 구조와 생리를 적절하게 활용함으로써 엉덩관절 증상 치료에 있어 특정 운동들이 어째서 각각 다른 시기에 수행되도록 권고되는지를 더 명확하게 이해할 수 있다. 적절한 근육군을 스트레칭하고 강화하는 것은 엉덩관절 연조직 부상과 병리 증세를 치료하기 위한 핵심 요소이다. 잘 구성된 치료 프로그램은 일정 제약하에서도 스트레칭과 강화 효과를 극대화시켜 치료가 요구되는 증상의 악화를 방지하는 동시에 환자가 지속적으로 따라할 수 있어야 한다.

엉덩관절의 구조
Hip Anatomy

엉덩관절은 윤활관절(synovial joint)로, 형태는 구 모양의 넙다리뼈머리(대퇴골두, femoral head)와 컵 모양의 절구(관골구, acetabulum)가 서로 맞물려 기능적인 절구관절(구상관절, ball-and-socket joint)을 형성하고 있다. 절구는 유아기 및 청소년기 초기에 발달하며 엉덩뼈(장골, ilium), 궁둥뼈(좌골, ischium), 두덩뼈(치골, pubis)의 세 뼈로 이루어져 있다. 이러한 복합적인 뼈 구조는 *볼기뼈(무명골, innominate bone)* 또는 *골반(pelvis)*이라고 부른다. 골반은 체중의 대부분을 지탱하는 역할을 하며 엉치엉덩관절(천장관절, sacroiliac joint)로 척추와 연결된 복합체를 형성하고 있다(Wunderbaldinger et al. 2002; Magee 2008).

> ⚠ 골반 구조는 본서 뒷부분에 삽입된 그림을 참조하시오.

엉덩관절은 넙다리뼈머리가 절구 내로 비교적 깊이 들어와 있는 구조 덕분에 내재적으로 뛰어난 안정성이 유지된다. 이러한 절구 구조는 *관절연골(articular cartilage)*이라는 하얗고 윤기나는 물질로 둘러싸여 있는데, 관절연골이 존재함으로써 일상 활동 시에 관절이 서로 부드럽게 맞물려 고통이 없게 된다. 테두리(관절순, labrum)는 절구 바깥가장자리에 붙어 있는 연골환이다. 이러한 구조로 인해 넙다리뼈머리가 관골부 내로 보다 깊이 자리잡게 되며 이는 무엇보다 엉덩관절의 안정성에 있어 중요한 구조이다. 테두리 손상은 운동선수, 무용가, 엉덩뼈형성이상(골반이형증, hip dysplasia)을 가진 사람들에게서 흔히 발생한다. 엉덩관절 통증 증후군(Femoral Acetabular Impingement; FAI)은 절구 테두리 파열(acetabular labral tears) 및 골반 통증, 관절음(clicking) 발생, 불안정한 느낌(feelings of instability) 등과도 관련이 있을 수 있다.

엉덩관절 뼈 구조는 여러 개의 강한 인대(ligaments), 섬유피막(fibrous capsule), 주변부의 근힘줄 단위(musculotendinous units)로 인해 강화된다. 관련 뼈 구조, 근육, 인대가 함께 작동하여 원활하게 기능하는 것은 서고, 걷고, 뛰기 위해 필수적이다. 이러한 활동들을 하기 위해서는 관절가동범위(ROM)의 적절한 수준과 주변 근육의 적당한 강화가 필요하다. 엉덩관절의 물리적 제약과 병리적 구축(pathological contractures) 현상으로 인해 이러한 활동들이 제한될 수 있으며 결국 허리, 반대쪽 엉덩관절, 무릎 등 주변 구조에 비정상적인 긴장이 가해질 수 있다.

절구 가장자리 주변은 섬유관절피막(fibrous joint capsule)으로 둘러싸여 있는데 이 위치에서 넙다리뼈 목(대퇴골경부, femoral neck)가 시작되며 앞쪽으로 넙다리 돌기사이선(전자간선, intertrochanteric line)이, 뒤쪽으로 중간넙다리뼈 목이 위치해 있다. 엉덩관절 안쪽에 막을 형성하고 있는 특수한 세포에서는 활액(synovial fluid)이 분비된다. 이 세포막은 일반적으로 굉장히 얇게 형성되어 있으나, 염증으로 인해 활액이 과잉 분비(overproduction)되거나 비대성 활액막염(hypertrophic synovitis)이 발생할 수 있다. 피막의 역할은 활액이 관절 내에 머무를 수 있도록 하고 관절면을 매끄럽게 유지하며 영양분을 적절히 공급해 주는 것이다. 관절염(osteoarthritis)은 관절연골의 퇴화(degeneration)로 인해 발생하며, 이로 인해 관절에 자극(irritates)을 가하고 염증세포 및 활액의 과잉 분비를 유발하여 관절이 붓고 통증이 발생한다.

피막 외부에는 엉덩넙다리인대(장골대퇴, iliofemoral ligament), 궁둥넙다리인대(좌골대퇴, ischiofemoral ligament), 두덩넙다리인대(치골대퇴, pubofemoral ligament)가 관절 피막(joint capsule)을 둘러싸고 있으며 엉덩관절 탈구(dislocation)를 막고 관절이 정상적으로 작동하도록 돕는 역할을 한다. 그 중 엉덩넙다리인대는 가장 강한 인대로서, 골반이 과도하게 늘어나는 것을 방지한다. 엉덩넙다리인대는 또한 골반이 지면과 수직인 자세를 취할 때에도 일정 역할을 담당한다. 궁둥넙다리인대는 가장 약한 인대로 골반 확장(extension) 시 단단히 잡아 줌으로써 확장된 골반이 안정적일 수 있도록 돕는다. 두덩넙다리인대는 넙다리뼈의 과도한 벌림(외전, abduction)을 방지하고 과도한 확장을 제어한다. 이 세 개의 인대는 모두 넙다리뼈의 안쪽돌림(내측회전, medial/internal rotation)을 제한한다(Magee 2008 참고). 관절 내부 인대는 둥근 인대로 절구절흔(acetabular notch)과 함몰부(depression) 또는 절구와(fovea), 즉 넙다리뼈머리의 가장 안쪽에 부착되어 있다. 이 인대는 탈구 또는 아탈구(subluxation)와 관련 있으며, 또한 낮은 연령대에서 절구의 혈액 공급에 있어 매우 중요하다(Calais-Germain 2007).

엉덩관절의 안정 및 기능과 관련한 복합 근육들(multiple muscles)도 있으며, 아래 목록에서는 그 작용에 따라 다음과 같이 분류하였다(Magee 2008, 672):

구부리기(굴곡, Flexion)

허리근(요근, Psoas)
엉덩근(장골근, Iliacus)
넙다리곧은근(대퇴직근, Rectus femoris)

넙다리빗근(봉공근, Sartorius)
두덩근(치골근, Pectineus)
긴모음근(장내전근, Adductor longus)
짧은모음근(단내전근, Adductor brevis)
두덩정강근(박근, Gracilis)

펴기(신전, Extension)

넙다리두갈래근(대퇴이두근, Biceps femoris)
반막모양근(반막양근, Semimembranosus)
반힘줄모양근(반건양근, Semitendinosus)
큰볼기근(대둔근, Gluteus maximus)
중간볼기근(중둔근, Gluteus medius) (뒷부분, posterior portion)
큰모음근(대내전근, Adductor magnus) (궁둥뼈관절융기 부분, ischiocondylar part)

벌림(외전, Abduction)

넙다리근막긴장근(대퇴근막장근, Tensor fasciae latae)
작은볼기근(소둔근, Gluteus minimus)
중간볼기근(중둔근, Gluteus medius)
큰볼기근(대둔근, Gluteus maximus)
넙다리빗근(봉공근, Sartorius)

모음(내전, Adduction)

큰모음근(대내전근, Adductor magnus)
긴모음근(장모음근, Adductor longus)
짧은모음근(단내전근, Adductor brevis)
두덩정강근(박근, Gracilis)
두덩근(치골근, Pectineus)

가쪽돌림(외회전, Lateral rotation)

큰볼기근(대둔근, Gluteus maximus)
속폐쇄근(내폐쇄근, Obturator internus)
바깥폐쇄근(외폐쇄근, Obturator externus)
넙다리네모근(대퇴사각근, 대퇴방형근, Quadratus femoris)
궁둥구멍근(이상근, Piriformis)
위쌍동이근(상쌍자근, Gemellus superior)
아래쌍동이근(하쌍자근, Gemellus inferior)
넙다리빗근(봉공근, Sartorius)
중간볼기근(중둔근, Gluteus medius) (뒷부분, posterior portion)

안쪽돌림(내회전, Medial rotation)

긴모음근(장내전근, Adductor longus)
짧은모음근(단내전근, Adductor brevis)
큰모음근(대내전근, Adductor magnus)
중간볼기근(중둥근, Gluteus medius) (앞쪽 부위, anterior portion)
작은볼기근(소둔근, Gluteus minimus) (앞쪽 부위, anterior portion)
넙다리근막긴장근(대퇴근막장근, Tensor fasciae latae)
두덩근(치골근, Pectineus)
두덩정강근(박근, Gracilis)

엉덩관절 증상과 비수술 치료요법
Hip Syndromes and Nonoperative Treatments

가장 흔한 엉덩관절 증상 및 질환은 다음과 같다: 돌기 윤활낭염(trochanteric bursitis), 엉덩허리근 장애(iliopsoas disorders), 엉덩관절 뼈관절염(osteoarthritis), 인대 파열, 엉덩관절 관절음 증후군(snapping hip syndrome), 넙다리뼈 목(대퇴경부) 골절, 돌기사이 영역 골절, 아래돌기(subtrochanteric) 영역 골절, 넙다리뼈 목의 골괴사(osteonecrosis) 또는 무혈관성괴사(avascular necrosis), 선천성 골반 수종(congenital hip dysplasia), 대퇴골두 골단 분리증(slipped capital femoral epiphysis), 테두리 파열(labral tears), 엉덩관절 통증(FAI) 등이다. 이 중 많은 증상들이 비수술요법(nonoperative treatment)으로 치료될 수 있으며, 이러한 모든 장애가 궁극적으로 골반 전체의 관절성형술(THA)을 필요로 하는 것은 아니다. 관절 내 병리 증세들이 일상 활동이 가능하도록 비수술요법을 통하여 충분히 완화되지 않는 경우에만 전체 골반 관절성형술(THA)이 적절한 선택이 될 것이다.

엉덩관절 치료의 보존요법(conservative treatments) 또는 비수술요법(nonoperative treatments)에 해당하는 것으로는 휴식, 냉온요법(hot and cold therapy), 국부치료법(topical agents), 진통제(analgesics), 비스테로이드성 항염증제(nonsteroidal anti-inflammatory agents: NSAIDs), 코르티코스테로이드(corticosteroid)의 관절내 주입(intra-articular injection), 침술(acupuncture), 영양 공급 〔글루코사민(glucosamine)과 콘드로이틴(chondroitin)의 혼합〕, 물리치료(physical therapy), 운동 등이 있다. 수술요법을 고려하기 전에 이러한 비수술요법들을 먼저 극대화시킬 필요가 있다. 뼈관절염이나 관절 염증(inflammatory arthropathies)과 같은 퇴행성 질환의 진행에 있어 많은 경우에 수술요법이 필요하기 전까지 시간을 벌기 위해 보존요법이 사용되고 있다. 엉덩관절 주사는 일반적으로 국소마취제〔리도카인(lidocaine) 또는 마카인(Marcaine)〕와 코르티코스테로이드의 혼합물이다. 골반 주사는 X선 촬영 후 필요에 따라 투입되며 연간 3~4번으로 투입이 제한된다. 엉덩관절 주사를 과도하게 투입하면 관절 주위 결합조직(connective tissues)이 약화되는 것은 물론 관절 연골이 파괴될 수 있으며, 시간 경과에 따른 치료 효과가 감소하게 된다. 연간 4회 이상의 관절 주사가 필요한 경우에는 대체요법(alternative treatments)을 검토해 볼 필요가 있다.

돌기 윤활낭염, 엉덩허리근 건염(iliopsoas tendinitis), 엉덩관절 관절음 증후군과 같이 가장 흔하게 발생하는 골반 증상의 경우, 수술 없이도 치료가 가능하다. 이런 증상들은 흔히 엉덩관절의 가벼운 부상이나 과도한 사용과 연관된 경우가 많다. 많은 경우에 운동 또는 직업활동이 변화되거나 새로운 취미나 활동을 시작하면서 통증이나 장애가 시작된다. 상기 치료 가능한 증상들로 인해 매년 수십 만 명의 환자들이 정형외과를 방문하고 있다. 본 교재의 목적을 위하여 이 장에서는 다음의 흔한 골반 증상에 초점을 맞추고자 한다. 즉, 돌기 윤활낭염, 엉덩허리근 장애, 뼈관절염 등이다.

돌기 윤활낭염(Trochanteric Bursitis)

엉덩관절 주변에는 많은 윤활주머니(bursae)이 존재한다. 이러한 윤활주머니의 정확한 수와 위치에 대하여는 다소 논란이 있다. 돌기(전자) 윤활주머니는 흔한 통증 유발요소로, 이러한 통증은 자주 *큰돌기(대전자) 통증 증후군(Great Trocahntric Pain Syndrome)* (GTPS; Shbeeb and

Matteson 1996)으로 나타난다. GTPS는 골반 측면 통증으로 흔히 묘사되며 주로 중년층 및 노년층 여성에게서 발생한다(Bird et al. 2001). 본 증상은 외상에 의해 발생할 수 있으나 잠행성인 경우도 있다. 엉덩관절 측면 통증은 무릎 바깥쪽까지 영향을 미칠 수도 있다(Shbeeb and Matteson 1996). 환자들의 말에 의하면, 통증이 있는 쪽으로 누워서 잘 때는 물론이고 활동할 때나 오랜 시간 앉아 있을 때 통증이 발생한다고 한다. 신체 검진 결과에서는 통증보행(antalgic gait), 큰돌기 통증 유발, 보행 시 관절음(snapping) 발생, 비정상적인 골반 ROM, 저항이 있는 상태에서 벌림(resisted abduction) 또는 수동 늘리기 및 모음(passive extension and adduction) 시의 통증(엉덩정강근막띠 조임, iliotibial band tightening) 등의 증세가 전형적으로 나타난다.

큰돌기의 위치로 인해 GTPS는 중간볼기근 및 작은볼기근 파열(tears) 또는 건염, 허리척추 질환(lumbar spine disease), 엉덩관절 내부 질환 및 장애, 류머티스 관절염, 수술 후 장기로의 이차 감염(postsurgical inflammation secondary to hardware), 기타 엉덩허리근 또는 궁둥뼈(좌골, ischial)의 국부적 윤활낭 증후군(local bursal syndromes) 등의 근골격계 질병과 동시에 발병하는 경향이 있다(Archibeck 2007). 전자 윤활주머니는 골반 측면의 넙다리근막(대퇴근막, fascia lata) 깊숙이 자리잡고 있으며, 중간볼기근, 큰돌기, 가쪽넓은근(외측광근)복합체(vastus lateralis complex)와 일부 겹쳐 있다(Archibeck 2007). 관련 보고서에 따르면 의학적으로 돌기 윤활낭염으로 진단받은 환자의 63% 이상이 중간볼기근 힘줄 부상을 동반하고 있는 것으로 MRI 상 확인되었다(Bird et al. 2001). 이러한 진단은 의료 검사 및 증상에 기반하여 내려지는 것이 일반적이지만, 진단이 어렵거나 애매한 경우에는 X-Ray 촬영, MRI, CT, 뼈 스캔, 초음파 검사 등이 사용될 수 있다.

돌기 윤활낭염의 가장 흔한 치료 형태는 비수술요법이며, 일반적인 물리 치료는 항염제의 경구 투여 및 주사, 엉덩정강근막띠(장경인대)(IT) 스트레칭 및 벌림근 강화, 초음파, 마사지 등에 초점을 맞추고 있다. 치료가 어려운 경우에는 국소 마취제와 코르티코스테로이드(corticosteroid)로 구성된 국부 주사가 GTPS 발생 부위에 바로 투여될 수 있다. 주사는 3~4개월마다 투여되어야 하며 진단과 치료 역할을 동시에 수행한다. 일반적으로 60%~70%의 환자가 코르티코스테로이드의 적절한 투여로 증상이 눈에 띄게 감소하는 것을 경험한다(Ege Rasmussen and Fano 1985; Shbeeb and Matteson 1996). 드문 경우에 윤활주머니의 외과적 적출, 전자 돌출 부위(trochanteric prominence)의 제거, 또는 엉덩정강근막띠 완화 및 연장 등이 필요할 수 있지만 이때에도 영구적인 통증 경감은 예측 불가능하다. 외과적 수술을 행하기 전에는 잘못된 진단으로 인한 수술을 방지하기 위해 반드시 다양한 방법으로 돌기 윤활낭염이 진단되어야 한다.

여기에서는 돌기 윤활낭염 치료에 필라테스가 어떻게 사용되는지에 관해서는 언급하지 않고 있다. GTPS 치료를 위해 추천하는 필라테스 프로그램 구성의 예시는 336쪽의 7장에 나와 있다. 준비 동작으로는 브리딩(breathing), 펠빅 컬(pelvic curl), 니 폴드(knee fold), 어덕터 스퀴즈(adductor squeeze), 복근 준비자세(abdominal prep) 등이 있으며 환자가 보다 강도 높은 동작을 하기 위한 예비 동작이다. 필라테스 동작의 첫 번째 시리즈는 코어(core) 강화에 초점을 맞추고 있으며 헌드레드(hundred), 하프 롤-업(half roll-up), 풀 롤-업(full roll-up) 동작으로 이루어져 있다. 돌기 윤활낭염은 흔히 보다 심각한 통증 증후군의 일부이기 때문에 다음 동작들을 수행하는 것이 골반 전체와 척추 아랫부분 강화 및 스트레칭에 도움이 될 것이다: 싱글-레그 서클(single-leg circle), 롤링 라이커 볼(rolling like a ball), 싱글-레그 스트레치(single-leg stretch), 더블-레그 스트레치(double-leg stretch), 가위(scissors), 로우어 리프트(lower lift), 스파인 스트레치 포워드(spine stretch forward), 코르크스크류(corkscrew), 쏘(saw), 스완(swan), 싱글-레그 킥(single-leg kick), 티저 준비운동 1(teaser prep 1), 수영자세(swimming), 브리징(bridging)

등이다. 돌기 윤활낭염 치료를 위해서는 골반 벌림근 강화 및 엉덩정강근막띠 스트레칭에 집중할 것이 권장되며, 골반 아래 적절한 패드를 받치고 사이드 킥 시리즈(SKS)의 여러 동작들을 수행하는 것이 좋다. 즉, 리틀 서클(little circle), 인터널 앤 익스터널 로테이션(internal and external rotation), 90° 벤트-니 리프트(90° bent-knee lift), 90° 벤트-니 서클(90° bent-knee circle), 인너-싸이 리프트(inner-thigh lift) 등이 이에 속한다. 이 동작들은 정식 물리치료의 스트레칭 동작 및 근육 강화 동작과 유사하다. 항염제의 국소 및 경부 투여와 마사지 역시 GTPS 완화를 돕기 위해 권장된다.

일반적으로 GTPS 증상은 4~6주의 집중적인 치료 후 효과를 나타낸다. 통증이 이 기간보다 오래 지속된다면 해당 환자는 의사와 함께 다른 방법을 찾아보아야 한다. 이 때 약물 투입이나 전형적인 물리치료가 치료에 동원될 수 있다. GTPS 재발 가능성이 높은 사람들은 예방 차원에서 주간 운동프로그램과 함께 필라테스를 병행할 수 있다.

엉덩허리근(장요근) 장애 (Iliopsoas Disorders)

엉덩허리근 윤활주머니 및 힘줄에 발생하는 염증은 흔히 엉덩관절 앞쪽(사타구니, anterior hip pain) 통증이나 관절음을 발생시킨다(Johnston et al. 1998). 이러한 통증 증후군은 엉덩관절의 뼈관절염이나 류머티스 관절염(rheumatoid arthritis), 골반 부위 활액막염(synovitis), 그리고 엉덩관절치환술(THA) 이후에 금속 절구가 돌출되거나 함몰되면서 발생하는 골반 전면부 힘줄의 통증과 흔히 관련된다(Grindulis 1986; Toohey et al. 1990). 엉덩허리근의 병리증세는 병력에 기초하여 진단되는데, 흔히 사타구니 통증 및 관절음 증세가 나타난다. 신체 검진에서는 저항이 있는 상태에서 골반을 굽힐 때 통증이 발생하고 골반을 펼 때나 회전할 때 마찰음 증세가 나타나는 경우가 많다. 때때로 사타구니 내부에 뭉침이 발생할 수 있으며 또한 신체의 굽힘, 모음(adducted position), 바깥돌림자세(externally rotated positon)에서의 골반의 폄(extension)과 안쪽돌림(inward rotation)으로 인해 내부 관절음이 발생할 수 있다(Archibeck 2007).

진단을 확정하기 위한 기타 평가 방법으로는 초음파, MRI, CT, 또는 윤활주머니 촬영(bursography)이 사용되며, 일반적으로 X-Ray 촬영을 하지 않는다. 보고된 바에 의하면, 초음파가 비용면에서 가장 효과적인 진단법(diagnostic test)이며 MRI는 가장 정확한 진단법이다(Archibeck 2007; Wunderbaldinger et al. 2002). 비수술요법이 엉덩허리근 증후군을 치료하는데 있어 선호되고 있으며, 그 방법으로는 휴식, 항염제의 경구 및 국소 투여, 스트레칭 및 근력 강화운동이 있다. GTPS에 있어, 보존요법이 효과가 없는 경우, 코르티코스테로이드(corticosteroid) 투여가 도움이 된다. 운동요법으로서 골반 회전 운동과 스트레칭이 엉덩허리근 증후군을 치료하는데 효과적이라고 알려져 있다(Johnston, Lindsay, and Wiley 1999).

엉덩관절 인공관절 치환술(THA)로 인해 발병한 경우, 전체 환자의 4.3% 정도에게 있어 엉덩허리근 전면부 마찰 및 건염이 통증의 원인일 수 있다. 수술 후에 나타나는 이러한 통증은 대개 골반 구성요소의 돌출 및 잘못된 위치와 관련되어 있으며, 골반을 구성하는 뼈의 접합이 잘못된 채로 있거나 심하게 비틀린 경우 또는 넙다리뼈 목이 돌출되어 있는 경우가 해당된다(Heaton and Dorr 2002; Lachiewicz and Kauk 2009). 진단은 수술 후 환자의 임상학적 또는 X-Ray 촬영에 기초하여 내려진다. 엉덩허리근 힘줄 및 윤활주머니의 국소 주사가 진단을 확정하는 데 이용될 수 있다. 상기 언급된 비수술요법이 치료에 이용될 수 있고 기타 필요한 경우 힘줄의 외과적 완화, 골반 변형 수술이 가능하다(Heaton and Dorr 2002).

엉덩허리근 증후군 치료에 있어서 사용되는 필라테스 요법은 여기에서 언급하지 않고 있다. 여기서는 코어근육을 강화하고 엉덩관절 전면부를 스트레칭함으로써 엉덩허리근 증후군 치료에 효과적인 동작 시리즈를 나열하고자 한다. 이러한 동작들은 전형적인 물리치료 요법에서 사용되는 운동과 비슷하며 규정된 요법 외의 대안 역할을 한다. 치료 계획은 돌기 윤활낭염일 때와 유사하며 코어근육(core) 강화와 엉덩관절 굽힘근 강화 및 스트레칭에 집중되어 있다. 따라서 준비운동은 헌드레드(hundred), 하프 롤-다운(half roll-down), 싱글-레그 서클(single-leg circle), 롤링 라이커 볼(rolling like a ball), 싱글-레그 스트레치(single-leg stretch), 더블-레그 스트레치(double-leg stretch), 가위(scissors), 로우어 리프트(lower lift), 코르크스크류(corkscrew), 쏘(saw), 수영자세(swimming), 브리징(bridging) 등의 동작에 중점을 두어야 한다. 항염제의 국소 및 경구 투여와 국부 마사지를 통해 엉덩허리근 증후군의 치료를 돕는 것 또한 권장된다. 일반적으로 엉덩허리근 증후군 증세는 집중 치료 후 4~6주면 호전된다. 통증이 이 기간보다 길게 지속되는 경우 해당 환자는 의사와 함께 다른 치료방법을 고려해보아야 한다. 여기에는 약물 투여나 정식 물리치료가 해당된다. 엉덩허리근 약화 및 윤활낭염에 취약한 사람들은 예방을 위해 주간 운동 프로그램에 여기에서 소개한 필라테스 시리즈를 포함시키는 것이 좋다.

엉덩관절 뼈관절염(Hip Osteoarthritis)

엉덩관절 뼈관절염은 매우 흔한 질환이다. 2002년 퇴행성 골반 증상(degenerative hip conditions) 치료를 위해 185,000건의 THA가 시술된 것으로 추정된다(Kurtz et al. 2005). 또한 4,300만 명의 미국인이 뼈관절염을 앓고 있는 것으로 추정된다. 뼈관절염은 일차적으로 노화와 관련되어 있다. 진단을 내리는 데 기초가 되는 증상으로는 사타구니 통증 병력, 골반 회전운동의 어려움(양말이나 신발 신기, 자동차를 타고내리기 등), 활동 시의 통증이 있다. 의료 검진에서는 대개 엉덩관절 회전 운동을 시도할 때 사타구니 통증이 나타나고 또한 엉덩관절의 회전 범위가 상당한 정도로 제한된다. 다시 말해, 안쪽회전 범위와 바깥회전 범위의 축소가 가장 흔하게 나타난다. 엉덩관절 구부리기의 범위가 줄어드는 경우도 흔히 발생하며, 이는 엉덩관절 피막(hip capsule) 및 굽힘근(hip flexors)과 같은 엉덩관절 구조의 전면부와 관련되어 있다. 과도한 엉덩관절 구축(contracture)은 허리뼈(요추, lumber spine)에 가해지는 압박을 증가시킬 수 있으며 이는 요추전만(lumber lordosis)의 과도한 사용으로 이어질 수 있다.

흔히 X-ray 촬영만으로도 엉덩관절 관절염을 진단할 수 있으며, 관절 간격 협착(joint space narrowing), 골극 형성(osteophyte formation), 연골화 경화증(subchondral sclerosis), 낭종 형성(cyst formation)이 X-Ray 상으로 판독될 수 있다. 보다 정밀한 영상 판독은 일반적으로 정확한 진단을 내리는 데 필요하지는 않다. 비수술요법의 형태로는 항염제의 경구 및 국소 투여, 체중감량, 보조기구 사용, 강도가 낮은 스트레칭 및 근육 강화 운동이 있다. 보다 강도 높은 운동 프로그램은 대개 뼈관절염을 앓고 있는 환자에게 적합하지 않다. 로우-임팩트 스트레칭(low-impact stretching exercises) 동작의 시리즈를 포함하고 있는 7장(339쪽)에 예시된 필라테스 동작을 수행하면 건강하고 활기찬 상태는 물론 엉덩관절의 관절가동범위(ROM)를 유지하는 데 도움이 된다. 뼈관절염이 진행됨에 따라 통증이 진행되고 관절가동범위(ROM)는 감소하기 때문에 건강한 생활방식을 유지하면서 동시에 병세의 진행 상태에 따라 필라테스 동작을 변형시켜 적용해야만 한다. 일상 활동을 하는데 통증이 느껴지고 수면 패턴이 방해받거나 정상적인 생활이 불가능해지면 해당 환자는 의사의 상담을 받아야 한다.

수술요법
Operative Treatments

엉덩관절 질환 및 증후군과 관련한 수술요법으로는 관절경술(arthroscopy), 인공엉덩관절 치환술(THA), 엉덩관절 성형술(hip resurfacing)이 있다. 각 요법을 간단히 기술함으로써 수술 후 회복기간에 요구되는 각각의 요법의 강도와 영향력, 제한사항과 금지사항에 대한 일반적인 이해를 제공하고자 한다.

엉덩관절 관절경술(Hip Arthroscopy)

엉덩관절 관절경술은 엉덩관절로의 접근로 확보를 위한 국소적인 절개가 포함된다. 그리고 나서 연필 크기의 관절경을 엉덩관절로 삽입하여 손상된 부위나 관절 내부 질환을 살펴본다. 관절경에는 영상카메라가 장착되어 있어 골반 영상을 TV 모니터로 전송시키며 이를 통해 의사가 골반 내부를 진단한다. 골반 관절경술은 통증병력이 있는 청년층이나 건강한 노년층, 그리고 이 수술을 통해 회복 가능성이 높을 것으로 진단된 환자를 대상으로 한다. 골반 관절경술을 이용한 치료로 가장 흔한 것은 떨어져나간 조직의 제거, 테두리의 파열된 부위 제거 또는 치유, FAI와 관련된 뼈 부위의 괴사조직 제거, 관절연골 치료가 있다. 관절경술을 행하는 것은 기술적인 어려움을 동반하며 따라서 숙련된 운동 전문의 또는 골반 전문의에 의해 시행되어야 한다. 수술 후 회복시간은 비교적 짧은 편이지만, 부상이나 치료하려는 병리 증세에 따라 제한이 있을 수 있다.

엉덩관절 인공관절 치환술(Total Hip Arthroplasty: THA)

엉덩관절 인공관절 치환술(THA)은 퇴행성 관절 질환의 마지막 단계에 있는 환자에게만 시술되는데, 이러한 퇴행성 관절 질환은 보존치료로는 통증이 완화되지 않는 뼈관절염, 류머티스 관절염(rheumatoid arthritis), 무혈관성 괴사(avascular necrosis), 외상후 관절염(posttraumatic arthritis), 기타 다양한 증상과 관련이 있을 수 있다. 〈그림 1.1〉에는 THA 전후의 골반이 나타나 있다. THA은 선택적인 시술로, 기타 치료요법이 모두 실패했을 때 그리고 해당 환자가 용인할 수 있는 정도로 생활하기가 불가능할 때에만 행해져야 한다. 선택적 요법으로서의 THA는 환자가 의학적으로, 엑스선 진단상, 그리고 정신적으로 수술에 대해 준비된 상태에서 행해져야 한다.

엉덩관절 인공관절 치환술 분야에서 현대 기술은 발전해 왔으며 최근의 인공엉덩관절은 기존에 비해 더 오래 가고 기능도 더 좋다. 환자의 연령, 신체 단련 및 건강 상태에 따라 치환술의 방식 및 사용 기술이 결정된다. 인공엉덩관절을 뼈에 고정시키는 기술은 지난 십 년 동안 크게 변화해왔다. 무시멘트 부착(cementless fixation)을 위한 기술이 발달되어 왔는데, 이는 시멘테이션을 사용하지 않을 때 부착된 인공관절의 수명이 극대화되고 향후 부착력 약화를 방지할 수 있다고 여겨지기 때문이다. 일반적으로 어린 연령대의 환자나 골밀도가 높은 환자의 경우, 인공엉덩관절 부착이 생체에 맞는 방식(프레스 끼워맞춤, press-fit technique)으로 이루어지는 반면, 보다 높은 연령대의 환자나 골다공증 환자의 경우, 시멘테이션 방식으로 부착이 이루어진다. 프레스 끼워맞춤 방식을 사용하려면 인공엉덩관절이 부착되는 뼈에 비하여 약간 큰 사이즈여야 하고 부착 시 충격이 가해질 것을 감안하여야 한다. 인공엉덩관절 표면에는 작은 굴곡들이 있어서 그 공간으로 뼈가 자라게 된다. 일부 인공엉덩관절은 주변 뼈에 부착되는 것을 촉진하는 수산화인회석(hydroxyapatite)과 같은 생리활성물질(bioactive material)로 코팅되어 있다.

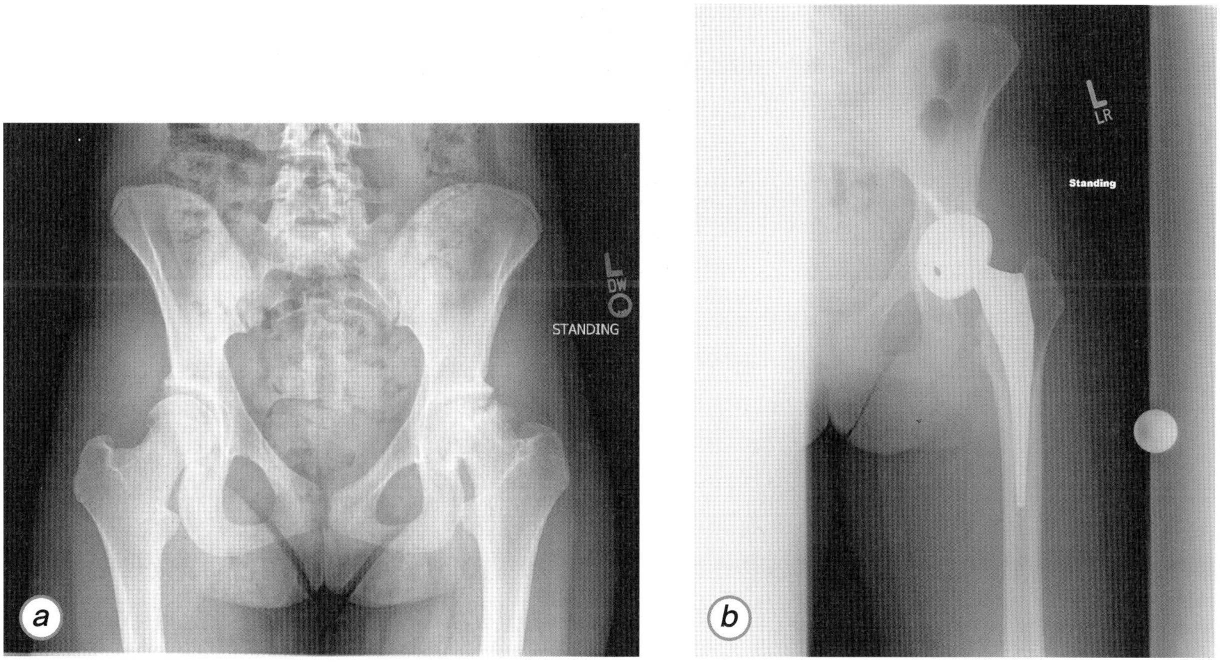

그림 1.1 엑스레이 (a)는 정상적인 오른쪽 엉덩관절과 넙다리뼈머리 괴사로 인해 심각하게 퇴행된 왼쪽 엉덩관절을, 엑스레이 (b)는 엉덩관절 인공관절 치환술(THA)을 받은 왼쪽 엉덩관절을 보여주고 있다.

시멘테이션을 이용하여 수술하려면 먼저 뼈 시멘트(폴리메틸 메탈크리레이트, polymethyl-methacrylate)를 혼합하여 넙다리뼈로 통하는 관에 집어넣어야 한다. 그리고 나서 인공엉덩관절에 시멘트를 충전시킨다. 몇 분 내로 시멘트가 충전되고 굳어지면 인공엉덩관절이 뼈에 단단하게 부착되게 된다. 시멘트 충전제는 반죽 상태에서 부어지는데 접착성은 없다. 따라서 시간이 지나면 부착이 약해지는 경향이 있다. 즉, 수술 받은 환자가 나이를 먹어감에 따라 단단하게 고정되었던 시멘트 부착 부분이 대퇴관(femoral canal)으로부터 멀어지게 되는 경우가 발생한다. 시멘테이션에 있어서 이차적으로 고려해야 할 부분은 인공엉덩관절 수술 과정에서 시멘트를 관 속으로 집어넣을 때 일시적인 혈압 강하(relative hypotention)가 일어날 수 있다는 점이다. 그러나 이 모든 측면을 고려하더라도 시멘테이션을 통한 인공엉덩관절 치환술이 중장기적으로 성공적인 결과를 보여준다는 보고가 많이 있다.

엉덩관절 인공관절 치환술의 목적은 본래 엉덩관절의 낡고 손상된 부분(절구, 넙다리뼈머리 등이 해당한다.)을 제거하고 그 부분을 매끄러운 인공물로 대체하려는 것이다. 치환된 관절로 인해 환자는 걷는 능력을 회복하고 통증 없이 관절을 구부릴 수 있게 된다. 엉덩관절 인공물은 절구관절(ball-and-socket joint)의 본래 기능을 복구하기 위하여 함께 기능하는 네 부분으로 구성되어 있다:

1. 금속 엉덩관절 부분(hip stem)은 일반적으로 티타늄 또는 코발트-크롬 합금으로 만들어지며 대퇴관(femoral canal) 윗부분으로 주입된다.
2. 금속 절구통 형태(metal cup)는 일반적으로 티타늄, 탄탈룸, 코발트-크롬 합금으로 만들어지며 관절의 안쪽 면(articular liner)을 형성한다.
3. 절구통 형태의 안쪽 면(cup liner)은 일반적으로 폴리에틸렌, 세라믹 물질, 또는 코발트-크롬 합금으로 만들어지며 넙다리뼈머리(femoral head)와 이어지게 된다.

4. 절구공 모양의 넙다리뼈머리(femoral head or ball)는 일반적으로 코발트-크롬 합금 또는 세라믹 물질로 만들어지며 엉덩관절 부분(hip stem)에 부착되어 절구통 형태의 안쪽 면에 삽입되어 '절구관절(ball-and-socket joint)' 의 형태를 이루게 된다.

다양한 물질을 치환술에 사용할 수 있다. 외과의사가 개별 환자의 필요와 선호에 근거해 적절한 물질을 결정한다. 오늘날 사용되고 있는 물질과 외과적 기술은 인공엉덩관절의 사용기간을 30년까지 연장시켰다. (Mullins et al. 2007; Wroblewski, Fleming, and Siney 1999)

엉덩관절 인공관절 치환술에 사용할 수 있는 수술법이 다양하다. 다양한 수술법은 엉덩관절에 접근하는 방법과 성공적인 치환술에 이르는 방법이 다양함을 의미한다. 이러한 수술법에는 *전방도달법(anterior)*, *전방경유법(anterolateral)*, *후방경유법(posterior)*, *경전자도달법(transtrochanteric)* 및 *직접측방도달법(direct lateral)*이 있으며, 이는 절개 방향, 근육 간격에 의해 구별된다. 의사들은 자신이 가장 편리한 방법을 활용하지만, 환자의 체질량지수(체형)에 근거해 절개 길이와 시술의 침습성을 고려한다. 선택된 절개 크기, 수술방법, 인공엉덩관절의 성분과 관계없이 인공엉덩관절을 적절한 자리에 삽입하면 엉덩관절 인공관절 치환술은 환자에게 진정한 변화를 가져올 수 있다. 첫 6~12주 동안 저침습 수술법과 적극적 초기 재활치료는 환자에게 혜택을 가져다 준다. 이후에는 환자의 연령과 활동수준이 비슷한 사람을 기준으로 재활을 하기 때문에 수술법, 침습도는 중요하지 않다.

경전자도달법은 큰돌기 및 주변 근육을 절개해 엉덩관절을 노출시킨다. 경전자도달법은 엉덩관절을 볼 수 있는 최고의 시야를 제공하지만 큰돌기가 수술 후반 재부착되어야 한다는 단점이 있다. 큰돌기 부착 및 회복은 골상태와 벌림근 근력에 따라 어려울 수 있다. 수술 후 6주 동안 벌림을 자제하고 체중을 지지하는 일을 가능한 제한해야 한다. 경전자도달법은 미국에서 일반적으로 초기 엉덩관절 인공관절 치환술(THA)에는 자주 사용되지 않지만 여전히 복잡한 수술과 재수술 시 선택사항으로 고려된다.

후방경유법은 엉덩관절 노출을 위해 후방 큰돌기 내 근육의 부착점(insertion)을 뼈에서 드러낸다. 이 근육은 수술 후반에 재부착되며, 회복까지 6~12주가 걸린다. 동 기간 엉덩관절 불안정이나 탈구를 방지하기 위해 환자는 지시된 예방조치를 따라야 한다. 뒷면 관절주머니 및 짧은바깥돌림근(단외회진근, short external rotator muscle) 복구가 세심하게 이뤄지면 엉덩관절 탈구율이 현저히 낮아진다.

그 밖의 수술법은 근육이나 근육 사이를 통과해 엉덩관절낭(hip capsule)에 도달하는 다양한 경로를 채택한다. 직접측방도달법은 중간볼기근 일부를 분리해 엉덩관절에 접근하며, 중간볼기근은 수술 후반에 복구된다. 직접측방도달법으로 수술을 할 경우, 중간볼기근 회복과 향후 이상보행(트렌델렌버그 걸음)으로 인한 문제를 방지하기 위해 골반벌림을 제한하는 것이 좋다. 엉덩관절 근육의 손상과 수술 후 이소성골화(heterotopic ossification)를 최소화하기 위해 섬세하게 벌림근을 다루는 것이 필요하다. 전방경유법과 전방도달법은 직접적인 근육절개를 피하며, 후방경유법으로 수술한 환자가의 주의점과 유사한 유의사항부터 유의사항이 아예 없는 경우에 이르기 까지 다양한 단계의 수술 후 활동제한을 요한다. 전방경유법과 전방도달법의 경우 엉덩관절의 안전성이 기본적으로 높은 반면, 기술적으로 시술이 어렵고 더 많은 외과보조의를 필요로 한다. 또한 전향적 무작위 연구결과에 따르면 이 두 수술법이 전통적인 수술법에 비해 임상적으로 효과가 더 좋지 않을 수 있다.

엉덩관절이 적절히 노출되면 수술의 남은 부분은 어떤 수술법을 따르던 간에 동일한 기본 절차를 따르게 된다. 우선, 지지 인대와 함께 관절낭을 절개해 수술 부위를 드러내고 넙다리뼈머리와 절구를 노출시킨다. 엉덩관절을 탈구시키고 톱으로 넙다리뼈머리를 제거한다. 보통 절구를 먼저 준비하고 골확장기(reamer)를 사용해 남은 연골을 제거한다. 출혈과 함께 정상적인 해면뼈(cancellous bone) 바닥이 드러나면 프레스 끼워맞춤이나 시멘테이션 방법을 사용하여 인공절구를 삽입한다. 우선 브로치(broach)나 리머(reamer) 등으로 일정 공간을 확보하여 대퇴관(femoral canal)을 위치시킨 후에 시멘테이션 또는 프레스 끼워맞춤 방식으로 인공절구를 삽입하게 된다.

절구와 넙다리뼈(대퇴골)의 구성요소들은 다양한 크기의 인공물이 존재하므로 다리 길이를 적절하게 유지하여 엉덩관절의 안정성 및 ROM을 극대화시킬 수 있다. 다리 길이는 중요한 치수로서 주의를 기울여 양다리를 가능한 한 같은 길이로 맞춰주어야 한다. 그렇지만 많은 경우에 인공관절을 삽입하는 쪽 다리가 반대쪽보다 약간 길 필요가 있는데, 적절한 근육 긴장도를 확보하고 치환된 인공엉덩관절의 전체적인 안정성을 증진시키기 위해서이다. 근육은 스프링과 같아서 근육에 긴장이 더 가해질 수록 팽팽하게 당겨질 것이다. 넙다리뼈 목(대퇴골 경부) 길이 또는 인공엉덩관절 접합부를 늘리게 되면 근육에 더 많은 긴장이 가해지고 보다 효과적으로 골반 탈구를 막을 수 있다. 이론적으로 근육이 심각하게 약화되어 있는 경우에는 표준 THA가 적용되어서는 안 되며 보다 제한된 장치를 사용하는 것이 필요할 수 있다.

수술 부위를 봉합하는 방식은 수술법과 집도의 선호에 따라 달라진다. 일반적으로 엉덩관절 주위의 많은 조직들이 뼈에서 들어 올려지므로 반드시 적절하게 복구되어야 한다. 일단 엉덩관절 치환이 완료되면 지지 인대가 재삽입되고 그 후에 수술 부위가 봉합된다. 봉합은 집도의나 환자의 선호에 따라 실 봉합(sutures) 또는 스테이플 봉합(staples)으로 이루어진다. 관절 피막과 주변 근육이 자리를 잡은 후 완전히 복구되기까지는 6~12주가 소요된다.

엉덩관절 표면치환술(Hip Resurfacing)

엉덩관절 표면치환술은 미국에서는 비교적 새로운 시술법이지만 유럽 및 전 세계적으로 수십 년 동안 이용되어 온 방법이기도 하다. 현재 미국에서 단지 몇 개의 인공 장치만이 임플란트 시술을 위한 FDA(식품의약청) 허가를 받은 상태이다. 엉덩관절 표면치환술에 관한 초기의 열렬한 관심에도 불구하고 최근에는 특정 대상으로 범위가 좁혀지는 경향이 있다. 엉덩관절 표면치환술의 이상적인 대상으로는 근육 사용 강도가 높은 사람(규칙적으로 달리기, 점프, 기타 강도 높은 활동을 하는 사람)으로서 연령은 60세 이하, 뼈관절염이나 염증 증세가 있으며 고강도 활동을 다시 하고 싶은 욕구가 강한 사람이 적절하다. 엉덩관절 형성 이상(hip dysplasia) 및 넙다리뼈머리(대퇴골두) 골괴사(osteonecrosis of the femoral head) 증상으로 인해 이 수술 대상에서 제외되지는 않으나, 성공적인 표면치환술 결과를 얻기 위해서 그러한 증상들이 집도의에 의해 신중하게 평가되어야 한다. 엉덩관절 표면치환술은 대부분 남성에게 많이 행해지며 여성 수술 비율은 그보다 작지만 지난 4–5년에 걸쳐 증가하는 추세이다. 여성 환자를 위하여 이차적으로 고려해야 할 사항은 여성의 경우, 골다공증 및 엉덩관절 골절의 발생률이 비교적 높다는 점이다. 엉덩관절 골절은 65세 이상 여성의 3분의 1에서 나타나며 엉덩관절 표면치환술 후에도 넙다리뼈 목이 보존되기 때문에 치환술을 받은 여성의 경우, 여전히 골절에 취약한 상태로 남아 있게 된다. 한편, 젊은 연령대의 신체 활동적인 환자의 경우에는 엉덩관절 표면치환술이 THA에 비하여 골격을 보존할 수 있는 대체 요법으로 고려되고 있다.

엉덩관절 표면치환술의 외과적 수술 과정은 주요 THA 과정에 비하여 생체침입성이 훨씬 더 크다. THA에서는 넙다리뼈머리(대퇴골두)가 수술 초반부에 제거되는 것과 달리 표면치환술에서는 넙다리뼈머리를 온전히 남겨 두기 때문에 구성 요소들을 이식하기 위해서 보다 넓은 절개 부위를 필요로 한다. 절구를 안전하게 이식하기 위해서는, 외과의의 골반 접근법에 따라 절구 전면부나 후면부로 넙다리뼈머리가 이동되어야만 한다. THA에서처럼 준비된 절구가 인체 내부 공간으로 이식된다. 금속 컵 모양의 절구를 이식한 후에는 적절하게 모양을 잡고 넙다리뼈머리 표면 위로 시멘트를 주입한다. 골반 표면치환술 시술 시에는 금속-금속 관절면만을 사용한다. 금속-금속 관절면이 자리를 잡게 되면 THA에서와 같은 방식으로 수술 부위를 봉합한다. THA 시술 시의 수술법 및 주의사항이 골반 표면치환술에도 역시 적용된다.

엉덩관절 표면치환술에는 여러 개의 장 · 단점이 존재한다. 주요 단점으로는 표면치환술과 관련된 공인된 장기 데이터가 부족하다는 것이다. THA의 예후가 30년 동안 보고되어 온 것에 비하면 표면치환술의 예후와 관련해서는 겨우 7~8년 동안의 자료가 있을 뿐이다. 엉덩관절 표면치환술은 금속-금속 관절면만을 사용하여 시술되는데, 이로 인해 가임기의 여성에게 시술이 금지되고 신장 질환을 가진 환자에게는 시술이 상대적으로 제한된다. 관절면에 사용되는 코발트-크롬 합금의 금속 이온 과민 반응이 매우 드물기는 하지만 보고된 적이 있다. 표면치환술의 장점으로는 수술에 사용되는 넙다리뼈머리의 크기가 크기 때문에 탈구 위험이 낮고 ROM이 향상된다는 점이다. 넙다리뼈머리의 강도는 시간이 지남에 따라 향상되어 환자는 수술 수 1년이면 달리기 및 강도 높은 활동을 수행할 수 있게 된다. 이 밖에 표면치환술의 장점으로는 넙다리뼈 목을 보존하여 재수술이 가능한 점, 금속-금속 관절면의 마모율이 적다는 점, 그리고 현대 이식술에 있어서 초기 결과가 성공적이라는 점 등이 있다.

결론
Conclusion

튼튼한 엉덩관절은 코어근육(core muscles)이 잘 기능하기 위해 꼭 필요하며, 개인이 일상 생활의 활동을 수행하고 활력을 유지하게 해준다. 수술 전 근육 강도의 중요성은 간과되어서는 안 되며, 이는 수술 후에도 마찬가지이다. 즉, 근력 운동은 수술 후 재활을 위한 머슬메모리(muscle memory)를 강화하고 관절가동범위(ROM)를 적정 수준으로 유지하며 잠재적 부상을 예방하는 역할을 한다. 무엇보다도, 잘 구성된 수술 예비(preoperative) 운동 프로그램은 환자가 건강한 기분을 느끼게 해주며 수술 후 재활 기간을 단축시킨다. 외과적 수술 여부와 무관히 운동의 궁극적인 목표는 근육의 강도 및 운동성을 유지하는 것이며 운동을 통해 신체가 일상 생활에서 엉덩관절에 가해지는 충격에 더 잘 대처할 수 있게 된다. 필라테스 요법은 이러한 목표를 달성하는 데 매우 적합할 뿐 아니라, 쉽게 즐길 수 있는 저강도 동작법을 제시하며 코어근육을 강화하고 관련된 주변 근육의 ROM을 유지, 강화하도록 돕는다.

chapter 2

무릎
The Knee

이 장에서는 무릎의 구조와 증상에 관해 알아보겠다. 무릎 구조에 대한 기본적인 이해는 정기적으로 무릎 질환을 치료하는 데 있어 중요하다. 무릎에 흔히 발생하는 증상 및 부상과 관련한 수술요법 및 비수술요법도 검토할 것이다.

근육, 인대, 힘줄의 동작, 원리, 구조를 면밀히 조사할수록 부상 및 과사용 증후군(overuse syndrome) 등이 무릎 관절의 생체 기능에 어떤 영향을 미치는 지가 더욱 분명해진다. 이러한 지식들은 관련 증상에서 비롯되는 통증을 완화하고 없애기 위해 적절한 치료 계획이나 운동 프로그램을 고안하는 데 도움이 될 것이다. 이 장의 목적은 이러한 기본 지식을 공유함으로써 무릎 치료 계획을 분명하고 간결하게 만드는 데 있으며 또한 인간의 무릎 관절 구조와 생리에 관한 전문가들의 토론을 이끌어내기 위함이다. 무릎 증상을 치료하기 위해서는 필라테스 요법이 무릎 구조와 관련성을 가진다는 측면에서 활용도가 높으며 또한 전통적 치료요법과의 다르다는 점을 인지해야 한다.

무릎의 구조
Knee Anatomy

무릎은 경첩 관절(hinge joint)로서 일정한 회전 각도로 구부리고 펴는 것이 가능한 구조로 되어 있다. 정강넙다리 관절(경골대퇴, tibiofemoral articulation)이 복잡하게 통제되어 움직임으로써 정상적인 무릎의 굴절 범위는 굉장히 넓다. 무릎은 체중지지, 중력, 걷고 뛰고 춤출 때 충격으로부터 오는 상당한 압박을 견뎌 낸다. 운동 중 부상은 흔히 무릎과 관련되는 경우가 많고 이는 심각하고 만성적인 통증과 장애로 이어진다. 무릎 관절의 강도 및 안정성은 골격의 배치나 구조보다는 주변 인대(ligaments), 힘줄(tendons), 근육(muscles)의 영향을 더 많이 받는다(Magee 2008).

> ⚠ 골반 구조는 본서 뒷부분에 삽입된 그림을 참조하시오.

무릎 관절을 구성하는 네 가지 골격은 다음과 같다: (1) 넓적다리로 불리는 *넙다리뼈* 먼쪽(femur, distal end of the thigh); (2) 정강뼈 몸쪽(포자반, plateau, proximal end of the tibia); (3) 무릎뼈(슬개골, patella, kneecap); (4) 종아리뼈 (정강이 아래 후면부에 위치한 얇은 뼈, fibula). 종아리뼈는 무릎 관절과 연결되어 있지는 않고 흔히 발생하는 무릎 증후군이나 치환 수술에 일반적으로 포함되지 않는다. 따라서 이하 논의에 있어 종아리뼈는 제외하도록 하겠다.

넙다리뼈 먼쪽, 정강뼈 포자반, 무릎뼈의 세 가지 뼈가 무릎을 구성한다. 무릎을 접거나 펼 때 넙다리뼈도르래의 홈이 무릎뼈와 넙다리뼈 먼쪽은 정강뼈와 맞물리게 된다. 무릎을 끝까지 폈을 때는 무릎뼈가 느슨해지며 유동적이고 무릎을 접으면서 넙다리뼈도르래 홈과 맞물리게 된다. 이 때 무릎뼈가 넙다리뼈도르래 홈과 정확하게 맞물리지 않는 다양한 증상들이 있다. 이러한 증상들은 주로 넙다리뼈도르래 홈의 형성 부진 및 기형 또는 무릎뼈가 측면으로 젖혀지게 하는 사두근의 불균형과 연관되어 있다. 무릎을 펼 때 넙다리뼈 먼쪽과 정강뼈 몸쪽이 맞물리며(이 때 확장 간격이 형성된다), 무릎을 접을 때 넙다리뼈 먼쪽의 후방이 정강뼈와 맞물린다(이 때 굴곡 간격이 형성된다). 이 과정에서 형성되는 간격들은 서로 독립적이지만 무릎관절이 적절하게 기능하도록 하려면 주변 구조에 의하여 두 가지 간격이 균형, 안정화될 필요가 있다. 슬관절막(knee capsule)은 주머니 모양의 섬유질로 무릎 관절 사이 공간을 전체적으로 감싸고 있다. 슬관절막은 관절구 위쪽에 부착되어 있으며 여기에 무릎뼈와 정강뼈 몸쪽에 위치하고 있다. 슬관절막의 바깥은 질긴 섬유질막으로 되어 있고 안쪽에 활액막이 있어 활액을 분비한다. 활액은 점성이 있어 무릎 관절이 부드럽게 움직이도록 하고 관절 표면에 막을 형성하고 있는 관절 연골에 영양분을 공급한다. 염증 또는 활막비대증(hypertrophy of the synovium)과 관련된 병리 증세로 인하여 활액이 과도하게 분비되는 경우가 흔히 있다.

대퇴부 먼쪽에는 넙다리뼈 *안쪽관절융기(내측과, medial condyles)*, 넙다리뼈 *가쪽관절융기(외측과, lateral condyles)*로 불리는 활처럼 둥근 관절면이 존재한다. 안쪽관절융기와 가쪽관절융기는 이중의 곡률 반경을 갖고 있어 무릎 인대와 함께 움직이면 나사회전 결과가 나타난다(이 현상은 무릎을 접은 상태에서 펼 때 나타난다). 이 때 넙다리뼈가 정강뼈 뒤로 젖혀지게 된다. 정강뼈 몸쪽는 둘로 갈라져 정강뼈가시(경골극, tibial spine)의 양 측면을 형성한다(정강뼈 몸쪽 중앙 부위가 살짝 들려지게 된다). 정강뼈 안쪽관절융기는 오목하고 정강뼈 가쪽관절융기는 볼록한 형태이다. 정강뼈 안쪽관절융기와 가쪽관절융기는 무릎을 접을 때는 넙다리뼈 뒤와 부위에 의해, 펼 때는 넙다리뼈 먼쪽의 연골 및 관절에 의해 보호받는다. 정강뼈와 넙다리뼈 관절 사이 공간에 *반월판(menisci)*이라 불리는 두 개의 관절 내 연골 디스크가 존재하며 정강뼈 몸쪽에 관상인대(coronary ligaments)를 통해 부착되어 있다. 반월판 안쪽은 C자형의 연골로 이루어져 있으며 이 연골은 전면보다 후면이 두꺼운 형태이다. 반월판의 측면은 마찬가지로 C자형이지만 좀 더 원형에 가까운 형태이며 대개 두께는 전체적으로 비슷하다. 반월판이 관절에 가해지는 하중을 바깥쪽으로 분산시켜 완충 작용을 하면서 하중이 집중되는 것을 막기 때문에 넙다리뼈가 정강뼈와 접하는 면에 실리는 힘을 더 잘 분산시킬 수 있다. 이 때 반월판이 살짝 움직이는데 측면이 안쪽보다 더 많이 움직인다. 반월판은 무릎 관절이 매끄럽게 움직이도록 하고 영양분을 공급하며, 관절 연골에 가해지는 압력을 분산시키고 연골 퇴화를 감소시킴으로써 충격을 흡수한다. 반월판은 운동 시 마찰을 감소시키고 인대와 피막이 과도하게 늘어나지 않도록 돕는 것으로 알려져 있다(Magee 2008; Calais-Germain 2007).

무릎 관절은 관절 내 그리고 주변 인대 및 근육에 의존하여 무릎의 안정성을 유지하고 무릎 운동을 통제한다. 인대는 운동의 안정성에 중요한 역할을 하며 서로 연결된 뼈의 움직임을 조절한다. 다음은 무릎을 안정시키는 역할을 하는 네 가지 주요 인대이다:

1. 안쪽곁인대(MCL: Medial Collateral Ligament) — MCL은 무릎의 내반슬(varus) 및 외반족(valgus)과 관련이 있다. MCL은 넙다리뼈 안쪽부터 모음근결절(adductor tubercle)까지 이어지며 정강뼈 안쪽까지도 연결되어 있다.
2. 가쪽곁인대(LCL: Lateral Collateral Ligament) — LCL은 무릎 내반슬 및 외반족과 관련이 있다. LCL은 넙다리뼈 가쪽위관절융기(외측상과, lateral epicondyle)에서 종아리뼈머리(비골두, fibular head)까지 이어져 있다.
3. 전방십자인대(ACL: Anterior Cruciate Ligament) — ACL은 무릎의 전후방(앞뒤) 안정성과 관련이 있다. ACL은 정강뼈 상부에서 넙다리뼈 후방 측면으로 감기듯이 이어져 있다.
4. 후방십자인대(PCL: Posterior Cruciate Ligament) — PCL은 무릎의 전후방(앞뒤) 안정성과 관련이 있다. PCL은 정강뼈 상부에서 넙다리뼈 전방 안쪽까지 연결되어 있다.

전방십자인대(ACL)와 후방십자인대(PCL)는 서로 교차하며 무릎의 전후 및 회전 운동의 안정성에 있어 주요 역할을 담당한다(Magee 2008; Calais-Germain 2007). 무릎뼈가 넙다리네갈래근힘줄(대퇴사두근건, quadriceps femoris tendon)에 의해 사두근에 부착되며 무릎힘줄에 의해 정강뼈결절에 바로 붙는다. 무릎뼈 하면은 관절 연골이 약 7mm에 이르도록 두껍게 자리잡고 있으며, 이는 인체 구조상 가장 두꺼운 관절 부위에 해당한다. 무릎을 구부리고 펴는 동안 무릎뼈의 다양한 부위가 넙다리뼈도르래 홈과 맞물린다. 무릎뼈는 무릎을 일자로 펴는 동작에서 마지막 30° 구간의 효율성을 증가시킨다. 무릎뼈는 사두근을 통제하며 이상적인 지렛대 모양의 작용을 통해 근육이 힘을 쓸 수 있도록 한다. 무릎뼈의 이차적인 역할은 넙다리 위관절융기(대퇴상과, femoral condyles)를 보호하고 연골 표면의 보호막 역할을 하는 것이다(Magee 2008).

무릎 관절을 감싸고 있는 힘줄과 인대 주변에는 여러 개의 윤활주머니(bursa)가 위치하고 있다. 윤활주머니는 액체로 채워진 주머니 형태로 신체가 움직일 때 조직 간 마찰을 줄여주는 매끄러운 막을 형성한다. 무릎에 위치한 네 개의 주요 윤활주머니는 다음과 같다: (1) 슬개상낭(suprapatellar bursa), (2) 슬개피하낭(subcutaneous prepatellar bursa), (3) 슬개하윤활주머니(infrapatellar bursa), (4) 아족 점액낭(pes anserine bursa) 등이다. 네 개의 윤활주머니는 일반적으로 아주 얇은 세포막으로 형성되어 있으며 여유 공간을 확보하는 역할을 한다. 그러나 특정 질환에 걸리면 윤활주머니가 상당히 두꺼워지거나 비대해지며 윤활주머니 내 활액의 분비가 비정상적으로 많아질 수 있다.

사두근과 뒤넙다리근(슬괵근, hamstrings)은 무릎을 구부리고 펴는데 있어서 주요한 근육이다. 아래 목록에서는 무릎 동작과 직접적으로 관련된 근육을 분류하였다(Magee 2008, 749):

구부리기(Flexion)

넙다리두갈래근(대퇴이두근, Biceps femoris)
반막모양근(반막양근, Semimembranosus)
반힘줄모양근(반건양근, Semitendinosus)
두덩정강근(박근, Gracilis)
넙다리빗근(봉공근, Sartorius)
두덩근(치골근, Pectineus)
장딴지근(비복근, Gastrocnemius)
넙다리근막긴장근
(대퇴근막장근, Tensor fasciae latae)
(in 45°-145° of flexion)
발바닥근(족저근, Plantaris)

펴기(Extension)

넙다리곧은근(대퇴직근, Rectus femoris)
안쪽넓은근(내측광근, Vastus medialis)
중간넓은근(중간광근, Vastus intermedius)
가쪽넓은근(외측광근, Vastus lateralis)
넙다리근막긴장근
(대퇴근막장근, Tensor fasciae latae)
(in up to 30° of flexion)

Medial Rotation of Flexed Leg
(Non-Weight-Bearing Leg)

반막모양근(반막양근, Semimembranosus)
반힘줄모양근(반건양근, Semitendinosus)
넙다리빗근(봉공근, Sartorius)
두덩정강근(박근, Gracilis)
두덩근(치골근, Pectineus)

Lateral Rotation of Flexed Leg
(Non-Weight-Bearing Leg)

넙다리두갈래근(대퇴이두근, Biceps femoris)

무릎 증상과 비수술요법
Knee Syndromes and Nonoperative Treatments

무릎에 발생하는 증상과 부상은 매우 다양하다. 특히 스포츠 활동에 있어서 무릎은 부상에 취약하다. 과도한 사용으로 인한 장애는 흔히 발생하며 이는 다양한 형태의 건염(tendinitis) 및 윤활낭염(bursitis)으로 이어지게 된다. 뼈관절염, 신경통, 염증 증세가 무릎 관절 피막 파열로 발전할 수 있다. 무릎의 피하조직은 본질적으로 외상으로 인해 심각한 손상을 입을 수 있다.

무릎과 관련된 증상과 부상에 해당하는 것으로 윤활낭염, 신경통, 건염, 뼈관절염, 류머티스 관절염, 무혈관성괴사, 그리고 운동으로 인한 인대 파열, 박리골절, 인대 염좌, 무릎뼈 탈구, 반월판 파열, 건파열, 골절, 엉덩정강근막띠 증후군(IT band syndrome), 슬개대퇴 증후군(patellofemoral syndrome) 등이 있다. 이 중 많은 부상과 증후군에 비수술요법이 효과적이며 이후 물리치료 과정에도 단기간이 소요된다. 무릎 관절 치환 수술은 무릎 병증이 심각하게 진행되거나 통증이 심각하여 다른 어떠한 방법으로도 통증이 완화되지 않고 장애의 정도가 삶의 질을 위협할 때에만 고려되어야 한다.

무릎 질환에 대한 전통적인 (비수술) 요법으로는 휴식(rest), 냉온요법(hot and cold therapy), 국부치료법(topical agents), 진통제, 비스테로이드성 항염증제(NSAIDs), 관절내 약물 투여(코르티코스테로이드 또는 활액), 침술, 영양 공급(글루코사민과 콘드로이틴 복합제), 물리 치료, 운동 요법 등이 있다. 무릎 주사는 일반적으로 마취제(국소마취제)와 코르티코스테로이드(corticosteroid)의 혼합제가 사용되며 매년 총 4회의 주사를 4개월마다 투여하게 된다. 약물 주사는 윤활주머니 및 건초(tendon sheaths) 등의 불편한 부위 또는 무릎 관절 내부(관절 내 주사)에 투여될 수 있다. 과도하게 잦은 약물 투여는 관절 주변의 결합조직은 물론 관절 연골을 파괴함으로써 약물의 지속적인 투여를 무력하게 만들 수 있다. 일 년에 4회 이상의 약물 투여가 필요한 경우에는 대체 요법을 찾아보는 것이 필요하다.

무릎 통증 및 초기 뼈관절염 치료를 위한 또 다른 형태의 주사 요법으로는 활액 투여(viscosupplementation)가 사용된다. 주사에 사용되는 활액은 다양한 화학식 형태의 히알루론산(hyaluronic acid)인데, 이 액체는 윤활유 역할을 하며 충격을 흡수하고 미약하게나마 항염증 효과가 있다. 활액 투여 요법은 미국 FDA에 의해 무릎 뼈관절염 초기 단계의 치료 요법으로 승인을 받은 상태이다. 활액 투여는 1-7회 복용량을 일주일씩의 간격을 두고 투여하는 것이 좋다. 가장 일반적으로 요구되는 투여 회수는 3-5회이다. 최근에는 활액 투여 시기와 운용을 향상시키기 위하여 1회만 투여하는 것이 가능한 활액이 시장에 소개되었다. 이 요법은 필요에 따라 일 년 과정으로 반복해서 시행된다. 뼈관절염 통증 증상의 완화가 목적이다. 이 요법으로 장애가 치료되지는 않지만, 인공관절술이나 더 강한 치료가 필요해지기 전에 시간을 벌 수 있다.

본 책의 목적을 위해서 이 장의 초점은 다음의 무릎 증상들에 맞추어져 있다: 슬개대퇴 통증 증후군(patellofemoral syndrome) 및 슬개연골연화증(chondromalacia of the patella), 거위발 건염(pes anserinus bursitis), 엉덩정강근막띠 증후군(IT band syndrome), 슬개상건염(suprapatellar tendopathy), 슬개하건염(infrapatellar tendopathy; jumper's knee), 무릎 뼈관절염(osteoarthritis of the knee) 등이다. 이러한 증후군들은 환자가 부상이나 무릎 부위 통증으로 인해 의사의 도움을 구하도록 만드는 가장 흔한 질환들이다. 이하 정보는 Brugioni and Falkel(2004), Calais-Germain(2007)의 검토 문서에 바탕을 두고 있다.

슬개대퇴 통증 증후군 및 슬개연골연화증
(Patellofemoral Syndrome and Chondromalacia of the Patella)

슬개대퇴 통증 증후군은 무릎 전방(무릎뼈, patella)의 상당하고 분산된 통증으로 특징지어지는 넓은 범위의 증후군이다. 이 증후군은 무릎 전방 부위에 과도한 압박(stress)을 주는 활동들(달리기, 계단 오르내리기, 무릎 꿇는 자세, 쪼그려앉기, 자리에서 일어나기)로 인해 악화된다. 이러한 과도한 압박을 가하는 활동을 하는 동안 무릎뼈에 가해지는 힘은 체중의 3-8배에 이른다. 슬개대퇴 통증 증후군이 무릎 전방 부위와 연관된 모든 종류의 증후군을 포괄한다면, 슬개연골연화증(chondromalacia of the patella)은 무릎뼈 관절연골 표면의 연화를 나타내며 이는 상태라기보다는 연골의 병리적 변화이다. 관련 환자의 수는 집계하기가 어렵다. 다만 슬개대퇴 통증으로 인해 정형외과 및 일반병동을 찾는 환자들이 상당히 많다.

임상적 증상으로는 앉은 자세에서 일어설 때, 계단을 오를 때, 달리거나 점프할 때 무릎뼈 주변의 통증이 심해진다. 환자가 무릎뼈 탈구 병력, 무릎의 불편감, 내부 감염 증세 등이 있을 수 있다. 일반적으로 특정 외상과의 관련성은 발견되어 있지 않다. 그러나 때때로 무릎뼈에 가해지는 직접적인 타격이 통증을 유발하는 원인이 될 수 있다. 신체 검진에서 자주 나타나는 증상은 외반슬 기형(genu valgum; knock-knee), 무릎뼈가 안쪽으로 향하는 걸음걸이(대퇴부 전경이나 안짱다리 걸음으로 인해 발생), 무릎을 굽히고 펼 때 나는 관절음(crepitation) 등이 있다. 위앞엉덩뼈가시(상전장골극, anterior superior iliac spine: ASIS)에서 무릎뼈 중앙까지 그려진 선과 정강뼈결절(tibial tubercle)로부터 무릎뼈 중앙까지 그려진 선이 교차하는 각도가 Q angle이다. 대개 Q angle은 슬개대퇴 통증이 있는 환자에게서 증가하고 그 밖에 무릎뼈 불안정(patellar instability), 슬개연골연화증(chondromalacia of the patella), 슬개대퇴 관절증(patellofemoral arthrosis)과 연관 있을 수 있다. 무릎을 편 상태에서 Q angle은 남성은 18°, 여성은 22°를 넘지 말아야 한다.

슬개대퇴 통증의 치료에는 전통요법이 가장 널리 사용되며, 치료는 근본적으로 관련 병인학(etiology)에 기초하고 있다. 무릎뼈의 적절한 치료를 위해서 사두근(quadriceps)을 강화하고 특히 안쪽넓은근을 단련하기 위한 프로그램을 개발하는 것이 목표이다. 무릎뼈 테이핑(taping)이나 지지보조기구(sleeve braces)를 사용하는 것도 통증을 완화시켜 편안하게 해줄 수 있다. 슬개대퇴 통증을 치료하는데 필라테스 요법을 사용하는 것은 이 장에서는 언급하지 않겠다.

본 책자에서 나열하는 일련의 동작들을 통해 무릎 전방 구조를 강화하고 스트레칭할 수 있으며 슬개대퇴 통증 증후군을 치료하는데 도움이 될 수도 있다. 논의되는 동작들은 기존의 물리치료 프로그램에서 소개한 동작들과 유사하며 기존 전통요법의 대안으로 선택될 수 있다. 또한 거위발 건염(pes anserinus bursitis)을 위해 소개한 필라테스 프로그램 순서의 예시도 전방 무릎 통증(anterior knee pain) 치료에 적용될 수 있다. 필라테스 예비 프로그램(pre-Pilates program)으로 시작하여 코어근육(core)을 단련하고 스트레칭과 숨쉬기를 포함하는 적절한 준비 프로그램을 시작하는 것이 목적이다. 우선 코어안정화(core-stabilizing) 운동을 완료하고 나면 이후 프로그램은 뒤넙다리근(슬괵근, hamstrings)과 사두근 강화에 초점을 맞추어야 하며 다음 동작을 수행한다: 프론 레그 리프트(prone leg lift), 싱글-레그 서클(single-leg circle), 하프 롤-다운 인투 풀 롤-업(half roll-down into full roll-up), 변형된 숄더 브릿지(modified shoulder bridge), 스파인 스트레치 포워드(spine stretch forward), 쏘(saw) 동작 등이다. 사두근 강화를 위한 동작은 다음과 같다: 앉은 벤트-니 리프트(sitting bent-knee lift), 사두근 세트(quadriceps set), 변형된 레그 풀-업(modified leg pull-up), 변형된 힙 서클(modified hip circle), 업 앤 다운(up and down)으로 구성된 사이드 킥 시리즈(Side Kick Series; SKS), 프론트 앤 백(front and back), 스몰 서클(small circles), 디-서클(D-circles), 자전거(bicycle) 동작 등이다. 항염제의 국소 및 경구 투여와 국소 부위 마사지가 슬개대퇴 통증을 경감시키기 위해 권장된다. 일반적으로 전방 무릎 통증(anterior knee pain)은 집중 치료 4-6주 후에 경과를 나타낸다. 통증이 이 기간보다 길게 지속되면 해당 환자는 의사와 함께 기타 치료 방법을 찾아보아야 한다. 슬개대퇴 통증에 취약한 사람은 주간 운동 프로그램에 본 필라테스 시리즈를 포함시켜야 한다.

거위발건염(Pes Anserinus Bursitis)

거위발 윤활주머니은 관절면에서 가장 멀리 떨어진 정강뼈 내측 플레어(medial flare of the tibia)에 위치한 안쪽 뒤넙다리근육 밑에 자리잡고 있다. 거위발 윤활주머니 위에 넙다리빗근(sartorius), 두덩정강근(박근, gracilis), 반힘줄모양근(반건양근, semitendinosus)과 같은 근육이 가로놓여 있다—위치를 기억하려면 다음의 연상기호를 사용하라: *say grace before tea*(sartorius, gracilis, semitendinosus before tibis). 거위발 윤활주머니는 과사용 증후군(overuse syndrome)에서 기인할 수 있으며 특히 최근까지 운동을 계속한 수영선수나 장거리 달리기선수에게서 발생할 수 있다. 이 증후군은 내측 부위의 뼈관절염과 관련 있을 수도 있으며, 무릎 인공관절 치환술(Total Knee Arthroplasty: TKA) 후에 특히 돌출된 정강뼈받침 내측 가장자리(medial edge of an overhanging tibial tray)의 이물감을 동반하며 발생할 수 있다. 일반적으로 이 통증은 점차로 심해지며 내측 반월상 연골(meniscus)의 이상으로 혼동될 수 있다. 통증과 함께 부기, 홍반, 열이 동반될 수 있다. 이 증상은 흔히 정확한 진단이 어렵기 때문에 X-Ray와 MRI 촬영을 통해 통증의 다른 원인들을 제거해나가는 것도 좋다.

치료는 일반적으로 NSAIDs(경구 또는 국소 투여), 냉요법, 행동수정요법 등이 포함된 보존 요법을 사용한다. 무릎근육의 긴장이 흔히 발생하는데 이 때 환자는 일반적인 무릎 스트레칭 프로그램을 통해 효과를 볼 수 있다. 7장(320쪽)에 예시된 필라테스 프로그램 순서는 무릎근육을 스트레칭하고 거위발건염 치료를 돕기 위한 대안적 방법이 될 수 있다. 거위발건염 치료를 위해서 다음 동작들을 규칙적인 운동에 포함시키는 것이 매우 도움이 될 것이다: 앉은 벤트-니 리프트(sitting bent-knee lift), 하프 롤-다운(half roll-down), 싱글-레그 서클(single-leg circle), 더블-레그 스트레치(double-leg stretch), 변형된 숄더 브릿지(modified shoulder bridge), 업 앤 다운(up and down)으로 구성된 사이드 킥 시리즈(SKS), 인너-싸이 리프트(inner-thigh lifts), 인너-싸이 서클(inner-thigh circles), 인터널 앤 익스터널 로테이션(internal and external rotation), 90° 벤트-니 로우어 앤 리프트(90° bent-knee lower and lift), 90° 벤트-니 터치(90° bent-knee touch) 등이다. 무릎 내측에서 발생한 통증이 4~6주에 걸친 필라테스 요법을 통한 부드러운 스트레칭에도 불구하고 나아지지 않는다면, 환자는 다른 치료법이나 진단 촬영을 찾아보아야 한다.

엉덩정강근막띠 증후군(Iliotibial Band Syndrome)

엉덩정강근막띠(장경인대, IT band)는 골반에서 무릎까지 측면을 타고 내려와 게르디 결절(Gerdy's tubercle) 위에 붙어 있는 근건 단위이다. 이 인대조직은 장거리 달리기선수나 사이클 선수에게서 나타나는 건염 증후군(tendinitis syndrome) 또는 윤활낭염(bursitis)과 관련 있을 수 있다. 대퇴부 위관절융기 측면의 주요 부위에 불편함을 느끼는 것이 일반적이며 산이나 언덕이 많은 지역에서 훈련할 때 악화된다. 언덕을 내려오며 달리는 행위는 무릎이 굽혀질 때 엉덩정강근막띠(IT band)와 대퇴부 관절융기(femoral condyle)의 마찰을 심화시킨다. 싸이클 선수의 경우, 엉덩정강근막띠 증후군의 발생은 페달장치로 발이 자전거에 고정되어 싸이클 동작을 취하는 동안 무릎의 정상적인 회전이 불가능한 것과 연관된다.

위에 언급한 활동들을 하는 동안 환자의 측면 무릎 통증이 발생한다. 신체 검진에서 나타나는 측면 무릎 통증은 무릎을 펴는 동안 측면 위관절융기(lateral epicondyle)와 게르디 결절(Gerdy's tubercle) 위의 부위에 국한될 수 있다. 통증은 무릎을 다 펴기 전에 90°(직각상태)에서 30–40°까지 편 상태일 때 흔히 발생한다. 치료요법은 휴식, 냉요법, 압박, NSAIDs과 부드러운 무릎 스트레칭을 병행한다. 엉덩정강근막띠 증후군 치료에 있어 필라테스 요법을 대안으로 언급한 문서가 아직 없지만, 충격을 최소화하고 활동을 극대화하면서 수행되는 무릎 스트레칭 프로그램이 본 증후군 치료에 도움이 된다. 필라테스 프로그램을 사용하기 위해서는 우선 짧은 휴식(5–7일 정도)을 취한 후에 천천히 시작하여 자신에게 무리가 없는 수준에서 점진적으로 진행시켜야 한다. 만약 증상이 4–6주 후에도 나아지지 않는다면 의사와 상담하여 다른 검진을 받아볼 것을 권장한다.

엉덩정강근막띠 증후군에는 다음 동작들을 규칙적인 필라테스 프로그램에 포함시키는 것이 매우 도움될 수 있다: 골반 구부리기(pre–Pilates pelvic curl), 무릎 접기(knee folds), 벌림과 모음(abduction and adduction), 모음근 비틀기(adductor squeeze) 등의 필라테스 예비 동작이다. 이 동작들 후에는 다음의 필라테스 동작들을 수행한다: 헌드레드(hundred), 하프 롤–업(half roll–up), 풀 롤–업(full roll–up), 싱글–레그 서클(single–leg circle), 스파인 스트레치 포워드(spine stretch forward), 쏘(saw), 코르크스크류(corkscrew), 변형된 힙 서클(modified hip circle), 업 앤 다운(up and down)으로 구성된 사이드 킥 시리즈(SKS), 프론트 앤 백(front and back), 리틀 서클(little circle), 디–서클(D–circle), 인터널 앤 익스터널 로테이션(internal and external rotation), 인너–싸이 리프트 앤 서클(inner–thigh lift and circle) 등의 동작이 있다.

슬개상건염과 슬개하건염 : Jumper's Knee
[Suprapatellar and Infrapatellar (Jumper's Knee) Tendopathy]

슬개상건염(suprapatellar tendopathy)은 사두근건(quadriceps tendon)이 붙어 있는 무릎뼈의 근위건(proximal pole)에 통증을 유발한다. 이 통증은 보통 40세 이상의 성인 운동선수에게 과사용 증후군(overuse syndrome)의 일부로 발생한다. 통증은 무릎의 저항 펴기(resisted extension)와 수동 굽히기(passive flexion)와 관련 있다. 슬개하건염(infrapatellar tendopathy)은 젊은 운동선수(18~25세)에게서 발생하는 과사용 증후군이다. 통증이 발생하는 무릎뼈 하극(inferior pole)에 혹이 만져질 수 있다. 통증은 무릎의 저항 펴기(resisted extension)와 수동 굽히기(passive flexion)에 의해 악화된다.

두 증상의 치료는 보통 휴식, 냉요법, 압박요법, NSAIDs와 단계별 스트레칭 운동 과정을 병행한다. 필라테스 매트 운동은 사두근과 뒤넙다리근(슬괵근, hamstrings)을 스트레칭하고 강화하는 데 매우 적합하다. 다음의 필라테스 예비 동작과 필라테스 동작을 집중적으로 수행하는 것은 무릎뼈 주변 건염(tendopathy)을 치료하는 데 도움이 된다: 사두근 세트(quadriceps set), 펠빅 컬 인투 숄더 브릿지(pelvic curl into shoulder bridge), 어덕터 스퀴즈(adductor squeeze), 싱글-레그 서클(single-leg circle), 코르크스크류(corkscrew), 롤-업(roll-up), 수영(swimming), 프론트 앤 백(front and back)으로 구성된 사이드 킥 시리즈(SKS), 리틀 서클(little circles), 디-서클(D-circles) 등이다. 만약 무릎뼈 근처 무릎 통증이 필라테스요법을 이용한 부드러운 스트레칭 후 4-6주가 지나도 나아지지 않는다면, 해당 환자는 다른 치료법이나 진단영상 촬영을 의사와 상의해 보아야 한다. 슬개상건염이나 슬개하건염에 취약한 환자들은 상기 동작들을 주간 운동 프로그램에 포함시킴으로써 재발을 방지할 수 있다.

무릎 뼈관절염(Osteoarthritis of the Knee)

뼈관절염(osteoarthritis)에 수반되는 무릎 통증은 전세계적으로 성인에게 흔히 나타난다. 현재 4천만 명의 미국인들이 뼈관절염을 앓고 있으며 그 수는 향후 십 년에 걸쳐 6천만 명까지 증가할 것으로 예측된다. *뼈관절염*은 보통 활막 관절(synovial joint)의 연골 파괴로 이어지는 다양한 원인 증상을 총칭하는 단어이다. 무릎은 가장 충격에 약한 관절 연결부위(peripheral joint)이며, 무릎 뼈관절염의 유병률(prevalence)은 연령에 따라 증가한다. 무릎 뼈관절염의 위험 인자는 구조적인 측면과 국소적 측면으로 분류될 수 있다. 구조적 위험 인자(systemic risk factors)로는 연령, 성별, 인종 또는 민족, 식이적 요인, 흡연, 에스트로겐 결핍 등이 있다. 국소적 위험 인자(local risk factors)에는 비만, 관절 메커니즘(사지 정열, 감각, 관절이완), 근육(사두근) 약화, 직업적 스트레스, 신체 활동, 부상 등이 해당한다. 환자가 경험하는 통증은 국소적으로 나타나거나 또는 무릎 관절 전체로 분산되어 나타난다. 이 통증은 보통 활동 시 발생하는 둔하고 간헐적인 통증에서 시작되어 점차 날카롭고 보다 지속적인 통증으로 진행된다. 오래 앉아 있을 때나 아침에 일어났을 때 무릎이 뻣뻣한 증상이 흔히 나타나는데, 이 증상은 낮 동안 무릎 관절을 더 활발하게 사용함에 따라 심해진다. 불안정한 느낌은 관절 연골(articular cartilage) 및 반월판(menisci)이 퇴화(degeneration)하거나 파열(fragmentation)됨으로써 발생할 수 있다. 뼈관절염이 심해지면 흔히 나타나는 증상으로 무릎이 자주 붓거나 기형(무릎 굽어짐 현상)이 심해지고, 무릎 크기가 전체적으로 커질 수 있다. 환자의 무릎 관절가동범위(ROM)가 축소되고 때에 따라 무릎이 굽혀진 채로 구축(contracture)이 진행되어 무릎을 쑥 펴는 동작이 불가능할 수 있다. 질환이 심해짐에 따라 정상적으로(보조기구 없이) 보행하고 계단을 오르내리는 능력이 감퇴한다. 뼈관절염이나 무릎 통증으로 인해 일상생활의 활동이 방해받거나 수면장애가 발생하기 시작할 때 보통 의사와의 상담이 이루어진다.

무릎 뼈관절염을 진단하기 위해서는 X선 촬영만으로 충분하다. X선 판독 시에 관절 간격 협착(joint space narrowing), 골극 형성(osteophyte formation), 연골하 경화증(subchondral sclerosis), 낭종 형성(cyst formation) 등이 나타난다. 진단을 위해서 보다 정밀한 영상 촬영은 필요하지 않다. 비수술요법의 형태로는 항염제의 경구 및 국소 투여, 체중 감량, 보조기구 사용, 강도가 낮은 스트레칭 및 근력강화 운동 등이 있다. 보다 강도 높은 운동 프로그램은 일반적으로 뼈관절염 환자에게 적합하지 않다. 7장(323쪽)에 소개된 필라테스 동작 구성의 예시를 통해 무릎 관절가동범위(ROM)는 물론이고 건강함과 활력을 유지하는 데 도움이 되는 강도 낮은 스트레칭 동작들이 소개되고 있다. 뼈관절염이 진행됨에 따라 통증은 증가하며 ROM은 축소되기 때문에 그러한 제약을 감안하여 필라테스 동작을 변형하여 적용하는 것이 적절하다. 이 때 환자가 건강한 생활방식을 유지하도록 돕는 것도 여전히 중요하다. 일상 활동을 하는 것이 통증으로 인해 방해받거나 수면 습관 장애나 무기력증이 발생하면 해당 환자는 의사의 도움을 요청해야 한다.

수술요법
Operative Treatments

무릎 증상 및 증후군에 관한 외과적 수술로는 관절경술(arthroscopy)과 엉덩관절 인공관절 치환술(TKA)이 있다. 이하 각 수술에 관한 간단한 설명을 제시하고 있다.

무릎 관절경술(Knee Arthroscopy)

무릎 관절경술은 하루 안에 가능한 — 오전에 수술받고 저녁에 집에 가는— 외과적 수술로서 마취가 필요하고 무릎의 손상 부위를 제거하게 된다. 관절경술은 무릎 전면의 2~3개의 작은(0.25 in 또는 0.64 cm) 절개 부위를 통해 대략 연필 지름 크기의 도구를 삽입하게 된다. 카메라를 통해 관절을 관찰하고 관절 연골, 반월판, 인대의 손상을 찾아낸다. 그리고 나서 관절의 손상 부위를 제거할지 깎아낼지 잘라낼지 세정할지를 결정한다. 기본적으로 관절면(joint surfaces)은 매끄럽게 다듬고 파열된 연조직(soft tissue tears)과 소섬유는 제거한다. 연골이 파괴된 부분은 미세균열 기술(microfracture technique)로 치료하는데, 이 기술은 노출된 뼈에 작은 구멍들을 뚫기 위해 이쑤시게 모양의 도구를 사용한다. 이렇게 만든 구멍들은 섬유연골(fibrocartilage)로 채워지고 뼈와 뼈가 맞물릴 때의 통증을 완화시키게 된다. 관절경술에 의한 미세균열이 생긴 후에는 의사의 결정에 따라 수술 후에 일정 기간 비체중부하 활동(non-weight-bearing activity)이 추가될 수 있다. 최근에는 연골 및 반월판 이식(cartilage and meniscal transplantation)과 관련하여 새로운 기술이 발전하면서 비교적 젊은 환자에게 상대적으로 적은 연골 손상만이 발생하게 되었다. 수술 후에 정식 물리치료가 항상 권장되는 것은 아니지만, 재활 운동은 보통 회복 기간을 앞당기는 데 도움이 된다.

무릎 인공관절 치환술(Knee Arthroscopy: TKA)

무릎 인공관절 치환술(TKA)의 역사는 30년이 넘는다. 지난 십 년 동안 기술과 외과적 태크닉, 회복 치료가 놀라울 정도로 발전하면서 무릎 인공관절술은 시술이 보다 수월해지고 관련 부작용이 감소하였다. 더 신속한 치료 과정과 침입성이 적은(less-invasive) 수술로 인해 수술 후 회복이 조금 더 수월하고 빨라지게 됐다. 무릎 인공관절 치환술을 받는 환자의 평균연령은 감소 추세에 있으며 현재는 60세 초반에 이른다. 오늘날 미국인들의 수명이 더 길어졌기 때문에 인공관절술에 대한 수요는 1990년 129,000회에서 2002년 381,000회로 세 배 가까이 증가하였다(Kurtz et al. 2005). 〈그림 2.1〉은 정상적인 무릎과 인공관절 치환술을 받은 무릎을 보여주고 있다.

일반적으로 인공관절 대체를 위한 절개는 무릎 중앙선 아래에서 이루어지는데, 그렇게 하는 이유는 정강뼈결절(tibial tubercle) 부위까지 절개되는 것을 피하기 위해서이다. 외과의가 수술 중 확인해야 하는 세 개의 뼈는 다음과 같다: 넙다리뼈 말단부(the distal end of the femur), 근위 정강뼈(proximal tibia), 무릎뼈(patella)이다. 정강뼈 상단 끝이 연조직은 필요한 경우 떼어내어 연조직 구축을 완화시키고 무릎 절구(kneecap)를 옆으로 끌어당겨 정강뼈 관절면(tibial plateau)과 넙다리관절융기(대퇴과, femoral condyles)를 노출시킨다. 무릎 인대는 관절을 안정화시키는 데 가장 중요한 역할을 한다. 주변 인대, 힘줄, 근육은 생체 매커니즘(biomechanism)과 무릎의 안정성을 위해 매우 중요한 요소이므로 손상되지 않고 보존되도록 주의를 기울여야 한다. 인공관절술의 종류에 따라 후방십자인대(PCL)가 유지 또는 제거되며 전방십자인대(ACL)는 오늘날 모든 인공관절술에서 제거된다.

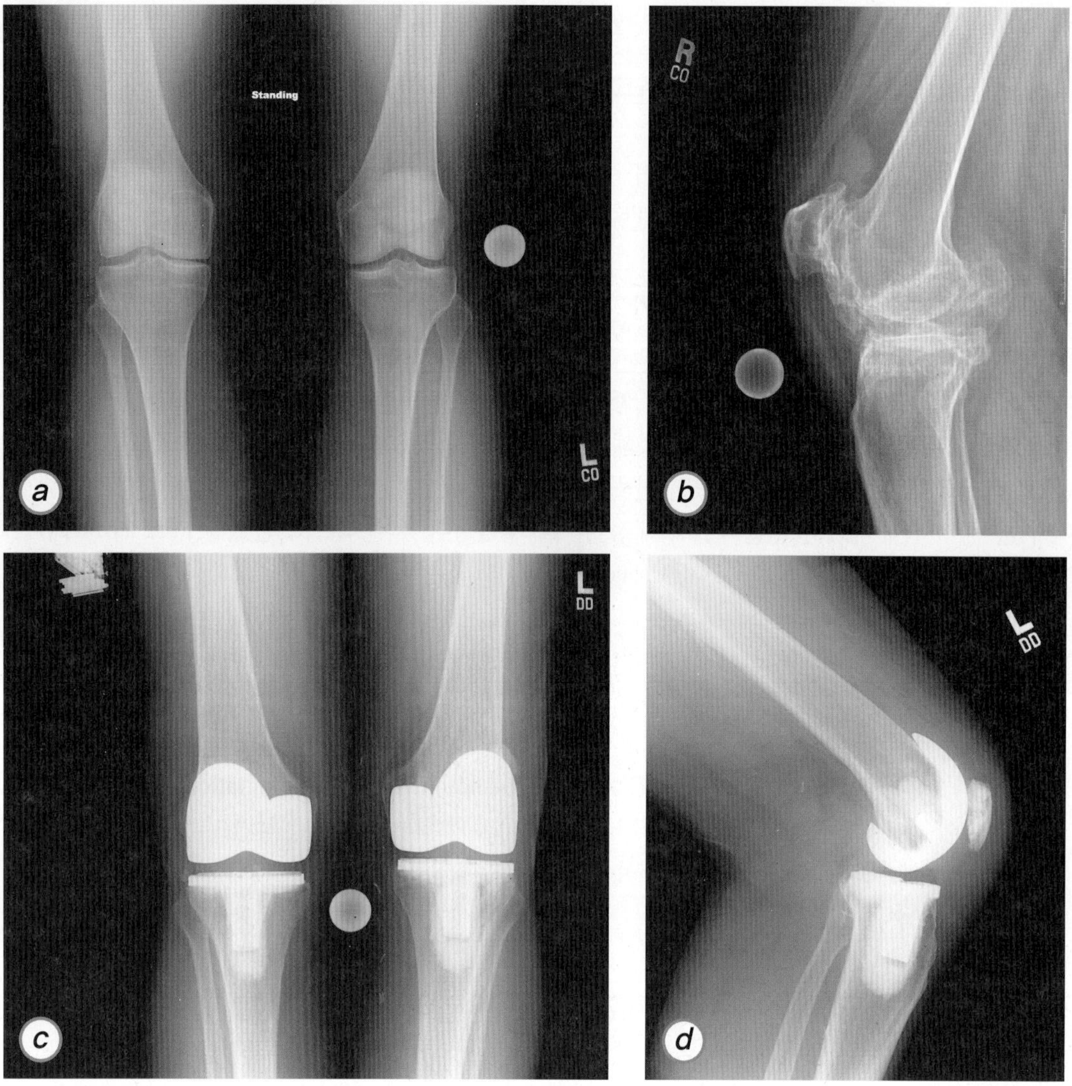

그림 2.1 방사선 사진들 (a) 정상 무릎, (b) 심각한 관절염 무릎, (c) 인공 관절을 한 무릎 그리고 (d) 측면 굴곡 상태의 인공 관절 무릎.

Courtesy of Brett Levine

인공관절을 삽입하기 전의 준비단계로서 정강뼈 관절면과 넙다리관절융기(대퇴과) 표면을 톱을 이용해 매끄럽게 다듬는다(손상된 뼈나 연골 부분을 제거한다). 이 과정에 적절한 실톱을 사용하여 삽입할 인공관절의 브랜드와 종류에 맞는 공간이 확보되기에 적합한 양의 뼈를 제거하도록 한다. 추가적으로 정강뼈 관절면을 미끄러지는 무릎뼈(kneecap, patella)의 하면을 둥근 플라스틱 버튼(round plastic button)으로 덮어줄 수도 있다. 인공관절술은 정확히 말해서 단지 인공관절로 대체하는 것만을 가키리지 않는다. 실제로 관절 표면을 보수하고 연골 표면이 제거되며 대신 금속 및 플라스틱 부품으로 채워지는 것이다.

무릎 수술법에는 안쪽 · 가쪽 슬개와(medial and lateral parapatellar), 광근 중간(midvastus), 광근하(subvastus), 대퇴사두근 보존형(quadriceps sparing) 방법 등이 있다. 수술 과정에서 근육과 힘줄 절개를 적게 할수록 수술 후 다리 펴서 들어올리기 동작을 더 빠른 기간 내 수행할 수 있고 외측부 유리술(lateral releases)의 부작용을 감소시킬 수 있다. 그러나 수술 후 회복에 있어서의 구체적인 주의사항이나 변화 등은 일반적으로 무릎 인공관절 치환술(TKA)의 외과적 시술 방법에 따라 크게 달라지지 않는다. 수술법에 상관없이 가장 중요한 것은 장기적인 관점에서 수술의 성공을 위하여 대체할 인공물을 적절하게 배열하여 삽입하고 인대 균형을 잘 잡아주는 것이다.

인공관절은 프레스핏(press-fit) 공법 또는 걸쭉한 액체 상태의 뼈 시멘트를 사용하여 고정된다. 두 가지 중 어느 방식을 사용할 것인지는 환자의 연령, 뼈 상태, 관절 주변 조직, 의사의 선호에 따라 결정된다. 인공관절술을 시행하는 대부분의 외과의는 시멘테이션 방법을 사용하며, 오늘날 수술의 전 과정에서 단지 소수의 의사만이 전체 과정에서 프레스핏 공법을 사용하고 있다. 시멘트를 사용하지 않는 인공관절술은 시멘트를 사용하는 것에 비해 가격이 높지만, 뼈가 적절하게 자라서 인공관절과 부착되고 나면 장기적으로 수술 성공률이 더 높다. 프레스핏 공법에는 다공성 표면의 금속 부품이 사용되는데 이는 뼈가 인공기관에 통합되도록 돕는다. 뼈의 내부재생력을 증대시키는 발포 금속(metallic foams)의 출현 덕분에 프레스핏 공법이 최근 각광을 받고 있다. 시멘테이션 방식으로 수술받은 환자는 수술 직후에 하중을 견디는 능력이 탁월하다. 프레스핏 공법으로 수술받은 경우 하중을 견디기 위해서는 기본적으로 6주의 시간이 필요하며, 뼈가 인공 기관 내로 자라서 융합되는 기간의 정도는 인공 기관 및 집도의 선호에 따라 달라진다.

수술 과정에 있어서 집도의는 수술 전 통증의 원인인 무릎뼈(patella)의 적절한 위치를 찾아서 조정하게 된다. 이 때 수술에서 중요한 것은 무릎 관절이 근본적으로 불안정한 관절이기 때문에 인대의 긴장도를 잘 조절해야 한다는 것이다. 인대가 없다면, 무릎 관절은 주변 근육과 함께 매끄러운 표면 위로 이리저리 미끄러질 것이다. 따라서 인공관절 수술을 하는 동안 손상 없이 보존되는 인대가 적절한 긴장도를 유지하여 최상의 기능을 발휘하도록 해야 한다.

의사가 사용할 수 있는 인공 기관의 종류는 많다. 선택은 환자의 요구와 상태에 따라 달라진다. 다음은 현재 사용 가능한 몇 가지 인공 기관들이다: mobile bearing knee arthroplasty, posterior stabilized TKA, cruciate-retaining knee arthroplasty(PCL 기능 보존), unicompartmental knee replacement(무릎 구성요소 한 개의 교체), bicompartmental replacement(무릎 내측 및 슬개대퇴부위의 교체), patellofemoral replacement(슬개골 대체)

맺음말
Conclusion

무릎의 안정성은 무릎 뼈 구조에 의한 것이 아니라 주변 인대와 근육에 의한 것이다. 관련 구조를 파악함으로써 왜 특정 필라테스 동작이 다양한 무릎 증상 치료에 있어 선택되는지가 명확해진다. 무릎은 신체 하중을 견디고 일상 활동을 수행하면서 상당한 압력과 맞닥뜨리게 되며 걷기, 달리기, 스포츠 운동과 같은 오락 활동을 통해 마모를 겪게 된다. 관절 주변의 근육 강화를 위해 잘 구성된 운동 프로그램을 수행하는 것은 무릎 본래 구조의 수명을 연장시키기 위해 필수적이다.

무릎 장애를 겪거나 외과적 수술을 받게 되면 무릎 주변 근육을 강화하는 것은 무릎 관절에 불필요한 부담을 줄이기 위해 더욱 중요해진다. 수술 전 규칙적인 운동은 머슬메모리(muscle memory)를 구축하여 수술 후 효과적인 재활을 돕고 환자가 건강한 기분을 느끼도록 돕는다. 이러한 상황에서 필라테스는 낮은 강도의 동작으로 몸의 코어근육(core)을 강화시키며 관절 강화 및 유연성 향상을 돕는 ROM 동작(ROM exercises)을 포함하고 있기에 이상적인 운동이라고 할 수 있다.

PART II

필라테스 매트 동작들

Pilates Mat Exercise

다음 장은 당신이 필라테스 강사, 물리치료사이거나 의사든 간에, 무릎이나 엉덩관절 질환을 겪고 있는 환자들이나 인공관절 삽입수술을 한 클라이언트들을 위한 필라테스 운동을 진행하기 위한 기초지식을 제공할 것이다. 수술 후 처음 1년간 진행하는 필라테스 프로그램의 질이 기능적인 움직임을 되찾기 위한 중요한 열쇠이다. 3~7장은 필라테스 매트 강사자격자가 무릎이나 엉덩관절 질환자에게 운동을 진행할 수 있도록 도움을 줄 것이다. (동반되는 웹 사이트에서 기구를 이용한 운동법에 대한 정보를 더 볼 수 있다.)

3장은 전통 필라테스 운동을 나열한 표로 시작된다. 전통 필라테스 매트 운동은 무릎이나 엉덩관절 환자의 재활운동을 선택하는데 중요한 기준이 된다. 전통 매트 운동은 무릎이나 엉덩관절 수술을 받은 환자의 관절운동범위 지침에 따라 환자들의 상태에 맞게 변형되었다. 또한 3장에는 Pre-Pilates 운동이 포함되어 있다.

4와 5장은 수술 후 기간에 맞추어 6주~3개월, 3개월~6개월 또는 6개월 이후 단계에 맞는 운동으로 나누어져 있다. 각 기간에 적용되는 포괄적인 Side kick 운동 시리즈가 변형된 운동을 포함해서 6장에 나와 있다. 7장에는 운동 프로그램의 예시가 시나리오와 함께 나와 있다. 또한 무릎이나 엉덩관절 인공관절 수술을 받은 클라이언트를 위한 두 가지의 완성된 운동 프로그램이 예시되어 있다.

모든 운동은 전문 필라테스 강사의 지도하에 진행되어야 하며 담당의사의 지시에 따라야 한다. 클라이언트의 필요성, 제한사항 그리고 담당의사에 의해 정해진 운동가능범위(ROM)에 대한 지침을 따라야 한다. 지침은 프로토콜과 차이가 있을 수 있다. 이러한 경우 프로토콜(protocols)은 환자 개인의 필요나 담당의사의 선호도에 따라 변형될 수 있다.

chapter 3

기초 설정

Setting the Foundation

클라이언트를 위해 필라테스 프로그램을 만들기 전에, 관절의 운동범위(ROM) 지침을 아는 것과 엉덩관절이나 무릎관절 수술 여부나 해당 관절의 특이사항을 알아두는 것이 중요하다. 본 매뉴얼에 있는 모든 운동법은 조셉필라테스(Joseph Pilates)의 원작 운동법과 엉덩관절이나 무릎 상태에 따른 개인을 위한 세부적인 운동지침의 결합으로 나온 운동법이다.

본 장은 3개의 표로 시작된다. 첫 번째 표 (Table 3.1)는 클라식 시리즈 (또는 전통) 필라테스 운동법이 어떻게 초급, 중급, 고급으로 나누어져 실행되는지를 보여준다. 클라식 시리즈 운동법은 다음 이어지는 표(Table 3.2 와 3.3)에 나와 있는 운동의 기본을 구성한다. 표 3.2는 엉덩관절 운동법이며, 표 3.3은 무릎 운동법으로 구성되어 있다. 각 운동법은 수술 후 시간 경과를 근거로 6주에서 3개월, 3개월에서 6개월, 그리고 수술 후 6개월 이후의 섹션으로 구성된다. 초급 운동법 중 일부는 수술 방법이나 관절운동범위 지침에 의거해 수술 후 6개월 이후 시점까지 적용되지 않을 수도 있다.

표 (Table 3.1–3.3) 다음으로 이어지는 내용은 수술 후 적용되는 운동범위와 엉덩관절과 무릎 수술 전후에 변형될 수 있는 운동법에 대한 기본적인 추천 사항이다. 여기에서 추천된 사항들은 관절수술 후 행해지는 Pre-Pilates 운동과 필라테스 운동에서 상시 적용되어야 한다. 관절성형술이나 인공관절 수술을 한 클라이언트에 대한 운동을 어떻게 시작하는지 보여주기에 앞서 여러 케이스 시나리오가 운동적용에 관한 지침을 제공하기 위해 포함되어 있다. 다음은 코어(core) 근육과 운동범위를 증가시키고 신체근육을 강화시키는 Pre-Pilates 운동법을 제안하고 있다. 이러한 운동은 클라이언트에게 필라테스 초급 운동을 할 수 있도록 준비시켜 준다. Pre-Pilates 운동은 필라테스를 한 번도 접해 보지 못했거나 수술 직후 단계에 있는 클라이언트에게 특히 중요하다.

필라테스 매트 테이블
Pilates Mat Tables

표 3.1은 조셉필라테스(Joseph Pilates)에 의해 고안된 초급, 중급, 상급 레벨로 나뉘어진 전통 매트 운동법이다. 이 표가 여기에 제시된 이유는 클래식(전통) 매트 운동이 표 3.2와 3.3에 표시된 엉덩관절과 무릎수술 전, 후 재활을 위한 필라테스 운동프로그램의 근간이 되기 때문이다. 오늘날 초급과 중급 운동법을 위해 전통 시리즈의 상급운동법이 수정되었다. 또한 변형된 운동법들이 전통 매트 운동에 추가되었다.

표 3.2 는 인공 엉덩관절 수술을 받은 클라이언트를 위한 클라식 매트 운동의 순서를 보여준다. 초급, 중급 그리고 상급 수준에 따라 운동프로그램을 만들기 보다 표 3.2는 수술 후 6주에서 3개월까지, 3개월에서 6개월까지 그리고 6개월 이후 기간에 맞추어 시기에 맞는 운동범위를 고려해 만들어졌다. 클라이언트는 수술 후 운동범위나 특정 증후군 예방을 위한 지침서에서 Pre-Pilates 준비운동 또는 준비운동을 겸한 매트 시리즈를 시작한다. 모든 운동은 정해진 지침서에서 행해지며 그 주의사항을 준수한다. 주의사항은 수술방법에 따라 다를 수 있다. 표 3.2에 포함되어 있는 운동은 클라이언트의 특성과 수술법 그리고 클라이언트가 인내할 수 있는 범위를 고려해 적용된다. 각 운동의 다음 단계로 진행하기 위해서는 각 단계에 맞는 코어근육의 안정성과 유연성이 먼저 확보되어야 한다.

표 3.3은 인공 무릎관절 수술을 받은 클라이언트를 위한 수술 후의 필라테스 전통매트 운동 순서를 보여준다. 초급, 중급 그리고 상급 수준에 따라 운동프로그램을 만들기 보다는 수술 후 6주에서 3개월까지, 3개월에서 6개월까지 그리고 6개월 이후 기간에 맞추어 시기에 맞는 운동범위를 고려해 만들어졌다. 클라이언트는 수술 후 운동범위나 특정 증후군 예방을 위한 지침서에서

표 3.1 전통 필라테스 매트 시리즈

초급(beginner)	중급(intermediate)	고급(advanced)
Hundred	모든 초급 단계 운동	모든 초급, 중급 단계 운동
Full roll-up	Single straight-leg stretch	Rollover
Single-leg circles	Double straight-leg stretch	Corkscrew
Rolling like a ball	Crisscross	Double-leg kick
Single-leg stretch	Open-leg rocker	Swan dive
Double-leg stretch	Saw	Scissors
Spine Stretch forward	Single-leg kick	Bicycle
Side kick	Neck pull	Shoulder bridge
Seal	Spine twist	Jack knife
	Teaser	Hip circles
	Swimming	Leg pull front
		Leg pull
		Kneeling side kick
		Side bend
		Boomerang
		Crab
		Rocking on the stomach
		Control balance
		Push-up

Reprinted, by permission, from Pilates Method Alliance, Inc.®, *The PMA® Pilates Cerfitication Exam: Study Guide* (Miami, FL : Pilates Method Alliance, 2007), 63-71.

표 3.2 엉덩관절 치환술 환자를 위한 전통 필라테스 매트 시리즈

6주에서 3개월	3개월에서 6개월	6개월 이상
Hundred Half roll−down and half roll−up Single leg circle Single−leg stretch Double−leg stretch Single straight−leg stretch Double straight−leg stretch Crisscross Spine Stretch forward Saw Swan prep Single−leg kick Shoulder bridge(modified) Side kick (variations) Teaser prep 1 and 2 Side stretch	6주에서 3개월의 모든 운동 Full roll−up Double−leg kick Corkscrew Neck pull (modified) Spine twist Shoulder bridge Side kick (variations) Teaser 1 and 2 Swimming Serratus push−up (modified) Push−up (modified)	6주에서 6개월의 모든 운동 Rolling like a ball Open leg rocker Swan Neck pull Side kick (variations) Teaser 2 and 3 Cancan (modified) Hip circle (modified) Leg pull (modified) Serratus push−up Push−up

6주에서 3개월을 위한 운동들은 4장에 기술되었고, 3개월에서 6개월, 6개월 이상할 수 있는 운동들은 5장에 기술되었습니다. 모든 side kick 운동들은 6장에 기술되었습니다.

표 3.3 무릎관절 치환술 환자를 위한 전통 필라테스 매트 시리즈

6주에서 3개월	3개월에서 6개월	6개월 이상
Hundred Half roll−down and half roll−up Single leg circle Single−leg stretch Double−leg stretch Single straight−leg stretch Double straight−leg stretch Crisscross Spine Stretch forward Saw Swan prep Single−leg kick Shoulder bridge(modified) Side kick (variations) Teaser prep 1 and 2 Side stretch	6주에서 3개월의 모든 운동 Full roll−up Rolling like a ball Corkscrew Double−leg kick Neck pull (modified) Shoulder bridge Spine twist Side kick (variations) Teaser 1 and 2 Swimming Cancan (modified) Hip circle (modified)	6주에서 6개월의 모든 운동 Open leg rocker Swan Neck pull Side kick (variations) Teaser 2 and 3 Cancan (modified or full) Hip circle (modified or full) Leg pull (modified) Serratus push−up Push−up

6주에서 3개월을 위한 운동들은 4장에 기술되었고, 3개월에서 6개월, 6개월 이상할 수 있는 운동들은 5장에 기술되었습니다. 모든 side kick 운동들은 6장에 기술되었습니다.

Pre-Pilates 준비운동 또는 준비 운동을 겸한 매트 시리즈를 시작한다. 모든 운동은 정해진 지침서 내에서 행해지며 그 주의사항을 준수한다. 주의사항은 수술방법에 따라 다를 수 있다. 표 3.3에 포함되어 있는 운동은 클라이언트의 특성과 수술법 그리고 클라이언트가 인내할 수 있는 범위를 고려해 적용된다. 각 운동의 다음 단계로 진행하기 위해서는 각 단계에 맞는 코어근육의 안정성과 유연성이 먼저 확보되어야 한다.

Arthroplasty and Syndromes에 따른 ROM 가이드라인

Range of Motion Guidelines for Arthroplasty and Syndromes

이번 장에서는 엉덩관절, 무릎관절 수술을 한 클라이언트들의 ROM 가이드라인을 설명한다. 여러 가지 방법으로 수술을 할 수 있지만, 여기에 나오는 설명들은 기본적인 인공 엉덩관절, 인공무릎관절 삽입술을 받은 클라이언트 대상으로 설명한 것이다. 다양한 수술 방법이 있으므로 항상 의사가 처방한 운동과 주의할 사항을 숙지한 후 ROM 운동을 시작한다.

주의사항 : 인공관절 삽입술을 받은 사람 중 다시 스포츠를 하려고 하는 사람들에겐 담당의사의 지침을 따라야 한다. 대부분의 관절에 높은 충격을 동반하는 스포츠, 예를 들어, 테니스, 달리기, 에어로빅과 같은 운동들은 인공관절 삽입 후 오랫동안 금한다. 선수생활을 하던 사람이 수술 후 다시 스포츠를 다시 시작하기 위해서는 가장 마지막 재활 단계에서 서서히 시작해야 하며 격한 테크닉은 절대 금해야 한다. 선수가 아닌 환자가 테니스를 배운다고 하면 시작 자체를 하지 않는 것이 좋다. 탈골, 골절, 부상으로 인한 인공관절 삽입 수술이라면 더 많은 재활기간이 필요하며 완치되는데 더 많은 시간이 필요하다.

인공엉덩관절 삽입술 / TOTAL HIP ARTHROPLASTY

기간 (Timeline)

- 수술 후 0~6주
- 후방, 측면, 전측면, 그리고 전방 수술접근

수술 후 권고사항 (Recommendations)

정중선 교차하기	안됨*
다리를 안쪽으로 돌리기	안됨*
다리를 바깥쪽으로 돌리기	안됨*
앉아서 무릎 꼬기	안됨 *
엉덩관절 구부리기(가슴으로부터 구부려지는 각도)	최대 90°*

*집도의의 선호에 따라 전면 수술법과 전외측 수술법을 고려할 수 있다. 관절주머니 및 관절주위 근육의 초기 회복에는 최소 6주가 걸린다.

인공엉덩관절 삽입술 / TOTAL HIP ARTHROPLASTY

기간 (Timeline)

- 수술 후 6주에서 3개월, 3개월에서 6개월, 6개월 이후
- 후방, 측면, 전측면, 그리고 전방 수술접근

수술 후 권고사항 (Recommendations)

정중선 교차하기	6개월까지는 20°를 넘어서는 안 되며, 이후에는 견딜 수 있을 만큼 교차시킨다.
다리를 안쪽으로 돌리기	6개월까지는 무릎을 굽힌 상태에서 20°를 넘기면 안 되며, 6개월 이후에는 30°까지 돌린다.
다리를 바깥쪽으로 돌리기	엉덩관절을 구부리는 동작이 있을 경우, 최대 30°까지 돌린다; 엉덩관절의 바깥돌리기와 펴기는 피한다.
앉아서 무릎 꼬기	6주에는 견딜 수 있을 만큼 앉아서 무릎 교차하기를 할 수 있다.
엉덩관절 구부리기 (등을 대고 누운 상태에서 다리로 테이블탑 자세를 하고 가슴으로부터 구부리는 범위—그림 3.1 참고) ***주의:*** 대부분의 경도 및 중등도 관절염 환자의 경우, ROM이 계속 한정되기 때문에 견딜 수 있을 만큼 운동을 하되, 처방된 지침의 범위를 넘지 않도록 주의한다.	**1.** 수술 후 3개월까지는 최대 90°~100°까지 구부린다. **2.** 수술 후 6개월까지는 최대 110°까지 구부린다. **3.** 수술 후 6개월 이후는 견딜 수 있을 수 있는 정도에서 115°까지 구부린다.
50파운드(23kg) 이상 들기	THA 시술 환자에게 무거운 것을 들라고 권고하지 않는다. 환자의 경험 및 사전 처방 지침에 근거해 무게 제한을 수정할 수 있다.

여기에 나오는 타임라인은 수술 후 1년까지 참고해야 한다. 수술 후 처음 1년간 따라야 하는 ROM 가이드라인은 의사가 어떻게 권하는가에 따라서 달라질 수 있으며, 수술방법이나 환자의

회복의지, 신체 사이즈 그리고 체력, 건강상태에 따라 조금씩 다를 수 있다.

인공엉덩관절 삽입 수술 후 관절주머니가 완전히 회복하는데는 3개월이 소요된다. 기능적인 엉덩관절의 회전은 항상 ROM 가이드라인을 따라야 하며 가장 중요한 주의사항은 발이 지면에 닿아 있을 때 엉덩관절이 내 · 외회전되는 움직임은 피해야 한다. 예를 들어, 오른쪽으로 방향을 전환할 때 오른발이 지면을 지지할 때 체중이 오른쪽으로 실린 상태로 돌리는 동작들은 피해야 한다. 최대한 오른쪽 다리에 무게를 지지하지 않은 상태로 돌리는 방법으로 움직여야 한다.

담당의사에 따라 수술 후 주의사항이 조금씩 차이가 있을 수 있다. 환자는 의사의 가이드라인에 따라 재활을 해야 한다. 최근 들어, 인공관절의 재료와 수술방법이 다양하기 때문에 이러한 사항을 염두해 두어야 한다. 담당의사와 단기적 · 장기적 제약사항에 대해 상담하기를 권장한다.

표 3.1 은 인공엉덩관절 수술 후 권장되는 ROM이다. 몸을 앙와위로 누웠을 때 엉덩관절의 굴곡되는 각도를 정해 놓은 표이다. 머리는 180° 발이 0° 일 경우, 90° 는 무릎이 테이블탑 포지션 위치이다. 90° 보다 큰 굴곡은 무릎이 가슴 쪽으로 가까워지는 포지션을 나타낸다.

- 45° = 대각선으로 뻗은 다리
- 90° = 천장으로 뻗은 다리
- 90° = 무릎이 천장을 향한 상태에서 테이블탑 자세를 취한 다리
- 110° = 중립 척추 상태로 무릎을 구부리고, 가슴으로 가져온 테이블탑 자세를 취한 다리
- 115° = 엉덩관절성형술 6개월 이후 회원을 위한,중립 척추 상태로 무릎을 구부리고, 가슴으로 가져온 테이블탑 자세를 취한 다리의 한계 범위
- 125° = 중립 척추 상태로 무릎을 구부리고, 가슴으로 가져온 테이블탑 자세를 취한 다리

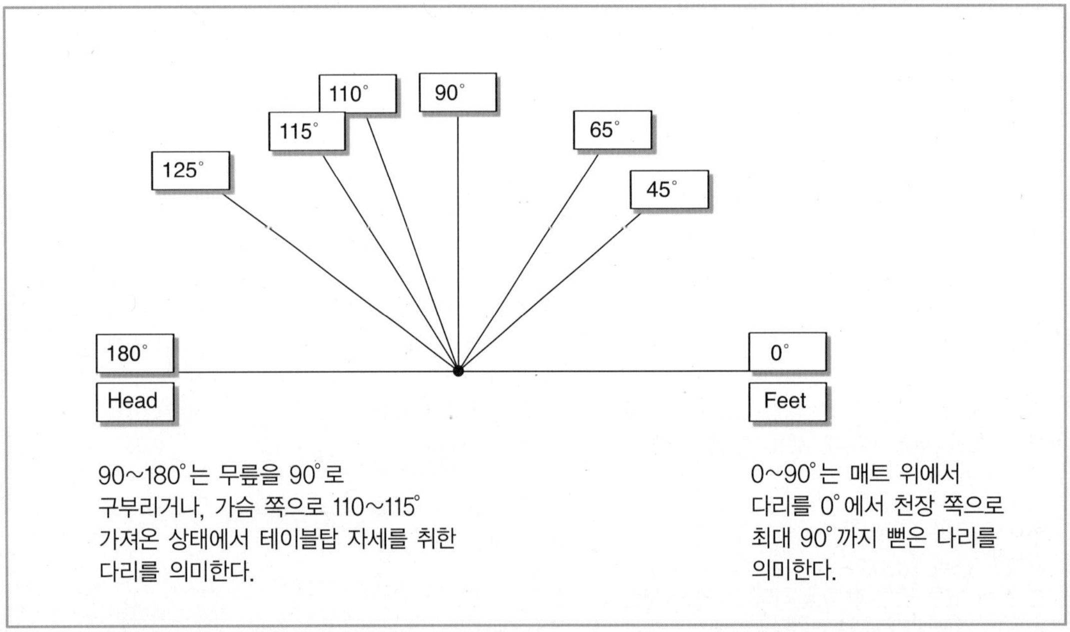

그림 3.1 등을 대고 누운 상태에서 엉덩관절을 구부리는 범위.

무릎인공관절 수술 / TOTAL KNEE ARTHORPLASTY

기간 (Timeline)

- 6주에서 3개월, 3개월에서 6개월, 6개월 이후
- 후방, 측면, 전측면, 그리고 전방 수술접근

권고사항 (Recommendations)

신체의 정중선 교차하기	견딜 수 있는 만큼 허용
다리를 안쪽으로 돌리기	견딜 수 있는 만큼 허용
다리를 바깥쪽으로 돌리기	견딜 수 있는 만큼 허용
앉아서 무릎 꼬기	허용
무릎 구부리기	견딜 수 있는 만큼 허용
무거운 것 들기	THA 시술 환자에게 무거운 것을 들라고 권고하지 않는다. 환자의 경험에 근거해 무게 제한을 수정할 수 있다.

수술 전 가능했던 관절의 운동범위는 수술 후 얻을 수 있는 가능한 운동범위(ROM)를 결정하는데 중요한 요소이다(± 10°). 초반에 관절주머니가 회복되기 시작하는데 걸리는 시간은 6주 이며 회복과정은 3개월까지 계속된다. 수술 후 환자는 발에 체중을 지지한 상태에서 과도한 벌림과 모음을 하지 말아야 한다. 수술환자는 체중 전체를 한쪽 무릎에 지지하고 같은 방향으로 회전하는 것을 피해야 한다. 예를 들어, 오른쪽 무릎인공관절 수술을 받은 환자는 오른쪽으로 방향을 바꾸기 위해 오른발에 체중을 지지한 상태에서 오른쪽으로 회전하는 것을 피해야 한다. 대신 오른발을 들은 상태에서 오른쪽으로 회전해야 한다. (즉, 수술 받은 다리를 사용한 과도한 축돌기를 피해야 함)

엉덩관절 증후군 / HIP SYNDROMES

기간 (Timeline)

다음 이어지는 가이드라인은 급성기에서 재활기까지 적용된다.

권고사항 (Recommendations)

정중선 교차하기	견딜 수 있는 만큼 허용
다리를 안쪽으로 돌리기	견딜 수 있는 만큼 허용
앉아서 무릎 꼬기	견딜 수 있는 만큼 허용
가슴으로부터의 범위 각도	견딜 수 있는 만큼 허용
무거운 것 들기	급성 회복단계에서는 무거운 것을 피한다; 일반적인 웨이트리프팅은 증후군이 치료된 후 재개할 수 있다.
일반적인 사항	중립 골반 상태로 다리의 평행과 엉덩관절 거리를 유지한다.

무릎증후군 / KNEE SYNDROMES

기간 (Timeline)

다음의 가이드라인은 급성 단계에서부터 재활단계에까지 적용된다.

권고사항 (Recommendations)

정중선 교차하기	견딜 수 있는 만큼 허용
다리를 안쪽으로 돌리기	견딜 수 있는 만큼 허용
앉아서 무릎 꼬기	견딜 수 있는 만큼 허용
가슴으로부터의 범위 각도	견딜 수 있는 만큼 허용
무거운 것 들기	급성 회복단계에서는 무거운 것을 피한다; 일반적인 웨이트리프팅은 증후군이 치료된 후 재개할 수 있다.
일반적인 사항	중립 골반 상태로 다리의 평행과 엉덩관절 거리를 유지한다.

필라테스 운동 시작하기
Getting Started With the Pilates Exercises

어떤 클라이언트도 수술 전 또는 수술 후 필라테스 운동을 같은 단계에서 함께 시작하지는 않는다. 클라이언트 각 개인은 집중력, 시각화, 올바른 움직임을 만드는 능력, 코어근육의 작용 정도 등에 있어서 차이를 보인다. 재활치료를 위한 초급 단계의 필라테스 운동을 시작하기 전 Pre-Pilates 단계에서 몇 주간의 운동을 필요로 하는 사람이 있을 수 있다. 무릎이나 엉덩관절 증후군을 앓고 있는 클라이언트 중 수술을 받지 않은 상태의 관절운동범위나 유연성에 있어서 차이를 보이기도 한다. 통증이 없는 움직임은 운동을 계속하기 위한 자신감과 욕망을 키우는 열쇠이다. 천천히 시작하고 움직임과 코어근육의 토대를 먼저 만들어야 한다.

필라테스 운동법의 이해를 돕기 위해 이번 장에서는 몇 가지 클라이언트의 예를 들고 양생법을 제안한다. 여기에 나와있는 내용은 무릎과 엉덩관절 질환을 가지고 있는 클라이언트를 위한 필라테스 운동프로그램을 만드는데 도움을 줄 것이다. 여기에 나온 예는 여러 가지 많은 경우의 극히 일부에 해당한다. 운동을 시작하기 전 환자에 대한 병력을 환자로부터 듣고 운동력, 가능성 그리고 환자 개인의 목표를 파악하는 것을 권장한다. 운동프로그램을 구성하는데 있어 환자가 통증 없이 할 수 있는 운동을 선택하는 것이 중요하며 앞에서 언급한 주의사항이나 담당의사의 가이드라인을 고려해야 한다.

시나리오:

1. 필라테스에 경험이 없는 클라이언트가 필라테스를 배우기 위해 왔다. 6주 전에 인공관절 수술을 받았다.
   a. Pre-Pilates 운동 중 선택해서 운동을 시작하고 클라이언트가 코어근육을 올바로 사용하고 올바른 근육으로 움직임을 행할 수 있을 때까지 계속한다.

b. 수술 후 매트 운동을 시작해서 6주에서 3개월간 계속하고 환자가 무리 없이 지속적으로 운동을 할 수 있는 범위 내에서 지속적으로 운동을 진행한다.
c. 코어근육을 작용시킨 상태로 허리를 보호할 수 있는 범위 내에서 관절의 운동범위를 제한한다.

2. 수술 전 정기적으로 필라테스 운동을 하던 클라이언트가 6주 전 관절수술을 받고 필라테스 운동을 배우기 위해 왔다.
   a. Pre-Pilates 운동 중 선택해서 Warm up 운동을 시작한다.
   b. 수술 후 매트 운동을 시작해서 6주에서 3개월간 계속하고 클라이언트가 무리 없이 지속적으로 운동을 할 수 있는 범위 내에서 운동을 진행한다.
   c. 운동범위를 위한 기본적인 권고사항을 적용하고 클라이언트가 적응할 수 있도록 수술 후 6주간 제한적인 운동을 한다.
3. 3개월에서 6개월 전에 인공관절 수술을 받은 클라이언트가 필라테스 운동을 배우기 위해 왔다. 필라테스 운동경험은 없다.
   a. Pre-Pilates운동 중 선택해서 운동을 시작하고 클라이언트가 코어근육을 올바로 사용하고 올바른 근육으로 움직임을 행할 수 있을 때까지 계속한다.
   b. 수술 후 매트운동을 시작해서 6주에서 3개월간 계속하고 클라이언트가 무리 없이 지속적으로 운동을 할 수 있는 범위 내에서 지속적으로 운동을 진행한다.
   c. 코어근육을 작용시킨 상태로 허리를 보호할 수 있는 범위 내에서 관절의 운동범위를 제한한다.
   d. (수술 후 3~6개월) 올바른 자세에서 코어의 안정성을 유지할 수 있을 때 다음 단계로 넘어간다.
4. 엉덩관절 또는 무릎관절 병력이 있는 클라이언트가 필라테스를 배우기 위해 왔다. 필라테스 운동 경험은 없다.
   a. Pre-Pilates 운동 중 선택해서 운동을 시작하고 올바른 근육을 이용해 코어의 안정성을 유지한 상태로 통증 없이 움직임을 할 수 있을 때까지 운동을 지속한다.
   b. 수술 후 6주에서 3개월 사이에 실시하는 운동 중 선택해서 운동을 시작한다. 요가블록, 패드, 베개, 수건 등을 사용해 인접한 관절을 지지해주고 클라이언트가 편안한 상태에서 통증 없이 움직일 수 있도록 도와준다.

위의 4명의 클라이언트는 매우 제한적인 예에 불과하다. 초반에는 기초적인 운동으로 시작을 하고 프로그램을 단순하게 유지한다. 반복횟수를 제안하고 클라이언트가 편안한 상태에서 움직이면서 성공적인 움직임을 경험할 수 있도록 운동을 도와준다. 7장에 추가적으로 사용할 수 있는 운동프로그램이 있다.

필라테스 예비 동작들
Pre-Pilates Exercises

Pre-Pilates 운동은 필라테스 운동을 배우는 초반에 행해지며 일상적인 필라테스 프로그램의 Warm-up으로도 행해진다. 이 운동은 움직임과 기능 그리고 힘을 기르기 시작하는 동작이다. Pre-Pilates의 많은 운동들은 물리치료사가 수술 전후로 행하는 재활운동과 유사하다. 운동의 난이도는 모두 다르다. 어떤 운동은 무릎과 또 다른 운동은 엉덩관절과 연관되어 있기는 하지만 거의 모든 Pre-Pilates 운동들은 무릎, 엉덩관절 증후군을 앓고 있는 클라이언트나 인공관절 수술을 받은 환자가 행하기에 무리가 없다.

이번 장에서 소개되는 Pre-Pilates 운동은

- 일상적인 필라테스 운동을 하기 위해 몸을 준비시켜 준다.
- 만약 클라이언트가 필라테스 운동 경험이 없고 엉덩관절/무릎 증후군을 가지고 있다면 ROM 운동을 먼저 시작한다.
- 그리고 클라이언트가 무릎 또는 엉덩관절 인공관절 수술을 했고 필라테스 운동을 해본 경험이 없을 때도 ROM 운동부터 시작한다.

모든 운동은 ROM을 위한 기본적인 가이드라인을 따라 행해져야 한다. 이 장 앞에서 언급된 환자의 질환에 따른 운동의 변형에 대한 사항도 고려해야 한다(32–36쪽). 추가적으로 운동을 하는 장소에 대한 것도 고려해야 한다. 특히 수술 직후의 환자들이나 무릎이나 엉덩관절 질환이 있어서 움직임에 제한이 있는 환자의 경우는 더욱 그렇다.

- 엉덩관절 한쪽에만 인공관절 수술을 한 경우, 운동은 테이블 위나 높은 매트 위에서 행해져야 한다. 수술 후 *처음 3개월은 앉았을 때* 엉덩관절의 위치가 무릎보다 약간 위쪽에 위치할 수 있도록 해야 한다. 무릎관절 한쪽에만 수술을 한 경우 엉덩관절과 무릎관절이 같은 높이에 있을 수 있다. 수술 후 3개월 후에는 바닥에서 운동을 할 수 있다. 단 올바른 움직임으로 바닥에 자리를 잡을 수 있어야 한다.
- 양쪽 엉덩관절 또는 무릎 수술을 받은 경우, 편의를 위해 테이블이나 높은 매트에서 운동을 해야만 한다. 약 6개월 후 바닥에서 올바로 자리를 잡고 운동을 할 수 있어야 한다.

호흡하기 (Breathing)

- 매트에 반듯이 누워 무릎 아래에 베개를 두고 양팔은 몸의 양쪽에 길게 내려 둔다.
  (또는 아래 그림과 같이 양쪽 갈비뼈에 두 손을 올려 놓아도 됨)
- 코로 숨을 들여 마시고, 입으로 빨대를 불듯이 내쉰다. 복근이 올라갔다 내려가는 것을 느끼고, 숨을 내쉴 때 배꼽이 척추에 가까이 가게 한다
- 숨을 들여 마시면서 폐를 확장시켜 주고, 양쪽 갈비뼈를 열었다 닫았다를 반복한다.
  (a) 숨을 내쉬며 흉곽의 측면이 부드러워짐과 골반 쪽으로의 흐름을 느낀다.
  (b) 숨을 들여 마시면 흉곽이 확장된다. 숨을 내쉬면서 배꼽을 척추에 가깝게 가게 하고, 복근을 안쪽으로 끌어 당겨 올리는 것을 반복하면서 갈비뼈를 부드럽게 한다.
- 숨쉬기를 하면서 머리 끝에서부터 척추 끝까지가 길어진다고 생각한다. 하나의 긴 선을 마음속으로 그려보고 느껴본다
- 어깨는 귀에서 멀어지게 하고 엉덩이 쪽으로 가까이 가게 한다.
- 빗장뼈를 열어준다. (마치 엿이 붙어 있듯이) 가슴을 쫙 펴준다
- 필라테스를 시작하기 앞서 몸의 긴장을 풀고 마음을 집중하는데 숨쉬기를 활용한다.

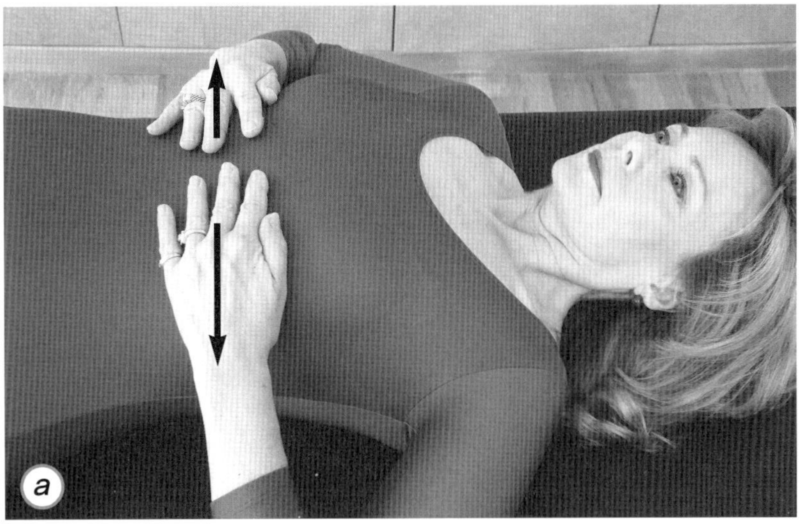

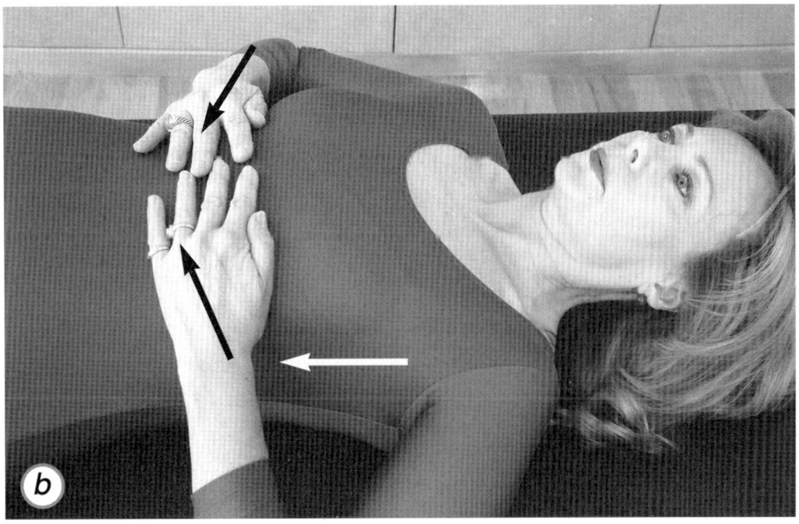

발목운동 (Ankle Pump)

- 무릎 아래에 베개나 타월을 말아 받치고 매트에 반듯이 누운다. 발목을 당겼다가 *(a)* 늘려준다 *(b)*. 양발을 함께 하거나 한 발씩 실시한다 *(c)* .
- 한 발씩 10~20회를 하거나 양발을 10~20회 반복한다.
- 동작에 따라 숨을 마시기와 내쉬기를 반복한다. 중심이 안정되도록 복부를 끌어당긴다.
- 발끝을 세우고 늘려준다; 발끝을 가슴 쪽으로 당기고, 발 뒷꿈치를 벽을 향해 늘려준다.

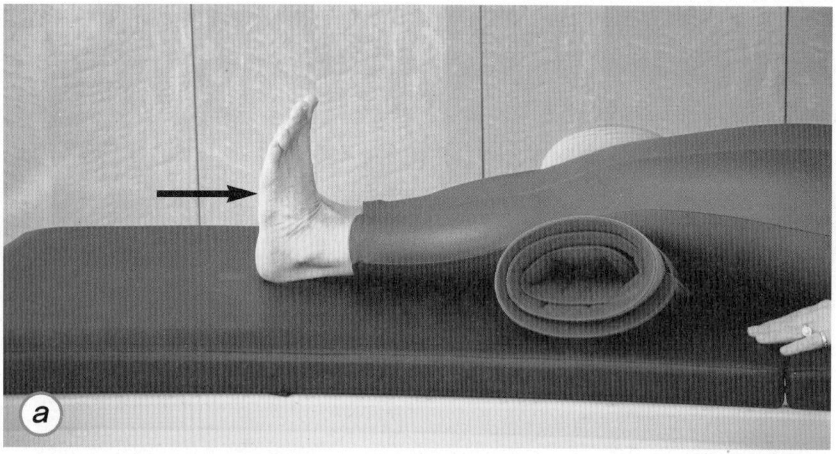

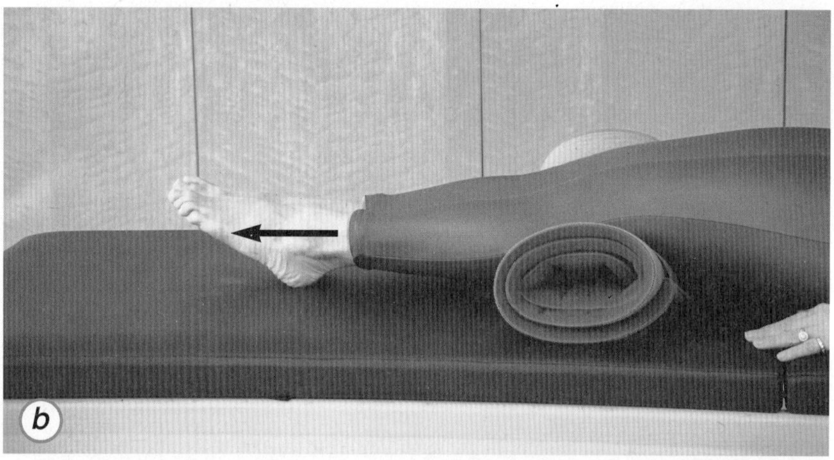

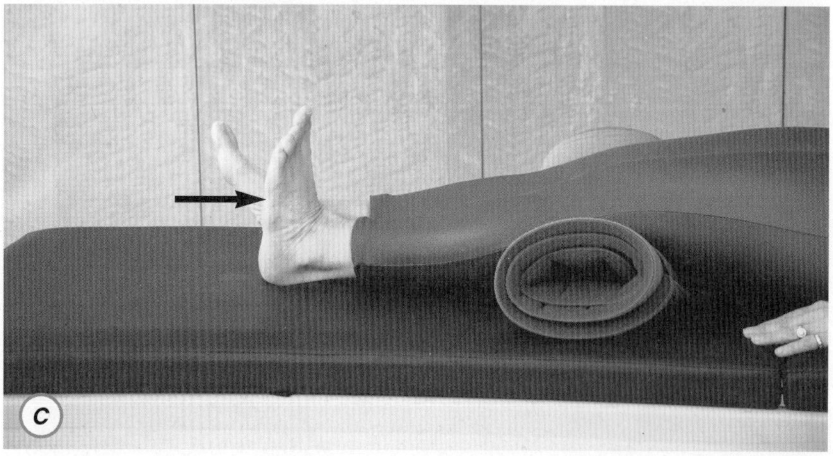

대퇴 앞 근육 수축하기 (Quadriceps Set)

- 무릎 아래에 베개나 매트, 타월을 말아 받치고 매트에 반듯이 누운다. 무릎 안쪽으로 힘을 주어 받힌 타월이나 매트를 5초간 누르다가 힘을 풀어준다.
- 한쪽 다리당 10회 반복한다.
- 동작에 따라 숨을 들여 마시기와 내쉬기를 반복한다. 중심이 안정되도록 복부를 끌어당긴다.

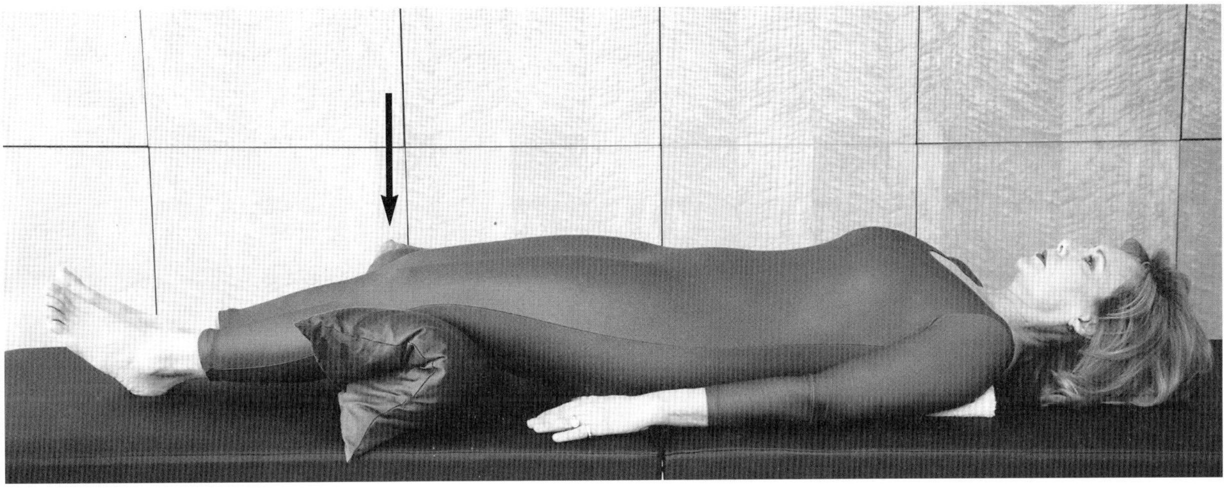

엉덩이근육 수축하기 (Gluteal Set)

- 무릎 아래에 베개나 매트, 타월을 말아 받치고 매트에 반듯이 누운다.
- 준비를 위해 숨을 들여 마신다: 숨을 내쉬면서 복근을 안쪽으로 끌어 당겨 올려주고, 양 엉덩이에 힘을 주어 조여주다. 엉덩이가 약간 올라간다. 5초간 힘을 줬다 풀어준다.
- 5~10회 반복한다.

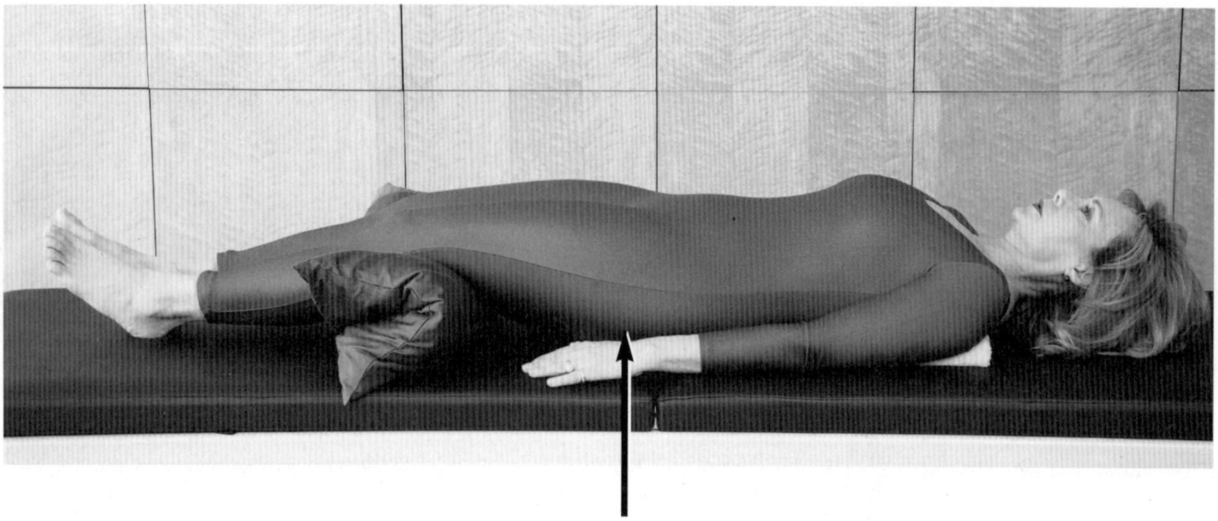

엉덩관절 벌리고 모으기 (Abduction and Adduction)

- 두 다리를 골반 너비로 평행하게 뻗어 매트에 등을 대고 눕는다. 매트에 몸을 길게 뻗는다 *(a)*.
- 왼쪽 다리부터 시작해서 (이때 두 번째 발가락, 발목, 무릎, 엉덩관절로 의 정렬을 일직선으로 유지함) 숨을 내쉬면서 복근을 안쪽으로 끌어 당겨 올려준다. 다리를 부드럽게 왼쪽으로 밀어준다 *(b)*. 3초 동안 유지하고 숨을 마시면서 다리를 오른다리 쪽으로 마치 자석이 두 다리를 잡아당기는 것처럼 원위치한다 *(c)*. 발가락과 발뒤꿈치가 같은 면에 있도록 유지한다. 발뒤꿈치가 옆으로 밀었다가 시작자세로 돌아오게 하는데 부드러운 표면이 필요하다.
- 5회 반복하고 오른다리로 바꿔 5번 반복한다.

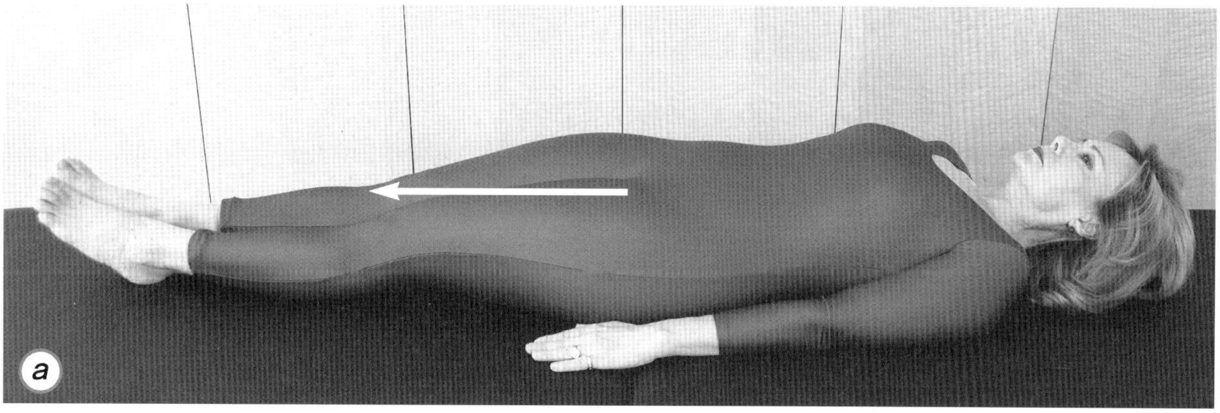

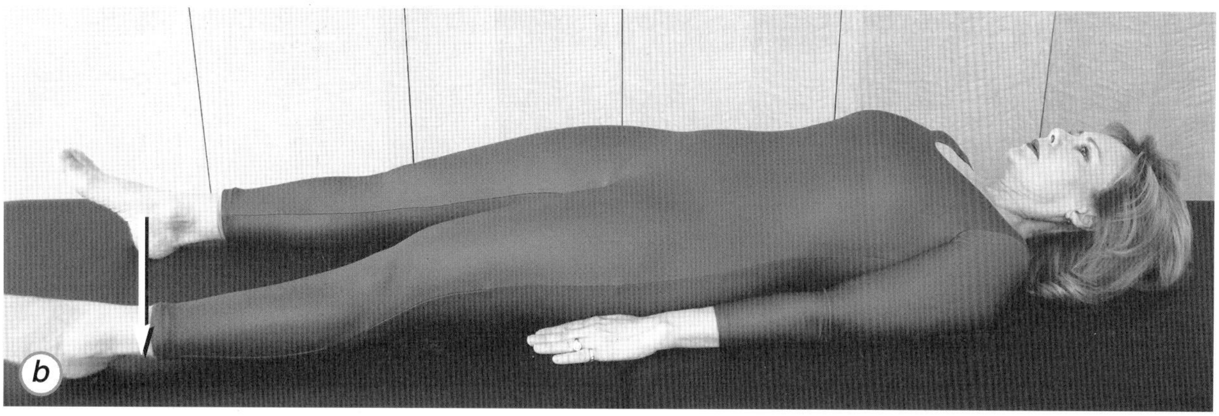

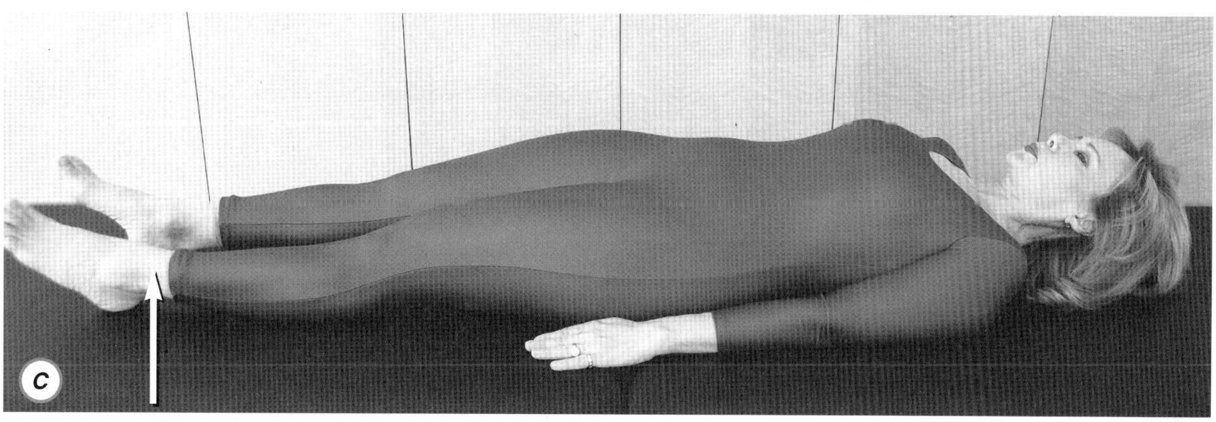

어깨 구르기 (Shoulder Roll)

- 무릎 아래에 베개나 타월을 말아 받치고 매트에 반듯이 눕는다. 양팔은 몸통 측면을 따라 길게 내려 놓고 어깨는 중간위치에 놓이게 한다 *(a)*.
- 숨을 들여 마시면서 어깨를 귀에 가까이 가져가고 *(b)*, 숨을 내쉬면서 복근을 안으로 끌어 당겨 올려준다 . 그리고 마치 멜빵이 양쪽 어깨 끝에 걸려서 엉덩이에 연결되어 있는 것처럼 양쪽 어깨를 매트에 붙여 주고 *(c)*, 엉덩이 쪽을 향해 길게 늘려준다 *(d)*.
- 복근을 안쪽으로 끌어당겨 올리면서 중심을 유지하고, 척추의 꼬리뼈는 매트에 붙어 있는 것을 유지한다.
- 5회 반복한다.

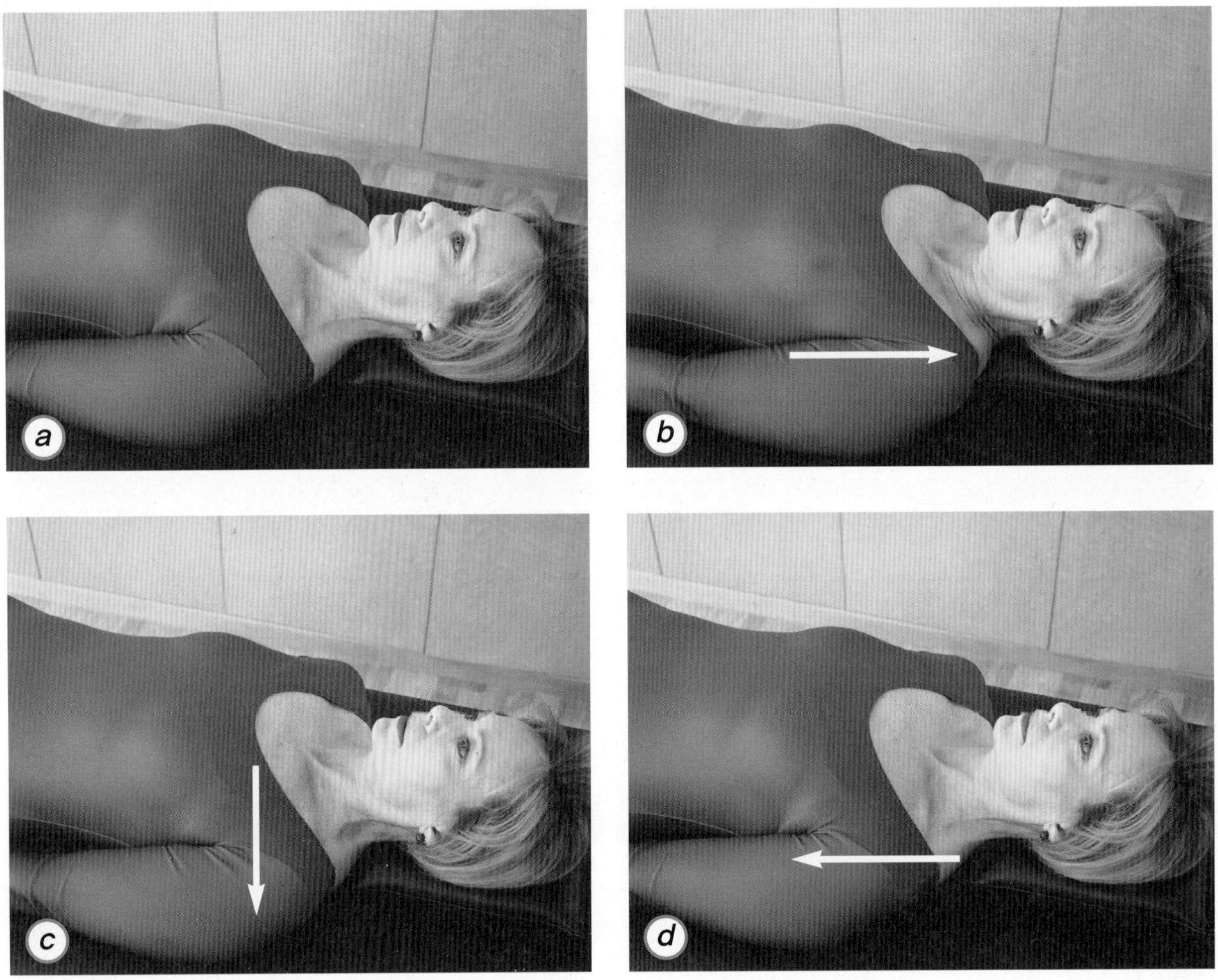

펠빅 컬 (Pelvic Curl)

- 무릎을 삼각형 모양으로 세우고 매트에 반듯이 눕는다; 다리와 엉덩이는 떨어져 있어야 한다; 둘째 발가락, 발목, 무릎, 엉덩이가 일직선이 되도록 한다*(a)*. 옵션: 작은 부드러운 볼을 무릎 사이에 가볍게 끼우고 몸의 중앙선에 놓이게 한다. 양팔을 매트에 두고 몸 측면으로 길게 내린다. (사진에서는 팔을 가슴에 올려 골반의 움직임이 보이도록 한 것임)
- 배꼽에 구슬이 놓여 있다고 상상해라.
- 준비를 위해 숨을 들여 마시고, 숨을 내쉬고, 척추 꼬리뼈를 코를 향해 말아 올린다. 복근을 안쪽으로 끌어 당긴다*(b)*. 구슬이 코로 굴러온다고 상상한다.
- 숨을 다시 들여 마시며 꼬리뼈를 다시 굴려 원래 위치로 복귀한다*(c)* . 상상의 구슬은 원래의 배꼽 위치로 굴러 돌아온다. 숨을 내쉬면서 꼬리뼈를 매트에 붙이고, 허리와 바닥간 약간의 반원이 생기도록 하여 배꼽이 발을 향하도록 한다*(d)*. 이 때 구슬이 발을 향해 굴러간다고 상상한다. 들여 마시고, 내쉬고, 꼬리뼈를 코를 향해 말아 올렸다, 등등.
- 척추를 양 방향으로 마사지하며, a 부터 d 단계를 5회 반복한다.
- 상상의 구슬이 배꼽 근처에서 굴러다니는 것처럼 느낄 때까지, 마치 풀장 위에 떠있는 것 같이 골반의 움직임을 더욱 더 작게 만들어 시작해 본다. 배꼽과 두덩뼈를 동일 면에 있게 하고, 중립 척추자세를 만들 수 있도록 하기 위함이다.

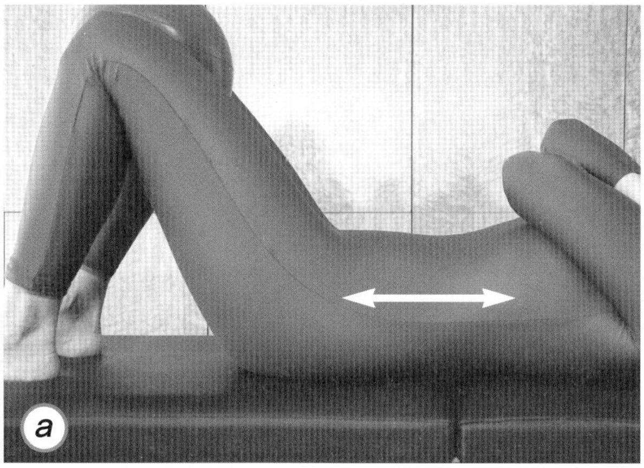
a

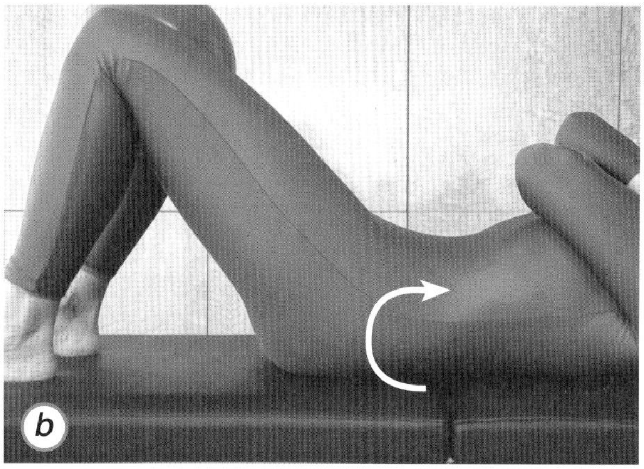
b

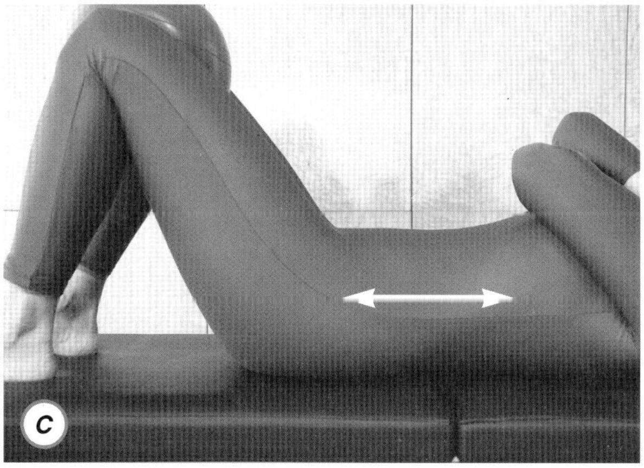
c

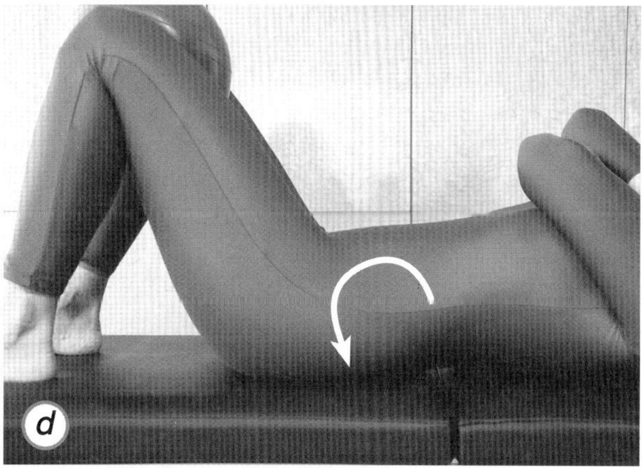
d

토우 탭 (Toe Tap)

- 무릎을 삼각형 모양으로 세우고 매트에 반듯이 눕는다; 다리와 엉덩이는 떨어져 있어야 한다. 그리고 머리와 어깨는 바닥에 평평하게 눕거나, 머리에 부드러운 패드를 받쳐도 된다.
- 복근을 안쪽으로 끌어 당기고, 배꼽에 상상의 구슬이 놓여 있다고 생각한다.
- 준비를 위해 숨을 들여 마시고, 왼쪽 다리를 테이블 위에 올려 놓듯이 들어 올린다*(a)*. 엉덩이와 무릎은 수직이 되어야 하고, 무릎과 발목은 수평이 되어야 한다.
- 이 자세로 왼쪽 다리를 유지하다가 (다리를 올리거나 내려서는 안 된다.), 숨을 내쉬면서 왼쪽 다리를 매트를 향해 낮춘다—엉덩이부터 발끝이 이끄는 데로 힘을 뺀다. 복근은 항상 활용해야 하고 중립 척추 자세를 유지해야 한다*(b)*. 오른쪽 다리는 동작 중에 안정적으로 삼각모양의 상태가 유지되어야 한다.
- 왼쪽다리를 들었다 내렸다 5회 반복한다.
- 다리를 바꿔 오른쪽 다리를 반복하고, 이 때 왼쪽 다리는 매트에 고정시켜 유지한다. 올릴 때 숨을 들여 마시고, 내릴 때 내쉰다.

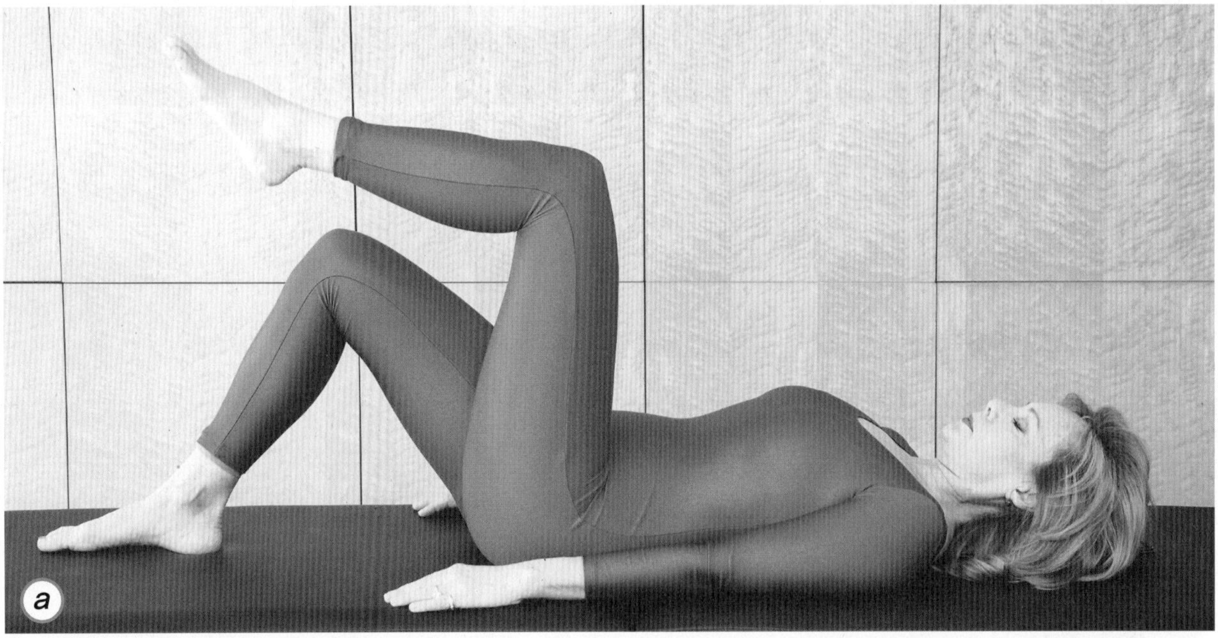

a

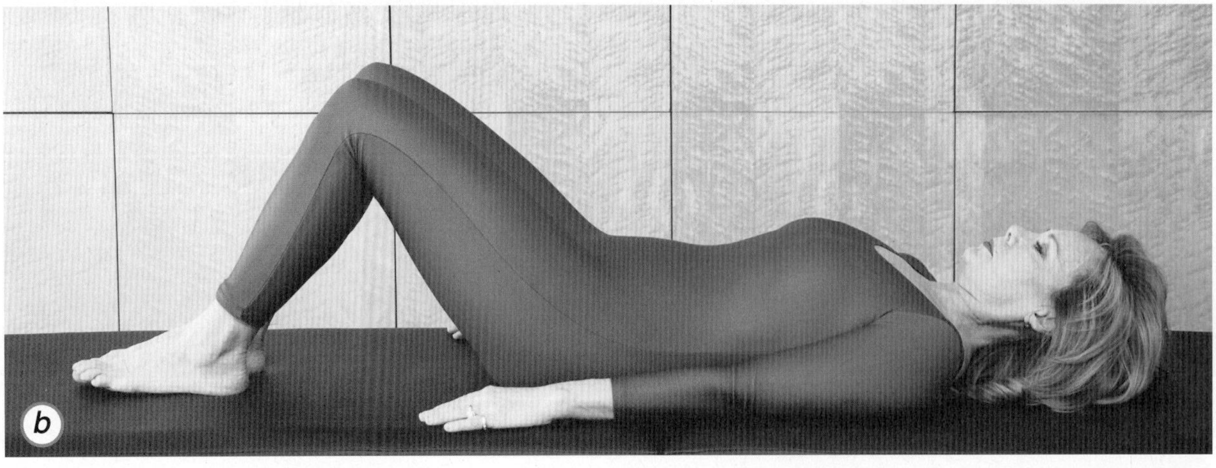

b

옵션(Option)

- 두 다리를 모두 테이블 위에 올려 놓듯이 들어 올린다. 양손은 다이아몬드 모양을 만들어 허리를 보호하기 위해 꼬리뼈 밑에 놓아둔다 *(a)*.
- 왼쪽, 오른쪽 다리를 교대로 올렸다 내린다 *(b)*.
- 다리를 내릴 때마다 숨을 내쉰다.
  - 빗장뼈를 펴고, 어깨는 귀에서 멀어지고 엉덩이에 가까워지게끔 하는 상태를 유지한다. 엿이 빗장뼈를 가로질러 붙어 있어서 가슴을 열게 하고, 멜빵이 어깨 양 끝에 달려 엉덩이 쪽으로 끌어 내리고 있다고 상상한다.
  - 몸의 중심이 사용되도록 집중한다. 당신의 발끝이 매트에 얼마나 멀리 닿게 되는지는 중요하지 않다. 중요한 것은 다리를 내릴 때 허리가 들리지 않도록 하는 것과, 중립 척추 자세를 유지하도록 하는 것이다.
  - 중심이 강해지게 되면 꼬리뼈 밑에 손을 다이아몬드 모양으로 만들어 두어 허리를 지탱하던 상태에서, 양팔을 몸의 측면을 따라 길게 뻗어 내려 놓도록 한다.

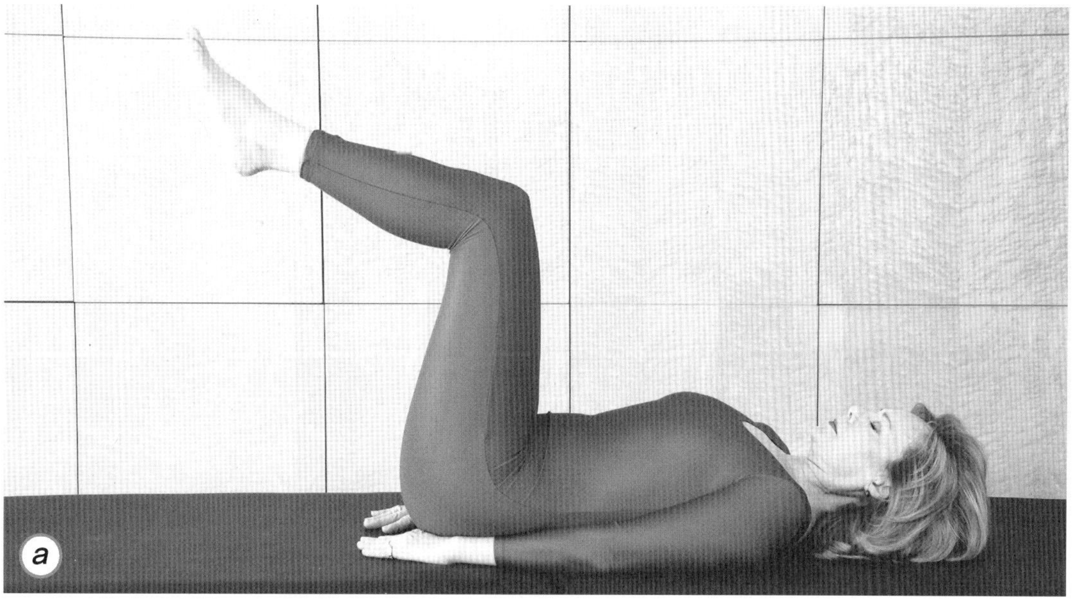
a

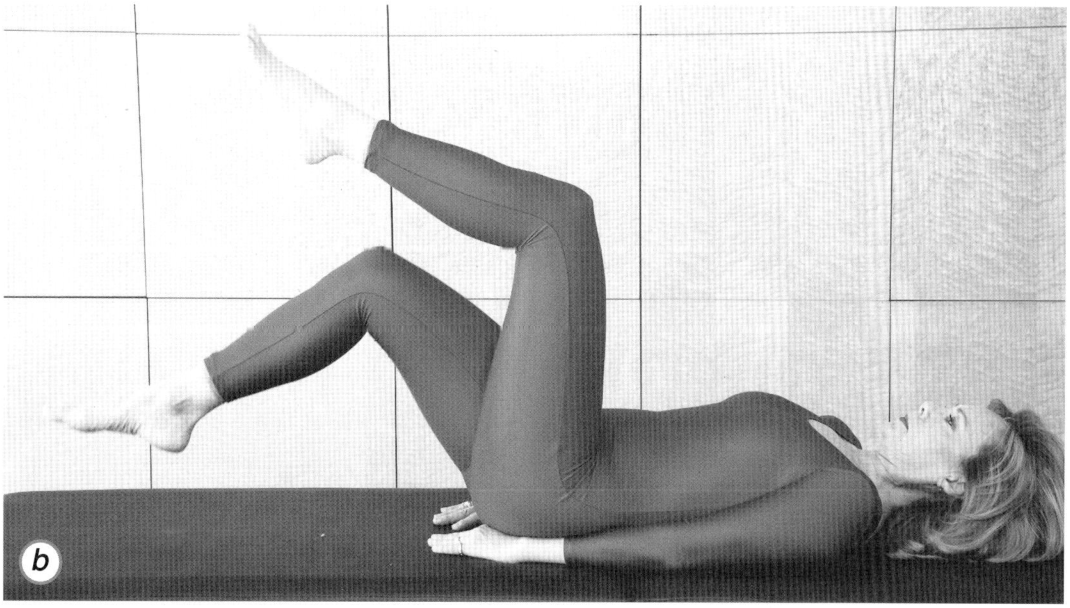
b

복근 가볍게 수축하기 (Abdominal Prep)

- 무릎은 삼각형 모양으로 구부려 발이 매트에 닿도록 하고 두 다리는 평행하게 골반 너비로 벌리고 등을 매트에 대고 눕는다. 옵션: 부드러운 볼을 무릎 사이에 가볍게 끼우고 몸의 중앙선에 놓이게 한다.
- 손바닥이 앞쪽을 향하고 두 팔은 천장을 향하여 들어 올린다. 양팔은 어깨너비로 벌린다*(a)*.
- 준비를 위해 숨을 들여 마시고, 숨을 내쉬고 두 팔이 복근을 향해 움직이기 시작하고, 머리와 어깨는 말아서 어깨뼈 끝나는 지점까지 매트에서 들어준다. 시선은 대퇴를 바라보고*(b)* 꼬리뼈는 매트에 길게 유지한다.
- 5초 동안 유지한다. 마시고 양팔이 시작자세로 원위치하면서 머리와 어깨를 매트에 천천히 내려놓는다.
- 5회 반복한다.
- 머리와 어깨가 매트에서 들려있는 동안 턱 아래 가상의 귤이 있다고 생각하고 유지한다.

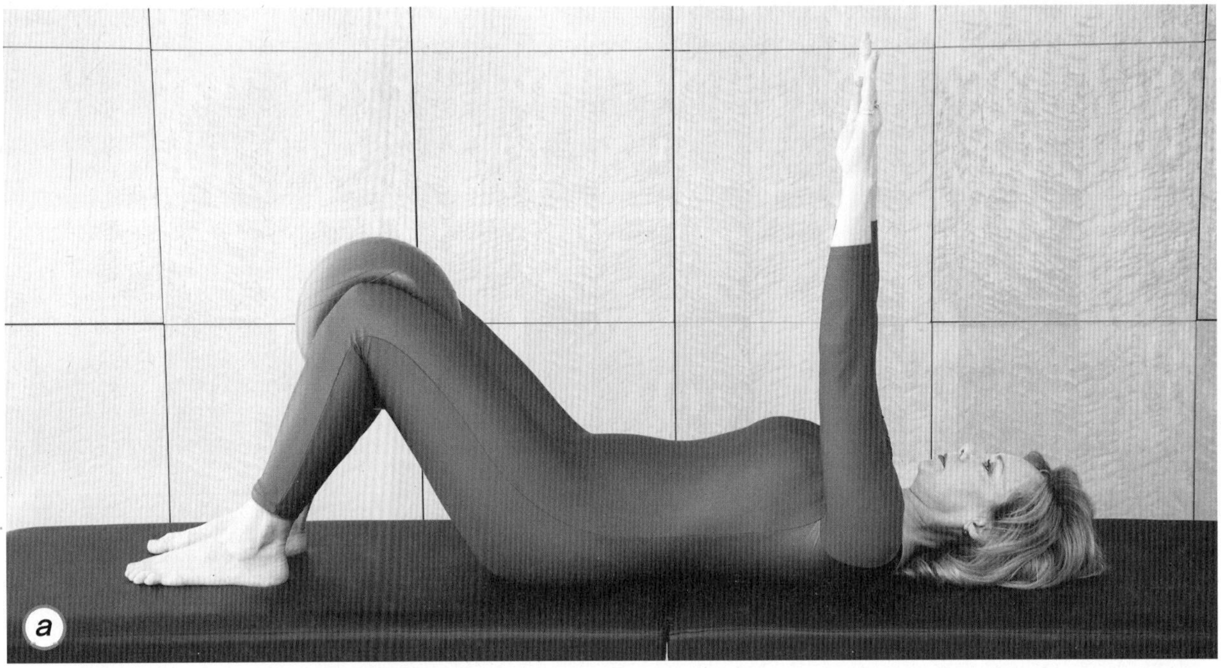
a

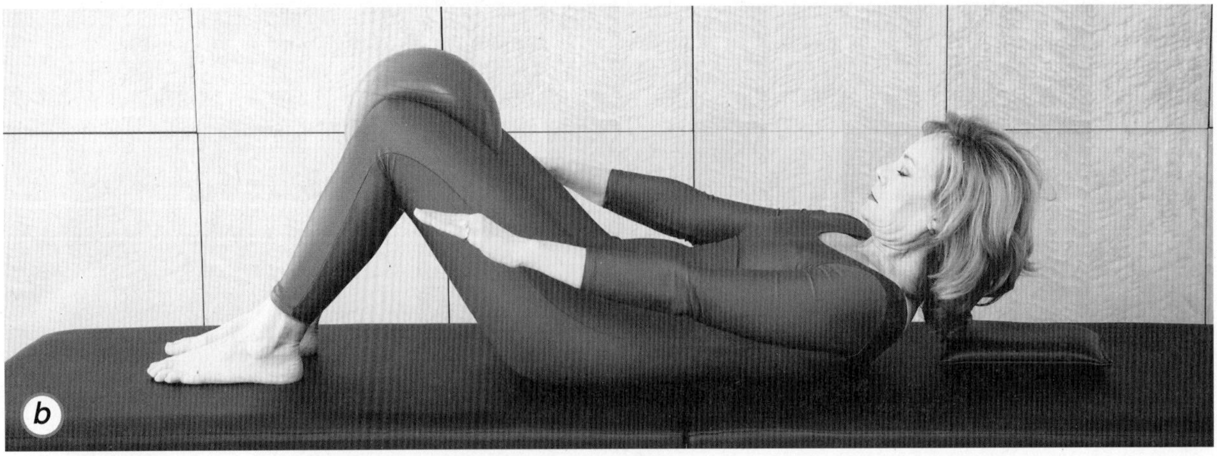
b

옵션(Option)

양손 깍지를 껴서 머리아래를 받쳐준다.
양 엄지손가락을 목 양 측면에 두어 복근 운동하는 동안 머리와 목을 지지한다.
머리와 어깨가 매트에서 들어 유지하는 동안 매트에 꼬리뼈를 길에 유지한다. 중립척추를 유지한다.

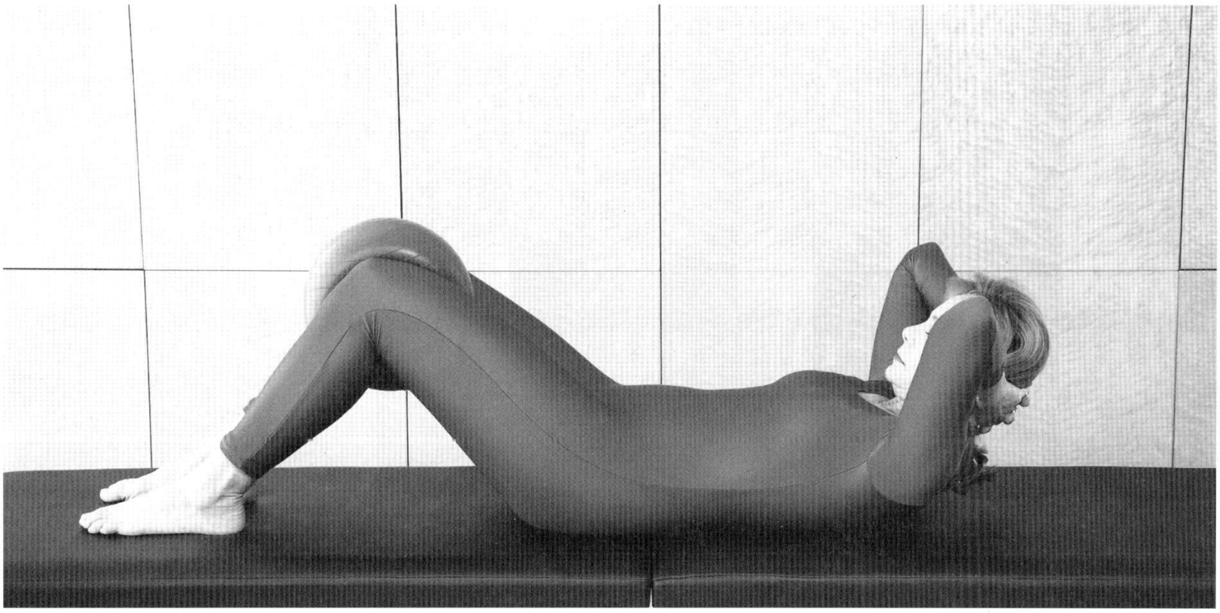

무릎 접기 (Knee Fold)

- 무릎은 삼각형 모양으로 구부려 발이 매트에 닿도록 하고 두 다리는 발 하나 간격으로 벌리고 머리와 어깨는 매트에 길게 하여 등을 매트에 대고 눕는다*(a)*.
- 왼 다리부터 시작하는데 준비를 위해 숨을 마시고, 내쉬면서 다리를 왼쪽 바깥으로 벌려 엉덩관절이 바깥으로 회전되도록 벌립니다. 발은 바깥 끝으로 돌아가게 한다*(b)*. 엉덩관절을 위해서 무릎은 최대 30° 바깥으로 돌린다.
- 숨을 마시고 다리를 매트 끝을 향해 밀어내고*(c)*, 회전된 다리를 다시 중립자세로 무릎과 발이 같은 선에 있도록 원위치 하고, 내쉬며 발뒤꿈치를 무릎을 구부려 코어 쪽으로 향해 당겨 시작자세로 돌아온다*(d)*.
- 시작자세로 다리를 원위치할 때 복부근육을 깊게 수축시킨다. 전체 움직임 내내 코어와 골반의 안정성을 유지한다. 움직이는 동안 반대 다리를 안정시킨다.
- 5회 반복 후 다리를 바꿔 실시한다.

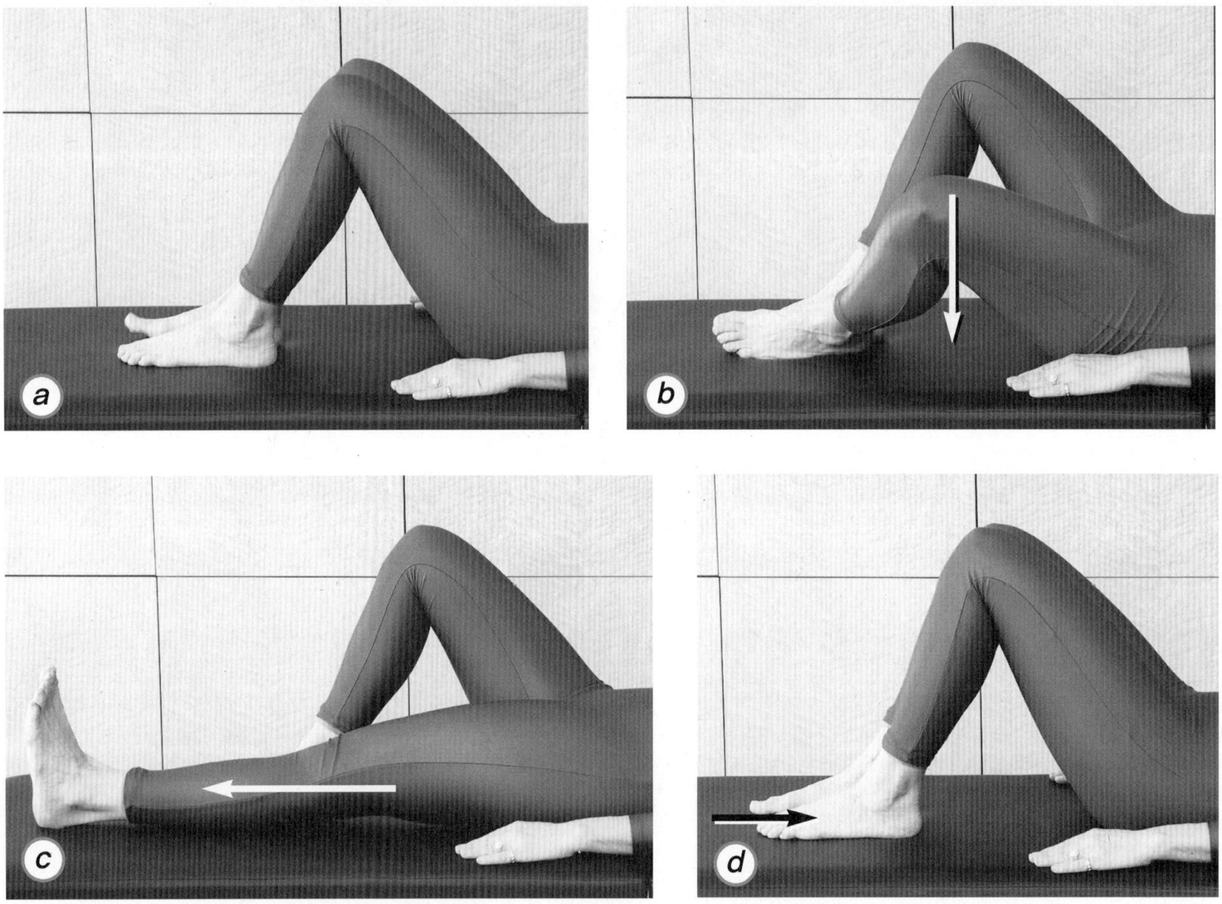

옵션(Option)

- 양 다리를 바깥으로 돌리고 (양 발바닥이 붙이도록 외회전) 매트 끝을 향하여 밀어낸다. 다리가 평행이 되게 다시 돌려주고 두 다리를 같이 당겨 구부려진 무릎자세가 되게 한다(*a–e*).
- 엉덩관절을 위해서 무릎은 최대 30° 바깥으로 돌린다.
- 양 무릎을 조절로 양 옆으로 쉽게 벌릴 때 안정적인 코어를 사용한다.

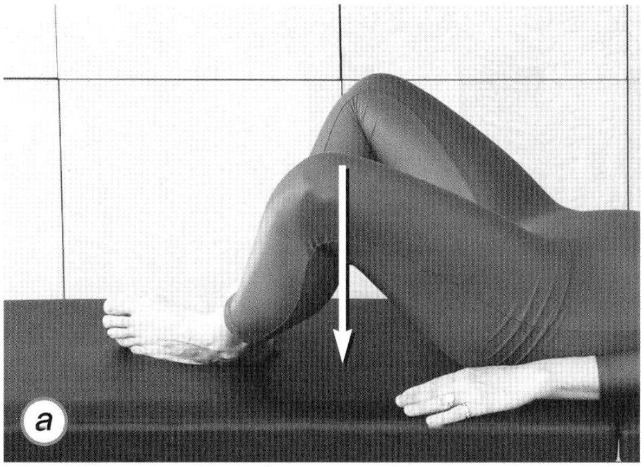

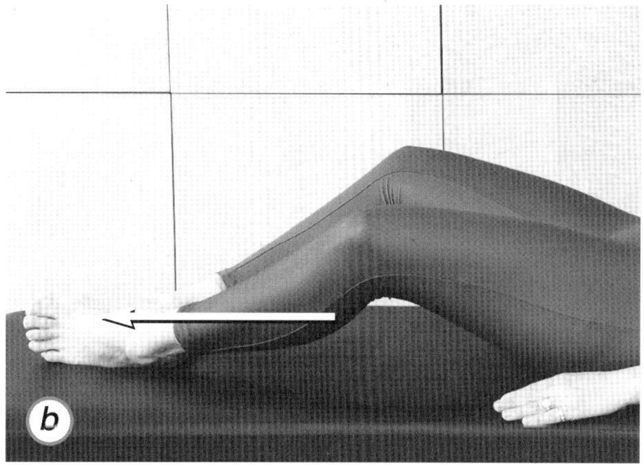

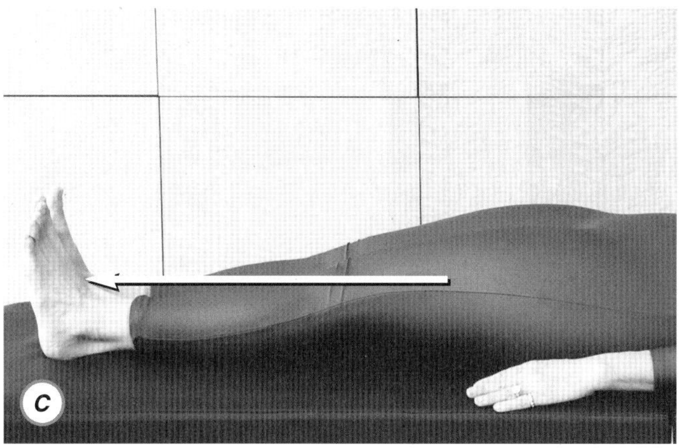

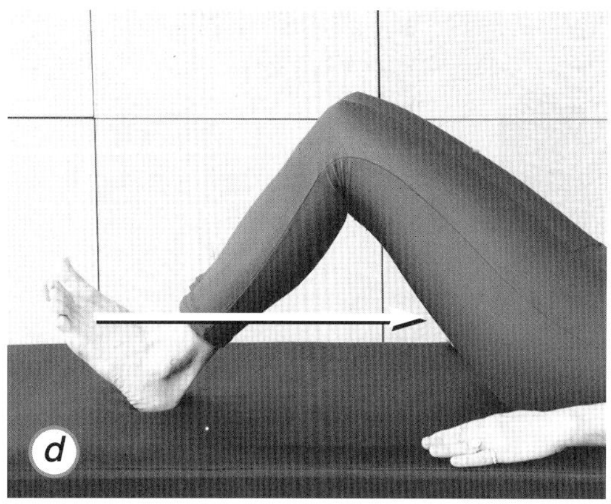

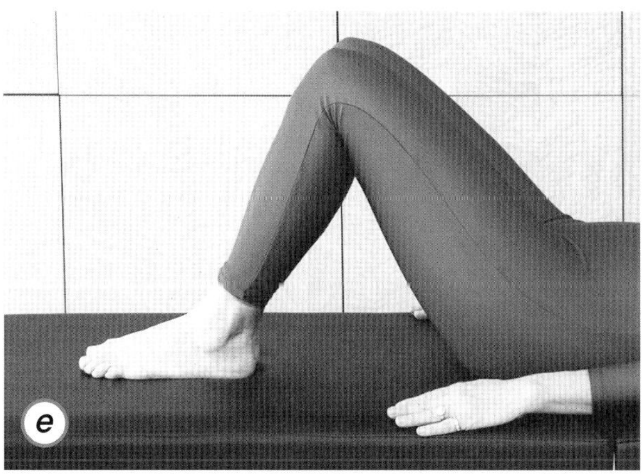

엉덩관절 안쪽근육 조이기 (Adductor Squeeze)

■ 무릎은 삼각형 모양으로 구부려 발이 매트에 닿도록 하고 등을 매트에 대고 눕는다. 다리는 골반 너비로 벌린다.
■ 작고 부드러운 공을 대퇴 안쪽에 둔다.
■ 준비를 위해 숨을 마시고, 내쉬면서 복근을 안쪽으로 끌어 당겨 올려주고, 꼬리뼈가 들리거나 말아 올라가지 않도록 하며 공을 조인다. 대퇴 안쪽 근육만 수축되도록 집중한다.
■ 5초 동안 유지하고, 공이 빠지지 않도록 힘을 뺀다.
■ 5회에서 8회 반복한다.
■ 매트에 꼬리뼈를 길게 유지하고, 어깨뼈가 골반을 향하여 늘려준다.

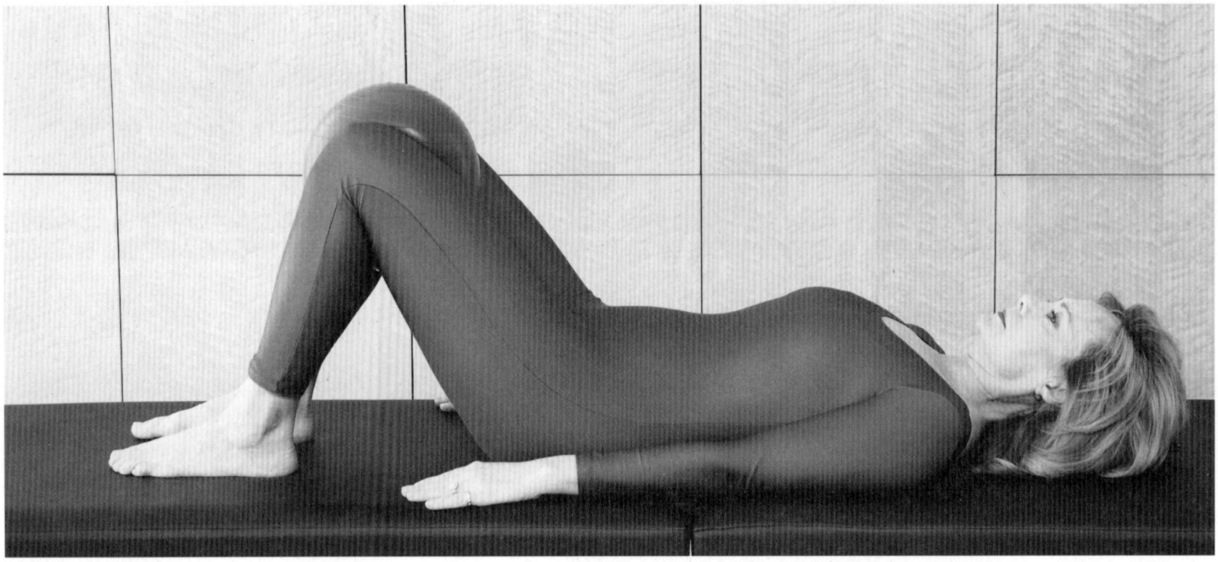

바로 누워 다리 들어올리기 (Supine Leg Lifts)

- 말아진 타올, 담요, 또는 베개를 무릎 아래에 대고 두 다리를 펴서 매트에 평평하게 눕는다. 양팔은 몸통 옆에 길게 둔다. 필요에 따라서 머리 아래에 패드를 받쳐준다.
- 무릎을 살짝 구부리고, 복근은 안쪽으로 끌어 당겨 올리고, 움직이는 동안 몸통을 계속 유지한다.

방법 1. 다리 펴기 (Version one : Straight leg)

- 숨을 마시고 살짝 구부린 무릎을 약 45° 정도 들어 올린다*(a)*.
- 숨을 내쉬고 다리를 매트로 천천히 내린다*(b)*. 두 번째 발가락, 발목, 무릎 그리고 엉덩관절을 정렬 안에서 유지한다.
- 무릎 아래 말아진 타올 또는 매트를 유지한다.
- 동작 시 필요할 때 무릎을 살짝 구부리거나 산 모양으로 구부린 모양을 유지한다.
- 각 다리를 6회 반복하고, 10회 반복까지 운동한다.

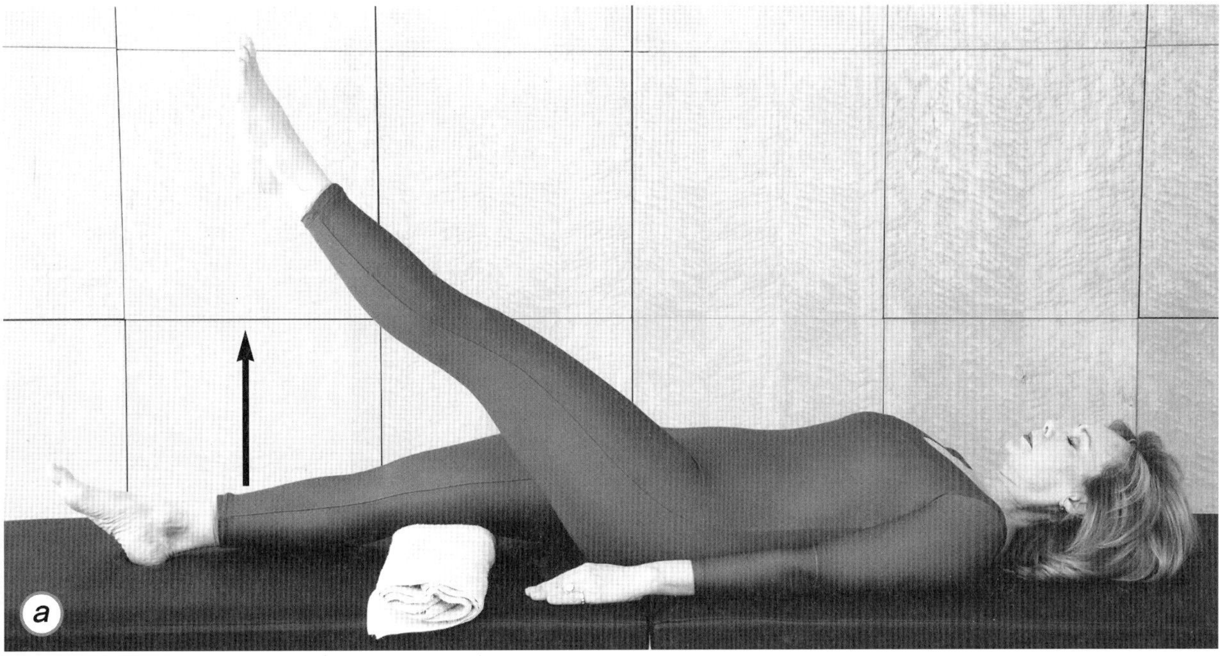

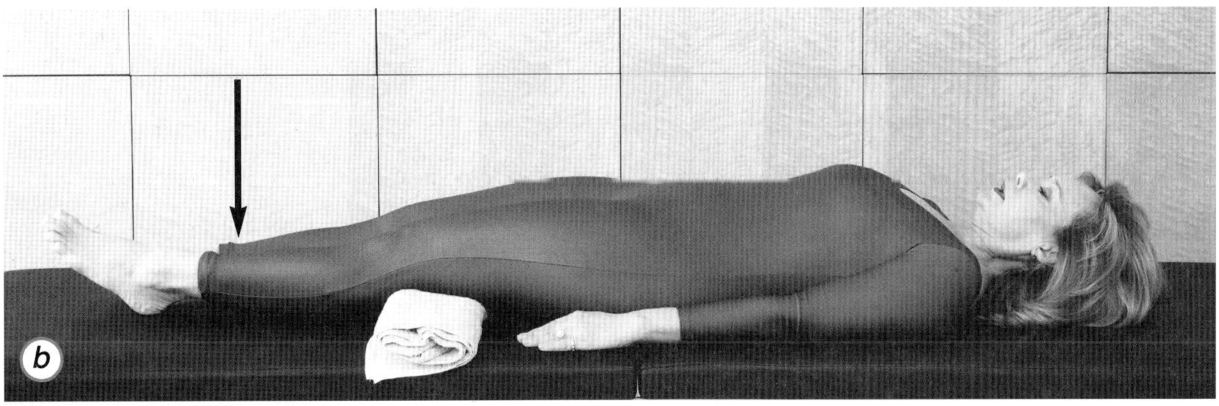

(계속)

방법 2. 다리 펴서 올리고 내리고 벌리고 모으기
(Version two : Straight leg up, down, out, in)

- 준비를 위해 숨을 마시고, 내쉬면서 다리를 들어 올리고*(a)*, 다리를 내리고*(b)*, 옆으로 벌리고*(c)*, 안으로 모은다*(d)*. 흐름은 위, 아래, 바깥, 안쪽 순서이다. 다리를 돌아가지 않도록 평행하게 유지하고, 무릎을 살짝 구부린다.
- 무릎 아래 말아진 타올 또는 매트를 유지한다.
- 동작 시 필요할 때 무릎을 살짝 구부리거나 산 모양으로 구부린 모양을 유지한다.
- 각 다리를 6회 반복하고, 10회 반복까지 운동한다.

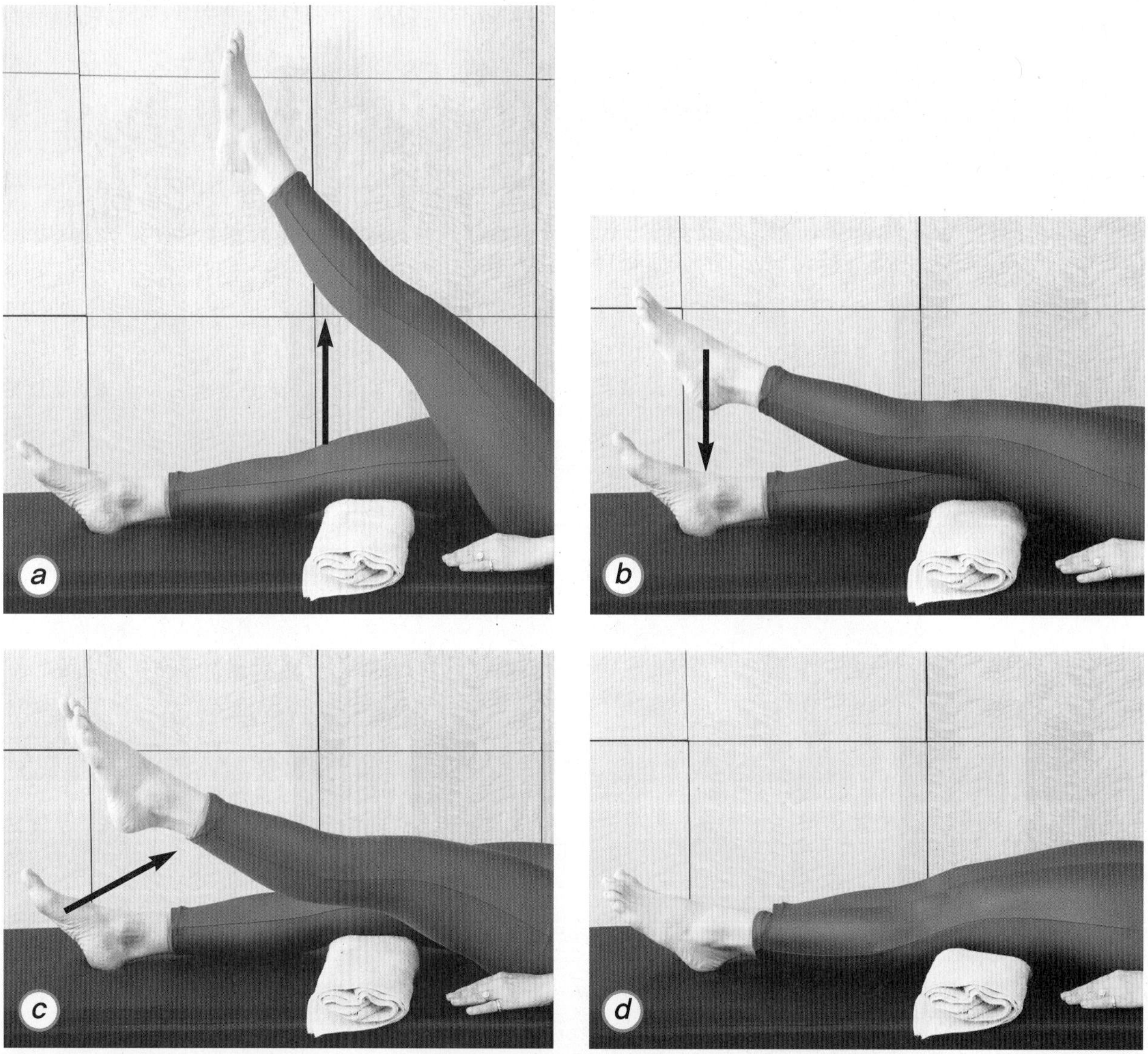

방법 3. 무릎 구부렸다 펴기 (Version three : Bend in, Lengthen out)

- 다리를 들어 올리고(a), 테이블 윗면 자세로 가져와서 무릎을 가슴 쪽으로 구부리고(b), 반대 벽을 향하여 다리를 곧게 편다(c). 다리를 폈을 때 다리가 매트에서 떨어지도록 유지한다.
- 반대쪽 무릎아래 말아진 타올 또는 매트를 유지한다.
- 동작 시 필요하면 반대쪽 무릎을 살짝 구부리거나 산 모양으로 구부린 모양을 유지한다.
- 엉덩관절을 위해 엉덩관절 90° 구부린 자세를 유지한다.
- 각각 다리를 6회 반복하고, 10회 반복까지 운동한다.

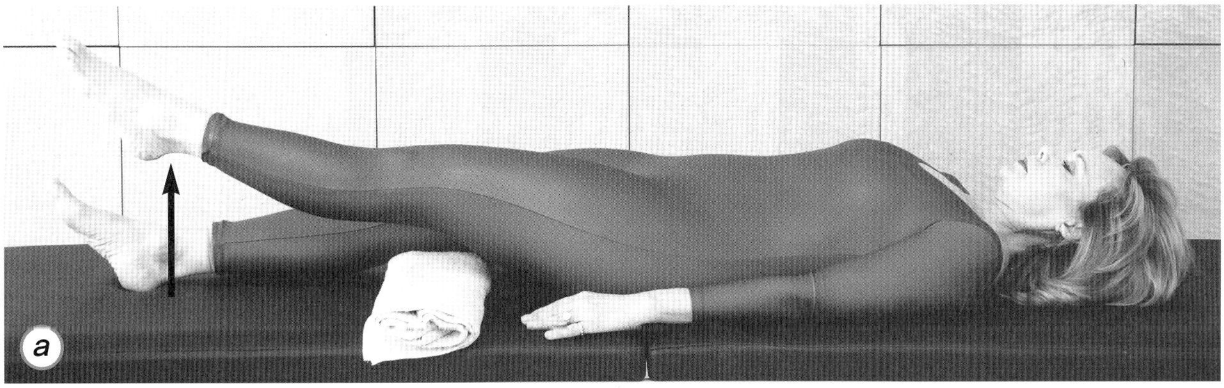

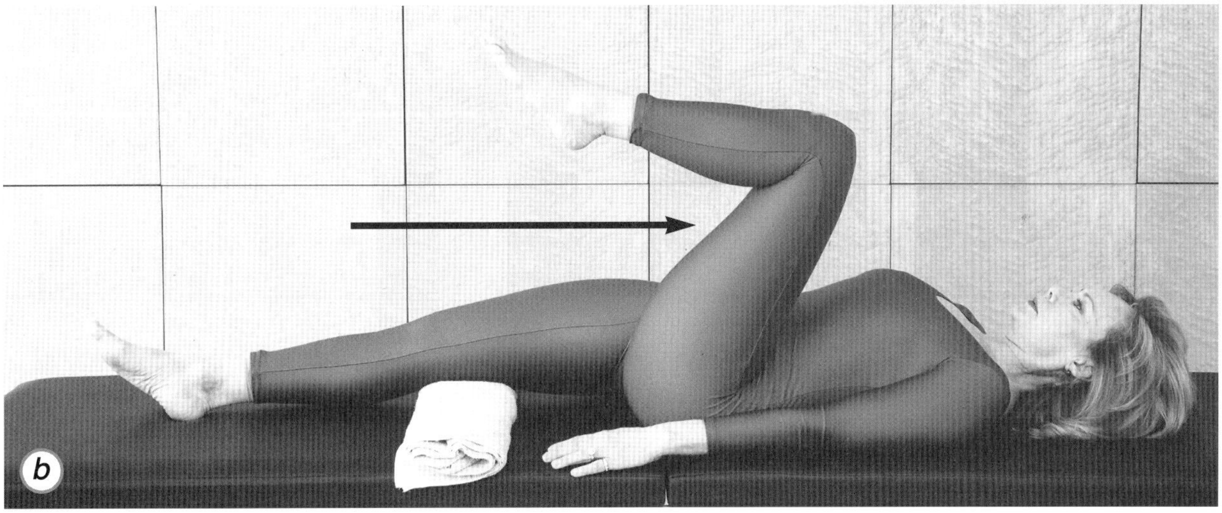

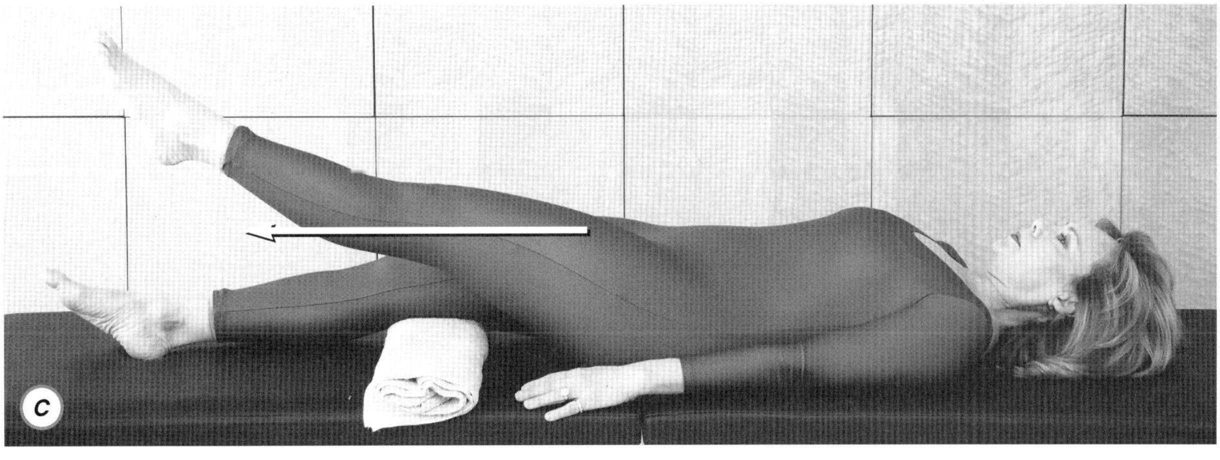

엎드려 다리 들기 (Prone Leg Lifts)

- 양 다리는 펴고, 골반 너비로 벌려 매트에 엎드려 눕는다. 몸통과 골반 아래에 접은 매트를 둔다.
- 양손으로 베개를 만들어 이마를 받혀준다. 배꼽을 척추 쪽으로 끌어올려, 움직이는 동안 매트에서 골반을 유지한다.

방법 1. 한 다리 들기 (Version one : Single–leg lift)

- 숨을 마시고 복근을 안쪽으로 끌어 당겨 올려, 당신이 할 수 있는 만큼 높게 오른쪽 다리를 들어 올린다. 둔근과 뒤넙다리근(슬괵근, hamstrings)을 사용한다.
- 내쉬고 다리를 시작자세로 천천히 내린다.
- 6회~8회 반복한다.
- 왼쪽 다리로 바꿔 실시한다.

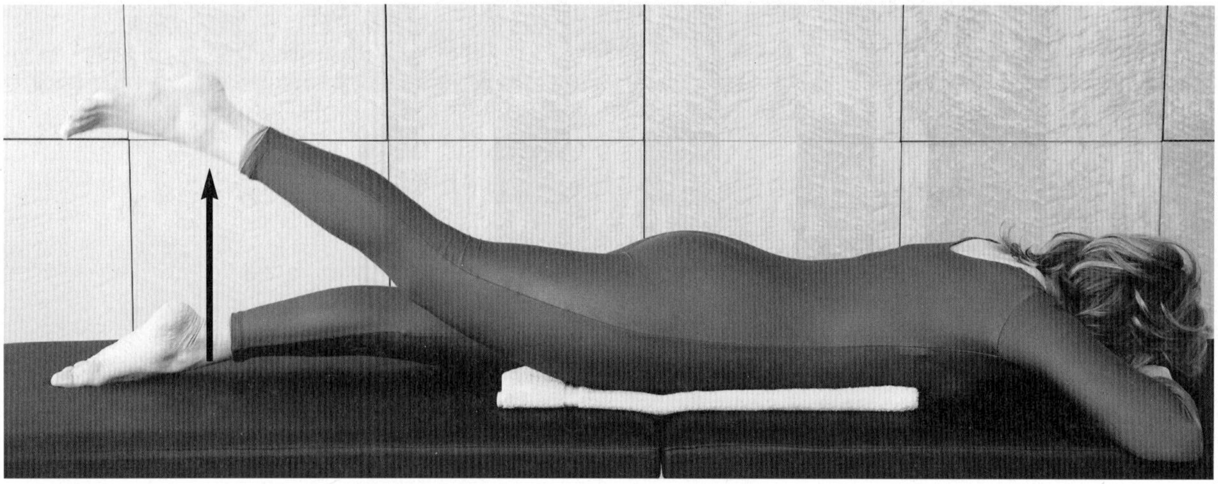

방법 2. 무릎을 구부려 한 다리 들기 (Version two: Single-leg bent-knee lift)

- 오른쪽 다리를 편안하게 구부린다.
- 각 다리를 6회 들어 올리고 내린다.
- 동작 시 복부근육을 수축하여 매트에서 골반을 유지한다.

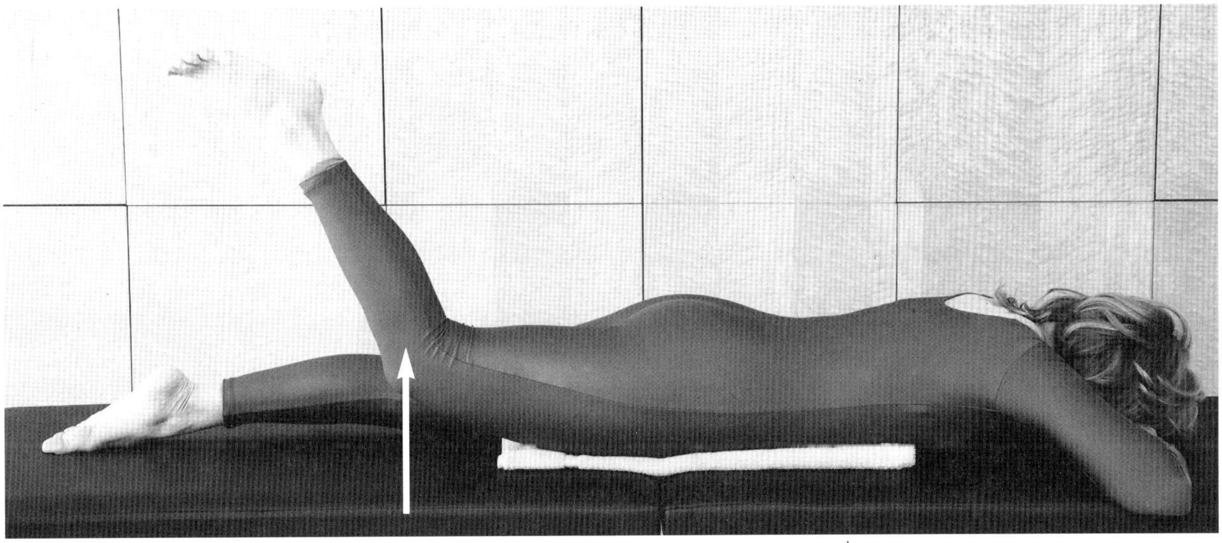

방법 3. 두 다리 들기 (Version Three : Double leg lift)

- 두 무릎을 살짝 구부린 상태로 양 다리를 펴서 유지한다.
- 양 다리를 붙여 들어 올리고 처음 자세로 천천히 내린다.
- 6회 반복한다.
- 동작 시 복부근육을 안으로 끌어올려 골반을 매트에서 유지한다.
- 느리고 조절된 움직임을 사용한다. 들어 올리는데 마시고, 내리는데 숨을 내쉰다.

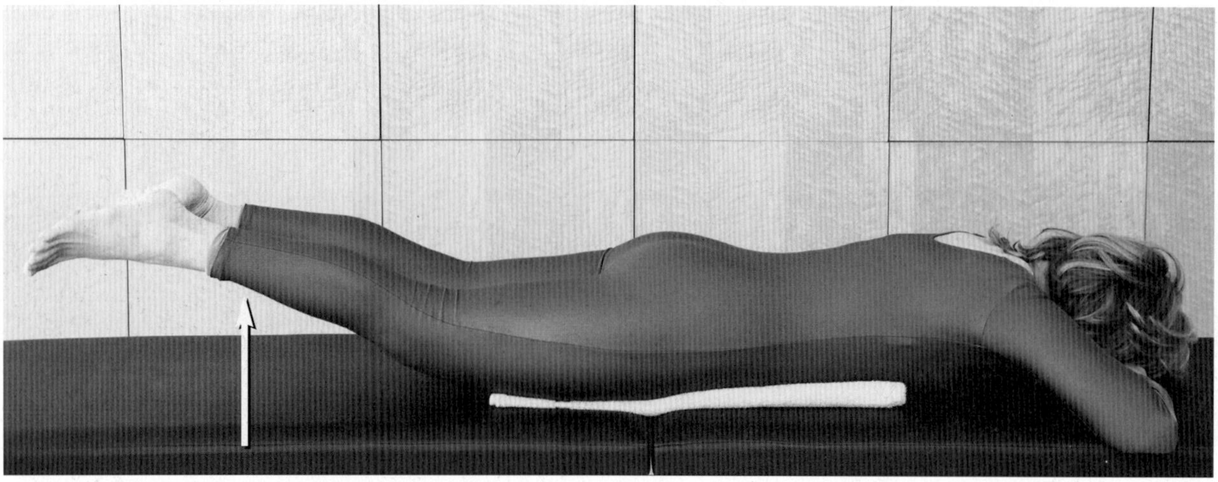

앉아서 무릎 들어올리기
(Sitting Bent-Knee Lifts With or Without Resistance)

- 의자 또는 올려진 면에 엉덩이를 무릎보다 조금 높게 하여 앉는다. (궁둥뼈는 의자의 끝으로부터 3~4인치 떨어지게 앉는다.) 양 발바닥은 바닥에 둔다. 이 자세를 만들기 위해 단단한 베개나 타월을 사용한다.
- 키가 커지는 느낌으로 앉아서 어깨를 펴서 아래로 내리고 복근은 안으로 수축하여 끌어올린다.

방법 1. 한 다리 들어올리기 (Version one : Single-leg bent-knee lift)

- 복근을 수축하고 오른다리 발뒤꿈치를 들고 *(a)*, 바닥에서 5~6인치(13~15 cm) 정도 들어 올린다 *(b)*. 시작자세로 다리를 낮게 돌아갈 때 발가락이 거의 지면에 닿도록 한다.
- 숨을 들이마시며 다리를 들어 올리고 숨을 내쉴 때 다리를 내린다.
- 각 다리당 8~10회 반복한다.
- 주의 : 동작 시 대퇴사두근(대퇴앞근육)보다 엉덩관절 굽힘근에 느낌이 온다면, 등을 기대고 몸통을 지지하기 위해 몸통 뒤에 손을 두고, 동작을 실시한다. 중립척추를 유지한다.

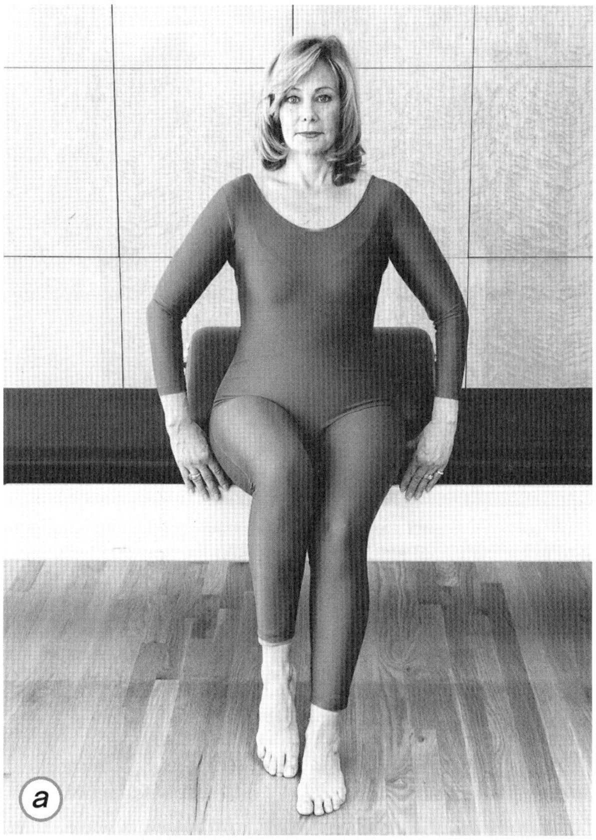
a

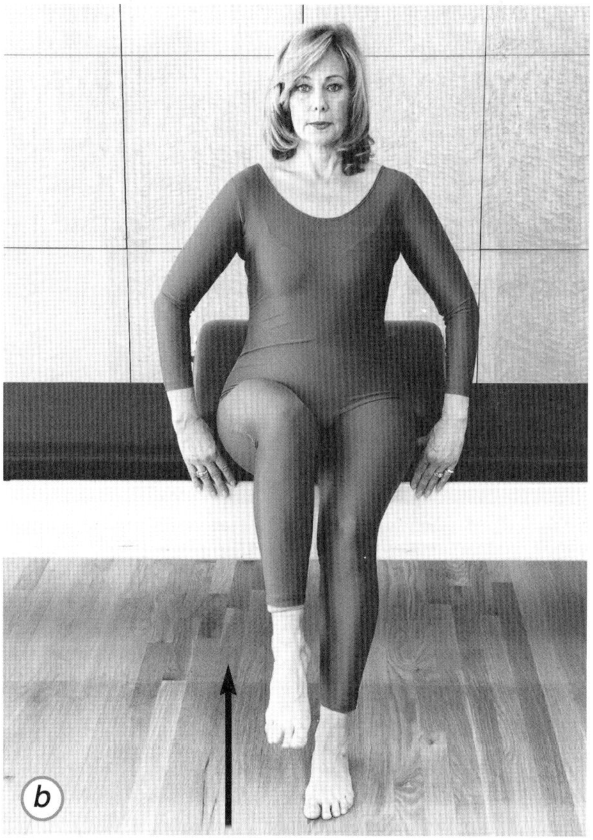
b

방법 2. 한 다리 들어올리기 : 위, 바깥, 안, 아래로
(Version two : Single-leg Bent-knee lift : up, out, in, down)

- 한 다리를 들고 *(a)*, 옆으로 다리를 밀고 *(b)*, 가운데로 다시 원위치하고 *(c)*, 다리를 내린다 *(d)*. 움직임의 순서는 위, 바깥, 안쪽, 아래이다.
- 각각 다리를 5~8회 반복한다.

(계속)

앉아서 무릎 들어올리기 (Sitting Bent-Knee Lifts With or Without Resistance) *(계속)*

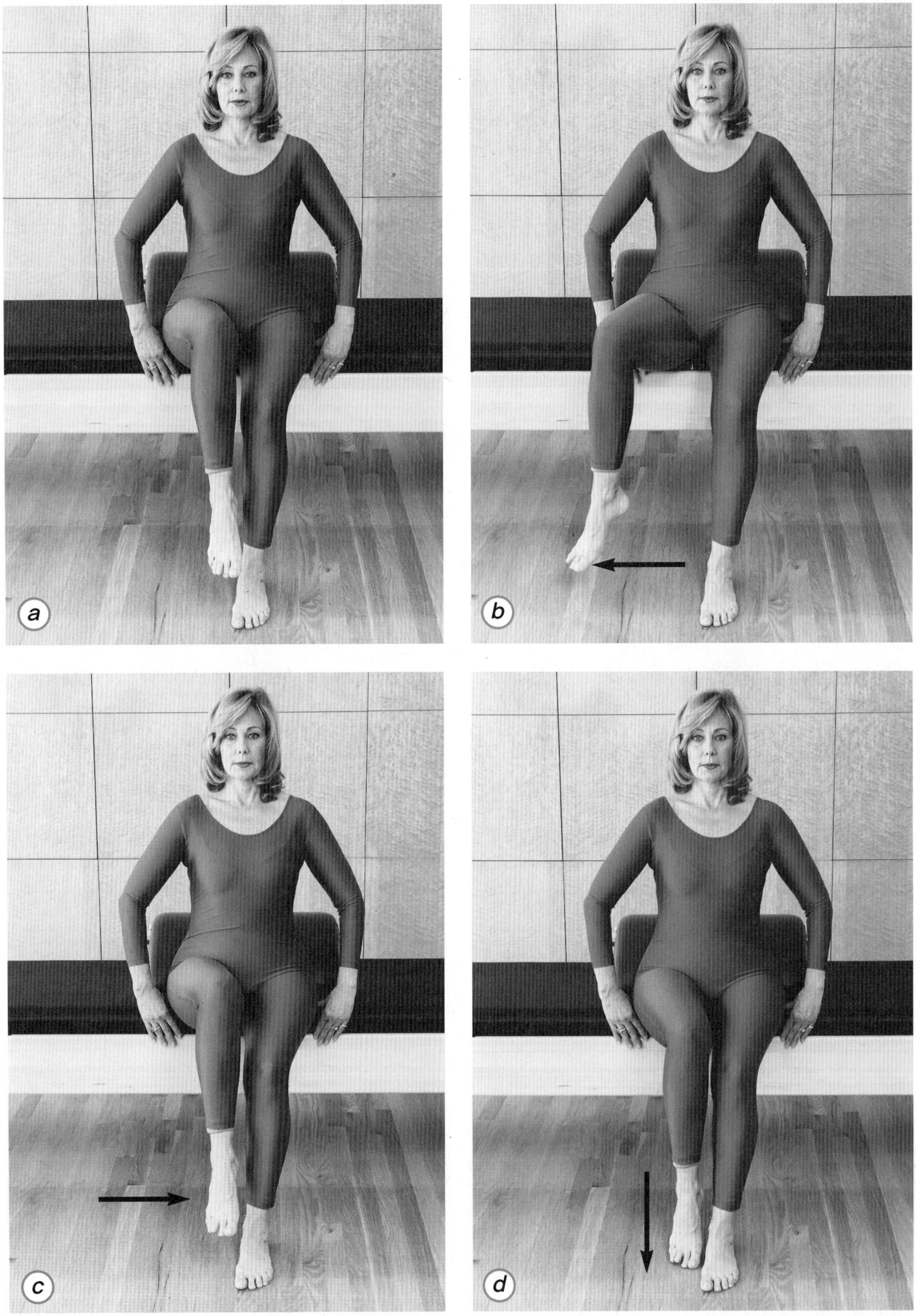

방법 3. 한 다리 뻗기 (Version three : single-leg extension)

- 한 다리를 들어*(a)* 똑바로 편다*(b)*.
- 펴서 올리는 동작을 8회 반복한다.
- 이완하고 다리를 시작자세로 내린다.

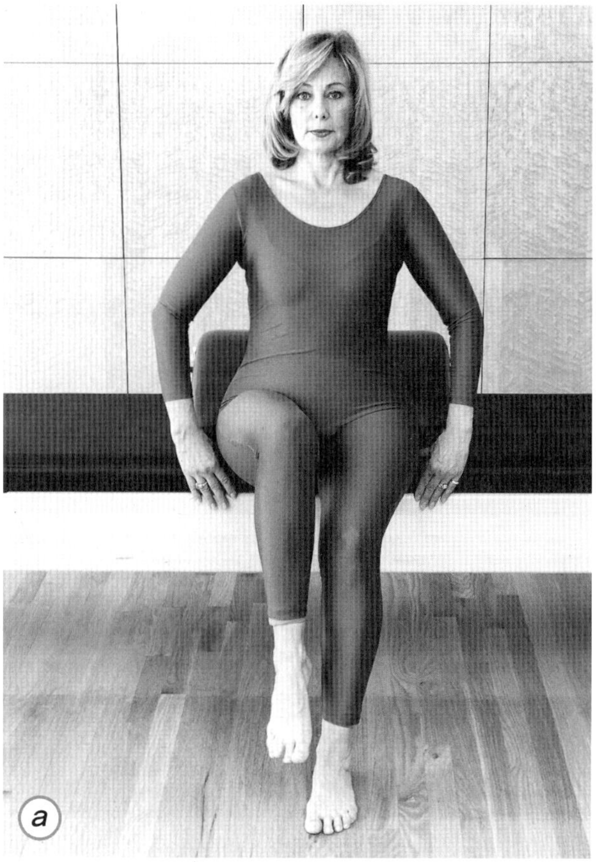

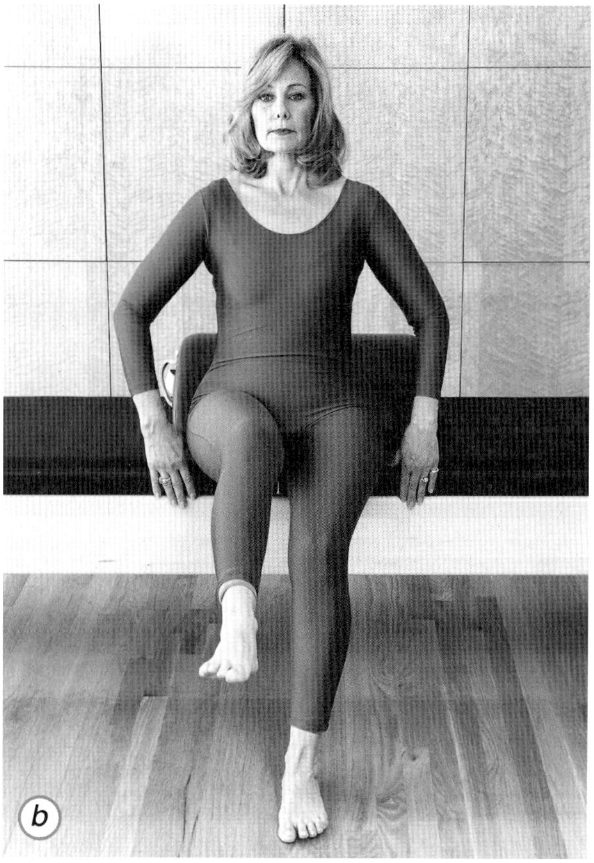

(계속)

방법 4. 앉아서 엉덩관절 안쪽근육 조이기 (Version four: Sitting tall Adductor Squeeze)

- 의자 끝 앞으로 앉는다. 작고, 부드러운 공이나 필라테스 링을 서혜부와 무릎 중간 안쪽 대퇴에 둔다. 팔꿈치를 넓게 유지하고, 거의 책상이나 의자에 손으로 댄다.
- 키가 커지게 앉고, 복근은 안쪽으로 끌어 당겨 올리고, 작은 공이나 링을 조여준다. 5초 동안 유지하고 이완하는데 공이나 링이 제자리에 있게 유지한다.
- 5회 반복한다.

앉아서 엉덩관절 안쪽근육 조이는 동작하는 동안 다음의 두 가지 선택이 있다:

- 공이나 링을 조인 다음 더 깊게 조여 8을 세는 동안 유지한다; 5회 반복한다.
- 공이나 링을 정중선까지 끌어안고, 왼다리를 계속 받히고 있는 동안 오른쪽 다리를 8초 동안 공을 향하여 안으로 유지한 다음 다리를 바꿔 실시한다.

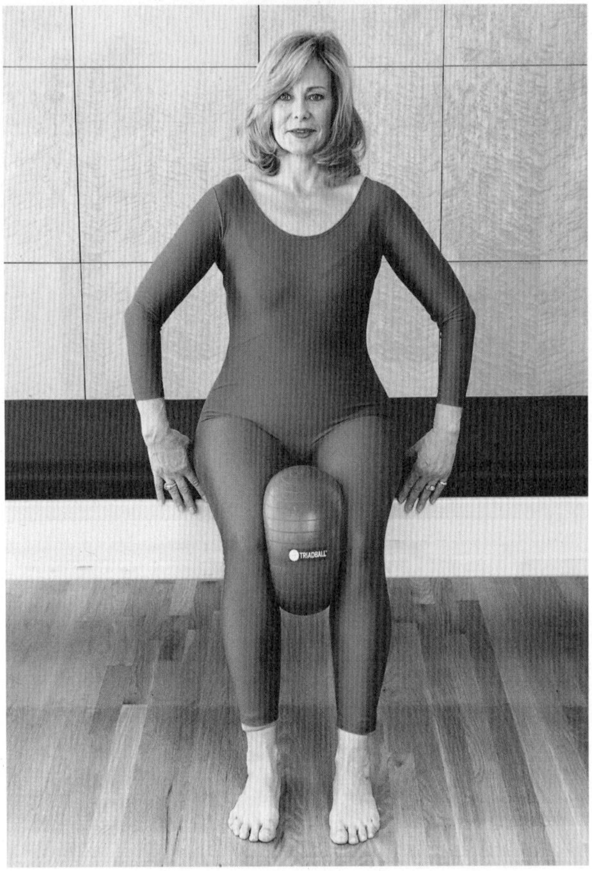

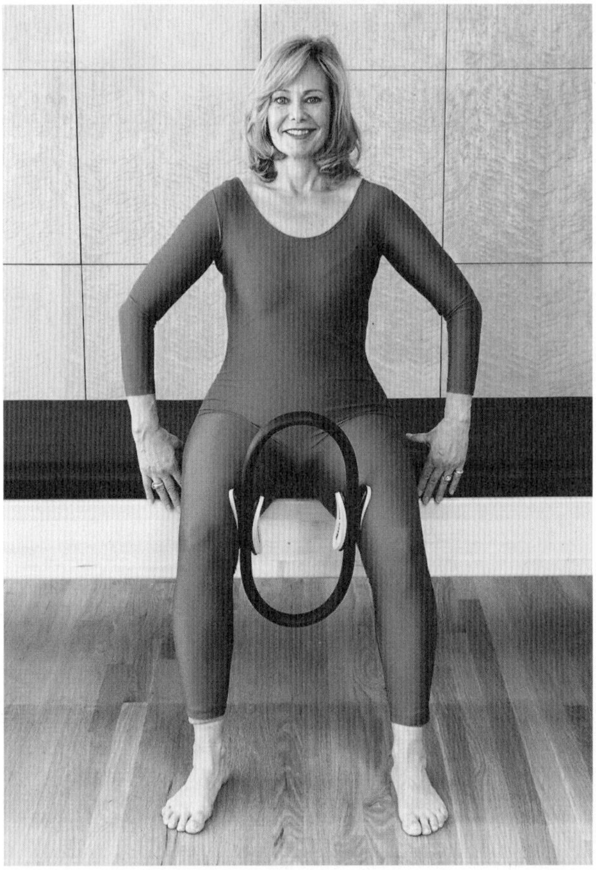

방법 5 : 한 다리 구부려 들기 (Version five : Single-leg Band lifts)

- 긴 탄성밴드를 고정하는 다리의 발바닥과 움직이는 구부린 다리의 위를 둘러 큰 고리를 만들어 묶는다.
- 움직이는 다리를 들어 올려 3초 정지한 다음 천천히 내린다. 각각 다리를 7회 반복한다.

chapter 4

수술 후 6주~3개월 환자를 위한 필라테스 매트 동작들

Pilates Mat Exercise for Six Weeks to Three Months Postoperative

이 장에서는 엉덩관절이나 무릎관절의 관절성형술 환자를 위해 지켜야 할 관절가동범위(ROM) 가이드라인을 명시하였고 응용 동작과 몇 가지 옵션들을 포함한 기본적인 필라테스 매트 운동을 기술하였다. 이 매트 프로그램을 시작하기 전에 3장(32–36쪽)에 나온 ROM 가이드라인을 참고하도록 한다. 본 장의 모든 동작은 표 3.2와 3.3(31쪽)의 첫 번째 칼럼과 짝을 이룬다.

소프트한 공(soft balls), 수건, 패드, 밴드(exercise bands) 등의 몸을 받쳐줄 수 있는 소도구 등을 이용하는 것은 움직임을 보조하는데 중요한 역할을 해준다. 가끔씩 증후군을 가진 관절성형술 환자들은 매트에 누워 할 때에 엉덩관절을 높이를 조절해 주는 것이 중요하다. 3장의 38쪽에 더 자세한 내용이 기술되어 있다.

증후군을 가지고 있는 환자들이 운동을 할 때에는 통증이 없는 범위에서 움직임을 할 수 있도록 변형된 동작을 선별하는 것이 중요하다. 이는 코어 힘과 안정성을 형성하며 관절을 싸고 있는 근육을 강화시키고 운동가동범위는 증가시킬 수 있다. 천천히 시작하고 코어의 힘이나 안정성을 형성할 수 있도록 적절히 변현된 동작으로 바꿔서 하도록 한다.

이 책의 많은 운동의 경우, 작고 부드러운 공을 볼 수 있는데, 이는 지름이 8–10인치(20–25 cm) 정도의 공이다. 이 책의 목적에 맞게 Triaball이 다양한 운동과 옵션에 사용되었다. 이 공들은 완전히 공기를 꽉 채운 상태는 아니며, 몸을 지지하기에는 충분히 탄탄해야 하지만 스퀴즈하거나 홀드하고 있는 때 안정감을 가질 수 있어야 한다. 공이 머리나 목, 어깨를 지지할 때 눈이 바라보는 시선은 45° 정도 될 수 있으며, 이때 머리의 무게를 편안히 지지하고 있는지 확인하고 목에 긴장이 생기지 않도록 주의하여야 한다(Frizke and Voogt 2009,1).

이 장에서는 각 운동의 설정 및 동작을 몇 가지 옵션을 첨가하여 나타내었다. 이 설명에는 주의사항과 예방에 관한 내용이 포함되어 있다. 골반, 엉덩관절 그리고 무릎 움직임에 관련된 주요 활성 근육과 안정화 근육들이 기술되어 있다.

모든 운동은 자격이 갖춘 필라테스 강사와 위탁받은 수술의사 지침하에서 이뤄줘야 한다. 또한 이 지침들은 명시된 프로토콜(protocols)에 의해 다양하게 응용될 수 있는데 이는 개인의 요구과 수술의사의 선택에 기본으로 한다.

헌드레드 (Hundred)

운동 시기 : 수술 후 6주에서 3개월
적용 부위 : 무릎과 엉덩관절
장소 : 엉덩관절 높이의 높은 매트

동작 설명(Instructions)

- 무릎을 세워서 바로 등을 대고 눕는다. 이때 발바닥은 매트 위에 다 닿게 하고 팔은 몸통 옆에 길게 뻗는다. 무릎 사이에 작고 부드러운 공을 몸의 정중앙에 맞춰 끼워 넣는다. 머리는 작은 베개로 지지해준다.
- 복부를 몸의 안쪽으로 끌어 당긴다. (허리가 척추 쪽으로 끌어당기는 느낌을 느낀다.)
- 팔을 일직선으로 길게 들어 뻗는데 이때 몸통과 수평이 되게 한다.
- 숨을 마실 때 팔을 다섯 번 펌프질 하듯 위아래로 흔들고 내쉴 때도 5번 위아래로 흔들어 준다. 이때 배는 더 깊게 조인다.
- 이 동작을 5번에서 10번 반복한다.

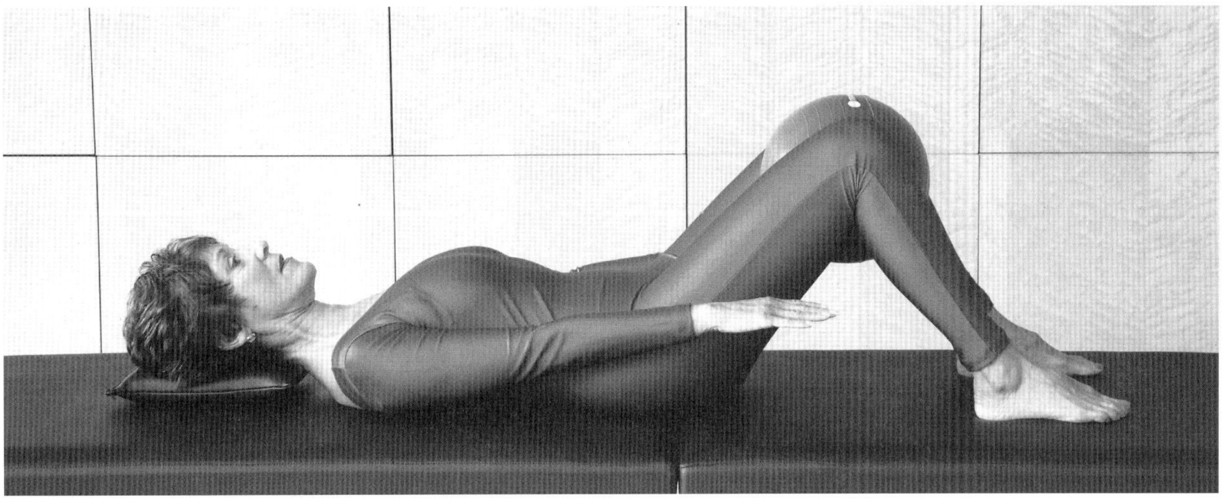

(계속)

옵션: 발을 지지하기(Option: supporting feet)

무릎을 구부려서 발 아래 작은 바렐, 박스, 또는 쿠션 등으로 받쳐준다. 이때 양 다리가 평행할 수 있도록 양 엉덩관절의 거리를 유지해준다.

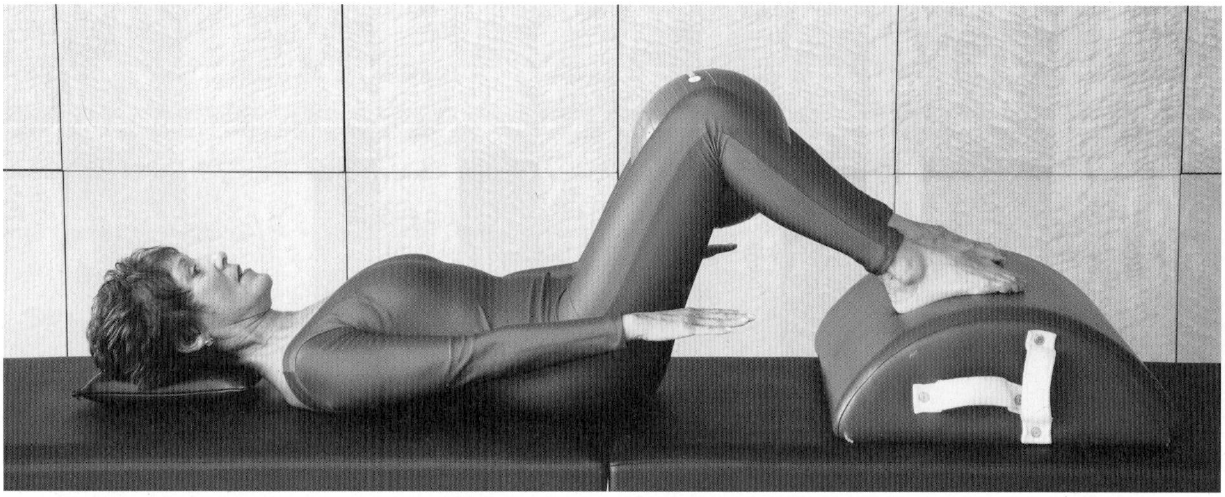

옵션: 머리, 목, 그리고 어깨 지지하기 (Option: supporting the head, neck, and shoulders)

1. 지름이 8~10인치(20-25 cm)되는 공을 머리와 목에 받쳐준다. 65-66쪽 참고한다.

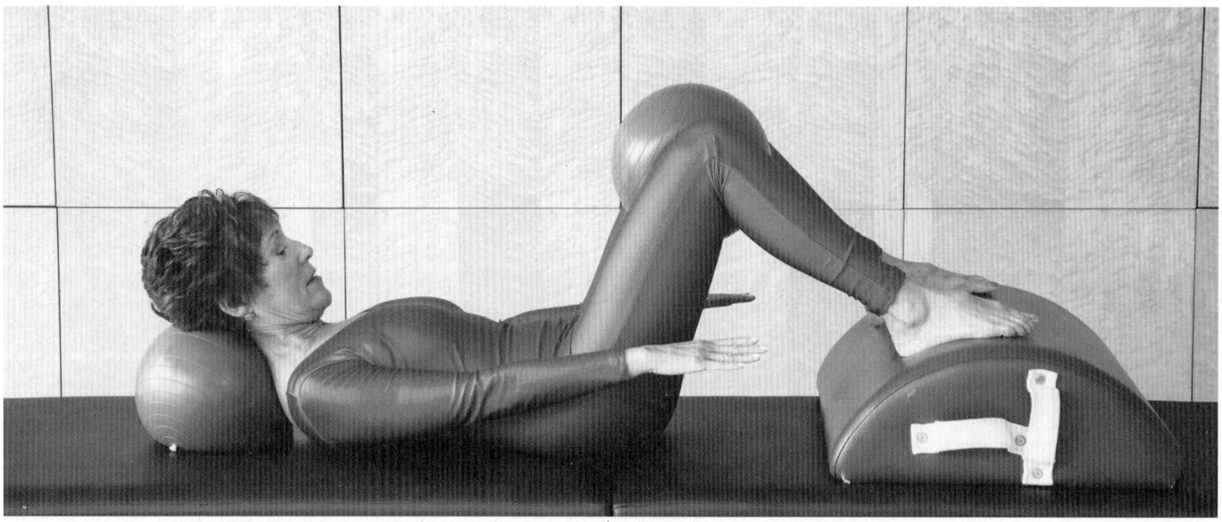

2. 머리와 목과 어깨를 바닥에서 둥글게 든다. 턱은 가슴으로 당겨주고 손가락 끝이 발끝을 향하게 뻗어 어깨를 위아래로 흔들어 준다. 목과 가슴은 작은 공을 낀 것처럼 간격을 유지하며 시선을 허벅지를 향한다.

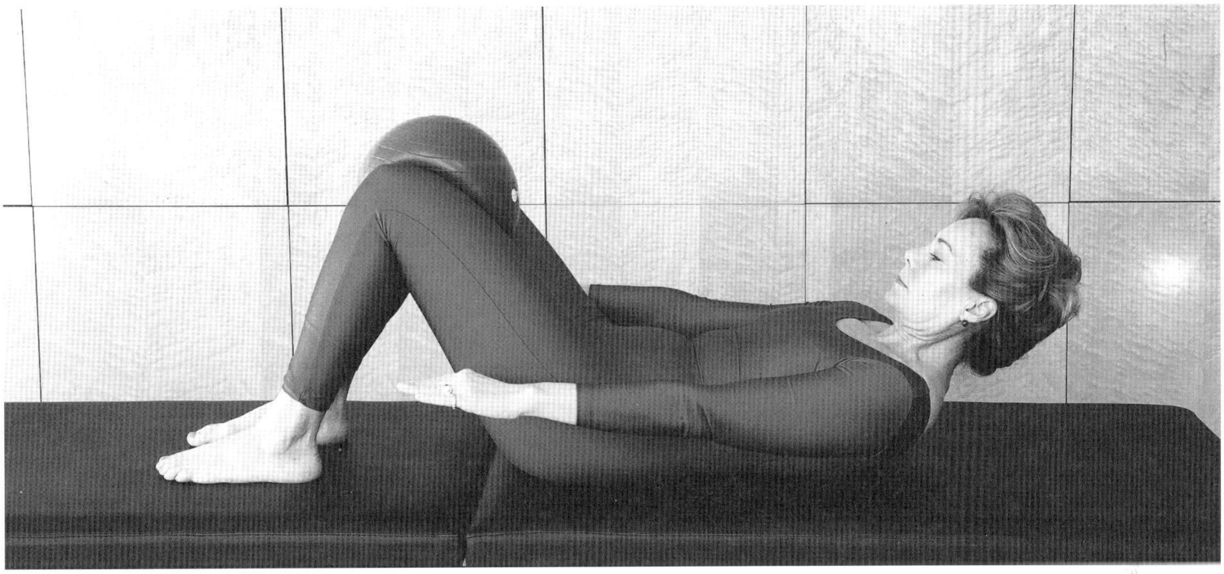

3. 수술 후 3개월에는 더 어려운 동작을 할 수 있는데, 견딜 수 있다면 다리를 들고 동작을 할 수 있다.

이렇게 하면 좋아요(Look for...encourage)

- 어깨를 엉덩관절 쪽으로 더 당겨 팔을 발아래 쪽으로 더 길게 잡아당긴다.
- 복부를 척추 쪽으로 더 잡아당기고 상체를 더 높이 든다
- 꼬리뼈를 길게 늘려 매트 위에 밀착시키고 중립척추를 유지하도록 노력한다.
- 팔을 곧게 뻗어 손을 아래로 물을 저항으로 물장구치듯 위아래로 펌프질해준다.
- 어깨가 양 옆으로 스트레치 되듯 빗장뼈를 열어준다.

이렇게 하면 안돼요(Be aware of...prevent)

- 손만 위아래로 펌프질하는 자세
- 허리뼈에 아치가 생겨 중립척추를 유지하지 못하는 자세
- 배가 밖으로 튀어 나오는 자세

주요 활성 근육(Primary muscles activated)

복근, 앞목갈비근(전사각근), 목빗근(흉쇄유돌근), 이두근, 삼두근, 어깨복합체, 엉덩허리근(장요근), 넙다리곧은근(대퇴직근), 넙다리빗근(봉공근), 두덩근(치골근), 큰모음근(대내전근), 긴모음근(장내전근), 짧은모음근(단내전근), 두덩정강근(박근), 넙다리두갈래근(대퇴이두근), 반막모양근(반막양근), 반힘줄모양근(반건양근), 오금근(슬와근), 장딴지근(비복근), 넙다리근막긴장근(대퇴근막장근), 발바닥근(족저근)

하프 롤-다운 (Half Roll-Down)

운동 시기 : 수술 후 6주에서 3개월
적용 부위 : 무릎과 엉덩관절
장소 : 엉덩관절 높이의 높은 매트

무릎을 위한 동작 설명 (Instructions for Knee)

■ 매트 위에 앉아서 무릎을 구부리고 그 무릎 사이에 볼을 넣고 손으로 가볍게 허벅지를 감싼다 *(a)*.

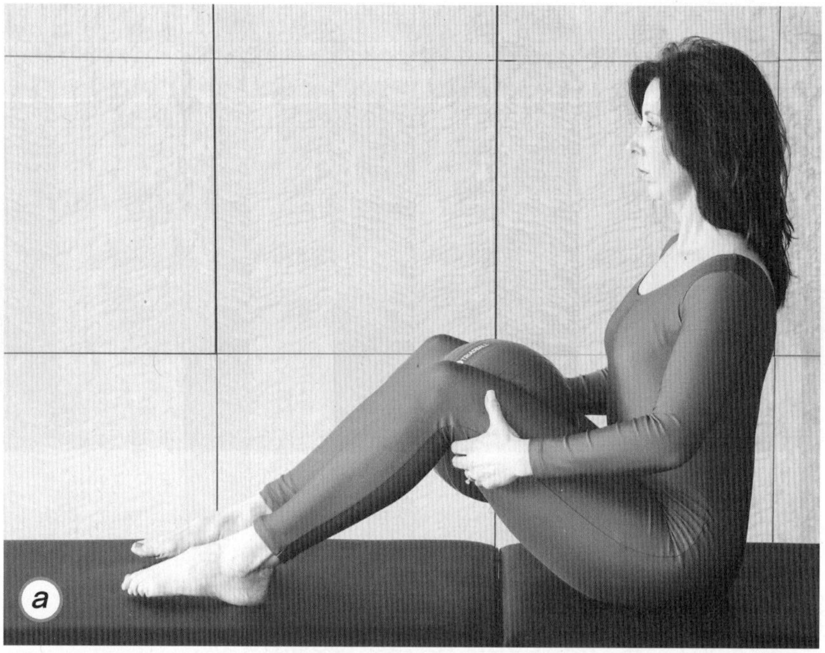

■ 숨을 마실 때 턱을 가슴으로 가져오면서 대퇴를 바라보며 준비를 한다. 숨을 내쉴 때, 깊에 복부을 안쪽으로 당겨서 하부척주를 "C" 커브 모양이 될 수 있도록 한다.

■ 숨을 내실 때 아래척추부터 하나씩 내려놓는데 이때, 공을 낀 무릎을 안듯이 팔과 다리는 자연스럽게 움직인다*(b)*.
■ 숨을 마실 때 다시 준비하고 내쉴 때 다시 돌아온다. 이때 커브를 유지한 채 상체를 세워준다*(c)*.
■ 5번에서 10번 반복한다. 천천히 조절하여 리듬을 유지한다.
■ 주의 : 발에 스트랩을 걸어 안정감을 줌으로서 움직임을 더 올바르게 수행할 수 있다.

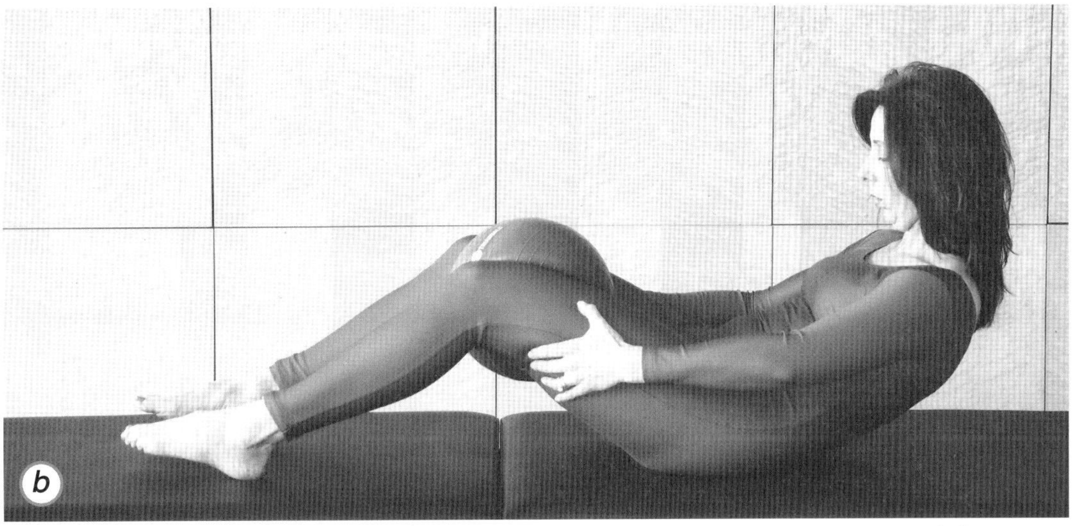

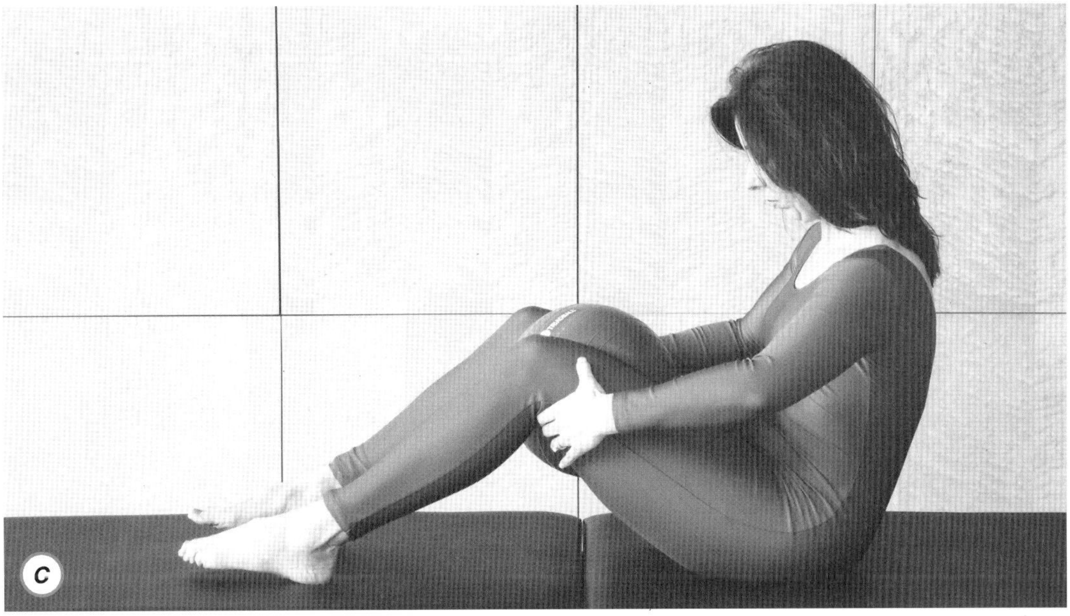

(계속)

엉덩관절은 위한 동작 설명(Instructions for hip)

- 매트 위에 앉아서 무릎 사이에 공을 끼우고 약간 구부린다. (엉덩관절 굽힘각도는 90°-100° 유지한다.) 손으로 대퇴를 가볍게 잡는다*(a)*.
- 숨을 마실 때 턱을 가슴으로 가져오면서 대퇴를 바라보며 준비를 한다. 숨을 내쉴 때, 깊이 복부를 안쪽으로 당겨서 하부 척추를 "C" 커브 모양이 될 수 있도록 한다.
- 숨을 내실 때 아래척추부터 하나씩 내려놓는데 이때, 공을 낀 무릎을 안듯이 팔과 다리는 자연스럽게 움직인다*(b)*.

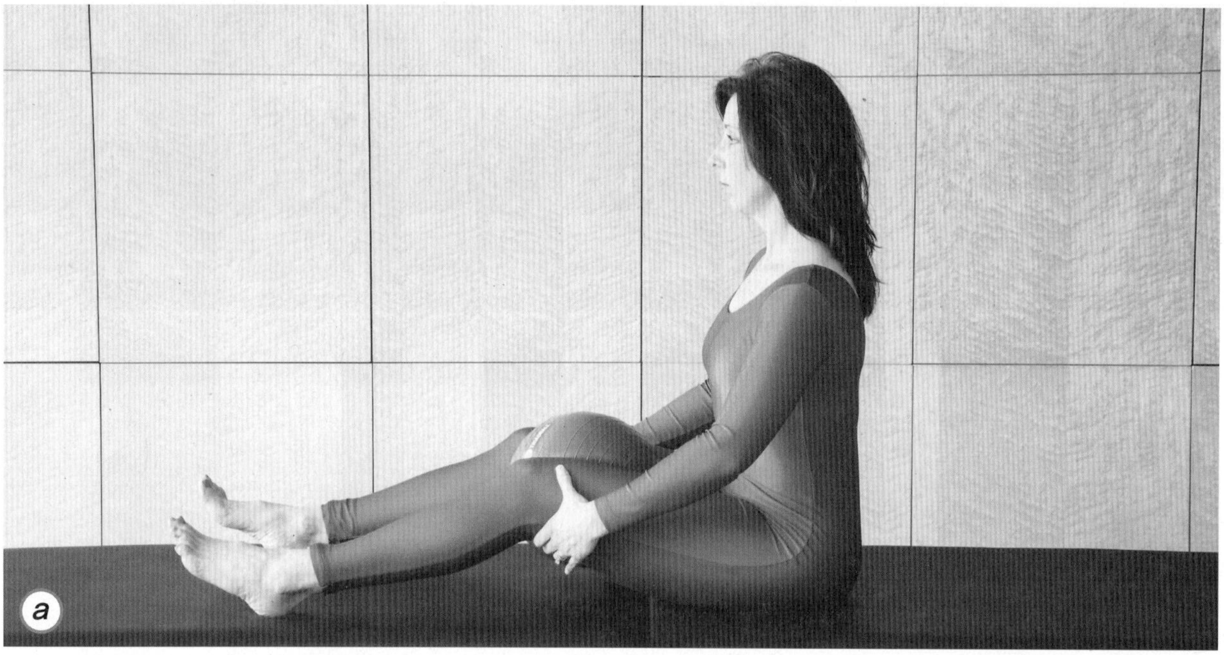

a

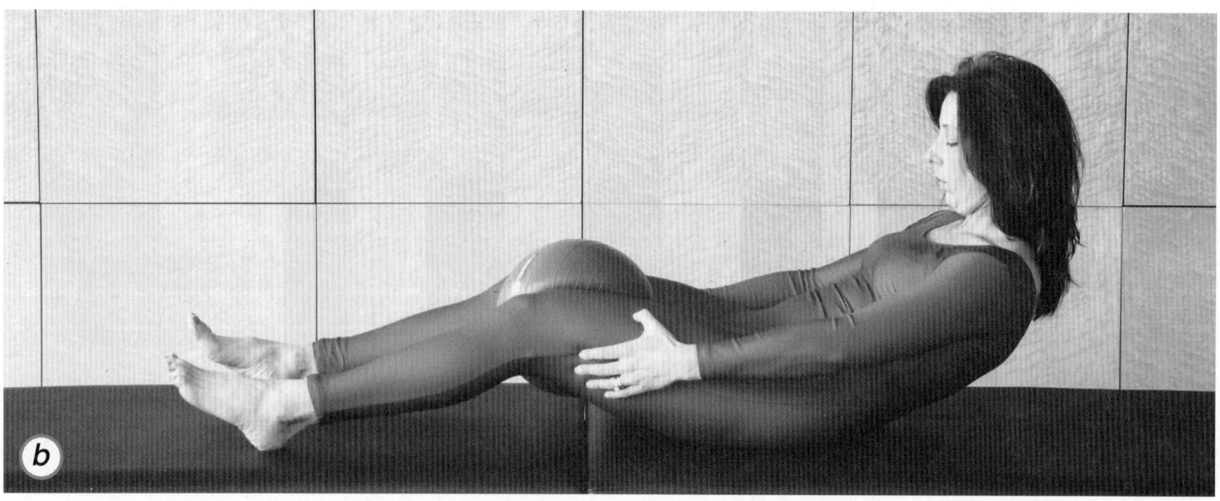

b

■ 숨을 마실 때 다시 준비하고 내쉴 때 다시 돌아온다. 이때 커브를 유지한 채 상체를 세워준다. 엉덩관절 굽힘각도는 90°-100° 유지한다(*c*).

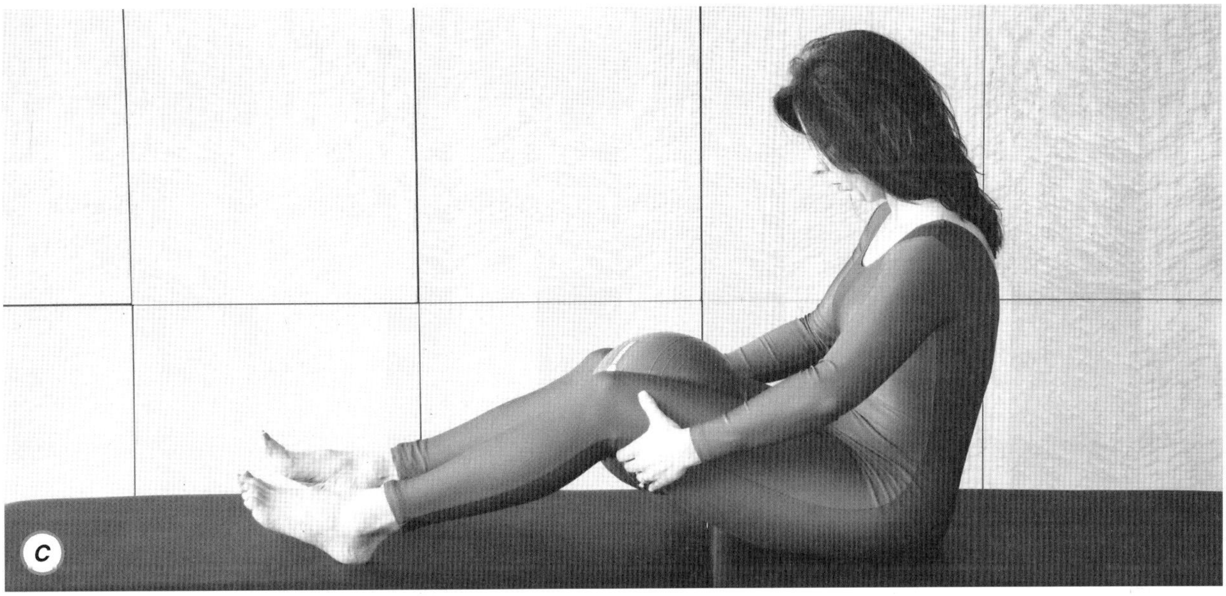

■ 5번에서 10번 반복한다. 천천히 조절하여 리듬을 유지한다.

■ 주의 : 발에 스트랩을 걸어 안정감을 줌으로서 움직임을 더 올바르게 수행할 수 있다.

무릎과 엉덩관절을 위한 동작 설명(Instructions for knee and hip together)

■ 만일 다리가 들리지 않거나 척추의 분절을 유지할 수 있어 움직임을 조절할 수 있다면 팔을 길이만큼 아래허리뼈부터 바닥에 내려놓는다.

■ 필요에 의해 운동범위는 줄일 수 있다.

(계속)

옵션(Option)

또 하나의 공을 허리 뒤에 받쳐서 아래허리뼈 부분을 공에 눌러준다(imprinting). 이 옵션은 무릎이나 엉덩관절을 위한 운동이다.

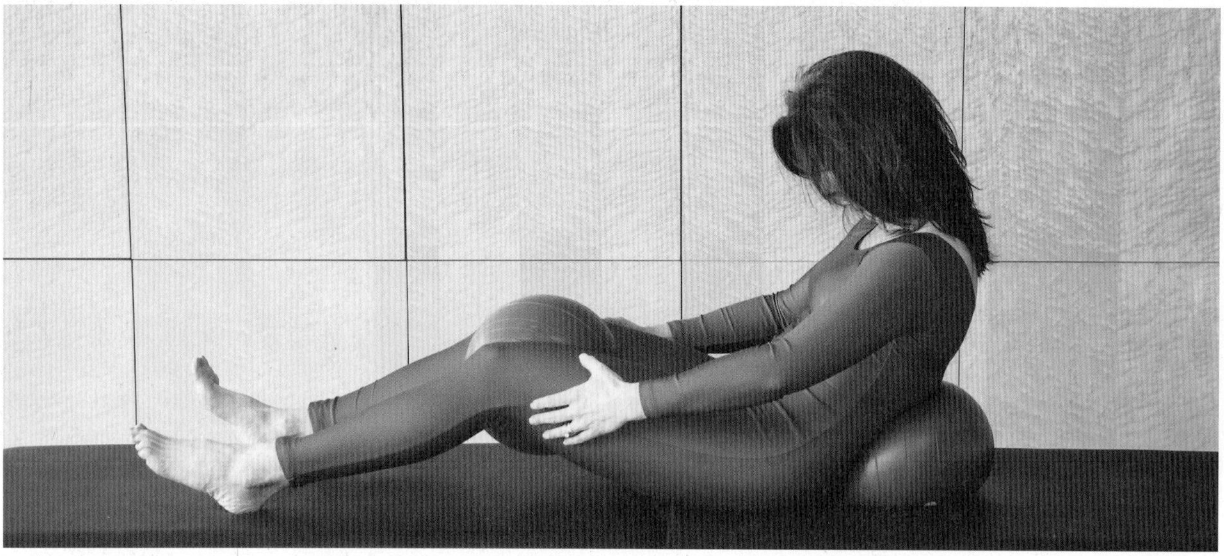

이렇게 하면 좋아요(Look for...encourage)

- 마치 젖은 모래 위에 누워 자국이 남듯이 각 척추를 분절시켜 매트 위에 닿게 한다.
- 복부를 몸 안쪽으로 깊이 당겨 준다.
- 어깨를 엉덩관절 쪽으로 당겨주고 손가락을 발아래로 떠 뻗어준다.
- 공을 끼운 다리는 몸의 중앙선을 잘 유지한다.

이렇게 하면 안돼요(Be aware of...prevent)

- 엉덩관절 굽힘근을 과도하게 쓰는 자세
- 척추의 한 부분만 과도하게 굴곡되거나 생략하는 자세

주요 활성 근육(Primary muscles activated)

복근, 엉덩허리근, 넙다리곧은근, 넙다리빗근, 두덩근, 두덩정강근, 큰모음근, 긴모음근, 짧은모음근, 넙다리두갈래근, 반힘줄모양근, 반막모양근, 넙다리근막긴장근, 장딴지근, 오금근, 발바닥근

하프 롤-업 (Half Roll-Up)

운동 시기 : 수술 후 6주에서 3개월
적용 부위 : 무릎과 엉덩관절
장소 : 엉덩관절 높이의 높은 매트

무릎을 위한 동작 설명(Instructions for Knee)

- 매트 위에 앉아서 무릎을 구부리고 그 무릎 사이에 볼을 넣고 손으로 가볍게 허벅지를 감싼다*(a)*.
- 숨을 마실 때 턱을 가슴으로 가져오면서 대퇴를 바라보며 준비를 한다. 숨을 내쉴 때, 깊이 복부를 안쪽으로 당겨서 배꼽을 척추로 잡아당기며 하부척추를 "C" 커브 모양이 될 수 있도록 한다*(b)*.

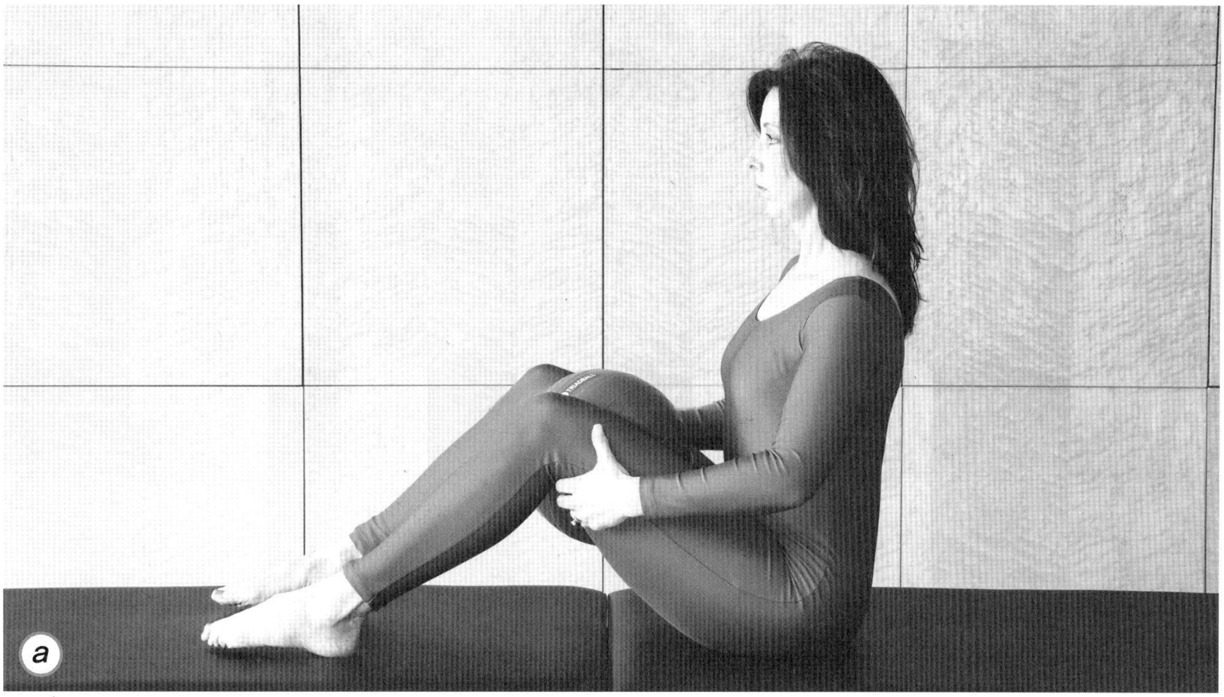

a

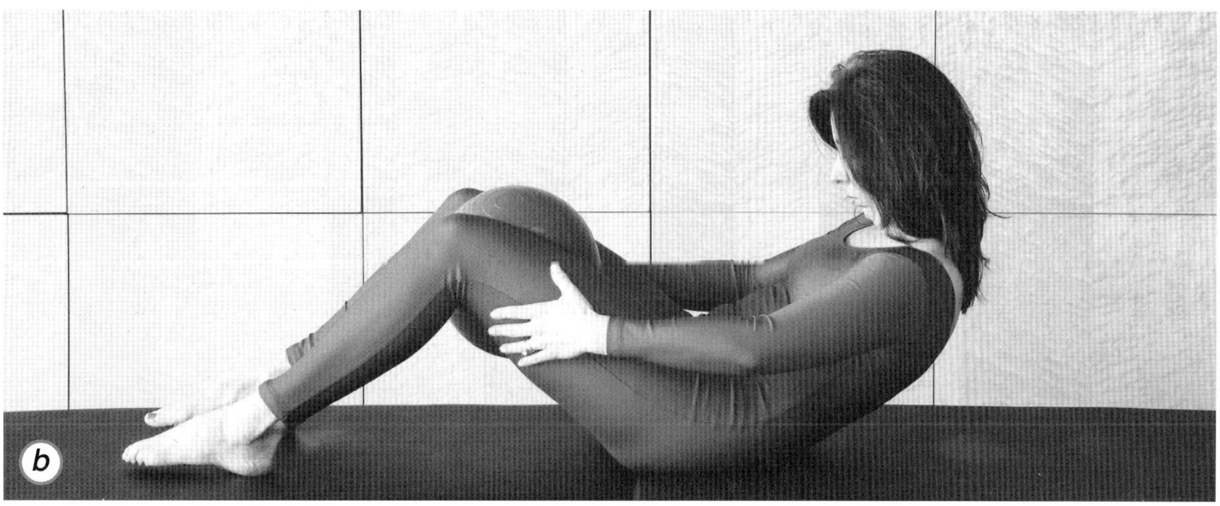

b

(계속)

하프 롤-업 (Half Roll-Up) *(계속)*

- 내쉬는 숨을 유지하면서 내내 척추를 바닥에 내려놓는다. 이때 각 척추를 무게를 실어 젖은 모래 위에 자국을 내듯 분절시킨다*(c)*.

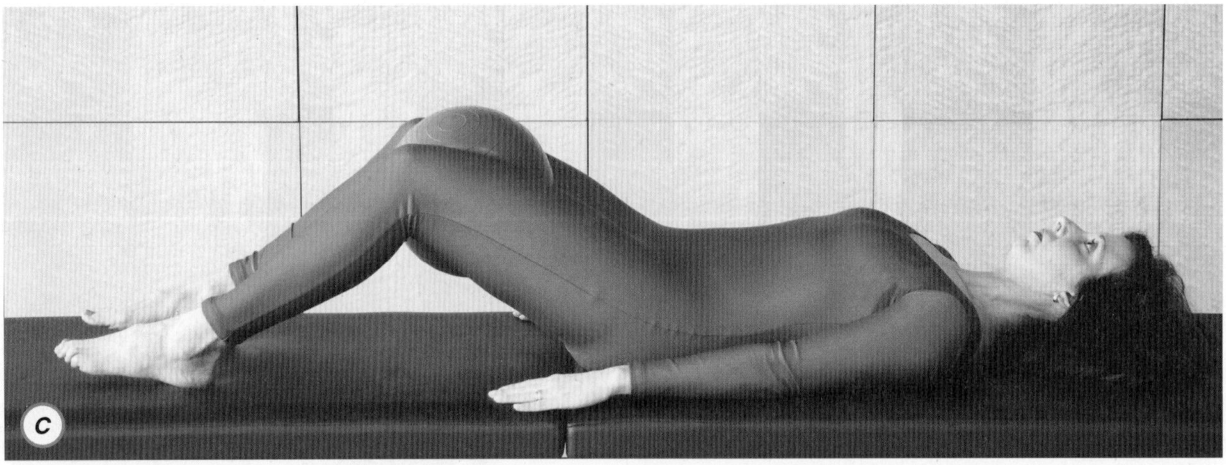

- 숨을 마실 때 다시 준비하고 내쉴 때 턱부터 가슴으로 가져오고 손을 대퇴 아래로 가져가며 천천히 상부의 척추부터 분절시켜 일어난다. 이때 시작할 때와 같이 척추의 굴곡을 유지한다.
- 깊이 조인 복부를 유지한다
- 무릎의 굽힘된 상태와 무릎 사이의 공의 중앙선을 잘 유지한다.
- 5번에서 10번 반복한다. 천천히 조절하여 리듬을 유지한다.
- 주의 : 발에 스트랩을 걸어 안정감을 줌으로써 움직임을 더 올바르게 수행할 수 있다.

엉덩관절은 위한 동작 설명(Instructions for hip)

- 매트 위에 앉아서 무릎 사이에 공을 끼우고 약간 구부린다. (엉덩관절 굽힘각도는 90°-100° 유지한다.) 손으로 대퇴를 가볍게 잡는다*(a)*.
- 숨을 마실 때 턱을 가슴으로 가져오면서 대퇴를 바라보며 준비를 한다. 숨을 내쉴 때, 깊에 복부를 안쪽으로 당겨서 하부척주를 "C" 커브 모양이 될 수 있도록 한다*(b)*.

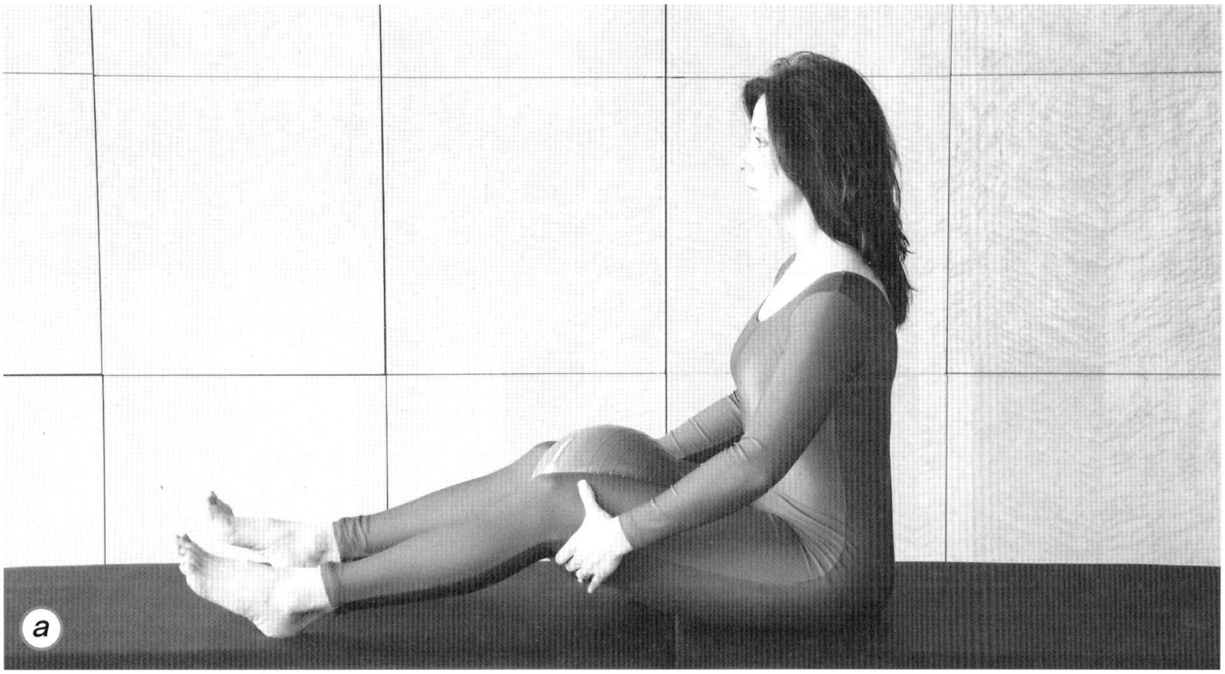

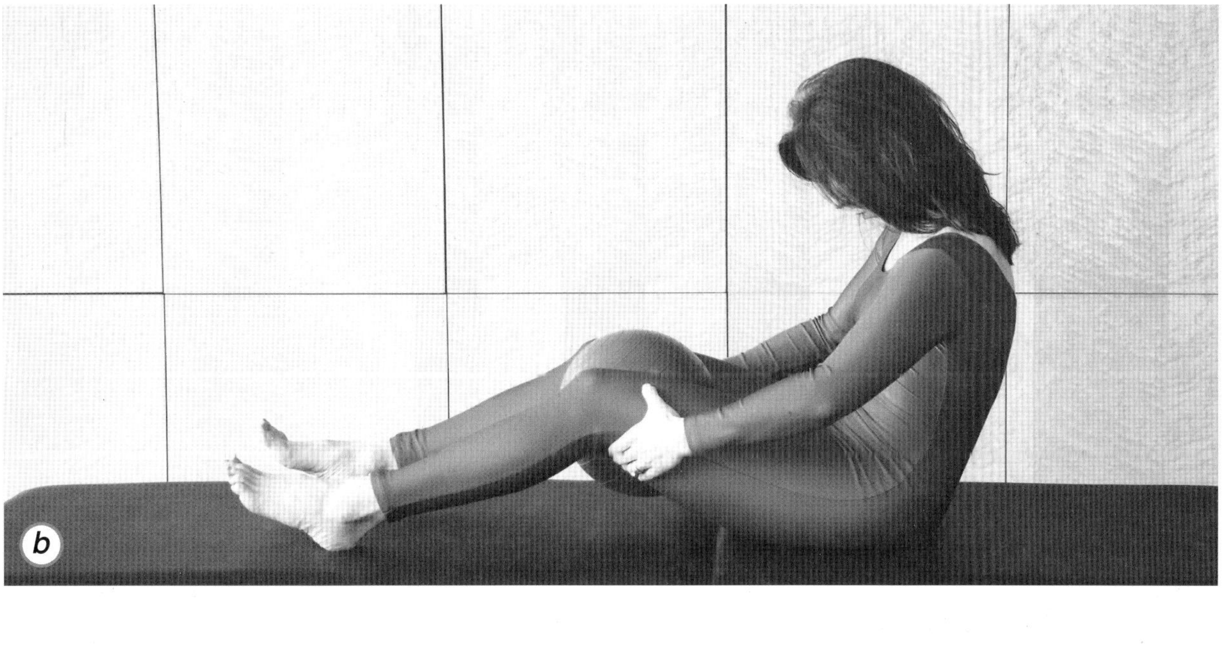

(계속)

- 내쉬는 숨을 유지하면서 내내 척추를 바닥에 내려놓는다. 이때 각 척추를 무게를 실어 젖은 모래 위에 자국을 내듯 분절시킨다*(c)*.

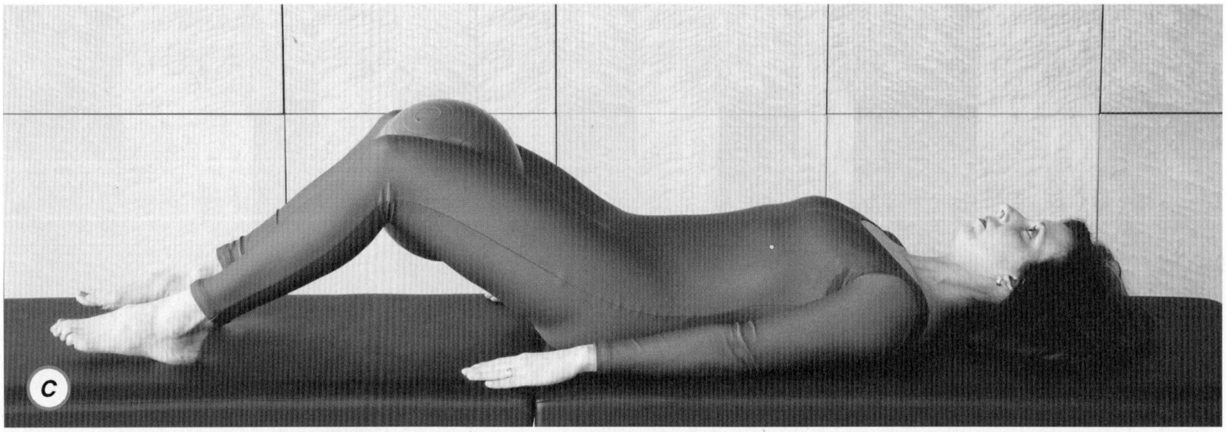

- 숨을 마실 때 다시 준비하고 내쉴 때 턱부터 가슴으로 가져오고, 손을 대퇴 아래로 가져가며 천천히 상부의 척추부터 분절시켜 일어난다. 이 때 시작할 때와 같이 척추의 굴곡을 유지한다. 엉덩관절 굽힘각도는 90°-100°를 유지한다.
- 깊이 조인 복부를 유지한다.
- 무릎의 굽힘된 상태와 무릎사이의 공의 중앙선을 잘 유지한다.
- 5번에서 10번 반복한다. 천천히 조절하여 리듬을 유지한다.
- 주의 : 발에 스트랩을 걸어 안정감을 줌으로서 움직임을 더 올바르게 수행할 수 있다.

이렇게 하면 좋아요(Look for...encourage)

- 마치 젖은 모래 위에 누워 자국이 남듯이 각 척추를 분절시켜 매트 위에 닿게 한다.
- 복부를 몸 인쪽으로 깊이 당겨 준다.
- 어깨를 엉덩관절 쪽으로 당겨주고 손가락을 발아래로 더 뻗어준다.
- 공을 끼운 다리는 몸의 중앙선을 잘 유지한다.

이렇게 하면 안돼요(Be aware of...prevent)

- 엉덩관절 굽힘근을 과도하게 쓰는 자세
- 척추의 한 부분만 과도하게 굴곡되거나 생략하는 자세

주요 활성 근육(Primary muscles activated)

복근, 엉덩허리근, 넙다리곧은근, 넙다리빗근, 두덩근, 두덩정강근, 큰모음근, 긴모음근, 짧은모음근, 넙다리두갈래근, 반힘줄모양근, 반막모양근, 넙다리근막긴장근, 장딴지근, 오금근, 발바닥근

싱글-레그 서클 (Single-Leg Circle)

운동 시기 : 수술 후 6주에서 3개월
적용 부위 : 무릎과 엉덩관절
장소 : 엉덩관절 높이의 높은 매트

동작 설명(Instructions)

- 매트 위에 바로 눕는다. 머리 밑에 패드를 받쳐주고 바렐이나 베개, 수건 등으로 무릎 아래에 지지해주어 무릎이 구부려진 자세를 만든다.
- 밴드를 오른쪽 발에 감싼다. 밴드가 발을 감싸 알맞게 잘 펴져 있는지 확인한다.
- 천장 쪽으로 오른쪽 다리를 펴는데 최대로 90° 굽힘 상태까지 펼 수 있다*(a)*. 아니면 무릎을 구부릴 수도 있다*(b)*. 이 상태를 가볍게 유지하되 안정적으로 붙잡고 있어야 한다. 양손에 밴드를 잡고 팔꿉관절을 매트 위에 붙이고 배 위에 양손을 올려 놓는다.
- 복부를 몸 속으로 당겨 조인다.
- **무릎**(knee) : 마시는 숨에 준비한다. 내쉬는 숨에 오른쪽 다리를 시작점을 중심점으로 원을 그리듯이 위, 아래, 좌, 우 같은 범위로 움직인다. 이때 원의 크기는 농구공 정도이다.
- **엉덩관절**(hip) : 마시는 숨에 준비한다. 내쉬는 숨에 원을 그리되, 몸의 *중앙선*에서 왼쪽으로 벗어나지 않도록 (엉덩관절 모음) 주의한다. 역시 원의 크기는 농구공 정도이다.
- 3~5회 정도 다리로 원을 그리고 반대 방향으로도 원을 그린다. 반대 다리로 시행한다.
- 엉덩관절을 매트 위에 고정하며 흔들리지 않도록 하며 운동범위는 최소화한다. 이 운동을 목적은 움직이는 동안 몸통을 안정적으로 유지하는 것이다.

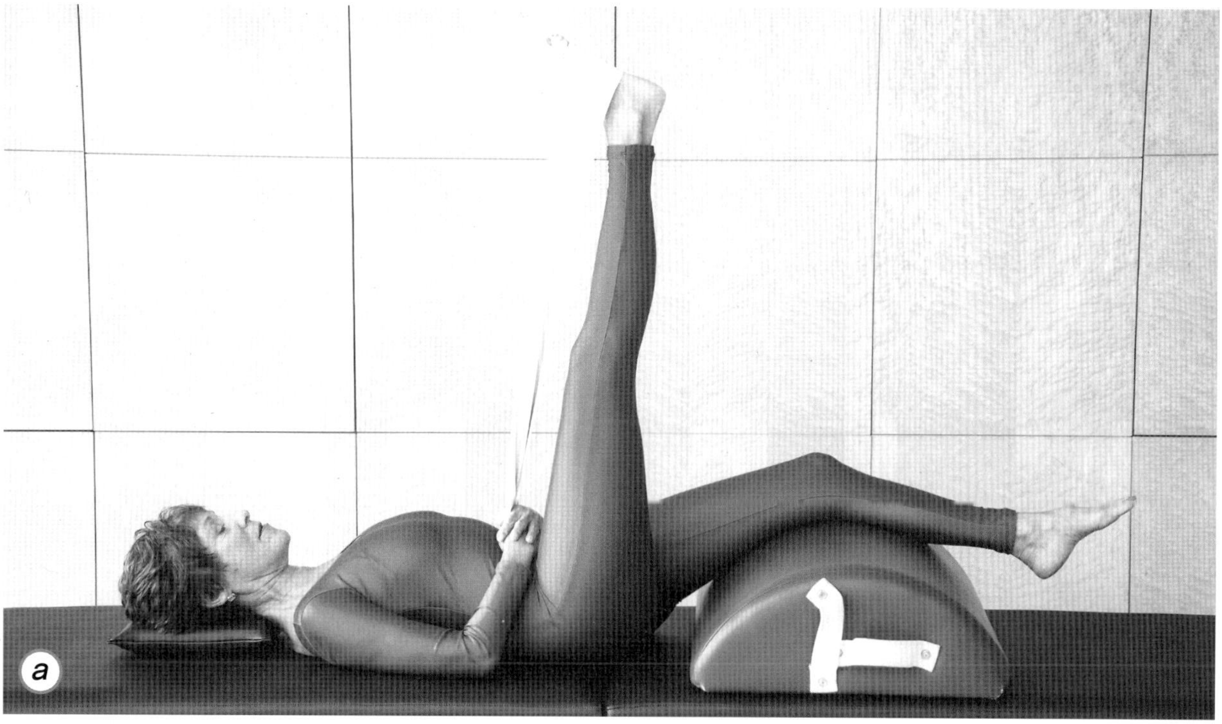

a

(계속)

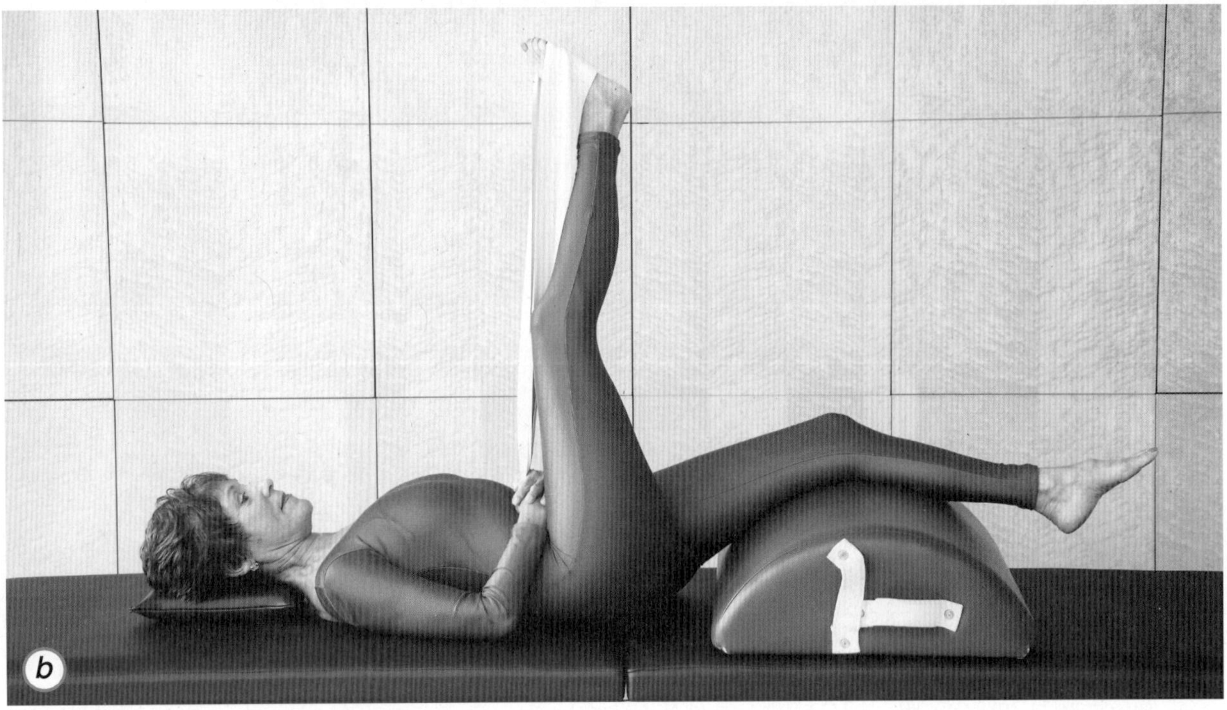

옵션(Option)

1. 다리를 들어 올려 테이블탑 자세를 취하면서, 밴드로 발바닥을 두르고, 팔꿈치를 굽혀 매트에 놓아 밴드를 고정시킨다. 반대편 다리를 바렐, 베개나 수건 위로 길게 뻗어준다.

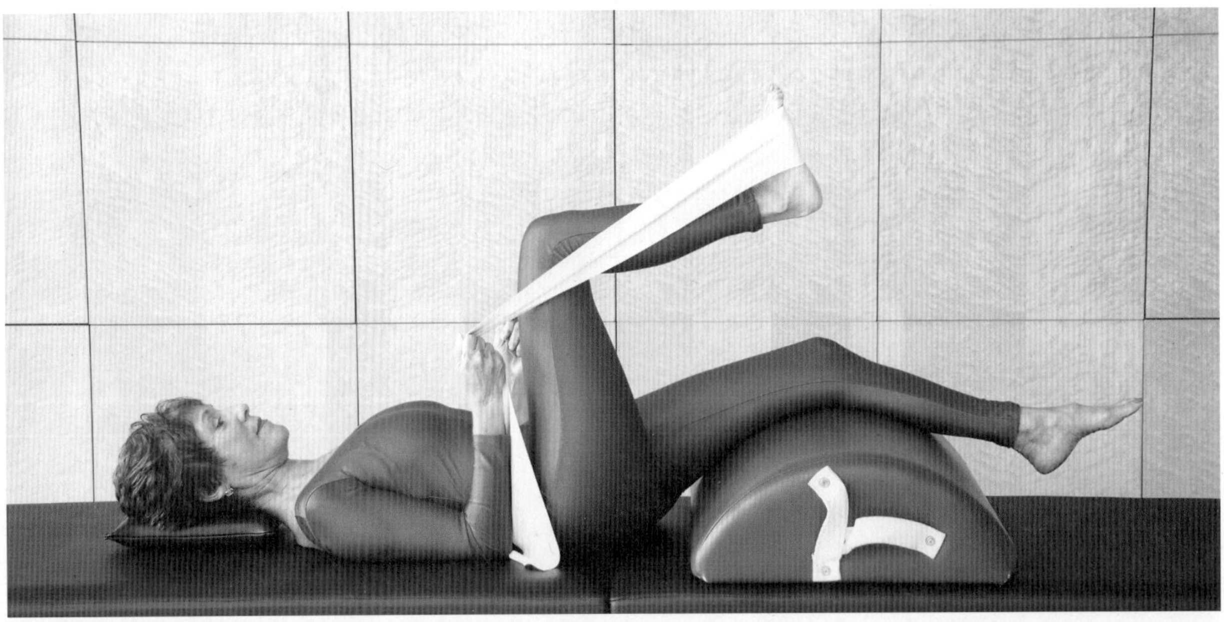

2. 움직이는 무릎 아래에 작고 부드러운 공을 넣고 무릎을 구부려 다리를 들어 올려 원을 그린다. 수건을 말아 반대편 무릎 아래를 지지해준다.

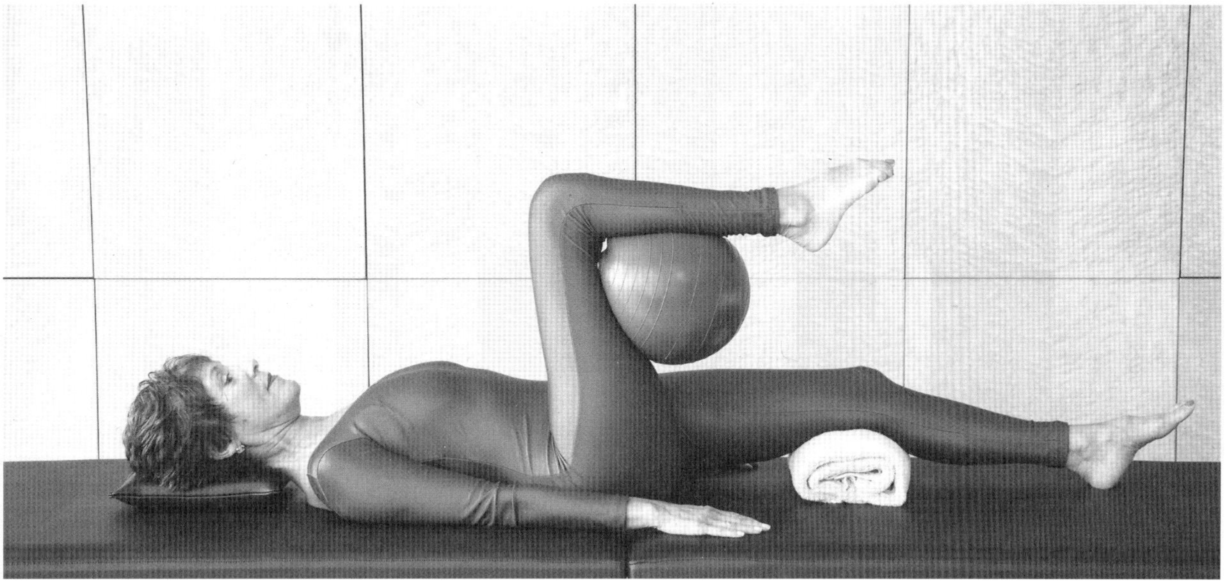

3. 공을 두 개를 사용할 때, 하나는 움직이는 무릎 아래에 끼어 넣고 다른 하나는 반대편 대퇴 아래에 지지해준다. 무릎을 편 다리의 발은 편안히 매트 위에 내려놓는다.

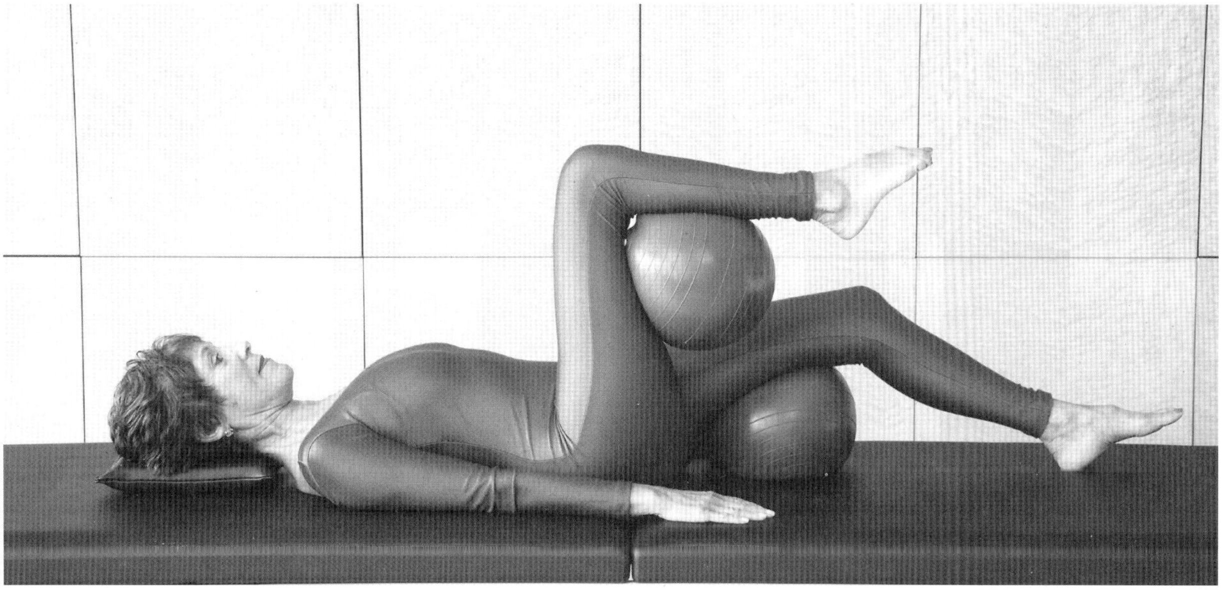

(계속)

이렇게 하면 좋아요(Look for...encourage)

- 엉덩관절에서 발끝까지 길어지는 느낌으로 동작한다.
- 어깨를 골반으로 길게 늘려 어깨뼈를 몸통으로 밀착시킨다.
- 밴드를 단단하게 잡고 유지한다.
- 안정적인 코어와 몸통 그리고 다리의 움직임을 정확하게 조절한다.
- 양 어깨를 팽팽히 늘린 것처럼 빗장뼈를 어깨 양끝으로 열어준다.
- 밴드를 사용하는 동안 팔꿈치를 발끝으로 길게 늘려 고정한다.
- 밴드를 사용하지 않는 경우엔 팔을 길게 늘려 몸통 옆에 고정한다.
- 엉덩관절의 절구로부터 넙다리뼈머리를 분리시켜 동작을 함으로써 다리의 움직임으로부터 골반의 안정을 제공한다.

이렇게 하면 안돼요(Be aware of...prevent)

- 아래허리뼈의 아치가 생겨 중립척추를 유지하지 못하는 자세
- 골반과 엉덩관절의 분리 부족으로 골반의 움직임이 제한되는 자세

주요 활성 근육(Primary muscles activated)

옵션에 따라 주요 활성 근육이 달라진다. 복근, 넙다리곧은근, 안쪽넓은근, 중간넓은근, 가쪽넓은근, 넙다리빗근, 두덩근, 엉덩허리근, 큰볼기근, 중간볼기근, 작은볼기근, 넙다리두갈래근, 반힘줄모양근, 반막모양근, 넙다리근막긴장근, 큰모음근, 긴모음근, 짧은모음근, 두덩정강근, 넙다리빗근, 오금근, 장딴지근, 발바닥근

싱글-레그 스트레치 (Single-Leg Stretch)

운동시기 : 수술 후 6주에서 3개월
적용부위 : 무릎과 엉덩관절
장소 : 엉덩관절 높이의 높은 매트

동작 설명(Instructions)

- 매트 위에 등을 대고 바로 눕는다. 머리 아래에 패드를 넣고 다리는 들어준다. 양손은 오른쪽 허벅지를 감싼다
- **무릎** *(a)* : 왼쪽 다리는 길게 천장을 향해 펴고 오른쪽 무릎은 가슴으로 당겨주며, 꼬리뼈는 바닥에 길게 밀착시킨다. 배꼽을 척주 방향으로 당기고 복부를 조여주면서 다리 움직임을 반대로 바꿔준다. 왼쪽 무릎을 구부리고 오른쪽 무릎을 천장 방향으로 길게 늘린다.
- **엉덩관절** *(b)* : 왼쪽 다리는 길게 천장을 향해 펴고 오른쪽 무릎은 가슴으로 당겨주며, 꼬리뼈는 바닥에 길게 밀착시킨다. 이때 무릎을 구부린 다리의 엉덩관절이 굽힘된 상태는 90°-100°을 유지한다. 배꼽을 척주 방향으로 당기고 복부를 조여주면서 다리 움직임을 반대로 바꿔준다. 왼쪽 무릎을 구부리고 오른쪽 무릎을 천장 방향으로 길게 늘린다.
- 양 다리가 움직이는 동안 숨을 마시고 양 다리가 움직이는 동안 숨을 내쉰다.
- 한 다리에 6번 정도 반복한다.

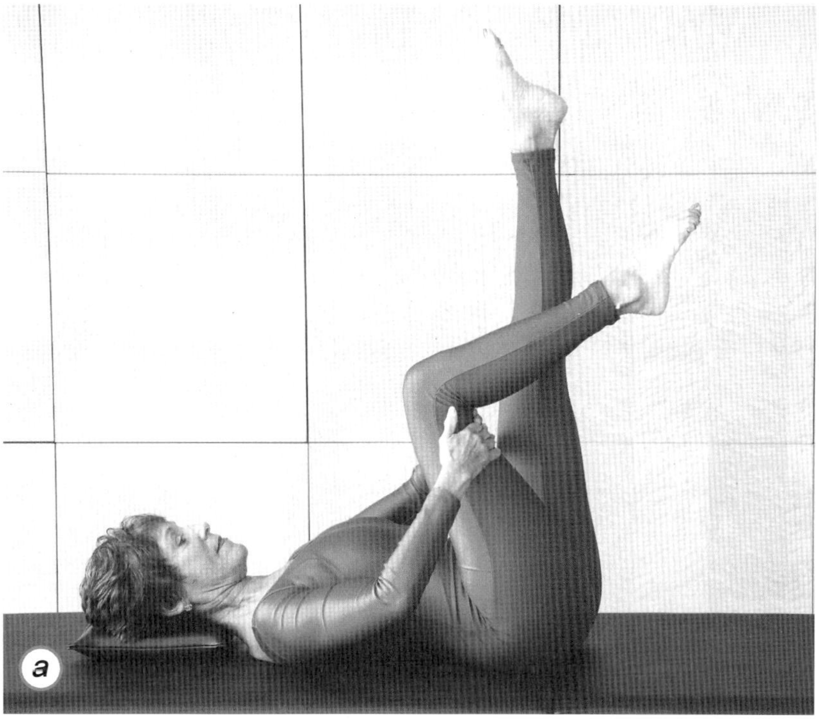
a

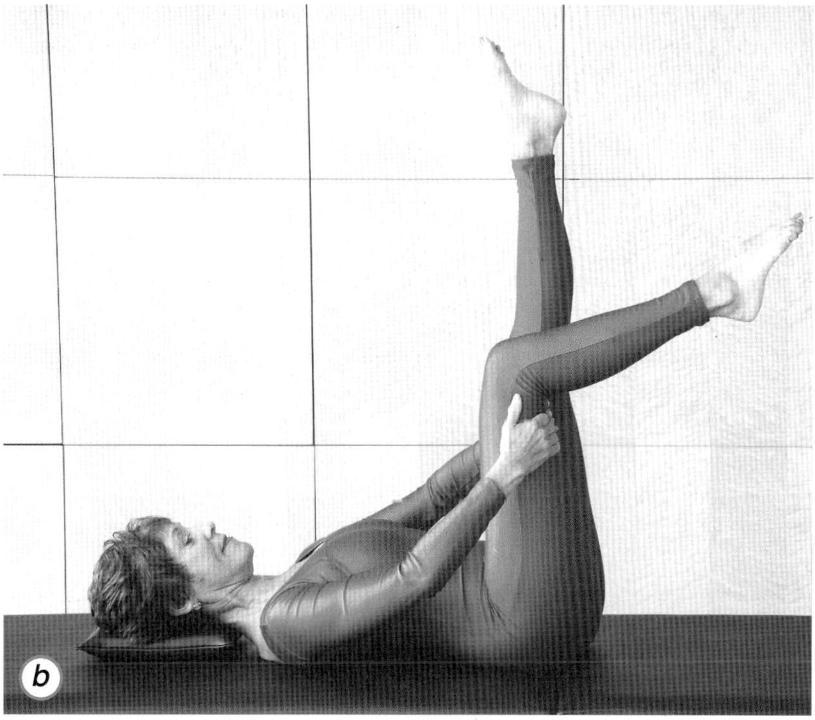
b

(계속)

옵션(Option)

1. 작고 부드러운 공을 머리와 목, 그리고 어깨 윗부분에 받친다. 무릎*(a)*과 엉덩관절*(b)*을 위한 운동에 모두 적용할 수 있다.

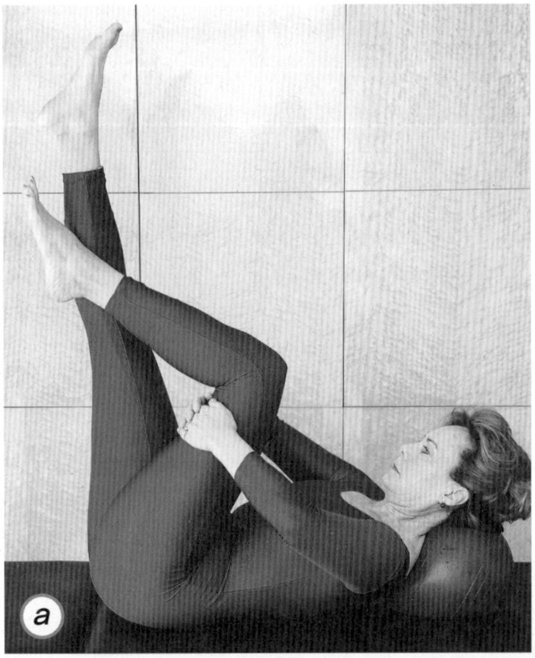

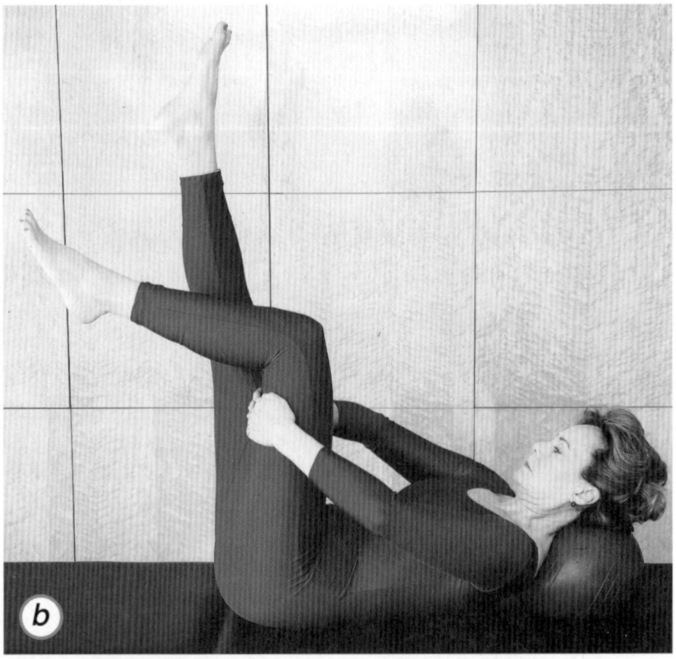

2. 머리, 목, 어깨 등 상체를 들어 시선은 대퇴를 보며 동작을 한다. 왼쪽 다리는 견딜 수 있는 한 65° 정도까지 길게 뻗는다.

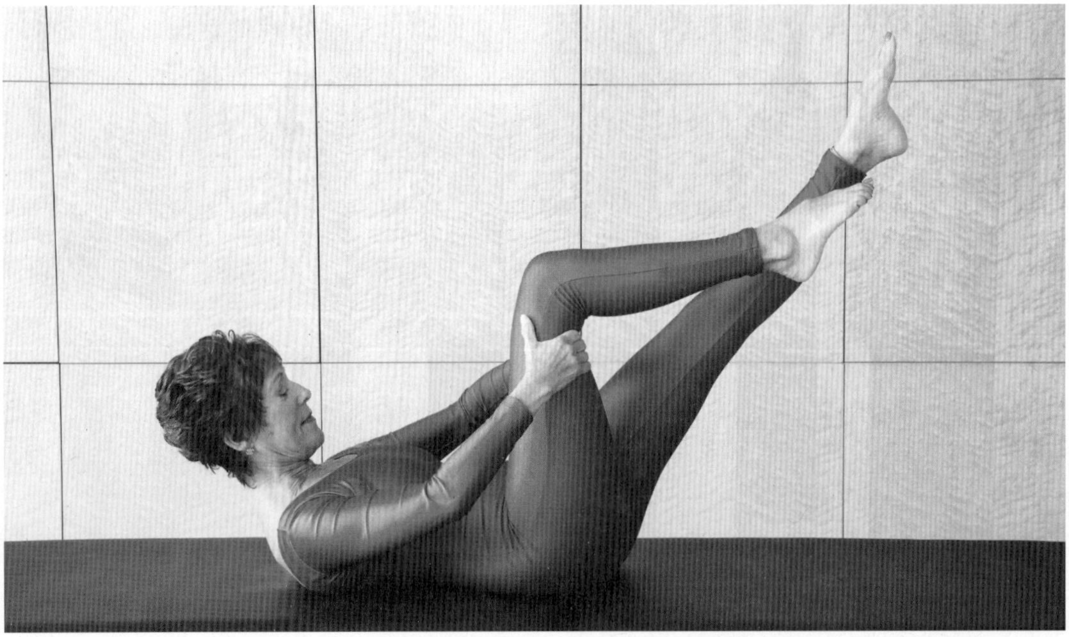

이렇게 하면 좋아요(Look for...encourage)

- 다리가 교차하는 움직임을 정확하게 조절한다.
- 꼬리뼈를 매트 위에 길게 밀착시킨다.
- 어깨를 몸통 아래로 밀착시켜 들리지 않도록 한다.
- 복부를 몸 안쪽으로 깊이 당겨 준다.

이렇게 하면 안돼요(Be aware of...prevent)

- 목과 어깨의 과긴장
- 허리뼈가 매트에서 들려 아치를 형성하는 것

주요 활성 근육(Primary muscles activated)

복근, 이두근, 삼두근, 어깨세모근, 앞목갈비근, 목빗근, 넙다리곧은근, 안쪽넓은근, 중간넓은근, 가쪽넓은근, 넙다리빗근, 두덩근, 엉덩허리근, 넙다리두갈래근, 반힘줄모양근, 반막모양근, 넙다리근막긴장근, 긴모음근, 짧은모음근, 두덩정강근, 오금근, 장딴지근, 발바닥근

양쪽다리 스트레칭 (Double-Leg Stretch)

운동 시기 : 수술 후 6주에서 3개월
적용 부위 : 무릎과 엉덩관절
장소 : 엉덩관절 높이의 높은 매트

동작 설명(Instructions)

- 매트에 등을 대고 바로 눕는다. 머리 밑에 패드를 놓아준다. 바렐이나 베개 등을 발아래를 지지해준다. 무릎 사이에 작은 공을 끼어주며 몸의 중앙선에 맞게 위치한다. 팔은 길게 늘려 대퇴를 향해 사선으로 뻗어준다*(a)*.
- 복부를 몸 안쪽으로 깊이 당겨 준다.
- 숨을 마시고 양손을 길게 늘려 머리 방향으로 올린다*(b)*.
- 숨을 내쉬며 손을 원을 그려 바깥쪽으로 회전시켜 대퇴부로 향해 길게 뻗어 되돌아온다. 이때 복부를 몸 안쪽으로 깊이 당겨 준다.
- 갈비뼈가 바닥에서 떨어지지 않도록 유지하며, 팔은 길게 확장한다.
- 동시에 무릎 사이의 공을 조인다.
- 꼬리뼈를 길게 매트에 밀착시킨다.
- 6번 반복한다.

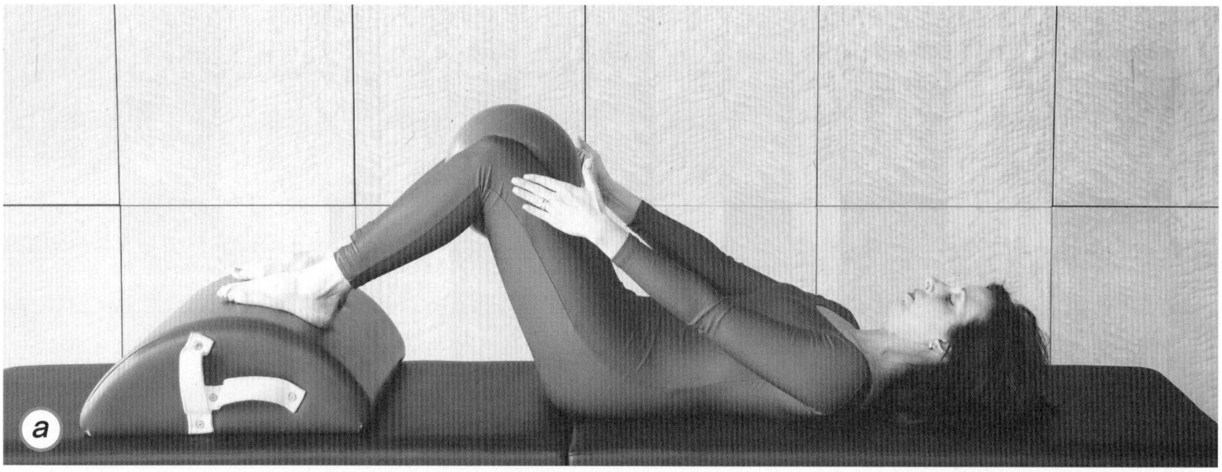
a

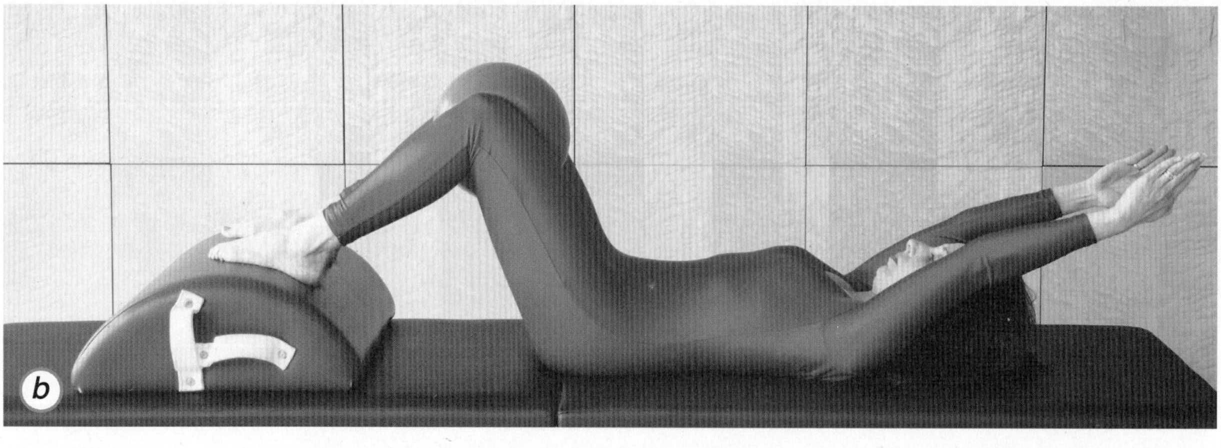
b

옵션(Option)

1. 공을 머리, 목, 어깨를 지지하여 동작 한다. 65-66쪽 참고한다.

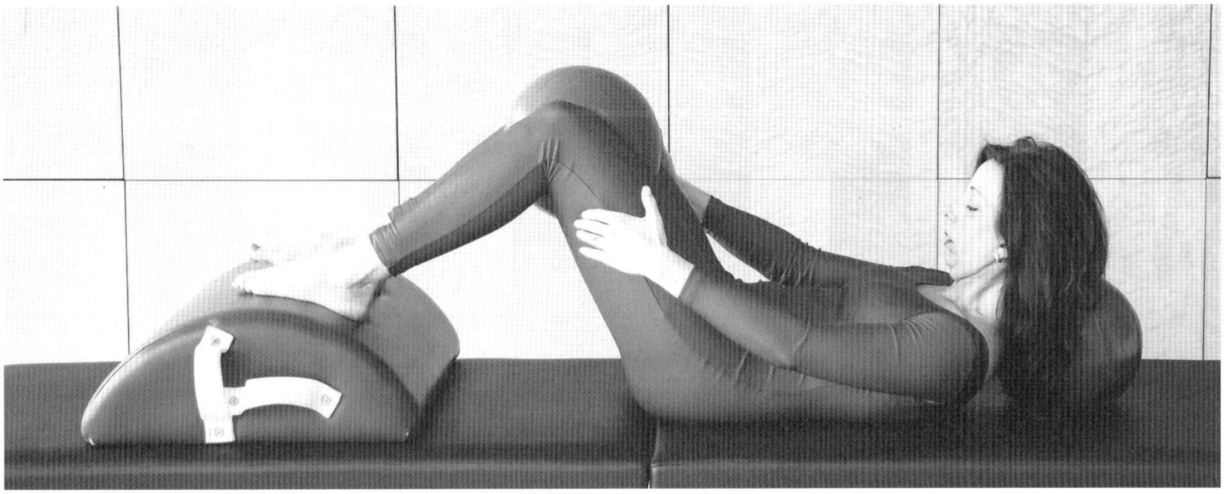

2. 코어근육에 자극과 인지, 조절을 할 수 있도록 상체를 들어 시선은 대퇴를 향하고 깊게 복부를 조여 동작을 반복적으로 시행할 수 있다.

이렇게 하면 좋아요(Look for...encourage)

- 움직임의 정확성
- 어깨를 몸통 아래로 밀착시켜 들리지 않도록 한다.
- 꼬리뼈를 매트 위에 길게 밀착시킨다.
- 복부를 몸 안쪽으로 깊이 당겨 준다.

이렇게 하면 안돼요(Be aware of...prevent)

- 목과 어깨의 과긴장
- 어깨가 머리 방향으로 들려 올라감.

주요 활성 근육(Primary muscles activated)

목근, 이두근, 어깨세모근, 앞톱니근, 복부근, 넙다리곧은근, 넙다리빗근, 큰모음근, 긴모음근, 짧은모음근, 두덩근, 두덩정강근, 엉덩허리근, 넙다리두갈래근, 반힘줄모양근, 반막모양근, 장딴지근, 오금근, 넙다리근막긴장근, 발바닥근

한쪽 다리 스트레칭 및 가위자세 (Single Straight-Leg Stretch and Scissors)

운동 시기 : 수술 후 6주에서 3개월
적용 부위 : 무릎과 엉덩관절
장소 : 엉덩관절 높이의 높은 매트

동작 설명(Instructions)

- 매트에 등을 대고 바로 눕는다. 필요하면 머리 아래에 패드를 넣는다. 다리를 들어 올리고 양손으로 오른쪽 다리 허벅지를 잡는다.
- **무릎**(*a*) : 양 다리를 천장을 향해 뻗고 무릎을 약간 구부린다. 발은 긴장을 풀고 45° 정도로 교차한다. 이때 복부를 깊이 조여준다. 오른쪽 다리를 가슴으로 당겨 두 번 적당히 자극을 주고 반대 다리로 교차 시행한다. 왼쪽 다리를 두 번 자극을 주면 당기면서 동시에 45° 간격으로 오른쪽 다리는 발 아래로 늘려준다. 다리 동작을 하는 동안 복부는 깊이 조여준다.

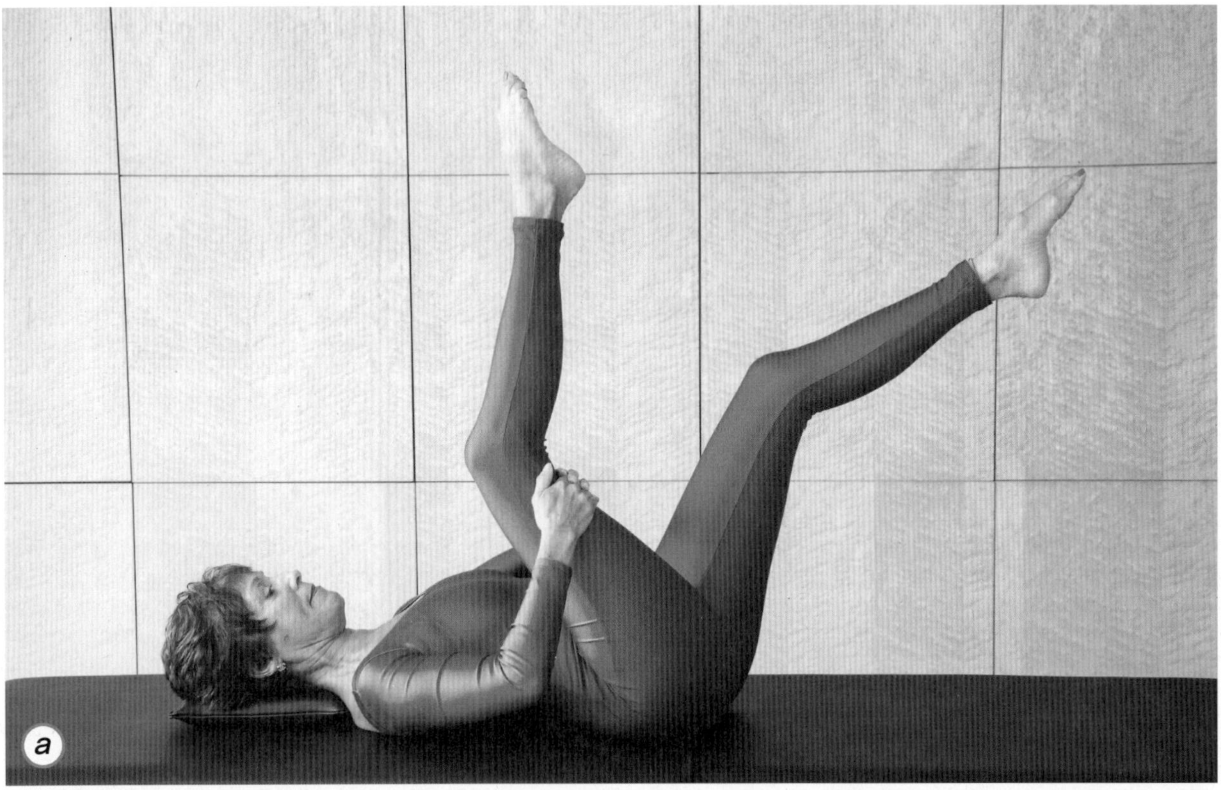

- **엉덩관절** *(b)* : 무릎 *(a)*과 같은 동작을 하되 엉덩관절의 굽힘각도가 90°-100° 유지하도록 한다. 외쪽 다리를 두 번 자극을 주면 당기면서 동시에 45° 간격으로 오른쪽 다리는 발 아래로 늘려준다. 다리 동작을 하는 동안 복부는 깊이 조여준다.
- 양다리가 한 번씩 움직이는 동안 숨을 들이 마시고 내쉰다.
- 한 다리에 6번 반복한다.

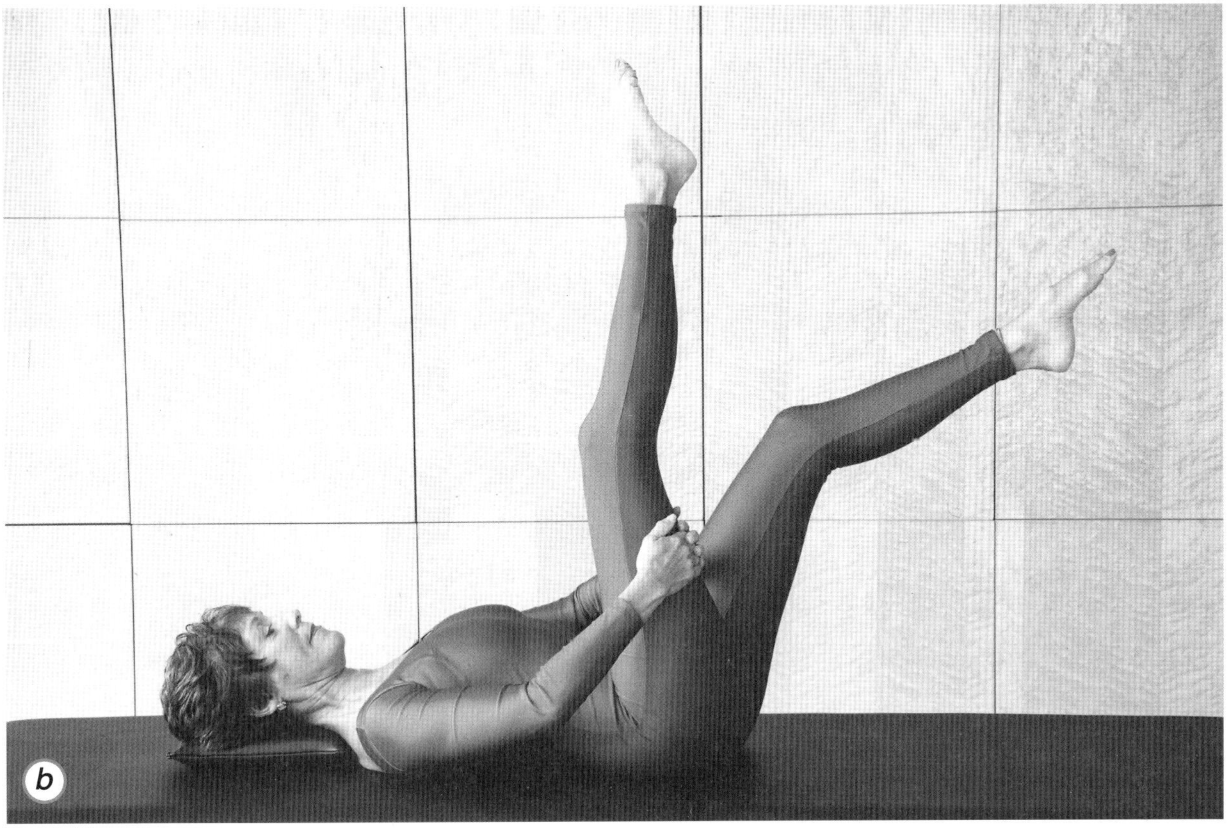

(계속)

옵션(Option)

1. 코어근육에 자극과 인지, 조절을 할 수 있도록 상체를 들어 동작을 시행할 수 있다. 무릎을 약간 구부린 상태로 동작을 유지할 수 있다. 무릎*(a)*과 엉덩관절*(b)*을 위한 운동에 모두 적용할 수 있다.

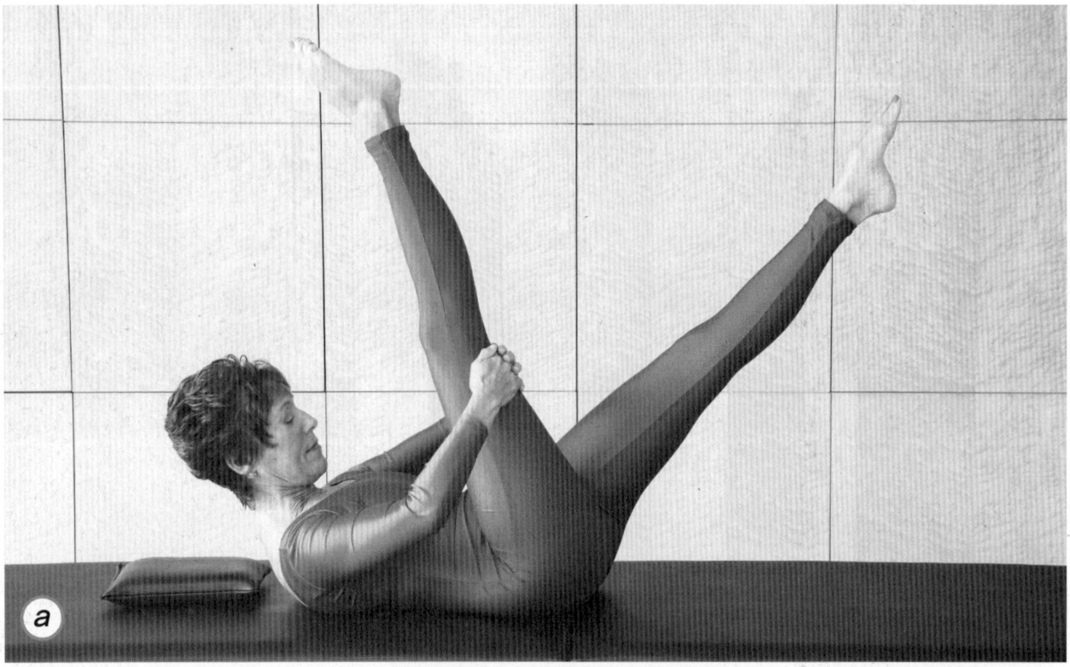

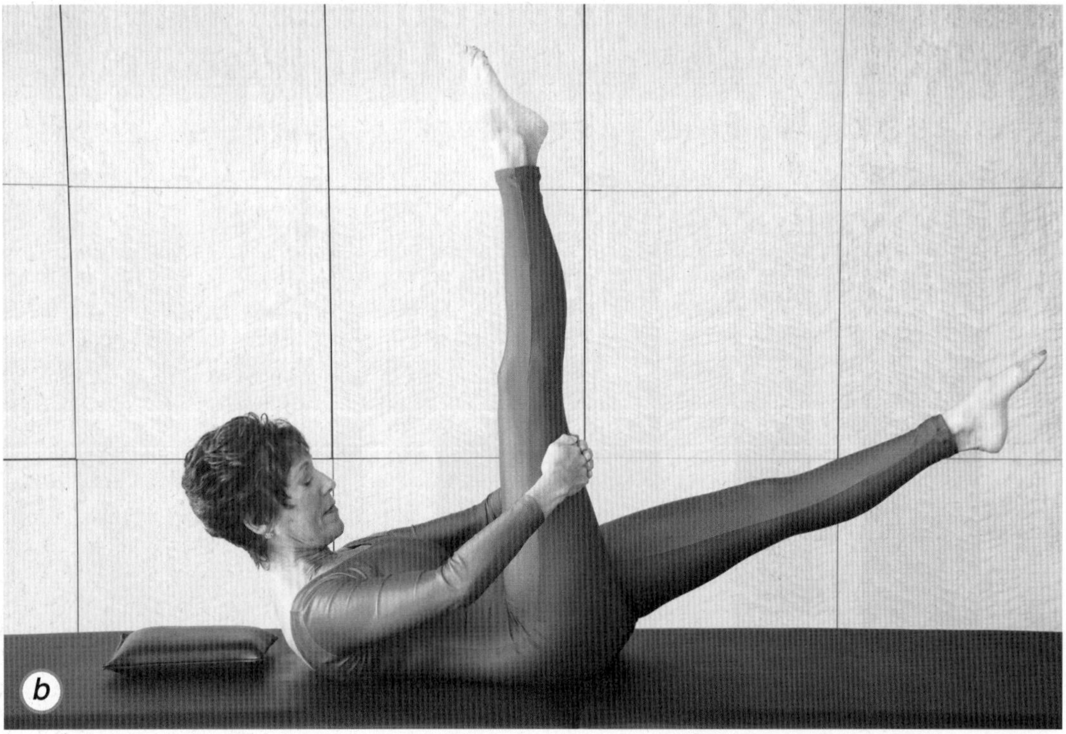

2. 손을 다이아몬드 모양으로 만들어 꼬리뼈 밑에 놓고 팔꿈치가 양복으로 넓게 벌려진 느낌으로 다리 동작을 시행할 수 있다.

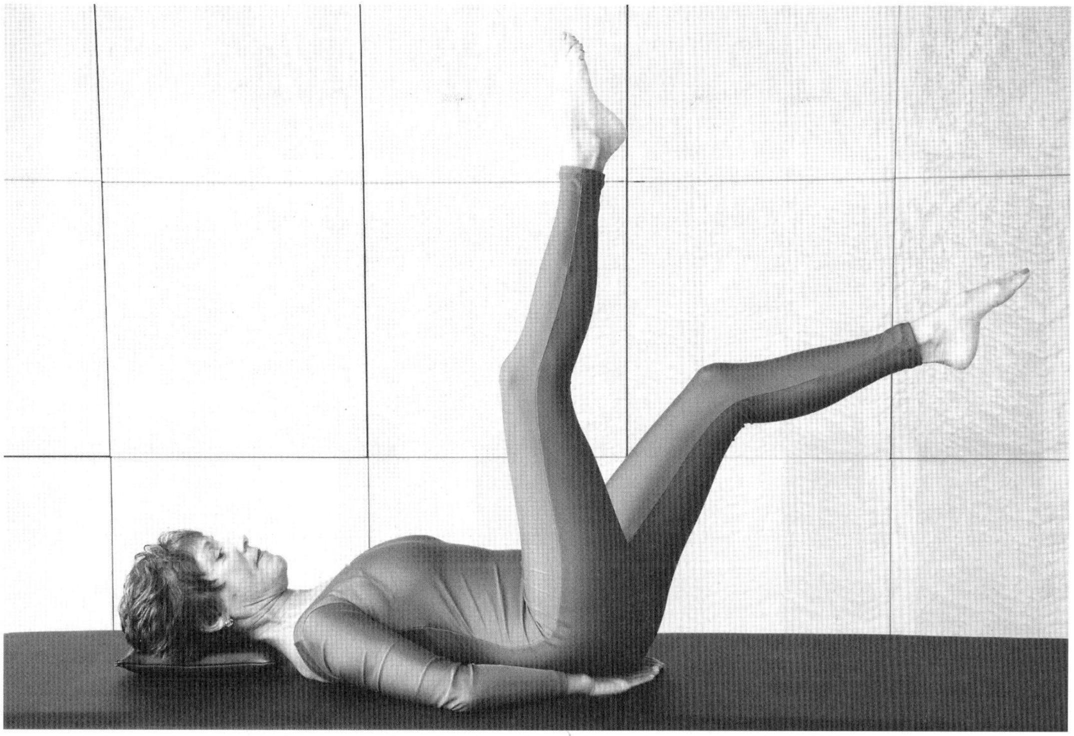

(계속)

3. 머리, 목, 어깨 아래에 공을 넣고 손을 다이몬드 모양으로 만들어 꼬리뼈 아래에 넣거나 대퇴를 잡으며 동작을 할 수 있다. 그림에 무릎*(a)*과 엉덩관절*(b)*에 관련된 응용동작이 있다.

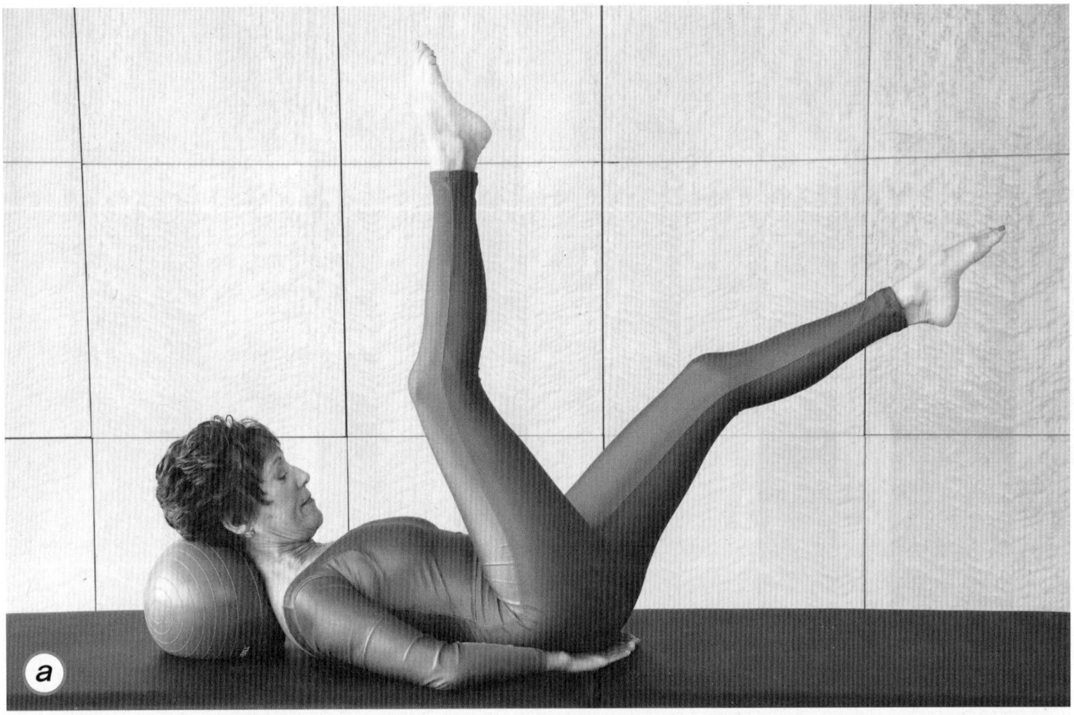

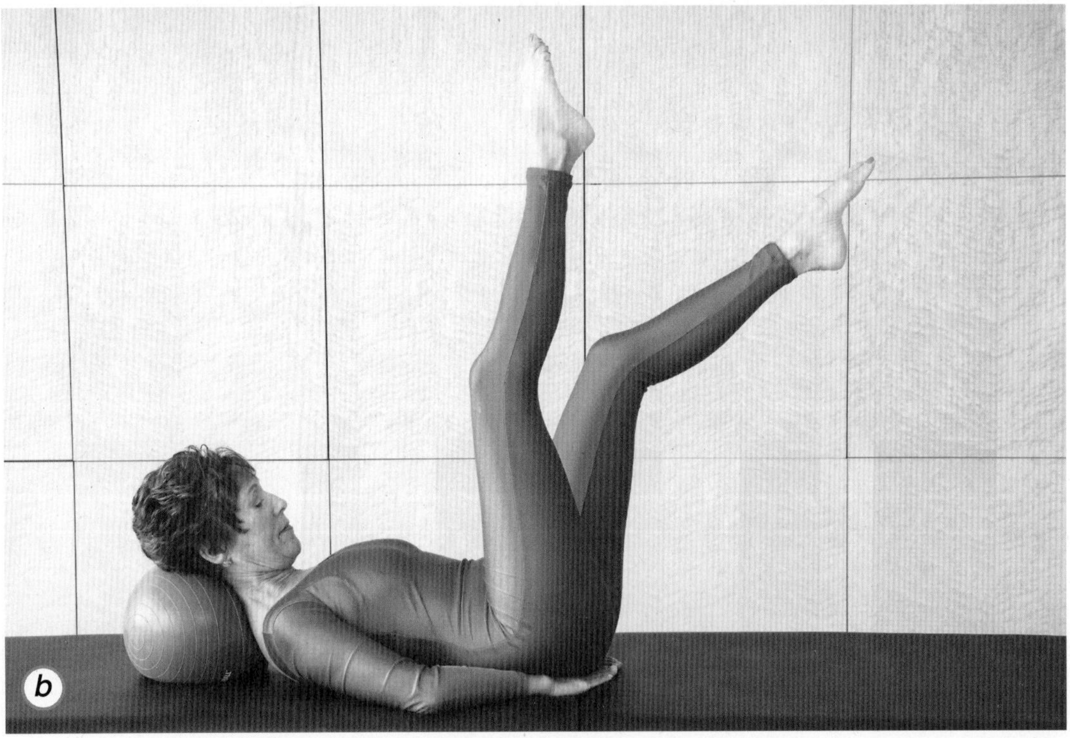

이렇게 하면 좋아요(Look for...encourage)

- 어깨를 몸통 아래로 밀착시켜 들리지 않도록 한다.
- 빗장뼈를 양 옆으로 펴준다.
- 꼬리뼈를 매트 위에 길게 밀착시킨다.
- 뒤넙다리근(슬괵근)이 짧을 경우, 무릎을 약간 구부린 상태에서 다리를 길게 뻗어 동작한다.
- 복부를 몸 안쪽으로 깊이 당겨 준다.

이렇게 하면 안돼요(Be aware of...prevent)

- 목과 어깨의 과긴장
- 허리뼈가 매트에서 들려 아치를 형성하는 것

주요 활성 근육(Primary muscles activated)

복근, 이두근, 어깨세모근, 앞목갈비근, 목빗근, 엉덩허리근, 넙다리곧은근, 넙다리빗근, 긴모음근, 짧은모음근, 두덩근, 두덩정강근, 안쪽넓은근, 가쪽넓은근, 중간넓은근, 넙다리근막긴장근, 뒤넙다리근(슬괵근)은 스트레치 됨(반막모양근, 반힘줄모양근, 넙다리두갈래근).

더블 스트라이트-레그 스트레치 (로우어 리프트)
Double Straight-Leg Stretch (Lower Lift)

운동 시기 : 수술 후 6주에서 3개월
적용 부위 : 무릎과 엉덩관절
장소 : 엉덩관절 높이의 높은 매트

동작 설명(Instructions)

- 매트에 등을 대고 바로 눕는다. 필요하면 머리에 패드를 받쳐주고 다리를 들어 무릎을 구부린다. 무릎 사이에 작고 부드러운 공을 넣고 팔은 길게 뻗어 몸통 옆에 놓는다 *(a)*. 이때 옵션으로 손을 다이아몬드 모양으로 꼬리뼈 밑에 넣어 팔꿈치는 양 옆으로 길어지는 느낌으로 유지할 수 있다 *(b)*.
- 복부를 몸 안으로 깊이 당기고 무릎 사이에 공을 끼어 중앙선을 잘 유지한다.
- 숨을 마시며 준비한다. 3을 세면서 엉덩이를 축으로 해서 숨을 내쉬며 테이블탑 자세를 유지한 채로 다리를 5~6인치(13~15cm) 내려준다. 그리고 나서 숨을 내쉬면서, 1을 세며 다리를 90° 로 가져온다.
- 복부를 척추로 향하여 깊이 잡아당기고 허리가 매트에서 떨어져 아치를 형성하지 않도록 주의한다. 코어 사용하여 중립척추를 유지할 수 있는 범위까지만 다리의 움직인다.
- 매트에서 허리가 들린다면 움직임을 작게 조절한다.
- 6번 반복한다.

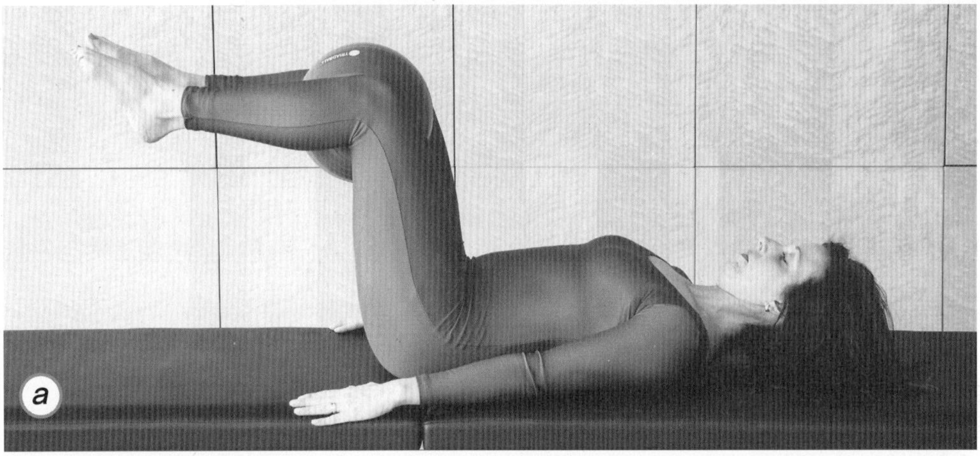
a

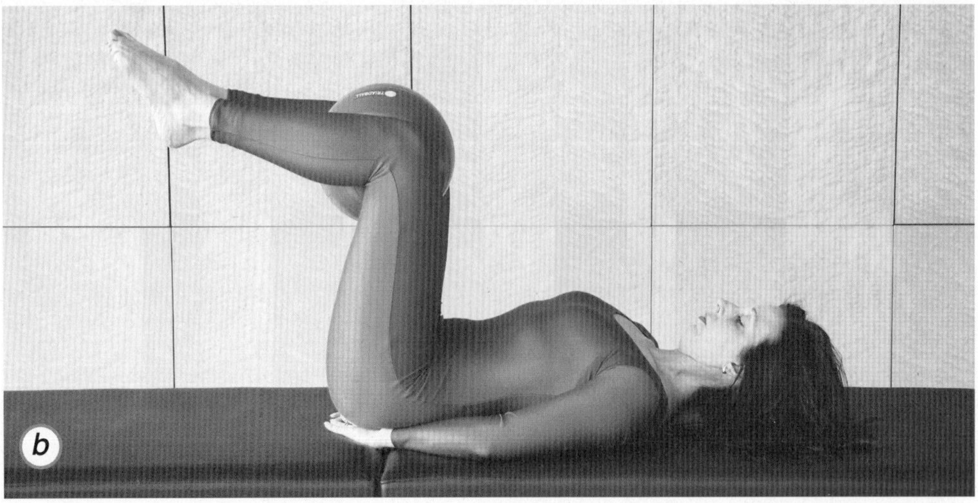
b

옵션(Option)

1. 코어근육에 자극과 인지, 조절을 할 수 있도록 상체를 들어 동작을 시행할 수 있다.
무릎을 약간 구부린 상태로 동작을 유지할 수 있다. 무릎*(a)*과 엉덩관절*(b)*을 위한 운동에 모두 적용할 수 있다.

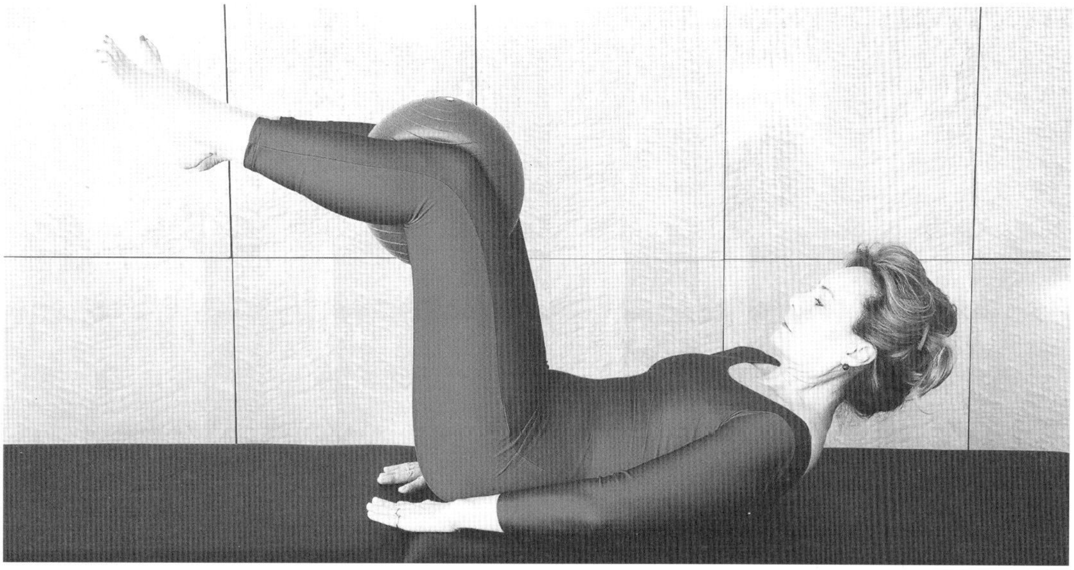

2. 작고 부드러운 공을 머리, 목, 어깨에 받치고 동작한다(65-66쪽 참고). 엉덩관절과 다리의 거리를 유지하고 필요하다면 무릎 사이에 공을 넣고 시행한다.

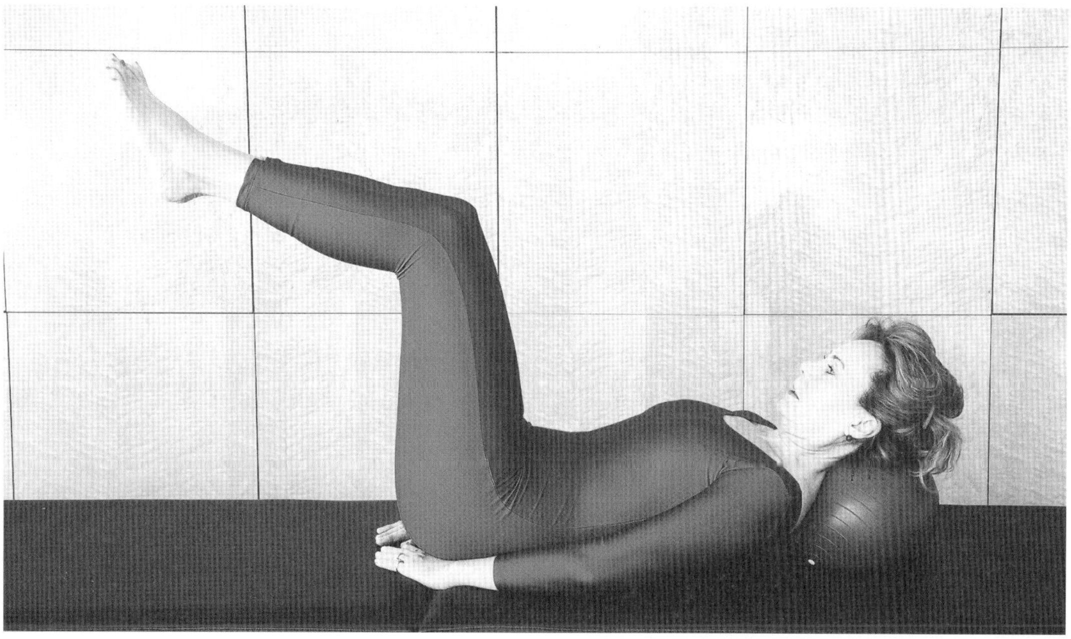

(계속)

3. 박스나 바렐, 베개 등을 발 아래에 받치고 공을 무릎 사이에 넣고 동작을 한다. 양손으로 머리를 받치되 엄지손가락으로 뒤통수뼈를 지지하여 목의 양쪽을 받쳐준다 *(a)*. 복부를 깊이 조이고 숨을 마시며 동작을 준비한다. 숨을 내쉬며 상체를 든다 *(b)*. 3초 정도 유지하고 숨을 마시며 다시 바닥에 등을 내려놓는다. 6–8번 반복한다.

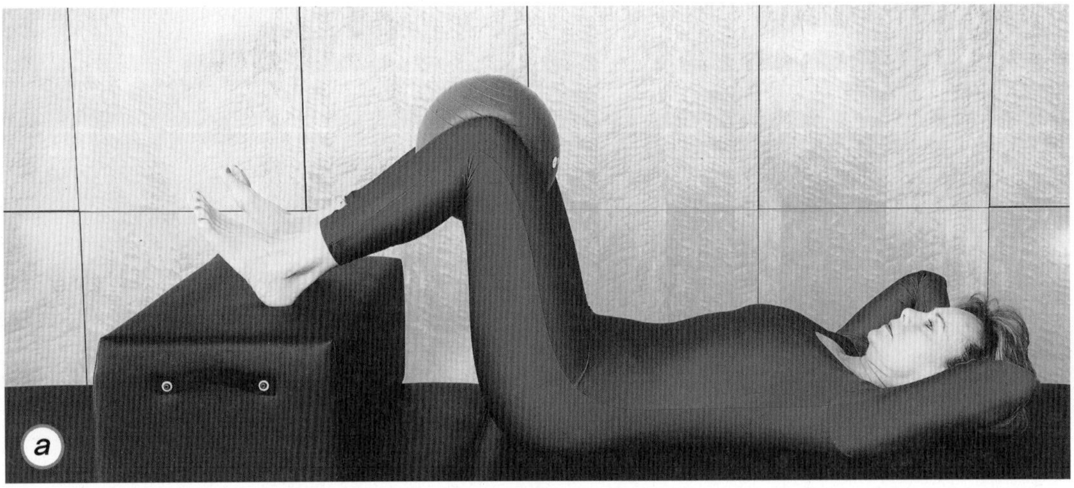
a

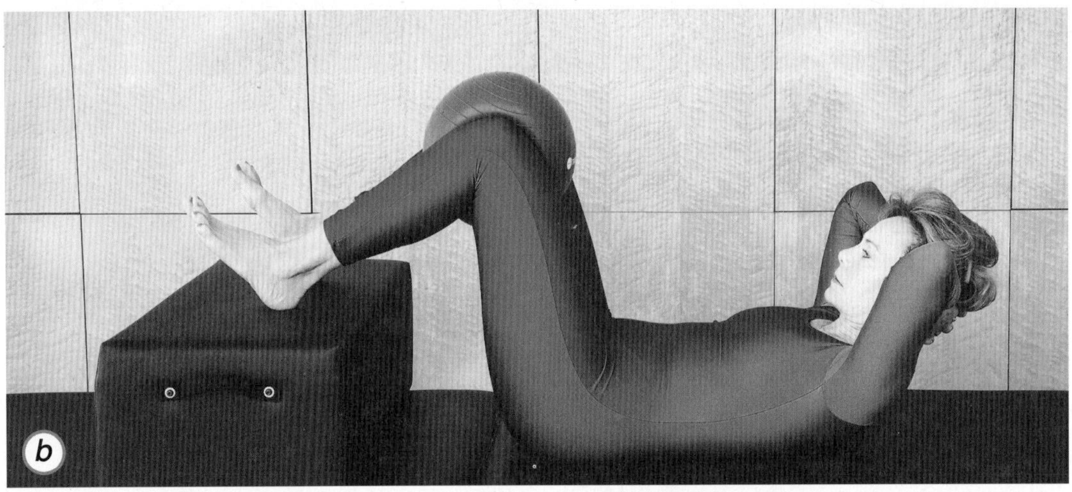
b

이렇게 하면 좋아요(Look for...encourage)

- 어깨를 몸통 아래로 밀착시켜 들리지 않도록 한다.
- 빗장뼈를 양 옆으로 펴준다.
- 꼬리뼈를 매트 위에 길게 밀착시킨다.
- 하지를 엉덩관절로부터 굽혔다 폈다 한다.
- 복부를 몸 안쪽으로 깊이 당겨 준다.

이렇게 하면 안돼요(Be aware of...prevent)

- 목과 어깨의 과긴장
- 허리뼈가 매트에서 들려 아치를 형성하는 것
- 발뒤꿈치 바닥으로 내리기 vs. 엉덩이를 축으로 하기

주요 활성 근육(Primary muscles activated)

옵션에 따라 달라질 수 있다. 활성화되는 주요 근육은 다음을 포함한다: 복근, 앞목갈비근, 목빗근, 엉덩허리근, 넙다리곧은근, 넙다리빗근, 큰모음근, 긴모음근, 짧은모음근, 두덩근, 두덩정강근, 넙다리두갈래근, 반막모양근, 반힘줄모양근, 장딴지근, 오금근, 넙다리근막긴장근, 발바닥근

크리스크로스 (Crisscross)

운동 시기 : 수술 후 6주에서 3개월
적용 부위 : 무릎과 엉덩관절
장소 : 엉덩관절 높이의 높은 매트

동작 설명(Instructions)

- 매트에 등을 대고 바로 눕는다. 무릎을 구부려 발을 발바닥을 매트나 바렐, 베개 등 위에 올려 놓는다. 작고 부드러운 공을 무릎 사이에 넣어 몸의 중앙선을 맞춰 준다.
- 머리와 어깨를 매트에 놓는다. 한 손을 다른 손 위에 겹쳐놓고, 머리뼈바닥 부분에 손을 놓고 엄지로 목의 측면을 따고 내려간다. 팔꿈치를 넓게 벌려 살짝 매트 밖으로 나오게 한다.
- 숨을 마시며 준비한다. 내쉬면서 어깨가 들리지 않도록 상체를 들고 복부를 조인다. 몸을 틀어 사선으로 회전을 시켜 왼쪽 손이 오른쪽 대퇴 바깥쪽으로 향하도록 한다. 이때 뻗은 손을 대퇴와 서로 저항을 주며 길게 신장시킨다. 3초 유지한다.
- 숨을 마시면서 몸을 바로 중앙으로 왔다가 반대 방향으로도 3초 유지하며 시행한다.
- 6번 반복한다.
- 필요에 따라 각 세트 후 시작자세로 돌아간다.
- 6번 반복하는 동안 상체는 들고 있는 상태를 유지한다.
- 동작을 하는 동안 꼬리뼈가 바닥에서 들리지 않도록 하여 중립척추를 유지한다.

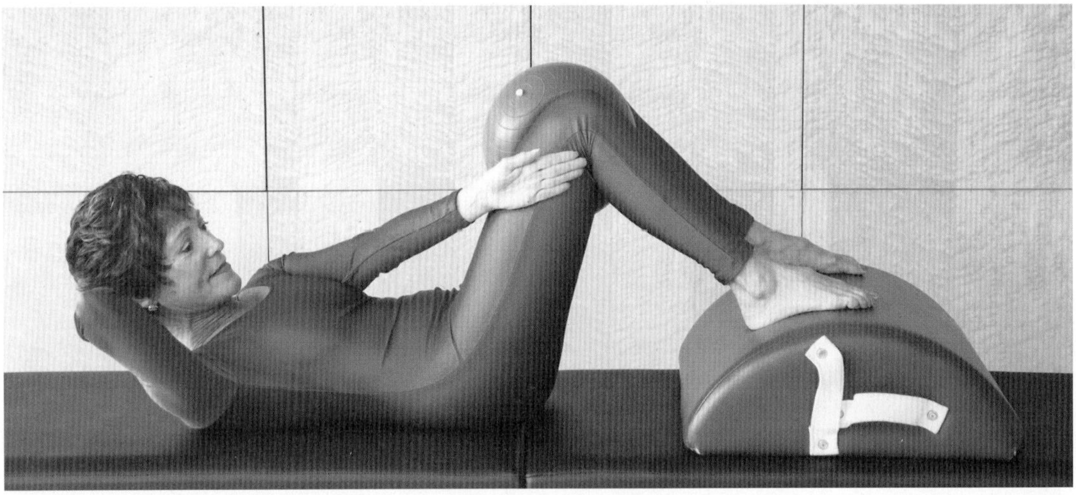

옵션(Option)

1. 공을 사용할 수 있다.

- 무릎 사이에 공을 끼운다.
- 손을 겹쳐 머리를 받쳐준 상태로 동작을 하되, 양 팔꿈치의 간격을 넓게 유지한다.
- 숨을 마시며 준비한다. 내쉬면서 어깨가 들리지 않도록 상체를 들고 복부를 조인다. 몸을 틀어 사선으로 회전을 시켜 왼쪽 어깨가 오른쪽 엉덩관절을 향하도록 한다. 이때 시선은 사선을 향하며 3초 유지한다.

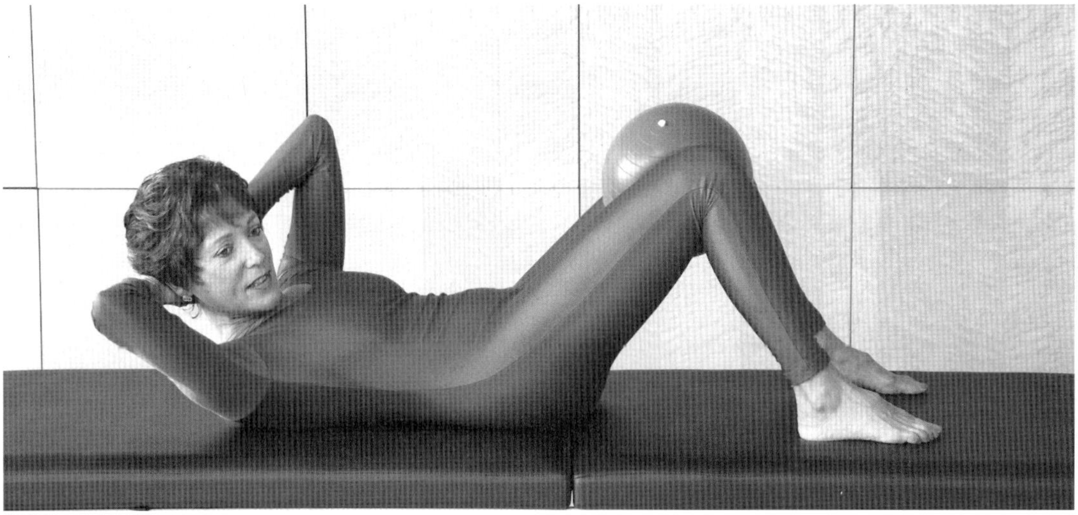

- 다시 몸의 중앙으로 되돌아간다. 숨을 마시며 준비한다. 내쉬면서 어깨가 들리지 않도록 상체를 들고 복부를 조인다. 몸을 틀어 사선으로 회전을 시켜 왼쪽 어깨가 오른쪽 엉덩관절을 향하도록 한다. 이때 시선은 사선을 향하며 3초 유지한다. 다시 몸의 중앙으로 되돌아간다.
- 동작을 하는 동안 볼을 골반과 다리가 몸의 중앙선에 유지할 수 있도록 낀 채로 5번 반복한다.

(계속)

2. 밴드를 사용할 수 있다.

- 밴드를 반으로 접어 양손에 잡고 머리 뒤에 위치한다. 양손 사이가 3–4인치(8–10 cm) 간격을 두고 동작을 시행한다.
- 어깨가 들리지 않도록 몸을 회전하여 사선으로 상체를 들어 올린다.
  2초 유지하고 반대방향도 동작한다. 5번 반복한다.
- 허리는 고정된 상태에서 어깨를 들어 몸의 회전시킨다.

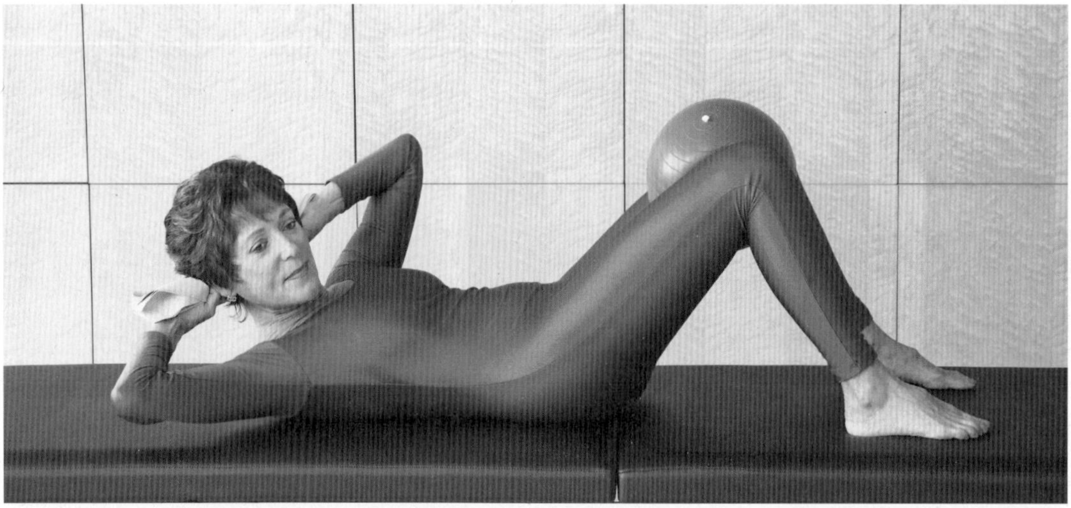

3. 한 달 정도가 지난 후 다리를 들어 올려 동작을 시행한다. 이 동작은 밴드와 패드*(a)*를 이용하거나 밴드와 볼*(b)*을 이용하여 동작할 수도 있다.

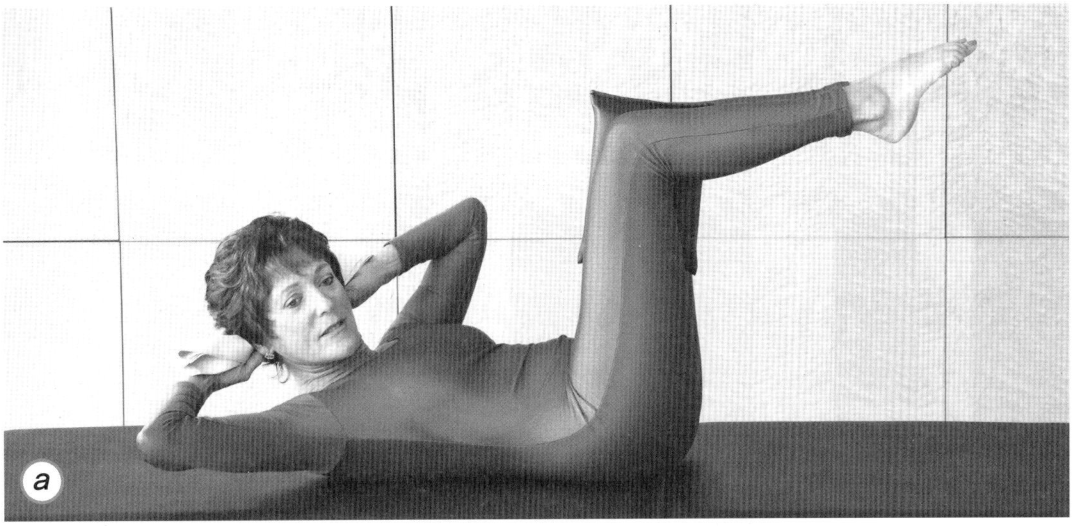

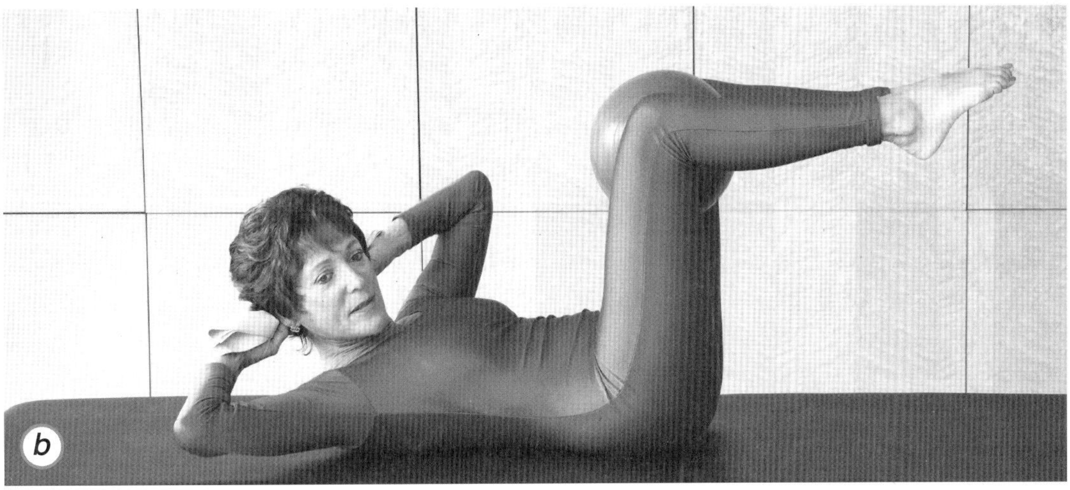

(계속)

4. 다리동작과 함께 할 수 있다.

- 매트 위에 등을 대고 누워 무릎을 구부리고 발바닥을 매트 위에 올려놓는다.
- 손을 겹쳐 머리를 받쳐준 상태로 동작을 하되, 양 팔꿈치의 간격을 넓게 유지한다.
- 숨을 마시며 준비한다. 내쉬면서 어깨가 들리지 않도록 상체를 들고 복부를 조인다. 몸을 틀어 사선으로 회전을 시켜 왼쪽 어깨가 오른쪽 무릎과 가까워 질 수 있도록 당겨준다. 이때 시선은 사선을 향하며 3초 유지한다.

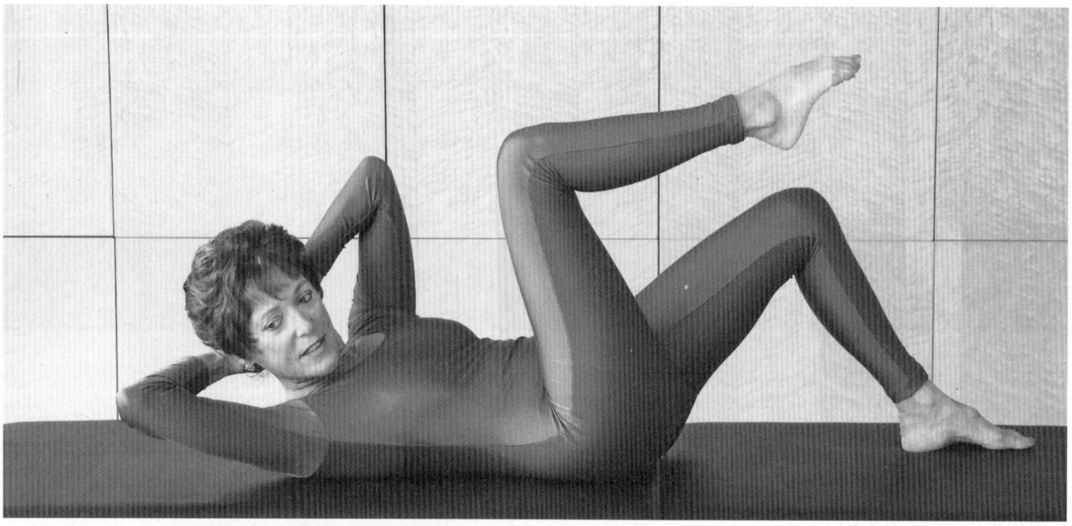

- 다시 몸의 중앙으로 되돌아간다. 반대방향도 시행한다.
- 숨을 마시며 준비한다. 내쉬면서 어깨가 들리지 않도록 상체를 들고 복부를 조인다. 몸을 틀어 사선으로 회전을 시켜 왼쪽 어깨가 오른쪽 무릎과 가까워 질 수 있도록 당겨준다. 이때 시선은 사선을 향하며 3초 유지한다.
- 동작을 하는 동안 볼을 골반과 다리가 몸의 중앙을 유지할 수 있도록 노력하여 5번 반복한다.
- **엉덩관절**(hip) : 처음 3개월 동안은 엉덩관절 굽힘각도는 90°–100° 간격을 유지한다.

이렇게 하면 좋아요(Look for...encourage)

- 몸통을 회전하는 동안 골반이 안정적으로 매트 위에 고정해야 한다.
- 몸통을 회전하는 동안 배빗근(복사근)이 반대편 엉덩관절 방향을 당겨질 수 있도록 수축한다.
- 동작을 하는 동안 팔꿈치는 넓게 유지한다.
- 동작을 하는 동안 어깨가 올라가거나 말리지 않도록 주의한다.
- 동작을 하는 동안 중립척추를 유지한다.

이렇게 하면 안돼요(Be aware of...prevent)

- 목과 어깨의 과도한 긴장
- 회전 시 팔꿈치를 무리하게 반대 엉덩관절을 향해 잡아당기는 것
- 꼬리뼈가 매트에서 들리거나 상체를 지나치게 들어 올리는 것

주요 활성 근육(Primary muscles activated)

옵션에 따라 달라진다. 활성화되는 주요 근육은 다음을 포함한다: 복근, 이두근, 어깨세모근, 삼두근, 앞목갈비근, 목빗근, 넙다리곧은근, 넙다리빗근, 큰모음근, 긴모음근, 짧은모음근, 두덩근, 엉덩허리근, 두덩정강근, 넙다리두갈래근, 반막모양근, 반힘줄모양근, 장딴지근, 오금근, 넙다리근막긴장근, 발바닥근

스파인 스트레치 포워드 (Spine Stretch Forward)

운동 시기 : 수술 후 6주에서 3개월
적용 부위 : 무릎과 엉덩관절
장소 : 엉덩관절 높이의 높은 매트

동작 설명(Instructions)

- 박스에 몸의 길게 세우고 앉아 골반이 발보다 높은 위치에 있게 한다. 다리를 길게 늘려 엉덩관절과의 간격을 유지하며, 무릎을 약간 구부리고 발목을 굽힘시킨다. 팔을 어깨 높이까지 들어 어깨와의 간격을 멀리 유지하여 다리와 평행하게 한다*(a)*.
- 마치 벽을 기대고 앉은 것처럼 척추를 바로 세우고 복부를 조여 깊숙이 당겨준다.
  숨을 내쉬면서 턱을 가슴속으로 당기면서 큰 볼를 굴리는 것 같이 척추 모양을 C 커브로 만들어 준다.
  어깨가 올라가지 않도록 몸통에 밀착시키고 복부는 더 조여 주며, 손은 앞으로 더 길게 뻗어준다*(b)*.
- 숨을 내쉬면서 다시 몸을 차례대로 세워준다. 이때 다시 척추를 곧게 세우고 팔은 다리와 평행하게 앞으로 나란히 해준다.
- **무릎**(knee) : 무릎은 약간 구구부리고 힘을 뺀다.
- **엉덩관절**(hip) : 90° 구부린 상태를 유지한다.
- 3–5번 반복한다.

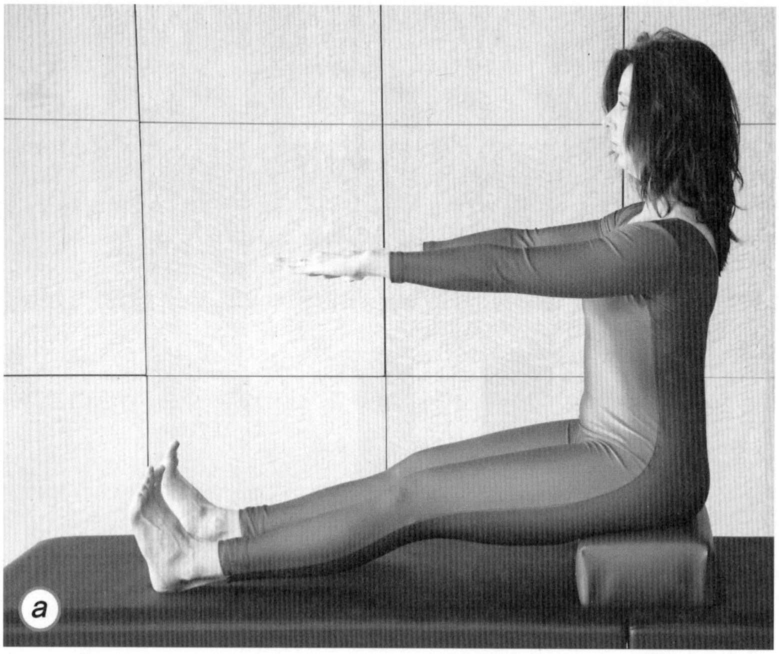

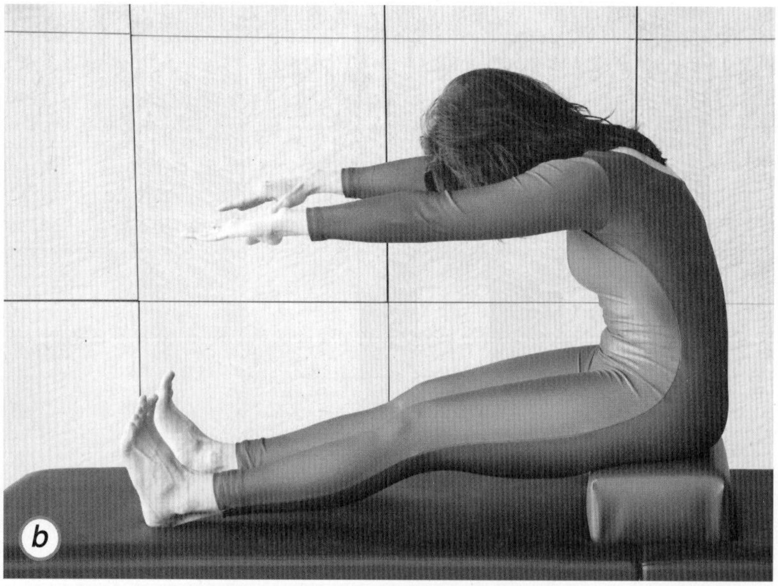

옵션(Option)

1. 부드럽고 작은 공을 무릎 밑에 지지해준다.

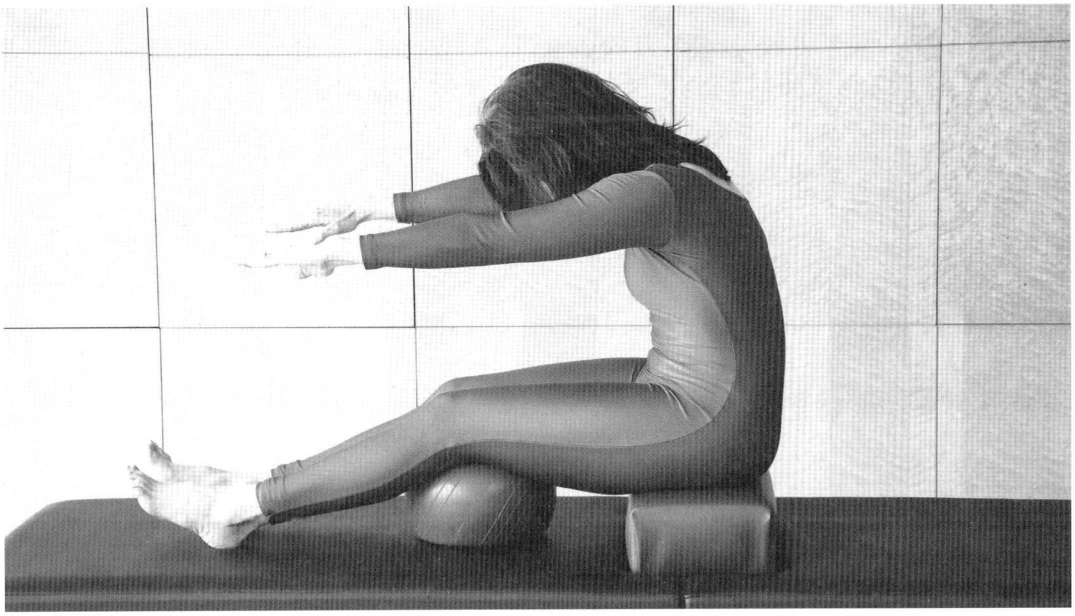

2. 팔을 들지 않고 허벅지 위에 얹어 동작을 한다.

3. 양팔에 나무막대(봉)들을 잡고 양쪽으로 잡아 늘린다는 느낌으로 어깨너비와 높이를 고정한다.

4. 박스를 빼고 매트에만 앉아서도 동작할 수 있다.

(계속)

이렇게 하면 좋아요(Look for...encourage)

- 어깨를 몸통에 밀착시켜서 위로 올라가거나 어깨가 굽지 않도록 한다.
- 척추를 천장 방향으로 길게 늘려 세워준다.
- 큰 공을 들고 있다는 상상을 하여 팔을 뻗는다.
- 허리를 척추 방향으로 조여 날씬하게 한다.
- 척추가 늘어나는 느낌으로 C커브를 만들어 준다.

이렇게 하면 안돼요(Be aware of...prevent)

- 등과 어깨의 과도한 굽힘
- 엉덩관절 굽힘근의 과도한 수축

주요 활성 근육(Primary muscles activated)

복근, 이두근, 삼두근, 어깨복합체, 엉덩허리근, 넙다리곧은근, 두덩근, 두덩정강근, 넙다리빗근, 긴모음근, 짧은모음근, 안쪽넓은근, 중간넓은근, 가쪽넓은근, 넙다리근막긴장근, 앞정강근, 뒤넙다리근(슬괵근)은 스트레치 됨(넙다리두갈래근, 반막모양근, 반힘줄모양근).

쏘 (Saw)

운동 시기 : 수술 후 6주에서 3개월
적용 부위 : 무릎과 엉덩관절
장소 : 엉덩관절 높이의 높은 매트

동작 설명(Instructions)

- 패드나 박스 등을 골라 앉아 골반이 발보다 높은 위치에 있도록 한다. 골반의 너비보다 다리를 넓게 벌려 길게 뻗어준다. 발목을 구부려 세우고 양팔을 양 옆으로 길게 스트레칭 하듯 뻗어 바닥과 평행하게 한다.
- **무릎**(knee) : 부드럽게 무릎을 약간 구부린다*(a)*.
  - 숨을 마시면서 준비한다. 숨을 내쉬면서 골반은 고정한 채 몸통을 오른쪽으로 회전한다. 턱과 가슴의 간격은 일정하게 유지한 채 허리를 숙이는데, 양쪽으로 뻗는 손바닥은 바닥을 향하게 하고 왼손의 끝이 오른쪽 발가락을 향하도록 한다. 동작을 하는 동안 시선은 뒤쪽 손을 향한다*(b)*.
  - 복부를 척추 방향으로 잡아 당겨주고 왼쪽 엉덩관절이 움직이지 않도록 잘 고정한다.
  - 숨을 들이마시면서 다시 원래대로 중앙으로 몸을 세운다.
  - 숨을 내쉬면서 반대방향으로 동작한다.
  - 각 방향으로 5번씩 반복한다.

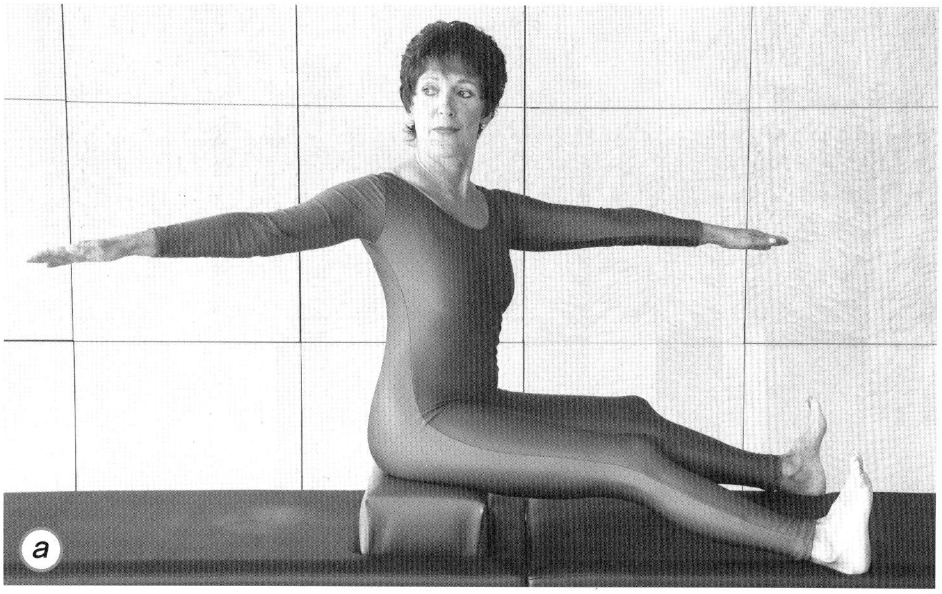
a

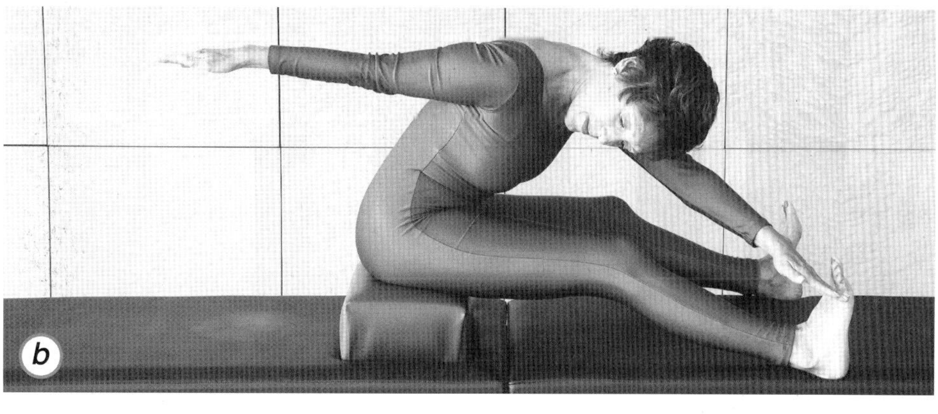
b

(계속)

■ **엉덩관절**(hip) : 무릎을 약간 구부려서 부드러운 상태를 유지한다.

- 숨을 마시면서 준비한다. 숨을 내쉬고, 복부를 조이고 왼쪽 엉덩이를 뒤편으로 당기면서 허리부터 오른쪽으로 튼다. 동작을 한 상태에서 2초 멈춘다.
- 숨을 들이마시면서 다시 원래대로 중앙으로 몸을 세운다.
- 숨을 내쉬면서 반대방향으로 동작한다. 동작을 한 상태에서 2초 멈춘다.
- 각 방향으로 5번씩 반복한다.
- 수술 후 3개월이 지나서야 할 수 있다.

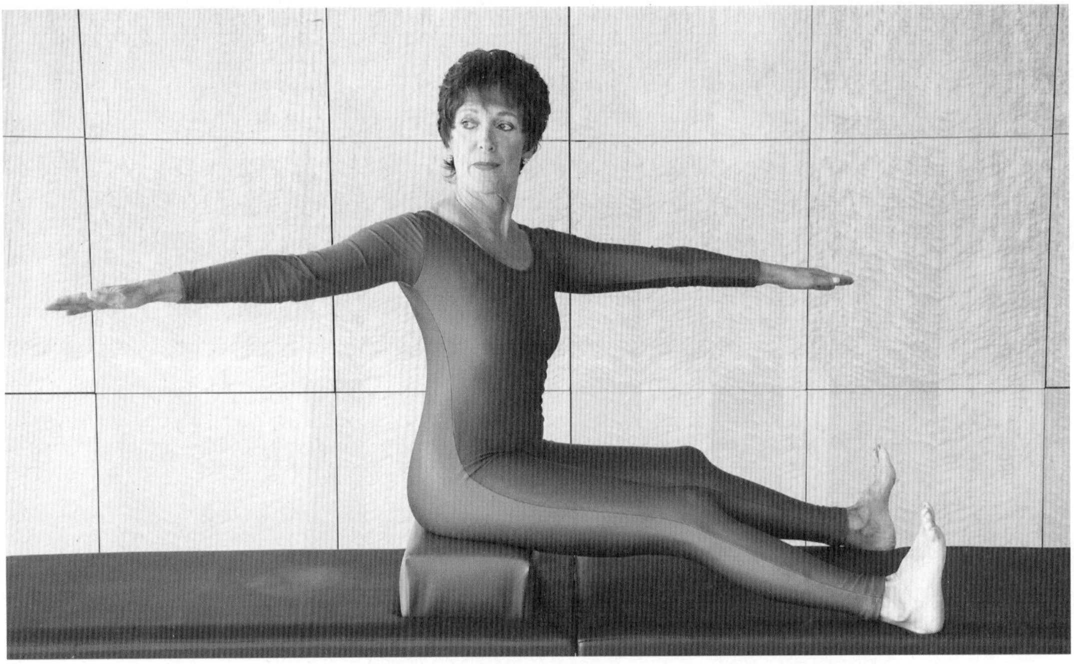

이렇게 하면 좋아요(Look for...encourage)

- 발가락을 향해 손을 뻗을 때 손바닥이 바닥을 향하며, 척추가 늘어나는 상상을 한다.
- 새끼 발가락을 향해 위로 움직인다.
- 귀가 무릎으로 가까워 질 수 있도록 동작한다.
- 어깨가 들리지 않도록 몸통에 밀착시킨다.
- 복부를 척추 쪽으로 날씬하게 조여준다
- 벽에 기대서 있는 것처럼 척추를 길고 곧게 세워준다.

이렇게 하면 안돼요(Be aware of...prevent)

- 발이 안이나 밖으로 구부러짐
- 동작 시, 골반의 접힘
- 어깨 정렬의 무너짐

주요 활성 근육(Primary muscles activated)

복근, 이두근, 삼두근, 어깨복합체, 뭇갈래근, 돌림근(회전근), 엉덩허리근, 넙다리곧은근, 두덩근, 두덩정강근, 넙다리빗근, 긴모음근, 짧은모음근, 안쪽넓은근, 중간넓은근, 가쪽넓은근, 넙다리근막긴장근, 앞정강근, 뒤넙다리근(슬괵근) 스트레치 됨(넙다리두갈래근, 반막모양근, 반힘줄모양근)

스완 준비운동 (Swan Prep)

운동 시기 : 수술 후 6주에서 3개월
적용 부위 : 무릎과 엉덩관절
장소 : 엉덩관절 높이의 높은 매트

동작 설명(Instructions)

- 엎드려 눕는다. 손이나 베개로 이마를 받쳐준다*(a)*.
- 다리를 골반 너비로 벌리고 양 다리를 나란하게 놓아주며, 어깨를 몸통 아래로 밀착시킨다.
- 발가락을 끝을 길게 늘리고, 두덩뼈를 매트를 향하게 살짝 누르고, 엉덩이와 허벅지를 살짝 아래로 늘린다.
- 복부를 조여 당겨 매트에서 복부가 멀어져 공간이 남도록 한다.
- 숨을 마시고, 머리와 가슴을 바닥에서 들고 2초를 멈춘다. 숨을 내쉬고, 머리와 가슴을 길게 늘리 듯 매트로 내려 놓는다*(b)*.
- 3–5번 반복한다.

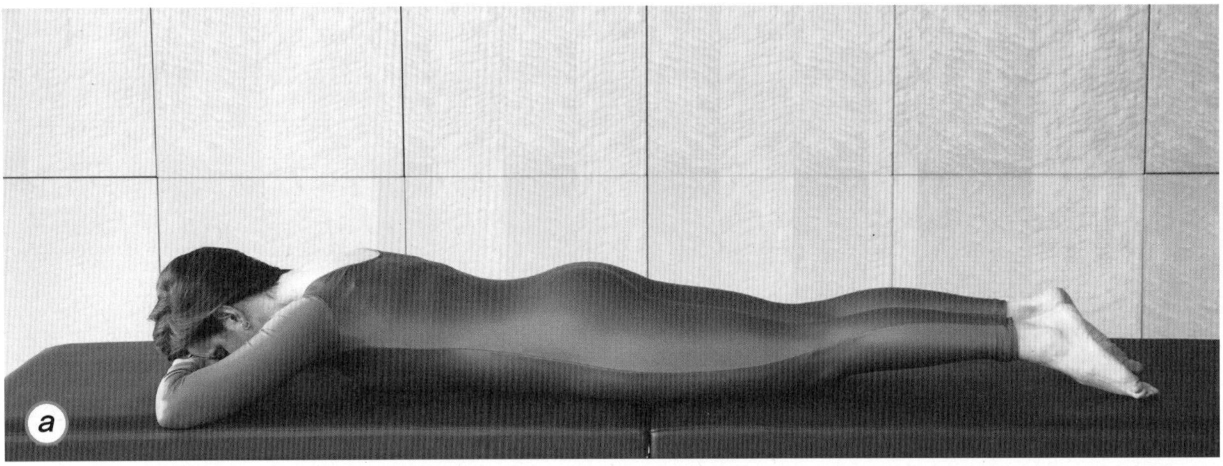
a

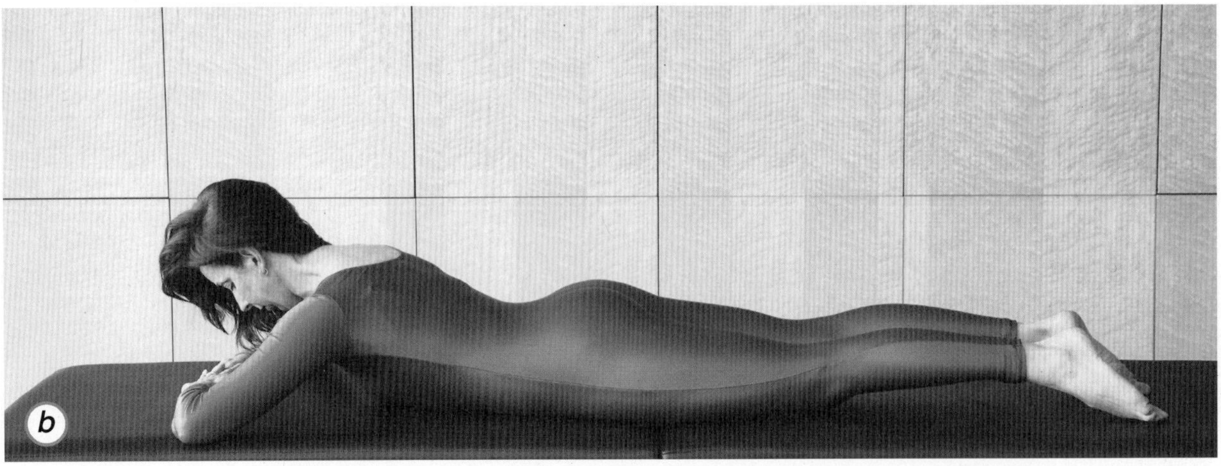
b

옵션(Option)

1. 복부와 골반에 수건을 받쳐 준다.

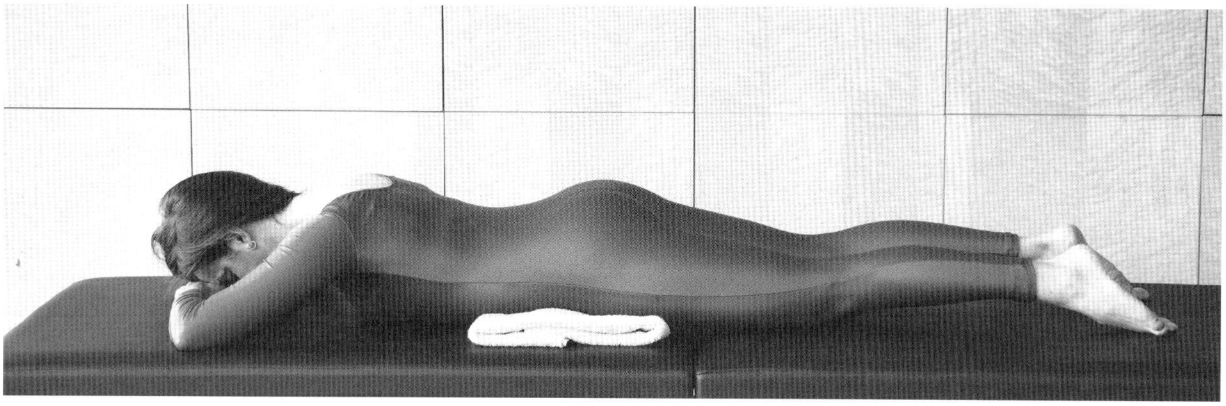

2. 복부와 골반에 수건을 받쳐주고, 무릎 아래에 또 하나의 수건을 받쳐준다.

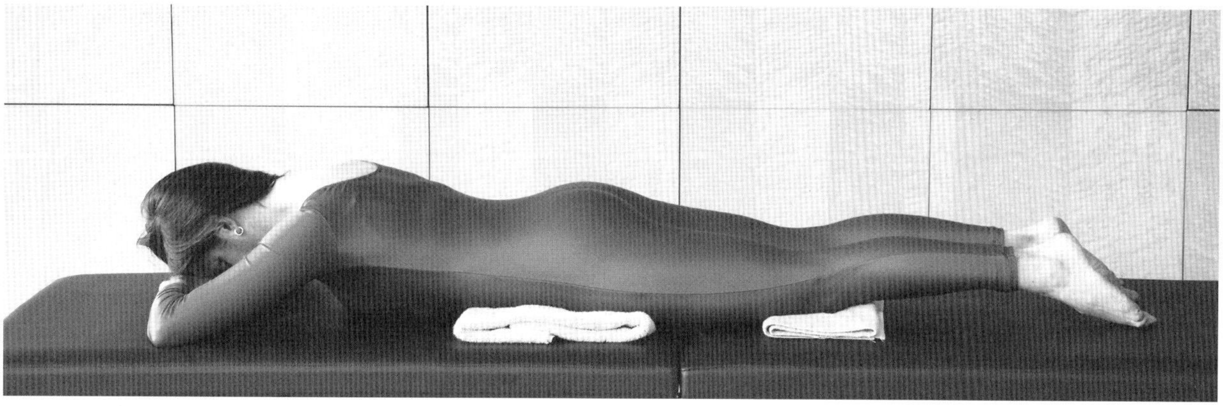

3. 매트 위에서 엎드려 눕는다. 이마를 매트 위에 두고 손바닥을 위로 향하게 한 상태에서 팔을 몸통 양 측면의 옆, 약간 아래에 둔다. 발을 엉덩이 너비로 벌리고, 양 다리를 나란하게 놓으며, 어깨를 뒤로 미는 느낌을 느낀다. 복부를 조여 배꼽이 매트에서 떨어지는 느낌을 느낀다. 숨을 마시고 머리를 들기 시작한 후 매트에서 가슴을 든다. 2를 세고, 숨을 내쉰 후 길게 늘리듯 매트로 돌아온다.

(계속)

이렇게 하면 좋아요(Look for...encourage)

- 척추의 라인에 맞게 머리의 위치를 잘 유지한다.
- 어깨를 몸통 아래로 밀착시키고 몸통을 길게 늘려준다.
- 배꼽을 척추로 잡아당긴다.

이렇게 하면 안돼요(Be aware of...prevent)

- 허리뼈의 과도한 폄

주요 활성 근육(Primary muscles activated)

복근, 머리널판근, 목널판근, 가로가시근군, 척주세움근군, 허리네모근(보조), 가로돌기사이근, 가시사이근, 넓은등근, 큰볼기근, 중간볼기근(후부), 큰모음근(궁둥뼈결절 부분), 넙다리두갈래근, 반힘줄모양근, 반막모양근, 넙다리곧은근, 안쪽넓은근, 중간넓은근, 가쪽넓은근, 넙다리근막긴장근, 뒤정강근, 장딴지근, 가자미근, 발바닥근

싱글-레그 킥 (Single-Leg Kick)

운동 시기 : 수술 후 6주에서 3개월
적용 부위 : 무릎과 엉덩관절
장소 : 엉덩관절 높이의 높은 매트

동작 설명(Instructions)

- 엎드려 눕는다. 아래팔과 팔꿈치로 어깨를 지지해 상체를 세운다. 주먹을 쥔 상태로 손바닥이 서로를 향하게 한다. 다리는 엉덩관절과 멀어지듯 길게 뻗어준다.
- 머리와 가슴은 들고 갈비뼈는 바닥에서 대며 척추를 길게 폄시켜 준다.
- 링을 잡고 있듯이 아래팔을 바닥을 눌러준다.
- 동작을 하는 동안 위의 자세를 안정적으로 유지한다.
- 발가락에 힘을 빼되, 복부를 척추 쪽으로 조이고, 엉덩이 근육을 약간 힘을 주고 두덩뼈가 바닥을 눌러 유지할 수 있게 한다.
- 오른쪽 무릎을 구부려 뒤꿈치가 엉덩이를 향하여 찬다. 다시 원상태로 다리를 길게 펴준다. 다리를 찰 때는 두 번 연속해서 차고 한 번 다리를 길게 펴준다. 동작은 천천히 하되 움직임을 잘 조절하여 시행한다. 호흡은 일반적으로 한다.
- **무릎**(knee) : 무릎을 5-8인치(13-20 cm)만 구부린다. 천천히 잘 조절하여 동작한다. 두 번 연속으로 다리를 구부리지 *않는다(a).*

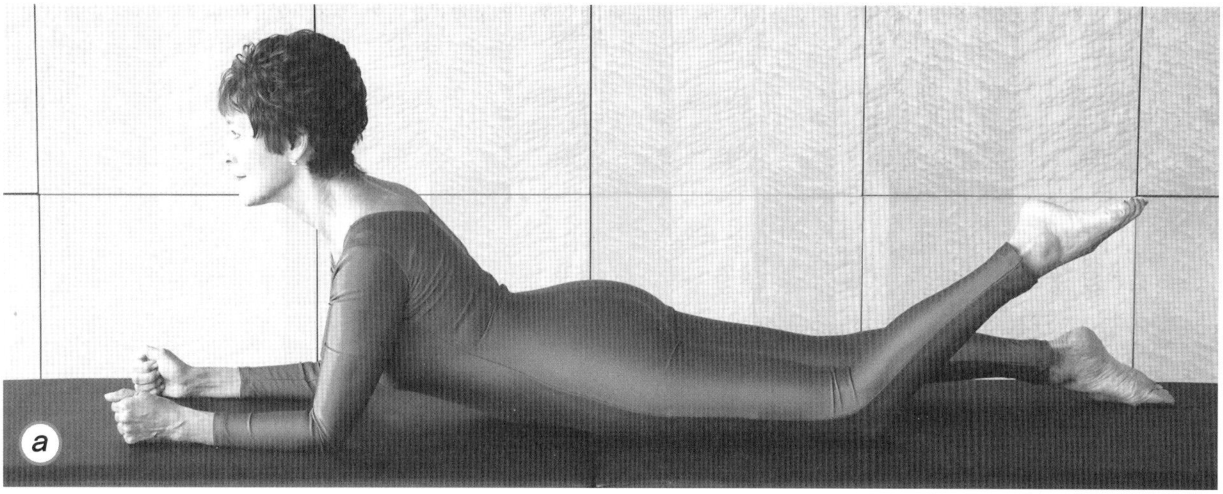

a

(계속)

- **엉덩관절**(hip) : 불안감을 느끼지 않는 범위에서 엉덩이 방향으로 무릎을 구부린다(*b*).
- 각 다리에 6번 반복한다.

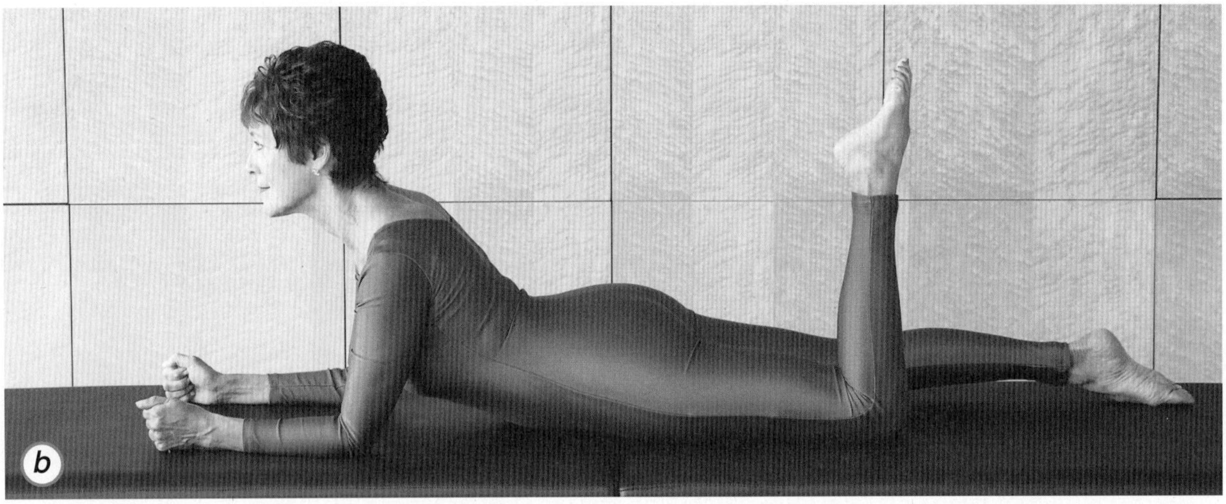

옵션(Option)

1. 몸통을 매트 위로 내려놓고 손으로 베개를 만든다. 손으로 이마를 받쳐준다. 다리를 매트 위로 길게 늘리고 엉덩이 너비로 다리를 놓아둔다. 복부를 조인다. 오른쪽 무릎을 엉덩이를 향해 구부린다. 발뒤꿈치를 엉덩이 쪽으로 찬다.오른쪽 다리를 늘려 매트 위에 둔다. 왼쪽 뒤꿈치를 엉덩이 쪽으로 차고, 왼쪽 다리를 늘여 매트 위에 둔다. 천천히 움직여 동작을 통제하고 한 번에 한 다리씩 동작을 한다. 세트를 진행하면서 평상시 호흡을 유지한다. 이 무릎 변형 동작을 한다면, 세게 움직여서는 안 된다.

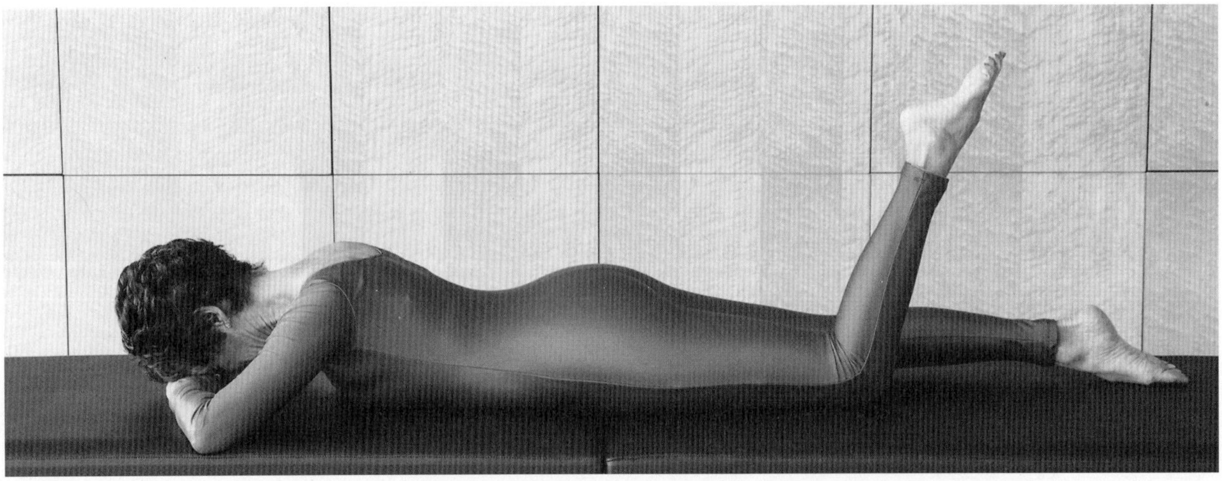

2. 안정감을 가질 수 있도록 수건을 몸통에 받쳐주고, 엉덩관절*(a)* 혹은 무릎*(b)* 버전으로 시행한다.

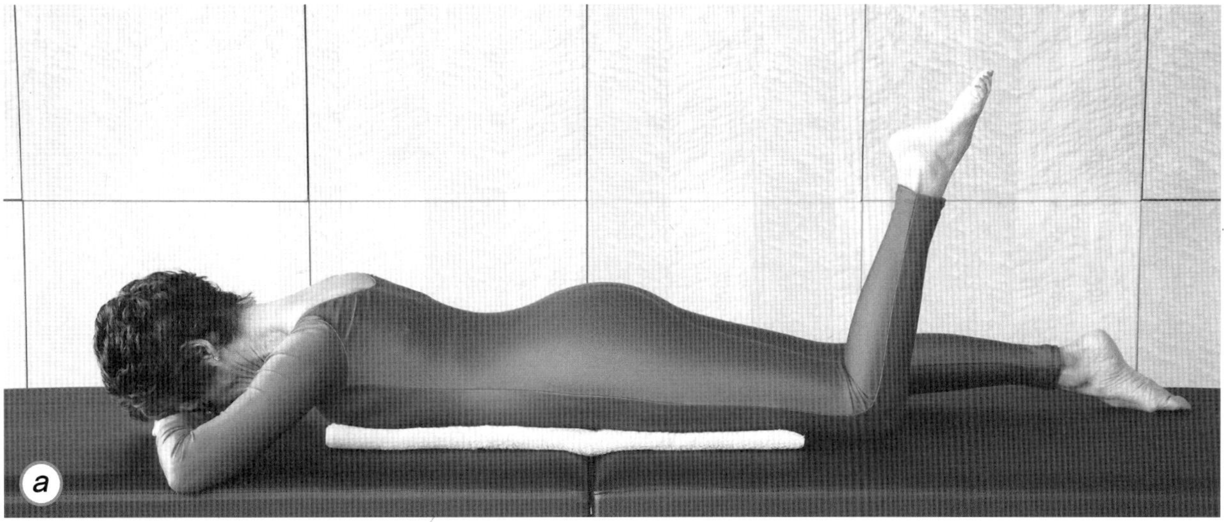

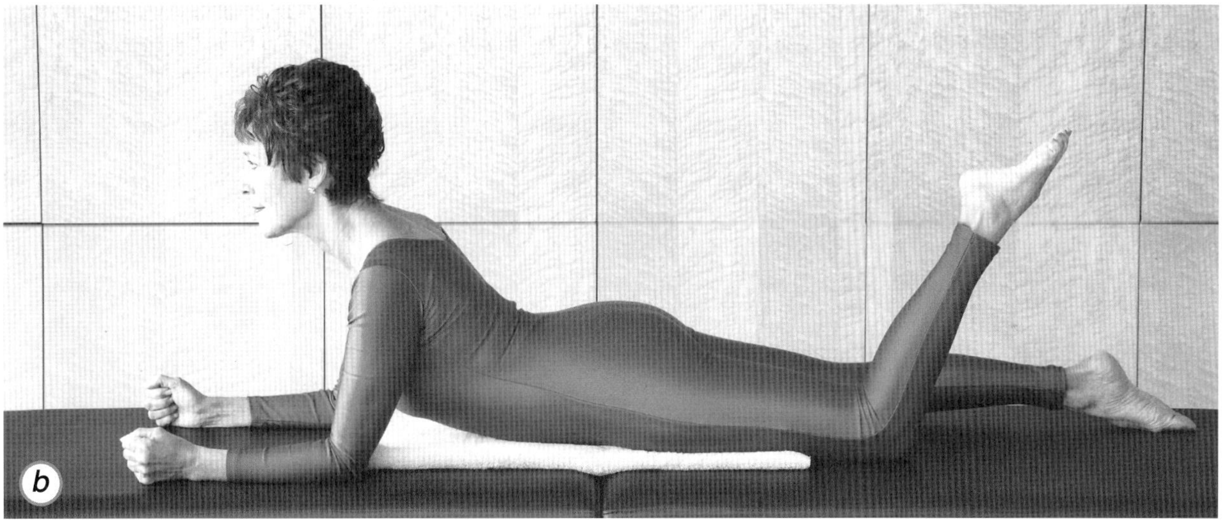

(계속)

이렇게 하면 좋아요(Look for...encourage)

- 아래팔을 바닥을 눌러 가슴을 들어 올린다.
- 어깨를 몸통 아래로 밀착시켜 안정감을 준다.
- 무릎과 엉덩관절의 통증없는 동작을 한다.
- 복부을 척추로 잡아당겨 매트와 멀어지도록 한다.
- 동작을 하는 동안 엉덩관절을 안정되게 고정한다.

이렇게 하면 안돼요(Be aware of...prevent)

- 허리뼈의 과도한 과신전
- 어깨뼈 사이의 무너짐
- 코어 조절 능력 약화
- 동작 중 몸통의 좌우 흔들림

주요 활성 근육(Primary muscles activated)

복근, 삼두근, 이두근, 어깨 복합체, 머리널판근, 목널판근, 가로가시근군, 척주세움근군, 허리네모근(보조), 가로돌기사이근, 가시사이근, 넓은등근, 큰볼기근, 중간볼기근(후부), 큰모음근(궁둥뼈결절 부분), 넙다리두갈래근, 반힘줄모양근, 반막모양근, 두덩정강근, 장딴지근, 넙다리빗근, 오금근, 발바닥근, 넙다리곧은근, 안쪽넓은근, 중간넓은근, 가쪽넓은근, 뒤정강근, 가자미근.

숄더 브릿지-변형본 (Shoulder Bridge—Modified)

운동 시기 : 수술 후 6주에서 3개월
적용 부위 : 무릎과 엉덩관절
장소 : 엉덩관절 높이의 높은 매트

동작 설명(Instructions)

- 등을 대고 바로 눕고, 무릎을 구부리며, 발을 바렐 위에 놓아준다. 발은 골반 너비로 벌리고 양팔은 길게 늘려 몸통 옆에 두되, 약간 벌려 V자가 되도록 한다. 손바닥은 바닥을 향한다.
- 부드럽고 작은 공을 무릎 사이에 끼운다. 발가락, 발뒤꿈치, 무릎, 엉덩관절이 평행하게 유지되었는지 확인한다.
- 숨을 마시면서 동작을 준비하고, 내쉬면서 발을 바닥을 눌러 꼬리뼈를 말아 올린다. 허리뼈 부분까지만 들어 올린다*(a)*.

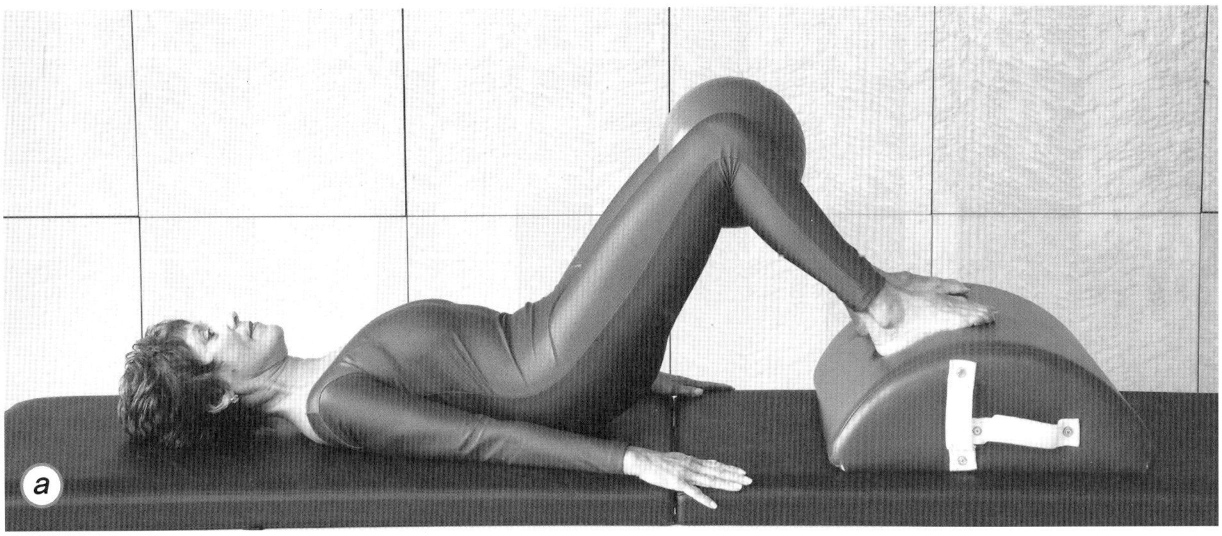

(계속)

숄더 브릿지-변형본 (Shoulder Bridge-Modified) *(계속)*

- 숨을 마시면서 동작을 준비하고, 내쉬면서 다시 시작자세로 꼬리뼈를 내려놓는다. 천천히 동작한다.
- 3번 반복한다.
- 위의 동작을 하되, 운동 범위를 어깨부분까지 척추를 들어 올린다. 천천히 동작한다*(b)*.
- 동작을 하는 동안 척추의 분리적으로 움직일 수 있도록 조절한다.
- 바렐를 사용하지 않을 경우, 뒤꿈치가 무릎보다 3인치(8cm) 정도 앞으로 위치하여 동작한다*(c)*.

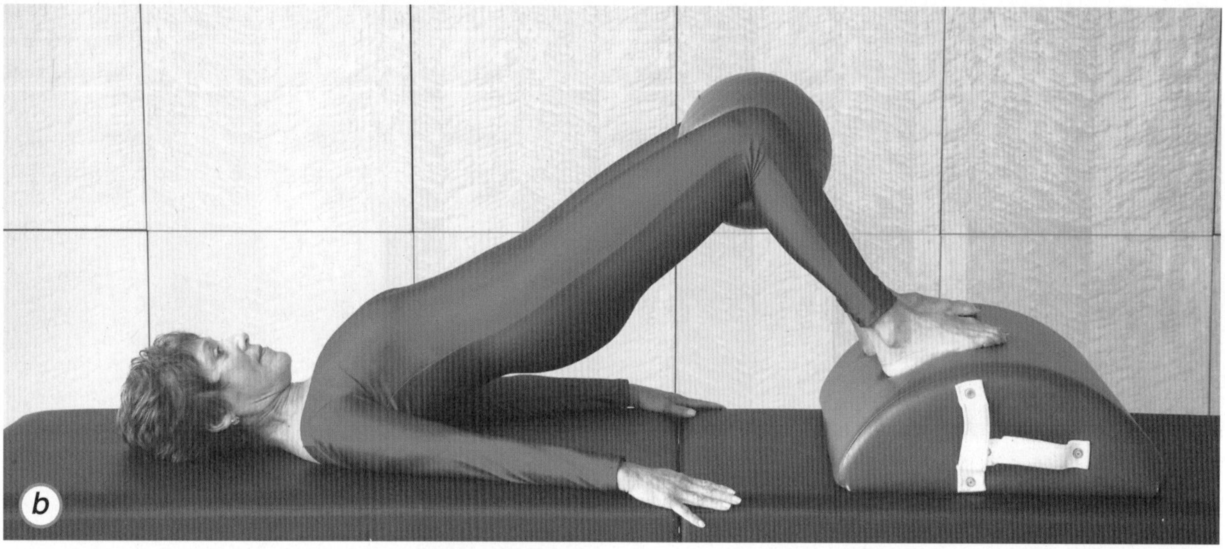
b

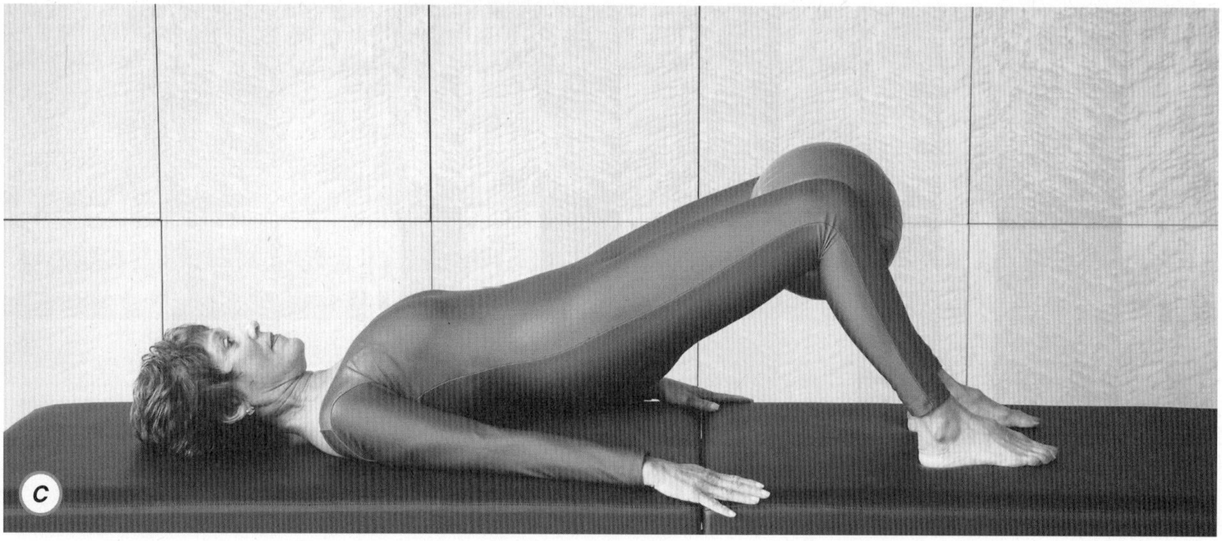
c

옵션(Option)

박스 등을 사용*(a)*하거나 공을 사용하지 않는다*(b)*. 다리 간격을 일정하게 지킨다.

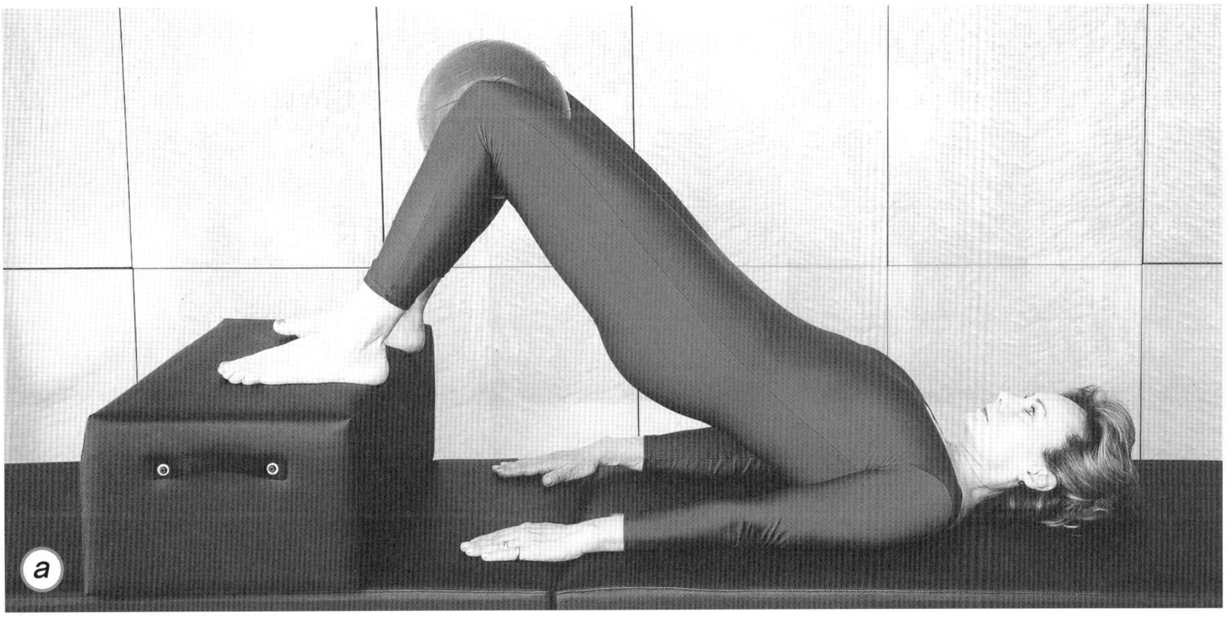

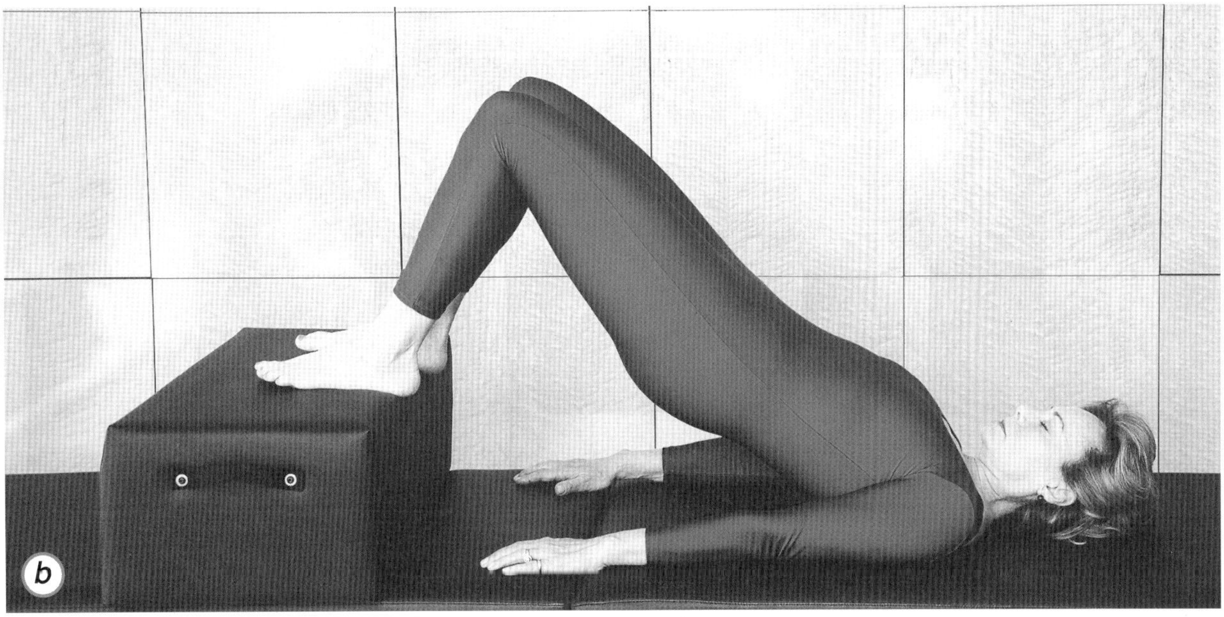

(계속)

이렇게 하면 좋아요(Look for...encourage)

- 복부를 몸 안으로 깊이 조인다.
- 척추의 분절 움직임을 유도한다.
- 동작을 하는 동안 어깨와 무릎 사이를 길게 유지한다.
- 동작을 하는 동안 양 골반을 안정감 있게 평행하게 유지한다.

이렇게 하면 안돼요(Be aware of...prevent)

- 허리뼈의 과도한 폄
- 뒤넙다리근(슬괵근)의 지나친 수축
- 골반의 불안정성과 틀어짐
- 볼기근의 지나친 수축

주요 활성 근육(Primary muscles activated)

복근, 넙다리곧은근, 넙다리빗근, 두덩근, 엉덩허리근, 큰볼기근, 중간볼기근(후부), 넙다리두갈래근, 반힘줄모양근, 반막모양근, 넙다리근막긴장근, 큰모음근, 긴모음근, 짧은모음근, 두덩정강근, 오금근, 발바닥근, 장딴지근

티저 준비운동 1 (Teaser Prep 1)

운동 시기 : 수술 후 6주에서 3개월
적용 부위 : 무릎과 엉덩관절
장소 : 엉덩관절 높이의 높은 매트

동작 설명(Instructions)

- 등을 대고 바로 누워 무릎을 약간 구부린다. 부드럽고 작은 공을 무릎 사이에 끼우고, 길게 늘린 팔을 천장 방향으로 뻗고, 손바닥은 허벅지를 향하도록 한다*(a)*.
- 숨을 마시면서 동작을 준비한다. 머리, 목, 어깨 등을 차례로 바닥에서 들어 올린다. 이때 턱을 가슴으로 당기고, 팔은 대퇴와 평행하게 둔다. 천천히 몸을 말아 올리며 배꼽을 척추 쪽으로 조여 복부를 수축한다*(b)*.

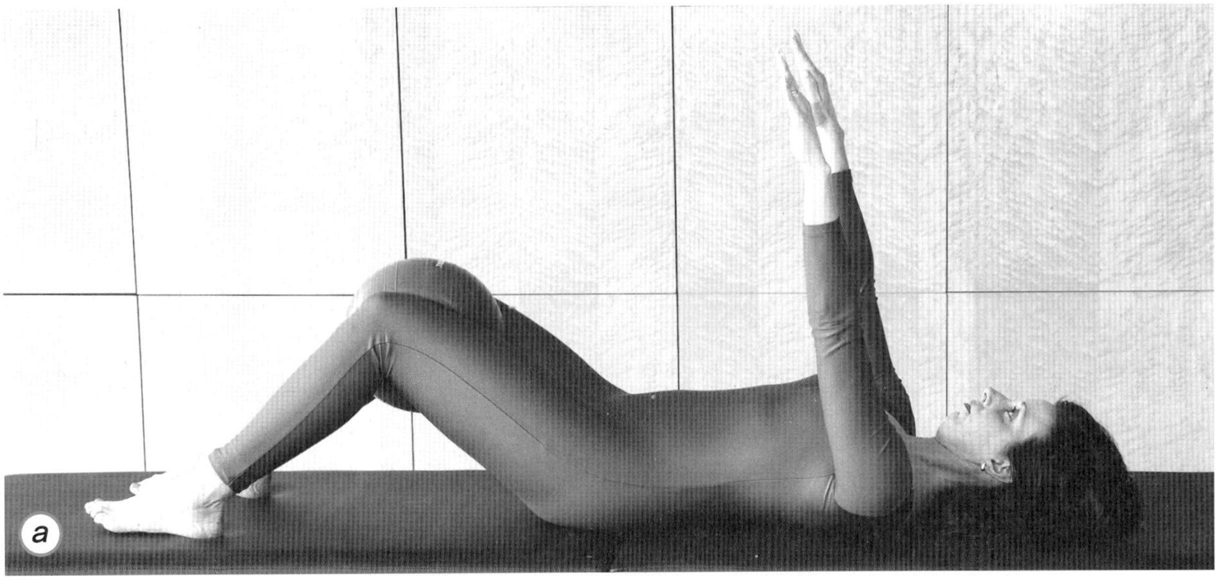

a

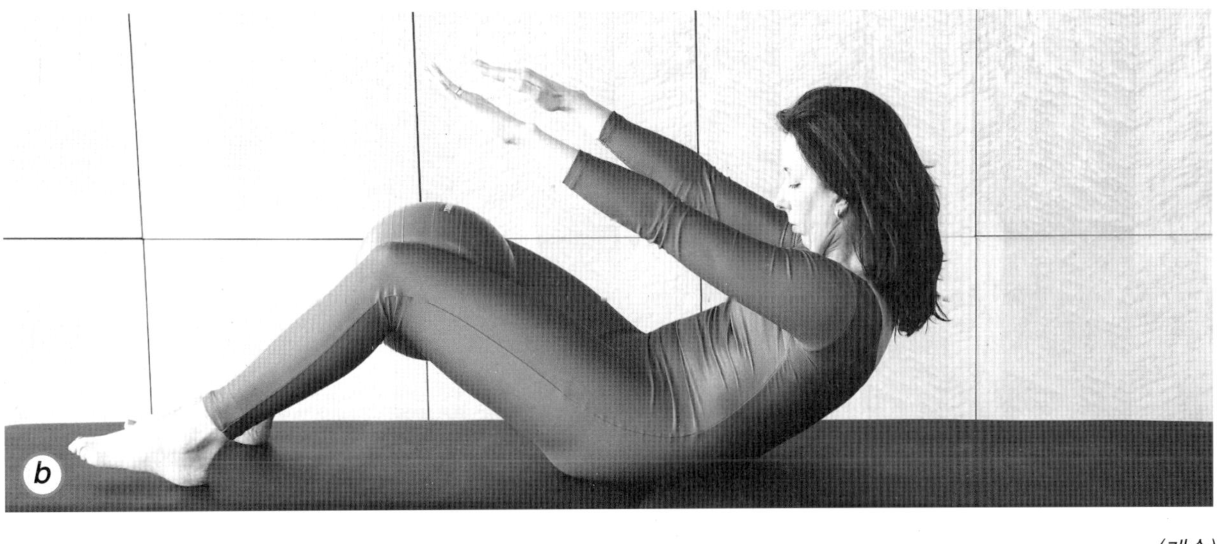

b

(계속)

티저 준비운동 1 (Teaser Prep 1) *(계속)*

- **무릎**(knee) : 무릎 사이에 공을 끼여 양 다리를 평해하고 부드럽게 유지한다. 5초 유지한다*(c)*.
- **엉덩관절**(hip) : 3개월까지 할 수 있는 동작으로 엉덩관절 굽힘각도는 90°-100° 범위 내에서 동작을 유지한다*(d)*.
- 숨을 내쉬면서 다시 뒤로 눕는다. 동작 중에 몸의 중앙선을 지키도록 복부를 수축하여 잘 유지한다.
- 3번 반복한다.
- 도전 : 8번 반복한다.

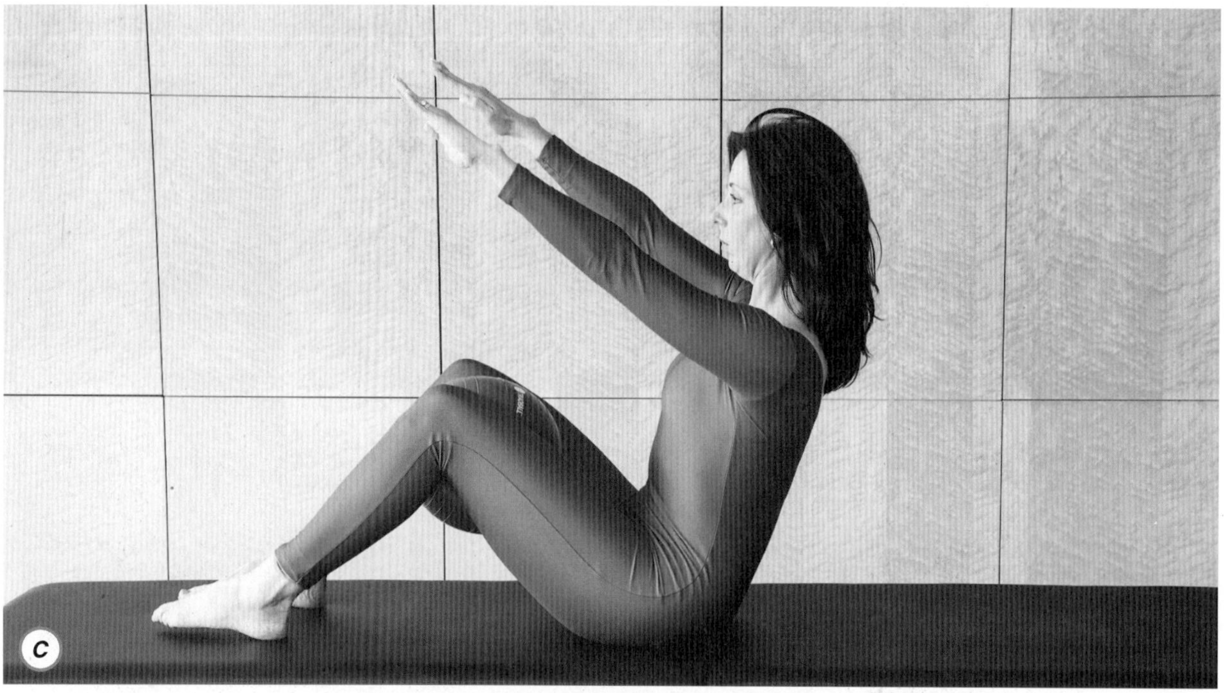
c

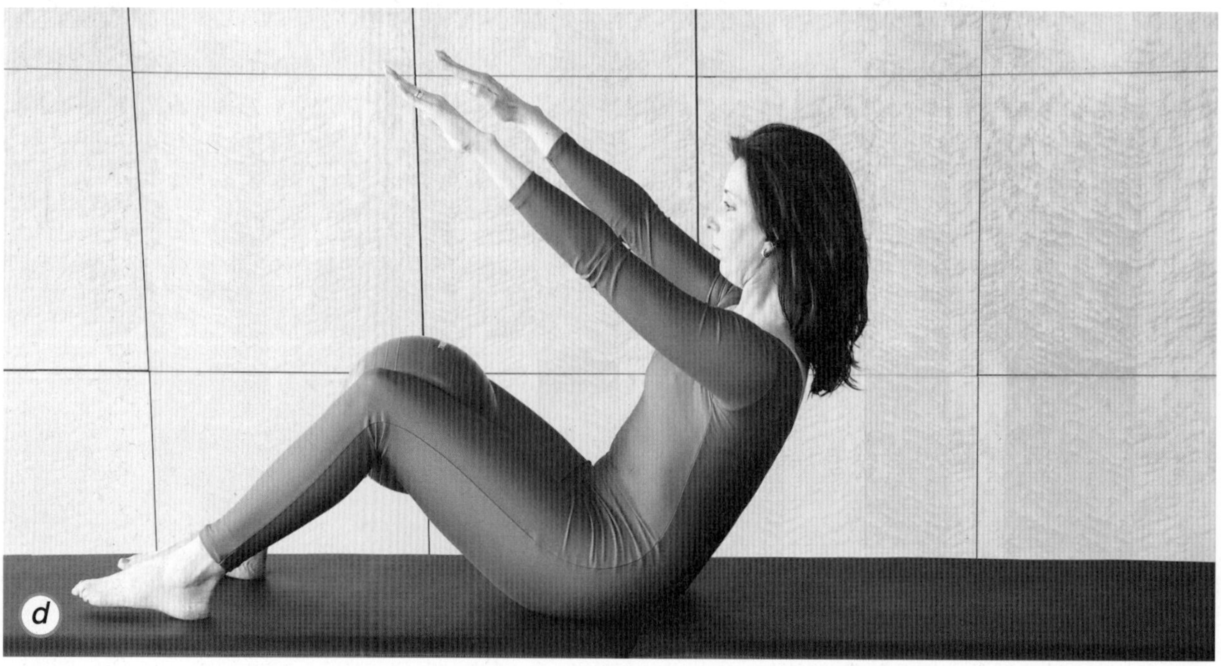
d

옵션(Option)

척추의 분절을 유도하기 위해서 손으로 다리를 걸어 올라가듯 잡아 상체를 일으킨다.

이렇게 하면 좋아요(Look for...encourage)

- 어깨를 몸통 아래로 밀착시켜 어깨가 굽지 않도록 한다.
- 복부를 조인다.
- 척추의 분절을 고르게 분절시킨다.
- 시선은 동작을 따라간다.
- 상체를 들어 올릴 때 가볍게 동작한다.
- 관성없이 통제할 수 있는 곳까지 들어 올린다.

이렇게 하면 안돼요(Be aware of...prevent)

- 동작 시 과도한 부하
- 코어 조절 부족
- 어깨 정렬 무너짐

주요 활성 근육(Primary muscles activated)

복근, 이두근, 어깨 복합체, 넙다리곧은근, 넙다리빗근, 두덩근, 엉덩허리근, 큰모음근, 긴모음근, 짧은모음근, 두덩정강근, 넙다리두갈래근, 반힘줄모양근, 반막모양근, 넙다리근막긴장근, 장딴지근, 오금근, 발바닥근

티저 준비운동 2 (Teaser Prep 2)

운동 시기 : 수술 후 6주에서 3개월
적용 부위 : 무릎과 엉덩관절
장소 : 엉덩관절 높이의 높은 매트

동작 설명(Instructions)

- 등을 대고 누워 왼쪽 다리를 구부리고 오른쪽 다리는 길게 편다. 팔을 길게 들어 천장을 향하고 손바닥은 허벅지를 향한다*(a)*.
- 숨을 마시면서 동작을 준비한다. 머리, 목, 어깨 등을 차례로 바닥에서 들어 올린다. 이때 턱을 가슴으로 당기고, 팔은 대퇴와 평행하게 둔다. 천천히 몸을 말아 올리며 배꼽을 척추 쪽으로 조여 복부를 수축한다*(b)*.

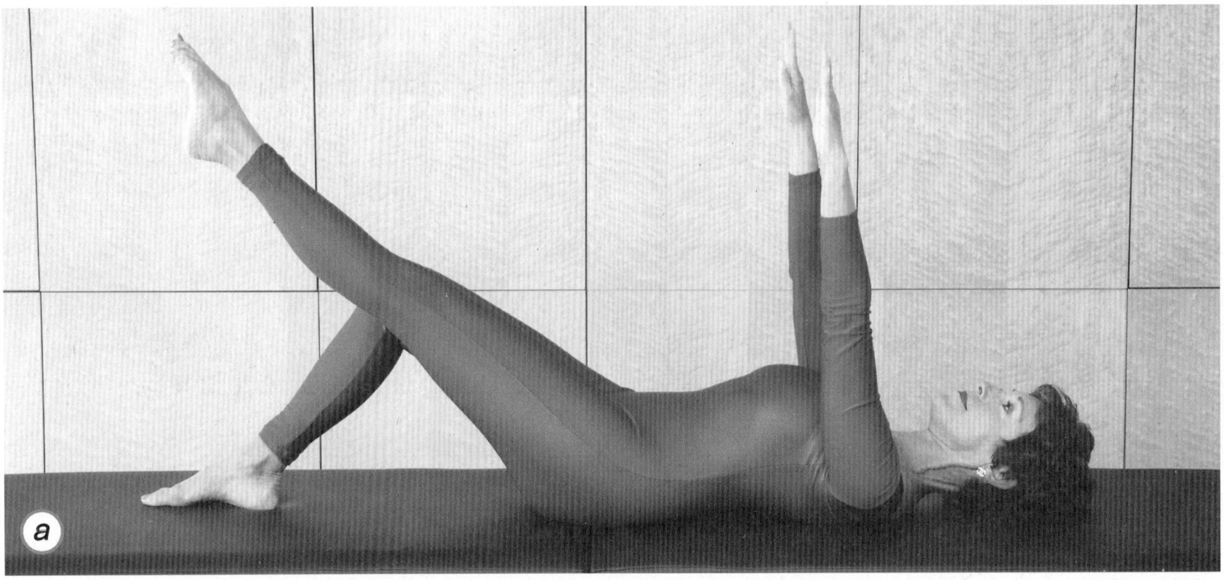

a

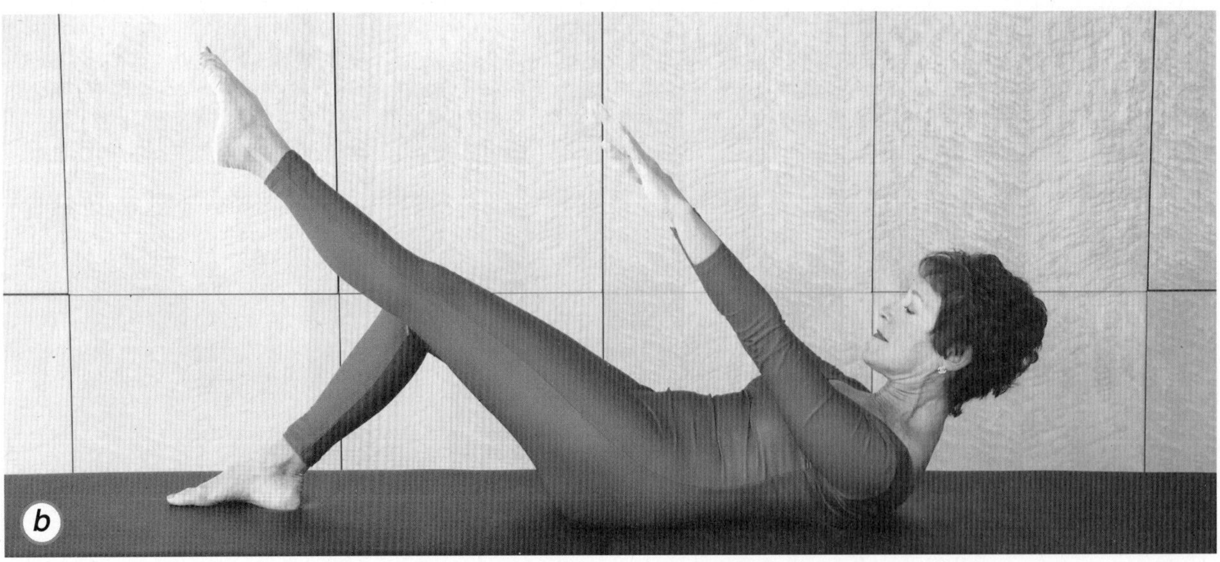

b

■ 상체를 들어 허리뼈에는 C 커브를 유지하여 가슴과 머리는 길게 늘려준다.
■ 5초 유지한다.
■ 숨을 내쉬면서 다시 뒤로 눕는다. 동작 중에 몸의 중앙선을 지키도록 복부를 수축하여 잘 유지한다.
■ **무릎**(knee) : 양 무릎을 평행하게 정중앙를 유지한다*(c)*.
필요하다면 무릎 사이에 패드를 넣을 수도 있다.
■ **엉덩관절**(hip) : 3개월까지 가능하며, 엉덩관절 굽힘각도는 90°–100° 범위를 유지한다*(d)*.
■ 3회 반복한다.
■ 도전 : 8번 반복한다.

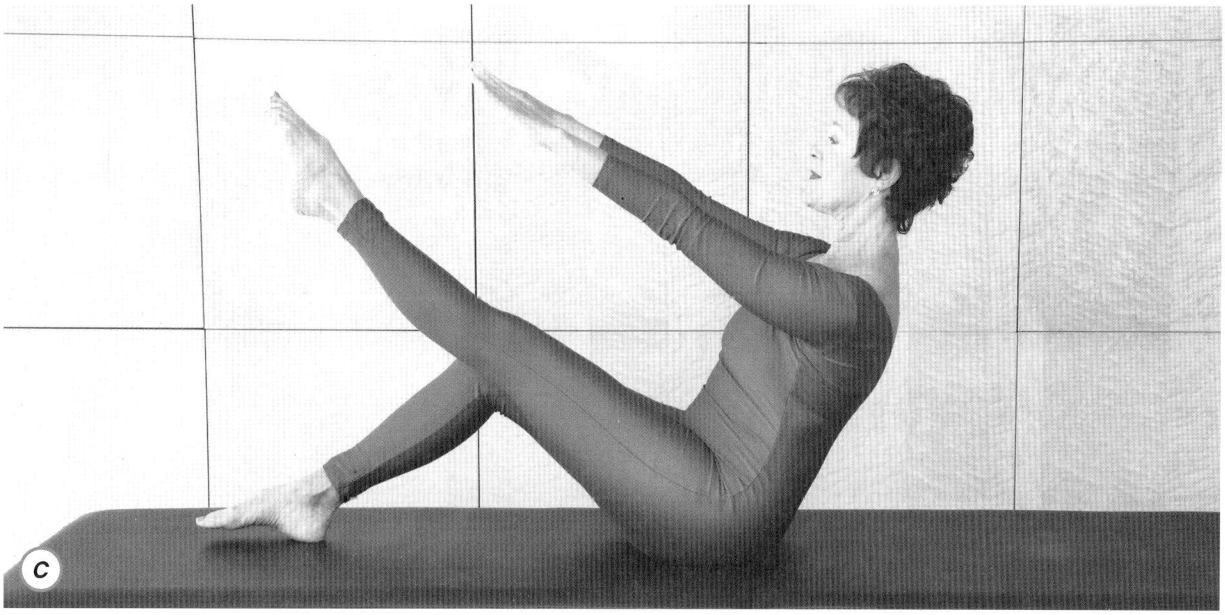

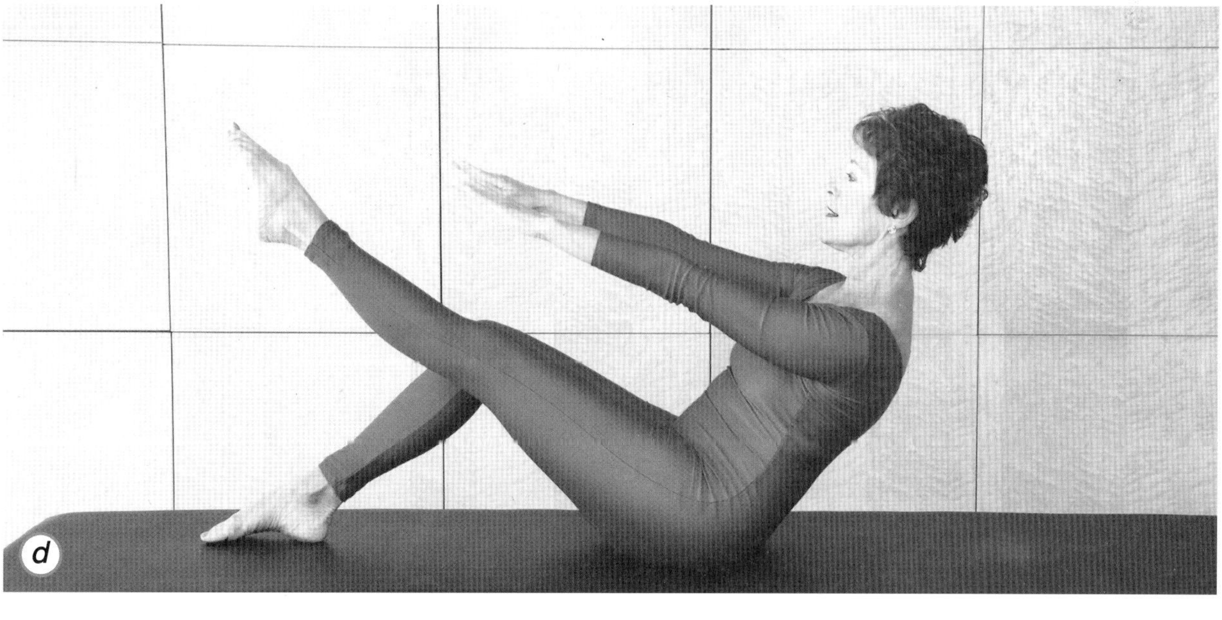

(계속)

옵션(Option)

1. 척추를 분절시키면서 손으로 다리를 잡아 걸어가듯 상체를 세운다.

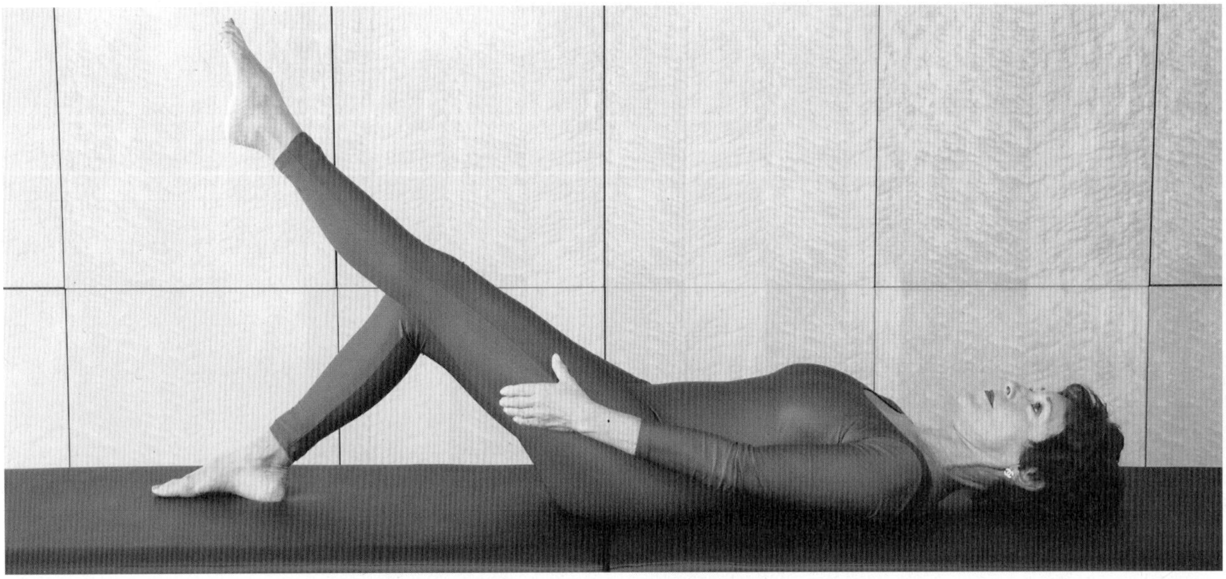

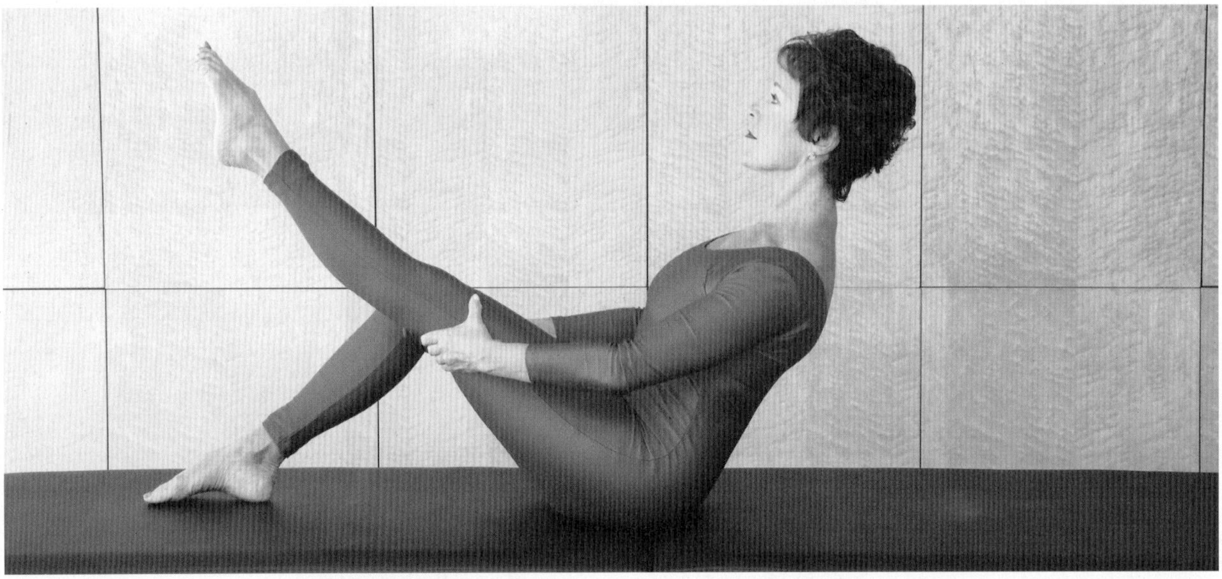

2. 뻗은 발바닥에 긴 밴드를 넓게 편다. 티저(teaser) 자세를 시작하기 위해 밴드를 팽팽하게 잡아당긴다. 상체를 들어 올리면서 밴드가 느슨해지면 티저 자세를 취하면서 밴드를 손으로 잡아타고 올라간다.

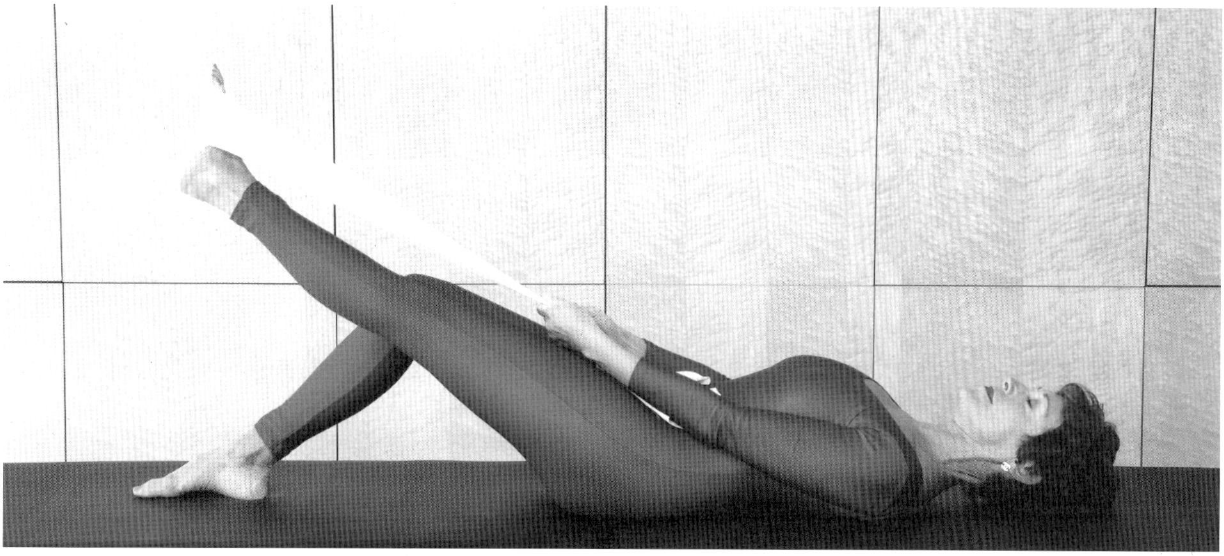

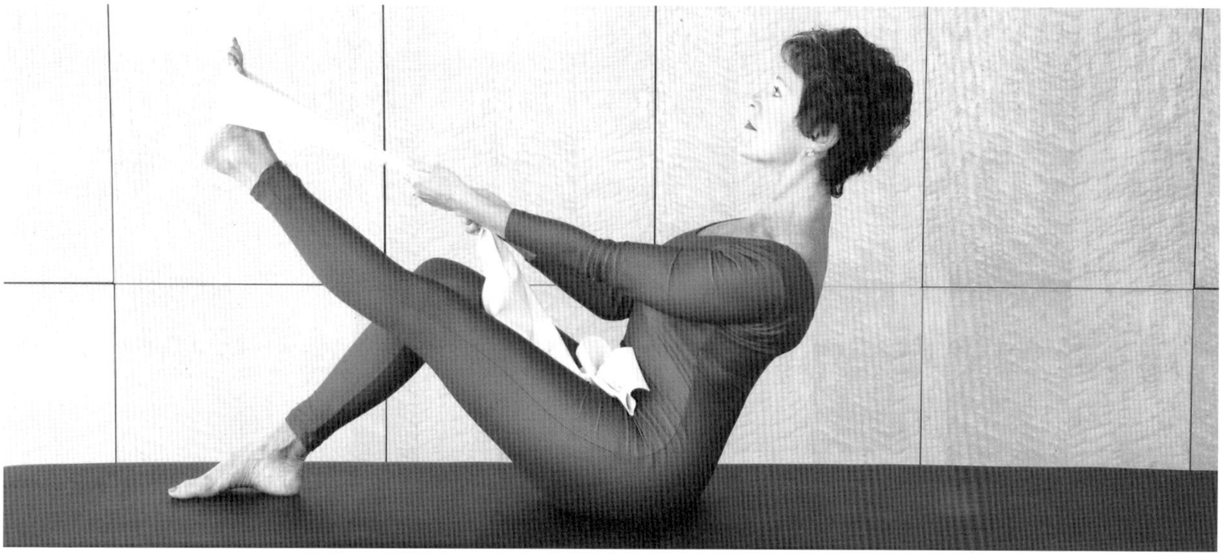

(계속)

이렇게 하면 좋아요(Look for...encourage)

- 어깨를 몸통 아래로 밀착시켜 어깨가 굽지 않도록 한다.
- 복부를 조인다.
- 척추의 분절을 척추를 고르게 분절시킨다.
- 시선은 동작을 따라간다.
- 상체를 들어 올릴 때 가볍게 동작한다.
- 관성없이 통제할 수 있는 곳까지 들어 올린다.

이렇게 하면 안돼요(Be aware of...prevent)

- 동작 시 과도한 부하
- 코어 조절 부족
- 티저 자세를 하고, 매트에 누울 때 척추의 고르지 못한 분절
- 어깨 정렬 무너짐

주요 활성 근육(Primary muscles activated)

복근, 이두근, 어깨 복합체, 넙다리곧은근, 넙다리빗근, 두덩근, 엉덩허리근, 긴모음근, 짧은모음근, 두덩정강근, 넙다리두갈래근, 반힘줄모양근, 반막모양근, 넙다리근막긴장근, 장딴지근, 오금근, 발바닥근, 가쪽넓은근, 안쪽넓은근, 뒤정강근, 가자미근

사이드 스트레치 (Side Stretch)

운동 시기 : 수술 후 6주에서 3개월
적용 부위 : 무릎과 엉덩관절
장소 : 엉덩관절 높이의 높은 매트

동작 설명(Instructions)

- 척추를 세워 길게 침대나 테이블에 앉되, 엉덩관절이 무릎보다 약간 높은 위치에 있도록 한다.
- 무릎과 엉덩관절의 위치가 평행하게 유지한다.
- 무릎 사이에 공을 끼우고 몸통을 중앙선을 잘 유지하고 골반, 어깨, 머리의 정렬를 잘 맞춘다.
- 양팔을 어깨 높이로 들어 양쪽으로 길게 뻗는다*(a)*.

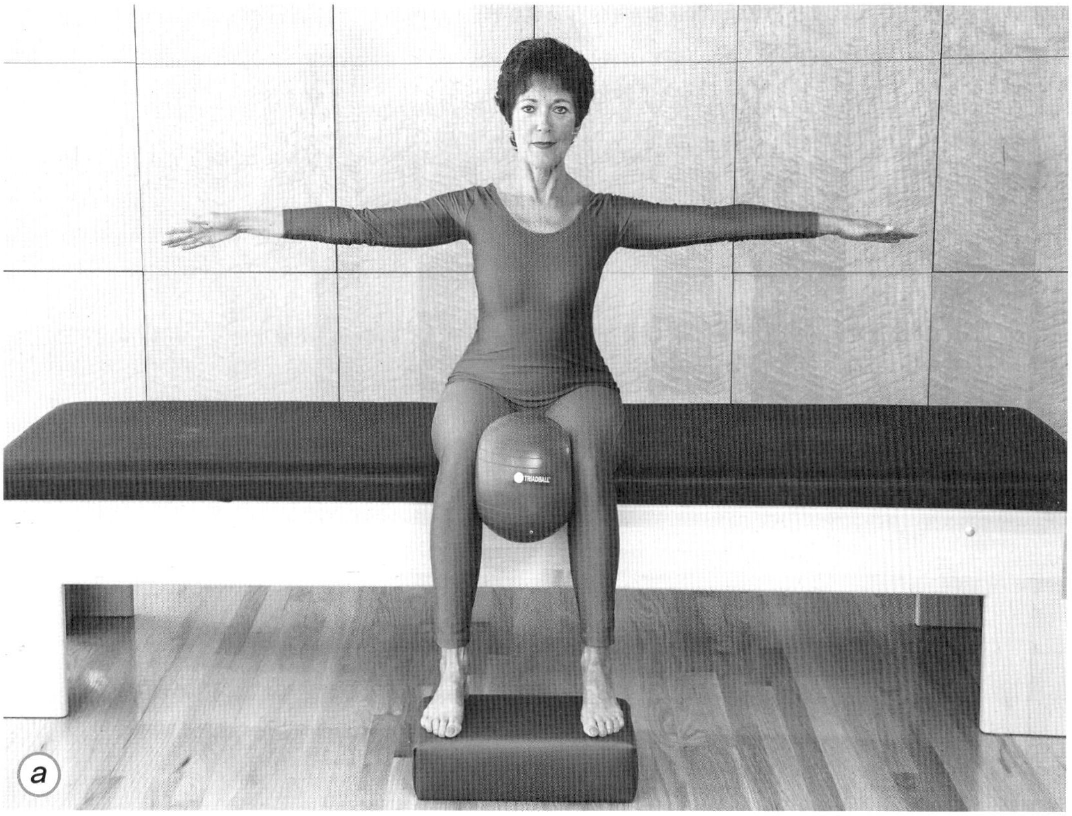
a

(계속)

사이드 스트레치 (Side Stretch) *(계속)*

- 오른쪽 손을 귓쪽으로 가까이 들고 손바닥은 머리를 향하도록 한다.
  왼쪽 팔은 바닥을 짚고 길게 편다*(b)*.
- 숨을 마시면서 준비한다. 내쉬는 숨에 오른쪽 높이 든 손과 몸통을 왼쪽으로 기울려 뻗어 준다*(c)*.

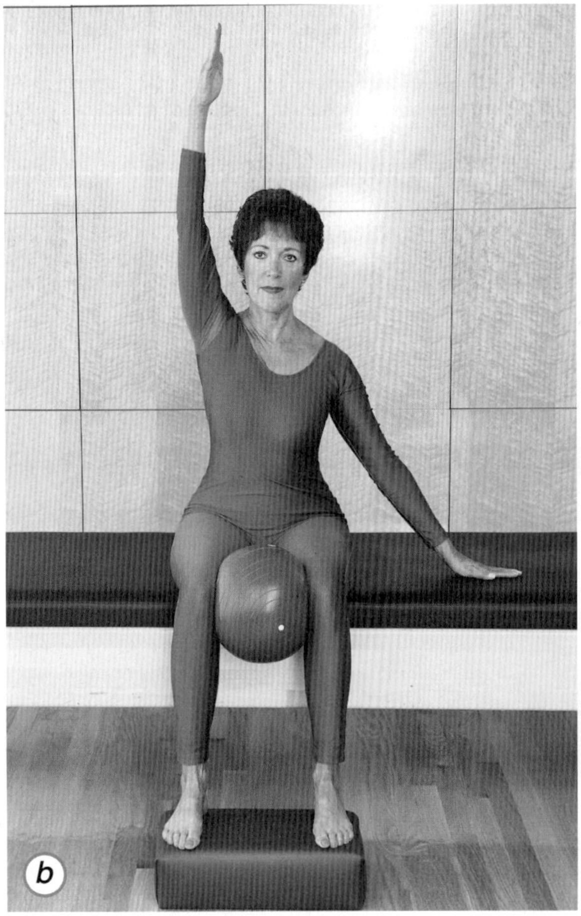
b

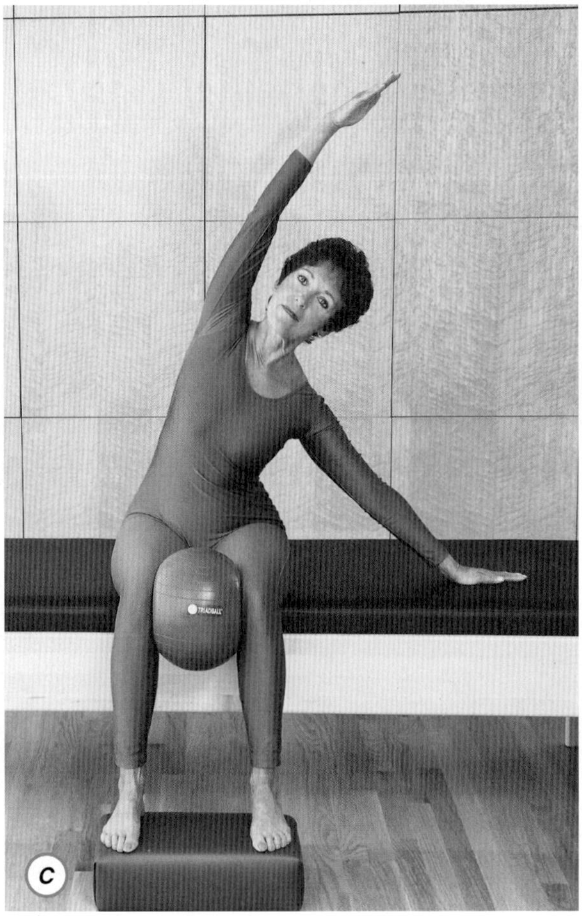
c

- 필요하다면 왼쪽 손을 구부리거나 슬라이딩하여 뻗어 몸통 옆을 스트레치한다.
- 5초 동안 동작을 멈추고, 다시 돌아와 시작 자세를 취한다*(a)*.
  - 팔을 위로 올리고, 사선으로 손을 뻗을 때에도 오른쪽 어깨뼈가 오른쪽 엉덩이로 향하도록 한다.
  - 매트 위에 선인장이 있으며, 이 선인장 위로 몸을 둥글게 한다고 상상하라.
  - 동작을 하는 동안 골반은 들리지 않도록 잘 고정시킨다.
- 오른쪽 갈비뼈로 호흡하며, 시작자세로 되돌아온다.
- 3번 반복한다. 반대방향으로 바꿔 왼쪽도 스트레치한다.

이렇게 하면 좋아요(Look for...encourage)

- 어깨를 몸통 아래로 잘 고정시킨다.
- 동작을 하는 동안 엉덩이를 바닥에 잘 밀착시킨다.
- 머리를 곧게 잘 유지한다.
- 척추 사이가 길어지듯 스트레치한다.
- 척추의 커브를 무지개를 연상하며 한다.

이렇게 하면 안돼요(Be aware of...prevent)

- 무리한 척추의 커브
- 팔만 과도하게 움직임
- 정렬의 흐트러짐
- 동작 중 복부의 안정감을 잃음

주요 활성 근육(Primary muscles activated)

복근, 어깨복합체, 허리네모근, 척주세움근군, 가로돌기사이근, 넓은등근, 큰모음근, 긴모음근, 짧은모음근, 두덩정강근, 두덩근

chapter 5

수술 후 3개월~6개월, 또는 6개월 이상 환자를 위한 필라테스 매트 동작들

Pilates Mat Exercises for Three to Six Months and Six Months and Beyond Postoperative

이번 장은 엉덩관절이나 무릎관절의 관절성형술 환자를 위해 지켜야 하는 관절가동범위(ROM) 가이드라인을 명시하였고, 응용동작과 몇 가지 옵션들을 포함한 기본적인 필라테스 매트 운동을 기술하였다. 본 장의 동작은 표 3.2 및 3.3의 두 번째 칼럼과 짝을 이룬다(31쪽 참고).

3개월 동안 정기적으로 필라테스 운동을 해온 환자들은 코어 조절과 인징에 귄하어 이해하고 보어 줄 수 있어야 한다. 더불어 수술 후 3개월, 엉덩관절 굽힘, 내회전, 외회전 등의 향상되기 위한 관절가동범위(ROM)에 대한 지침은 최소화하였다. 3장(32–36쪽)에 나온 ROM 가이드라인을 참고하도록 한다.

9개월이 지난 클라이언트의 경우, 필라테스 동작을 알맞게 표현해야 한다. 하지만 지금 시작한 클라이언트의 경우, 수술 후 6주에서 3개월 과정의 Pre-pilates 동작이나 다른 동작을 연습해야 한다. 수술 후 시기는 됐지만 아직 신체적으로 준비가 안된 환자인 경우, 운동을 타임라인에 맞춰 하기 전에 코어 조절이나 안정, 관절의 분리 등을 이해하는 것이 중요하다. 양쪽 관절을 수술하였거나 증후군이 있는 환자일 경우, 엉덩관절 높이의 매드에 운동을 시행하는 것이 중요하며 필라테스 운동을 어디서 할 것인지는 추가적으로 3장의 39쪽을 참고한다. 한쪽 관절을 교체한 클라이언트는 수술 후 3개월에는 매트를 바닥에 깔고 할 수 있어야 한다.

증후군을 가지고 있는 클라이언트와 운동을 할 때

에는 통증이 없는 범위에서 점차적으로 코어나 관절, 근육의 강도와 운동가동범위를 향상 시킬 수 있도록 자세를 변형하여 운동한다. 천천히 동작을 하기 시작하여 클라이언트가 코어의 힘과 안정감을 형성하여 변형을 줄이도록 한다.

이 책의 많은 운동의 경우, 작고 부드러운 공을 볼 수 있는데, 이는 지름이 8–10인치(20–25 cm) 정도의 공이다. 이 책의 목적에 맞게 Triaball이 다양한 운동과 옵션에 사용되었다. 이 공들은 완전히 공기를 꽉 채운 상태는 아니며, 몸을 지지하기에는 충분히 탄탄해야 하지만 스퀴즈하거나 홀드하고 있는 때 안정감을 가질 수 있어야 한다. 공이 머리나 목, 어깨를 지지할 때 눈이 바라보는 시선은 45° 정도될 수 있으며, 이 때 머리의 무게를 편안히 지지하고 있는지 확인하고 목에 긴장이 생기지 않도록 주의하여야 한다 (Frizke and Voogt 2009).

이 장에서는 각 운동 설정 및 동작을 몇 가지 옵션을 첨가하여 나타내었다. 이 설명에는 주의사항과 예방에 관한 내용이 포함되어 있다. 골반, 엉덩관절과 무릎의 움직임에 관련된 주요 활성 근육과 안정화 근육들이 기술되어 있다.

⚠ 모든 동작은 검증된 필라테스 지도자의 지도 하에 수술 담당의의 권고로 행해져야 합니다. 환자에게 필요한 사항, 금지사항, ROM(관절가동범위) 권고사항 등은 의사의 구체적 지시를 따라서 그에 맞게 적용되어야 합니다. 본 지침서는 뒤따르는 치료 계획에 따라 다양하게 이용될 수 있으며, 또한 치료 계획은 환자 개인의 필요와 담당의사의 판단에 기초하여 적용되어야 합니다.

헌드레드 (Hundred)

운동 시기 : 수술 후 3-6 개월
적용 부위 : 무릎과 엉덩관절
장소 : 바닥 매트 혹은 높은 매트; 필요에 따라 무릎 및 엉덩관절 치환술 환자를 위해서는 높은 매트 사용

동작 설명(Instructions)

- 매트 위에 반듯이 눕고 양팔은 길게 몸 옆으로 내려놓는다. 다리는 탁상 위에 올린 듯 들고, 작고 말랑한 공을 무릎 사이에 낀다. 가볍게 공을 끼운 채 몸의 중앙선에 위치시킨다.
- 머리와 목 어깨를 말아 올려 매트에서 띄운다. 시선은 허벅지를 향한다.
- 복부를 끌어당긴다.
- 팔을 복부 높이만큼 들어 올린다.
- 숨을 들이마시며 팔을 힘차게 5회 펌핑한다(올렸다 내린다). 숨을 내쉬며 팔을 힘차게 5회 펌핑한다. 숨을 내쉴 때는 복부 깊은 곳에서부터 내쉰다.
- 5-10회 숨쉬기를 반복한다.

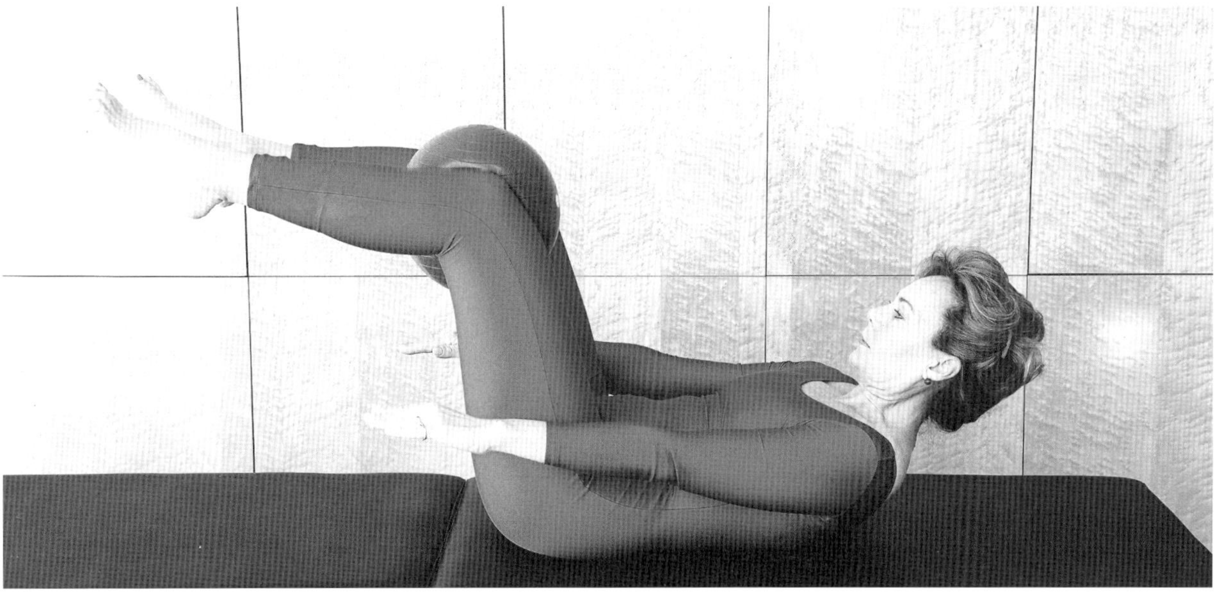

(계속)

옵션(Option)

20-25 cm 직경의 공을 머리와 목 아래에 둔다(134쪽 설명 참조).

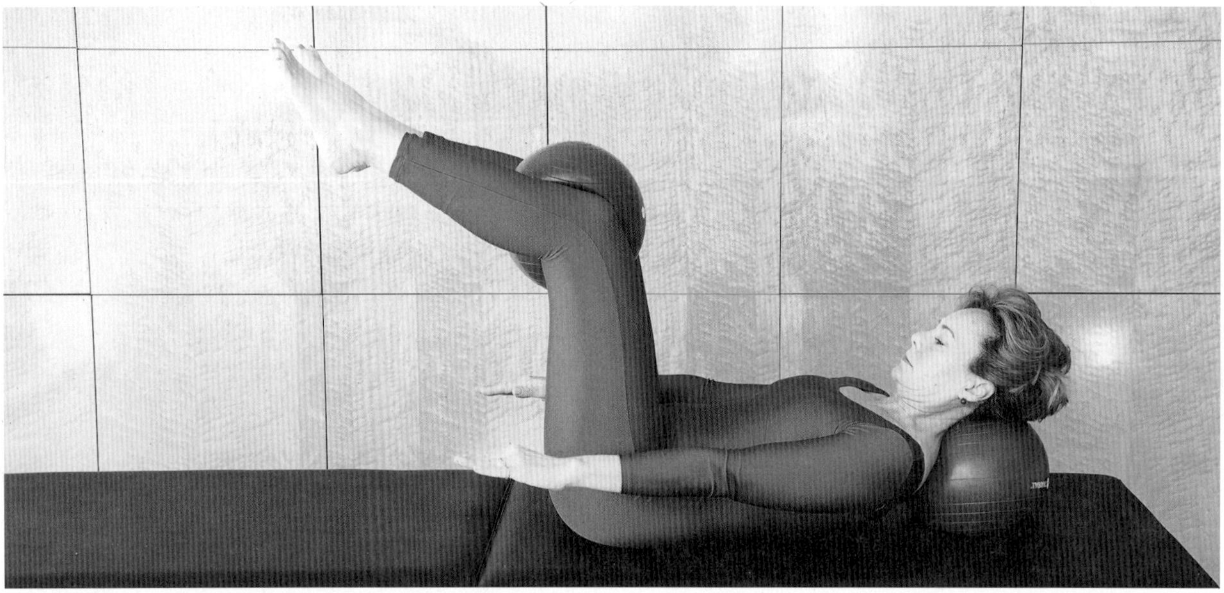

이렇게 하면 좋아요(Look for...encourage)

- 어깨를 몸통 아래로 당겨 어깨가 굽지 않도록 한다.
- 복부를 끌어 올린다.
- 꼬리뼈를 매트에 닿게 하고 척추를 중앙에 유지시킨다.
- 물에서 첨벙거리는 것 같이 팔을 곧게 편 채로 펌핑한다.
- 어깨를 늘여서 빗장뼈를 연다.
- 가슴으로 턱을 향하고 어깨뼈의 아래 끝 쪽으로 말아 올려 턱과 가슴 사이에 어느 정도의 공간을 유지한다.
- 시선은 허벅지를 바라본다.

이렇게 하면 안돼요(Be aware of...prevent)

- 손 위 아래의 펌핑
- 허리(허리뼈)의 구부러짐과 척추의 중앙정렬 벗어남
- 복부의 튀어나옴

헌드레드 (Hundred)

운동 시기 : 수술 후 6 개월과 그 후
적용 부위 : 무릎과 엉덩관절
장소 : 바닥 매트 혹은 높은 매트

동작 설명(Instructions)

- 매트 위에 반듯이 눕고 양팔은 길게 몸 옆으로 내려놓는다. 다리는 탁상 위에 올린 듯 들고, 작고 말랑한 공을 무릎 사이에 낀다. 가볍게 공을 끼운 채 몸의 중앙선에 위치시킨다.
- 머리와 목 어깨를 말아 올려 매트에서 띄운다. 시선은 허벅지를 향한다.
- 다리를 쭉 늘여 천장과 수직 혹은 45°로 향하고 공을 무릎 사이에 끼거나 끼지 않는다. 발가락은 길게 세운다.
- 복부를 끌어당긴다.
- 팔을 복부 높이만큼 들어 올린다.
- 숨을 들이마시며 팔을 힘차게 5회 펌핑한다(올렸다 내린다). 숨을 내쉬며 팔을 힘차게 5회 펌핑한다. 숨을 내쉴 때는 복부 깊은 곳에서부터 내쉰다.
- 5-10회 숨쉬기를 반복한다.
- **엉덩관절**(hip) : 다리를 길고 낮게 위치시키면 엉덩관절 굽힘근의 긴장을 증가시킨다. 다리를 살짝 구부리거나 탁상 위에 올린 듯한 상태를 유지하여 엉덩관절 굽힘근에 과하게 작용되는 압박을 줄여주거나 방지한다. 또한 공을 무릎이나 정강이 혹은 발목 사이에 껴서 모음근을 더 사용하게하고 엉덩관절 굽힘근의 과사용을 줄이며 코어와의 연결을 증가시킨다.

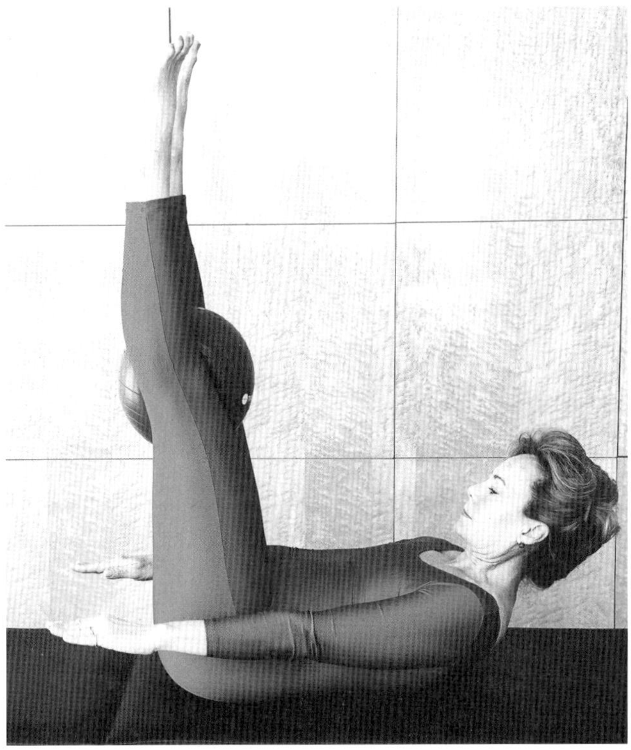

(계속)

옵션(Option)

1. 공을 무릎이나 발목 사이에 낀다. 가볍게 공을 안아 몸 중앙선에 위치한다.

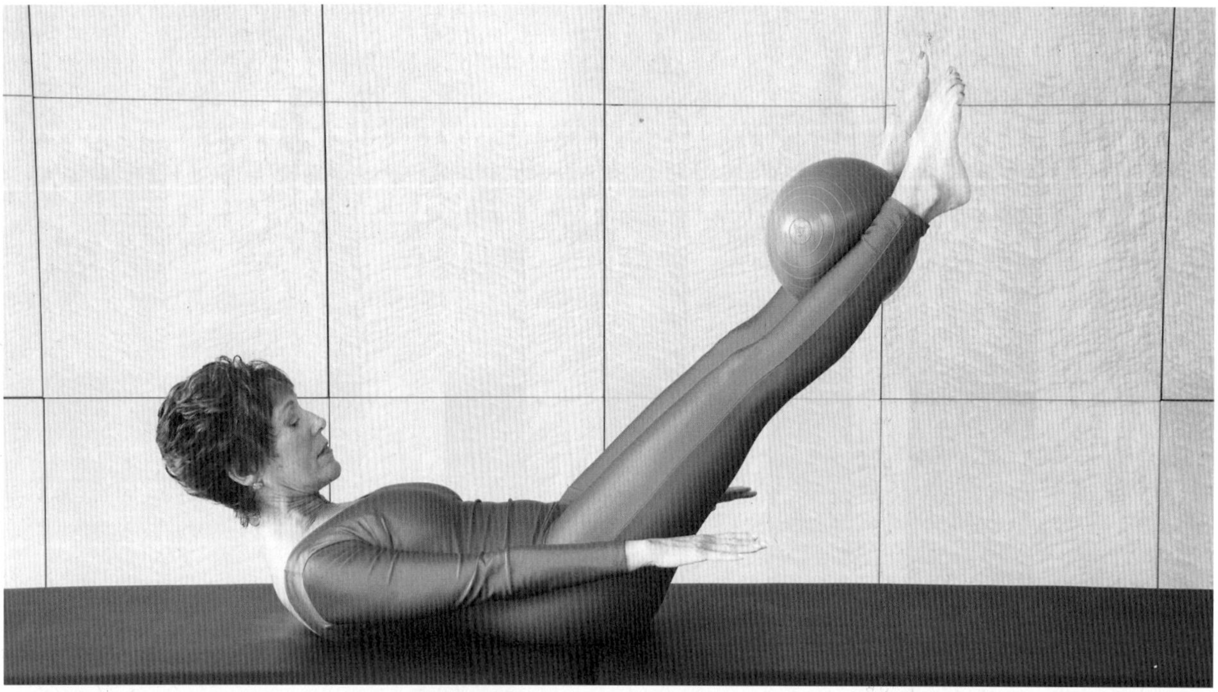

2. 쿠션을 무릎 사이에 끼거나 끼지 않고 무릎을 살짝 구부린다.

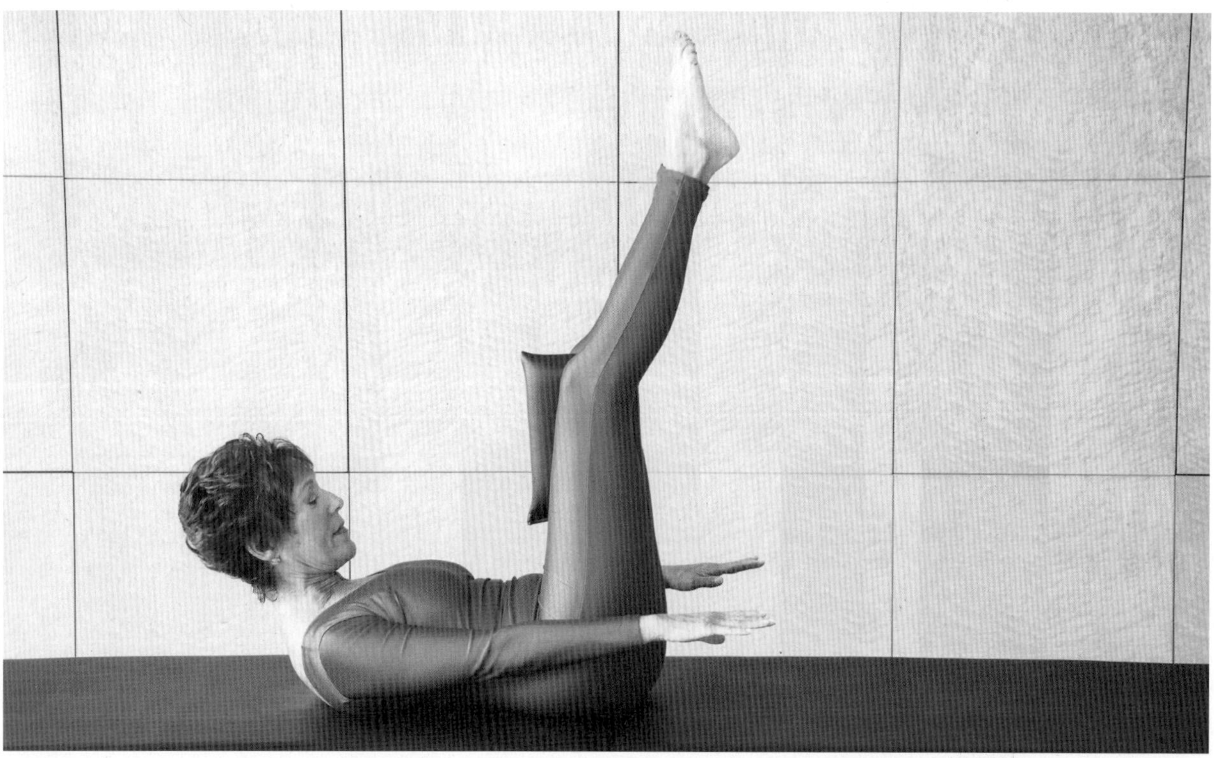

3. 코어가 안정하고 사용될 때만 다리를 바닥으로부터 45° 들어 늘인다. 중립척추를 유지한다. 엉덩관절 굽힘근에 조임이나 불편함이 느껴지면 안 된다.

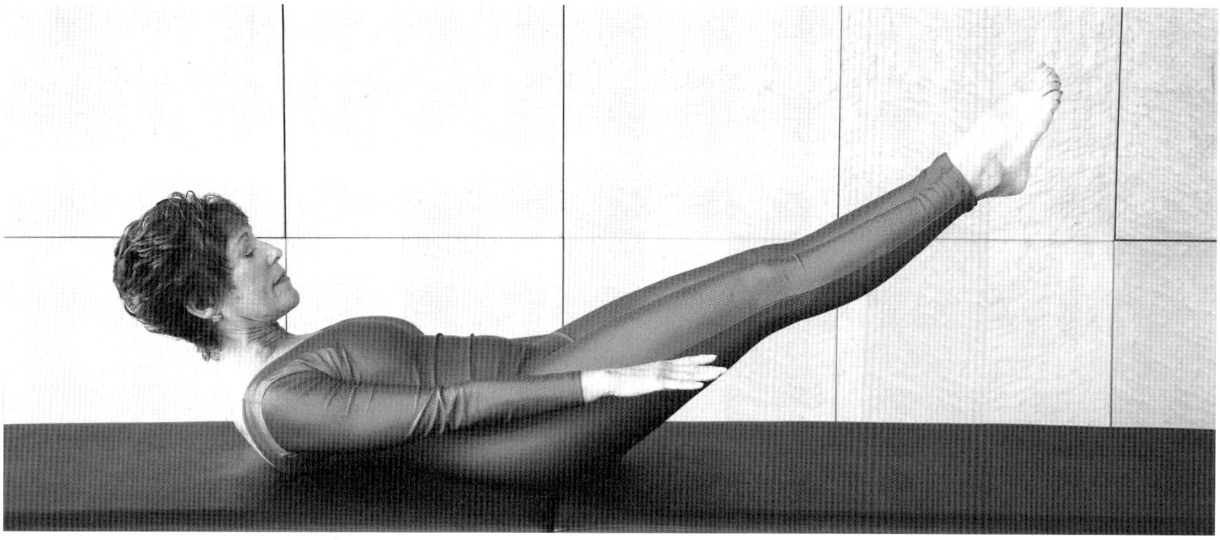

이렇게 하면 좋아요(Look for...encourage)

- 어깨를 몸통 아래로 당겨 어깨가 굽지 않도록 한다.
- 복부를 끌어 올린다.
- 꼬리뼈를 매트에 닿게 하고 척추를 중앙에 유지시킨다.
- 물에서 첨벙거리는 것 같이 팔을 곧게 편 채로 펌핑한다.
- 어깨를 늘여서 빗장뼈를 연다.
- 가슴 쪽으로 턱을 향하고 어깨뼈의 아래 끝 쪽으로 말아 올려 턱과 가슴 사이에 오렌지 하나 정도의 공간을 둔다.
- 시선은 허벅지를 바라본다.

이렇게 하면 안돼요(Be aware of...prevent)

- 손 위 아래의 펌핑
- 허리(허리뼈)의 구부러짐과 척추의 중앙정렬 벗어남
- 복부의 튀어나옴

주요 활성 근육(Primary muscles activated)

활성화되는 주요 근육은 옵션에 따라 달라진다. 활성화되는 주요 근육은 다음을 포함한다: 복근, 목갈비근, 목빗근, 이두근, 삼두근, 어깨세모근, 어깨 복합체, 엉덩허리근, 넙다리곧은근, 넙다리빗근, 두덩근, 큰모음근, 긴모음근, 짧은모음근, 두덩정강근, 안쪽넓은근, 중간넓은근, 가쪽넓은근, 넙다리두갈래근, 반막모양근, 반힘줄모양근, 오금근, 장딴지근, 넙다리근막긴장근, 발바닥근, 뒤정강근, 가자미근

하프 롤-다운과 하프 롤-업 (Half Roll-Down and Half Roll-Up)

운동 시기 : 수술 후 3–6 개월 혹은 6개월 이후
적용 부위 : 무릎과 엉덩관절
장소 : 바닥 매트 혹은 높은 매트; 필요에 따라 무릎 및 엉덩관절 치환술 환자를 위해서는 높은 매트 사용

Half Roll-Down 동작 설명(Half Roll-Down Instructions)

- 매트 위에 앉아서 무릎을 구부리고 그 무릎 사이에 볼을 넣고 손으로 가볍게 허벅지를 감싼다*(a)*.
- 숨을 마실 때 턱을 가슴으로 가져오면서 대퇴를 바라보며 준비를 한다. 숨을 내쉴 때, 깊게 복부를 안쪽으로 당겨서 하부척주를 "C" 커브 모양이 될 수 있도록 한다*(a)*.
- 숨을 내실 때 하부척추부터 하나씩 내려놓는데 이때, 공을 낀 무릎을 안듯이 팔과 다리는 자연스럽게 움직인다*(b)*.

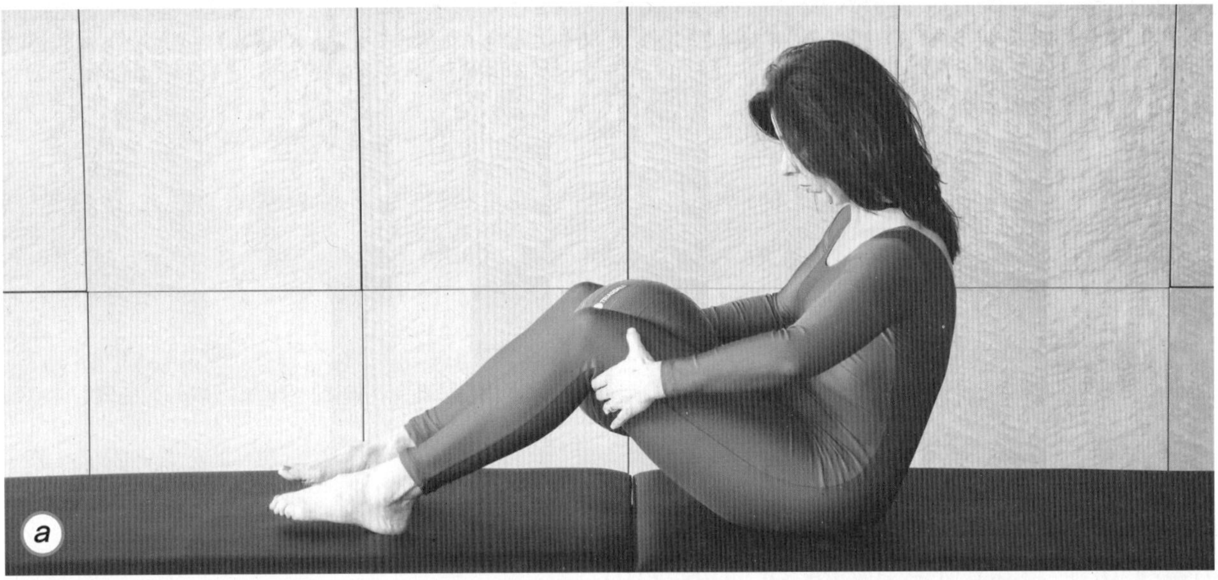

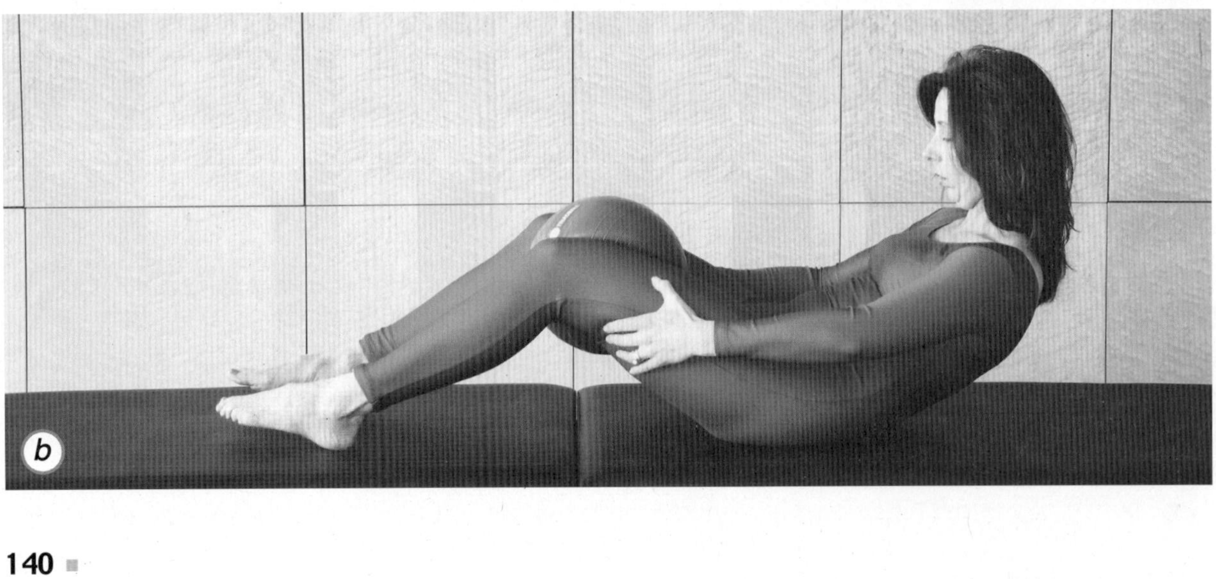

- 숨을 마실 때 다시 준비하고 내쉴 때 다시 돌아온다. 이때 커브를 유지한 채 상체를 세워준다.
- **엉덩관절**(hip) : 수술 후 6개월까지는 엉덩관절 굽힘 110°를 유지하지만, 수술 후 6개월 이후에는 엉덩관절 굽힘 115°가 넘으면 안 된다.
- **무릎**(knee)**과 엉덩관절**(hip) : 만일 다리가 들리지 않거나 척추의 분절을 유지할 수 있어 움직임을 조절할 수 있다면 팔을 길이만큼 아래허리뼈부터 바닥에 내려놓는다.
- 5번에서 10번 반복한다. 천천히 조절하여 리듬을 유지한다.
- 주의 : 발에 스트랩을 걸어 안정감을 줌으로써 움직임을 더 올바르게 수행할 수 있다.

Half Roll-up 동작 설명(Half Roll-up Instructions)

- 매트 위에 앉아서 무릎을 구부리고 그 무릎 사이에 볼을 넣고 손으로 가볍게 허벅지를 감싼다*(a)*.
- 숨을 마실 때 턱을 가슴으로 가져오면서 대퇴를 바라보며 준비를 한다. 숨을 내쉴 때, 깊이 복부를 안쪽으로 당겨서 배꼽을 척추 쪽으로 잡아당기며 하부척추를 "C"커브 모양이 될 수 있도록 한다*(b)*.

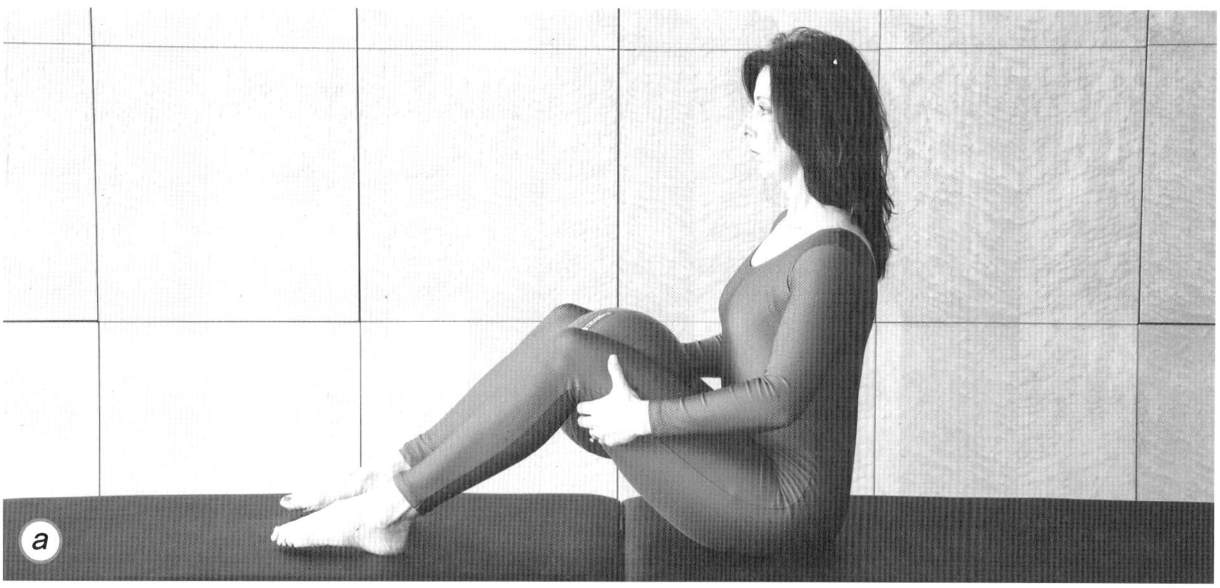

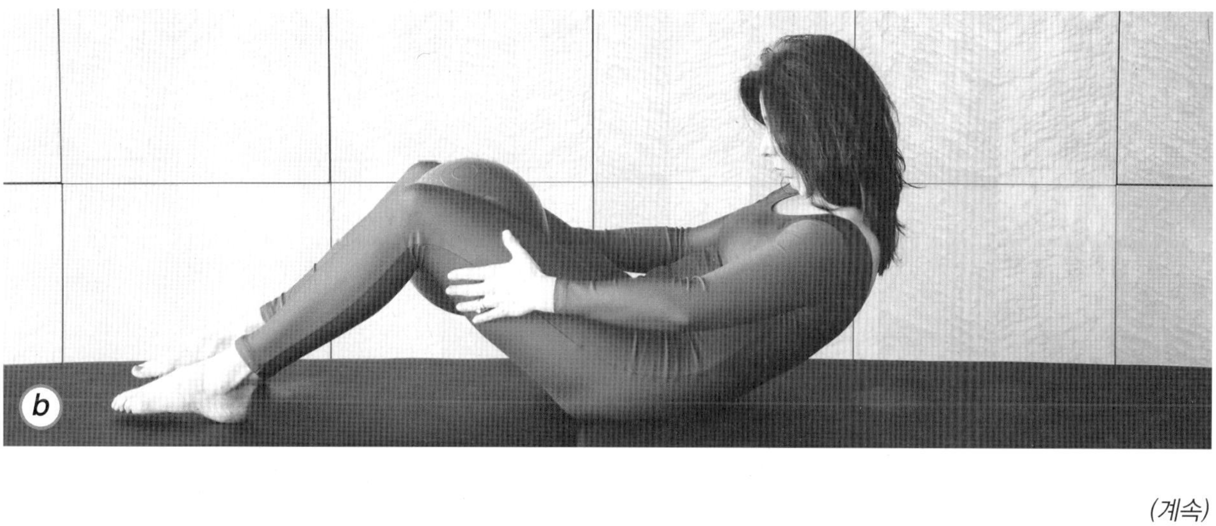

(계속)

- 숨을 내쉬는 동안 차례대로 척추를 바닥에 내려놓는다. 이때 각 척추를 무게를 실어 젖은 모래 위에 자국을 내듯 분절시킨다*(c)*.

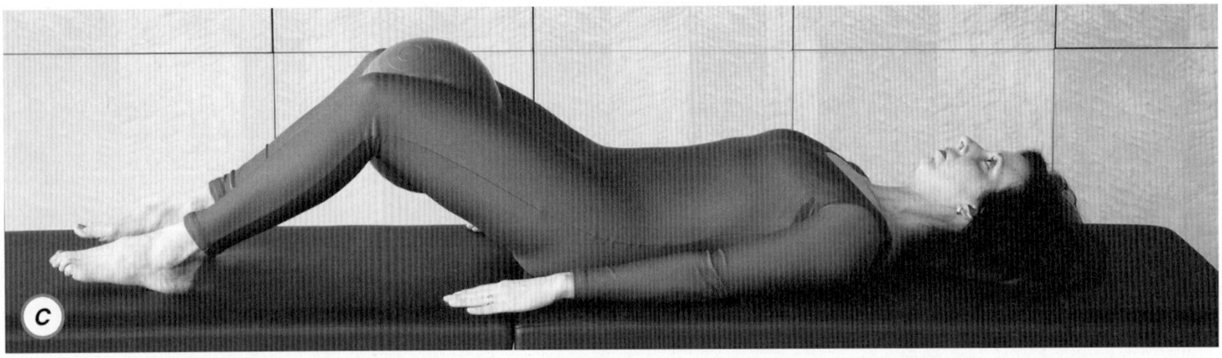

- 숨을 마실 때 다시 준비하고 내쉬면서 턱부터 가슴으로 당기고 손을 대퇴 아래로 가져가며 천천히 상부의 척추부터 분절시켜 일어난다. 이때 시작할 때와 같이 척추의 굴곡을 유지한다.
- **엉덩관절**(hip) : 수술 후 6개월까지는 엉덩관절 굽힘각도는 110°를 유지하지만, 수술 후 6개월 이후에는 엉덩관절 굽힘각도는 115°가 넘으면 안 된다.
- 5번에서 10번 반복한다. 천천히 조절하여 리듬을 유지한다.
- 주의 : 발에 스트랩을 걸어 안정감을 줌으로서 움직임을 더 올바르게 수행할 수 있다.

이렇게 하면 좋아요(Look for...encourage)

- 마치 젖은 모래 위에 누워 자국이 남듯이 각 척추를 분절시켜 매트 위에 닿게 한다.
- 복부를 몸 안쪽으로 깊이 당겨 준다.
- 어깨를 엉덩관절 쪽으로 당겨주고 손가락을 발 아래로 더 뻗어준다.
- 공을 끼운 다리는 몸의 중앙선을 잘 유지한다.

이렇게 하면 안돼요(Be aware of...prevent)

- 엉덩관절 굽힘근을 과도하게 쓰는 자세
- 척추의 한 부분만 과도하게 굴곡되거나 생략하는 자세

주요 활성 근육(Primary muscles activated)

복근, 엉덩허리근, 넙다리곧은근, 넙다리빗근, 두덩근, 두덩정강근, 큰모음근, 긴모음근, 짧은모음근, 넙다리두갈래근, 반힘줄모양근, 반막모양근, 넙다리근막긴장근, 장딴지근, 오금근, 발바닥근

롤-업 (Roll-Up)

운동 시기 : 수술 후 3-6개월
적용 부위 : 무릎과 엉덩관절
장소 : 바닥 매트 혹은 높은 매트; 필요에 따라 무릎 및 엉덩관절 치환술 환자를 위해서는 높은 매트 사용

동작 설명(Instructions)

- 매트 위에 바로 누워서 팔을 어깨너비로 벌려서 천장을 향해 늘인다. 손바닥은 서로 마주볼 수 있게 한다. 어깨뼈를 매트에 붙이고 귀로부터 멀리 떨어뜨린다. 다리는 길게 늘여 매트 위에 엉덩관절 너비로 벌려 놓는다. 발목에 공을 끼우고 무릎을 살짝 구부린다. 공은 몸의 중앙선에 위치하게 한다*(a)*.

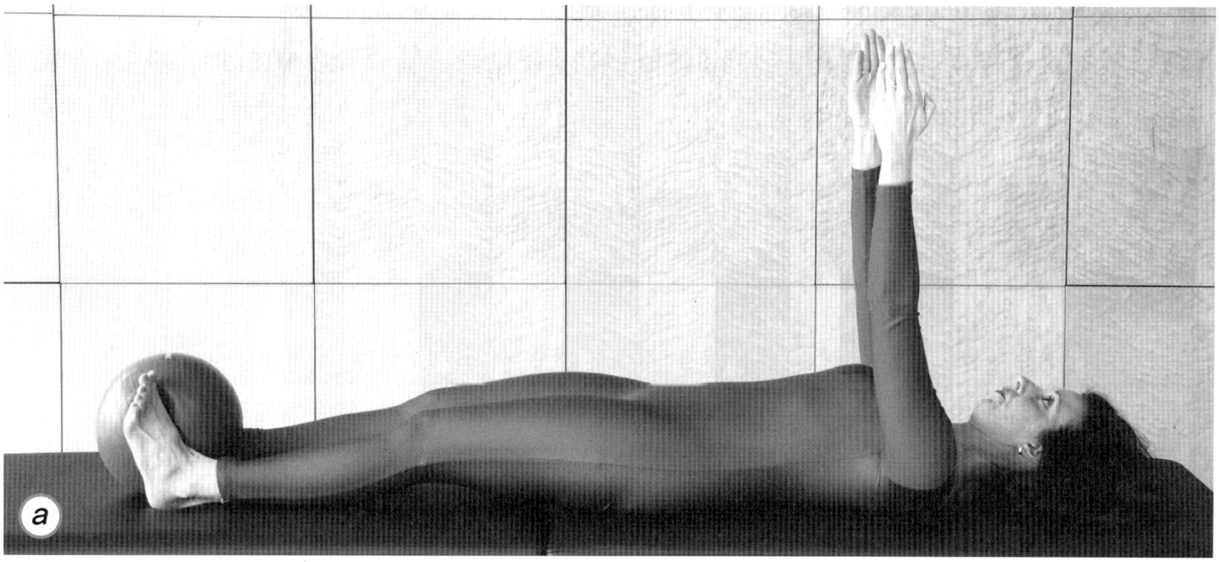

(계속)

롤-업 (Roll-Up) *(계속)*

- 준비를 위해 숨을 들이쉰다. 숨을 내쉬며 머리, 목과 어깨를 말아 올려 매트에서 떨어뜨리며 팔을 내려 다리와 평행이 되게 한다.
- **무릎**(knee) : 배꼽에서 척추까지 구부리고 복부를 끌어올리며 발을 향하여 상체를 들어주고, 살짝 구부린 무릎을 유지한다.
- **엉덩관절**(hip) : 배꼽에서 척추까지 구부리고 복부를 끌어올리며 상체를 들어주고, 엉덩관절 굽힘각도는 110°를 유지하며 복부를 깊이 조여준다*(b)*.

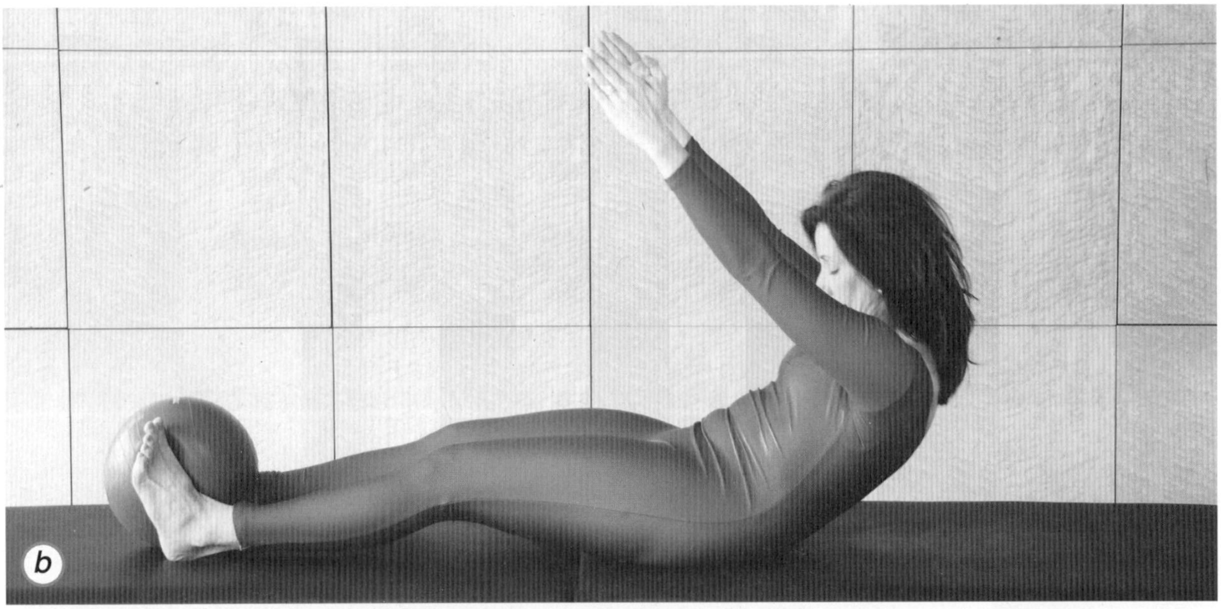

b

- 팔을 늘여 발을 향하고 배꼽은 척추 쪽으로 깊게 당긴다*(c)*.
- 숨을 들이쉬고 내쉬며 매트에 척추를 하나씩 펴서 내려놓는다. 척추를 내려놓으며 하나씩 느껴본다.
- 5–10회 반복한다. 구부리고 펴는 동작을 천천히 한다.

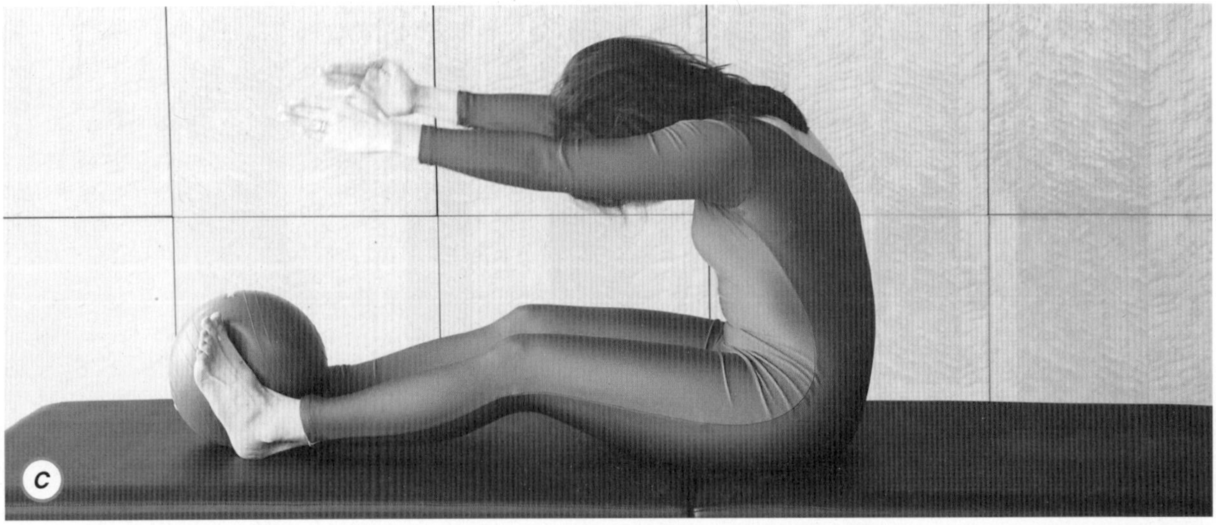

c

옵션(Option)

1. 수건을 말거나 베개를 무릎 아래에 두어 발이 구부러지거나 긴장을 풀 수 있게 한다. 구부릴 때 공을 편안하게 손으로 잡는다.

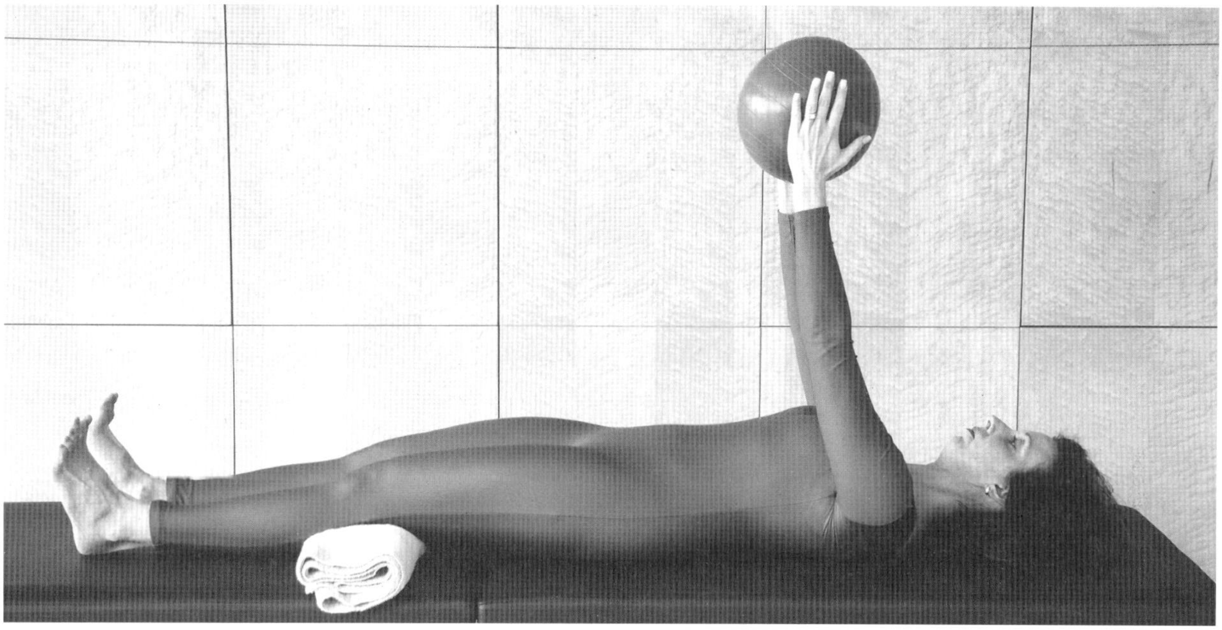

2. 두꺼운 패드나 공을 무릎 사이에 끼운다.

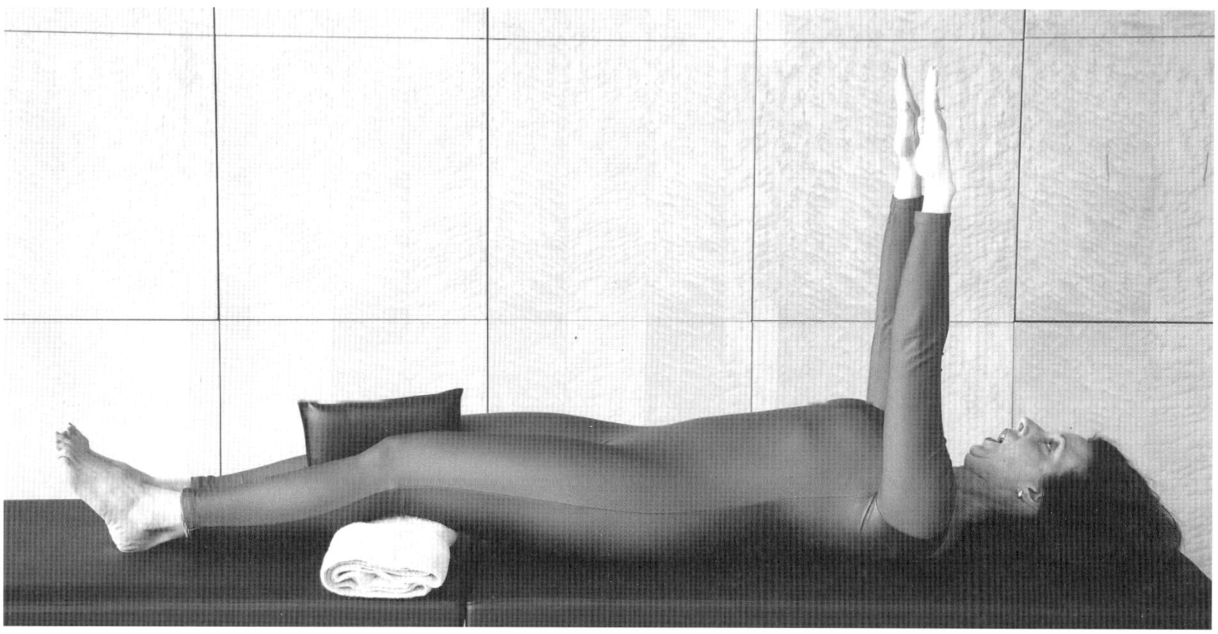

(계속)

이렇게 하면 좋아요(Look for...encourage)

- 젖은 모래 바닥에 척추를 하나씩 찍듯이 각 척추를 매트에 내려놓는다.
- 복부를 깊이 조인다.
- 어깨를 몸통 아래로 당겨서 거상되지 않도록 한다.
- 다리를 몸의 중앙선에 위치시킨다.

이렇게 하면 안돼요(Be aware of...prevent)

- 엉덩관절 굽힘근의 조임
- 구부리고 펼 때 척추의 분절
- 엉덩이부터의 구부림, 가슴이 허벅지 위에 닿음

롤-업 (ROLL-UP)

운동 시기 : 수술 후 6개월과 그 이후
적용 부위 : 무릎, 엉덩관절
장소 : 바닥 매트 혹은 높은 매트

동작 설명(Instructions)

- 매트 위에 반드시 누워서 팔을 어깨너비로 벌려서 천장을 향해 늘인다. 손바닥은 서로 마주볼 수 있게 한다. 어깨를 몸통 아래로 당겨 고정하고, 다리는 매트 위에 길게 놓고 몸의 중앙선에 위치하며, 발은 굽힘시킨다*(a)*.
- 숨을 마시며 준비한다. 숨을 내쉬며 머리와 어깨를 말아 올려 매트에서 떨어뜨린다. 시선은 발을 바라본다. 팔을 내려 다리와 평행이 되게 한다.
- **무릎**(knee) : 배꼽에서 척추까지 구부리고 복부를 끌어올리며 상체를 발끝 방향을 들어 올리면서 복부를 조인다.
- **엉덩관절**(hip) : 배꼽에서 척추까지 구부리고 복부를 끌어올려 상체를 발끝 방향으로 들어 올린다. 엉덩관절 굽힘각도는 115°를 넘시 않도록 하며 복부를 조인다*(b)*.
- 팔을 늘여 배꼽과 반대로 발을 향하고 배꼽은 척추 쪽으로 깊게 당긴다*(c)*.
- 숨을 들이쉬고 내쉬며 매트에 척추를 하나씩 펴서 내려놓는다. 척추를 내려놓으며 하나씩 느껴본다.
- 10회 반복한다. 4번은 구부리고 펴는 동작을 천천히 하다가 점점 빨리 한다.

(계속)

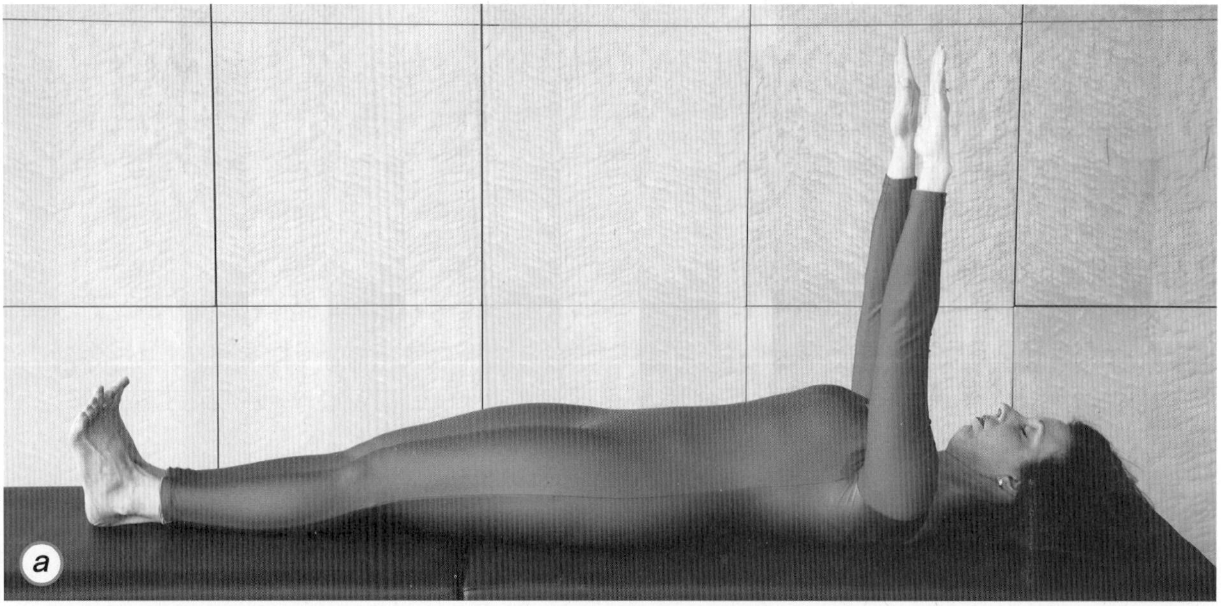
a

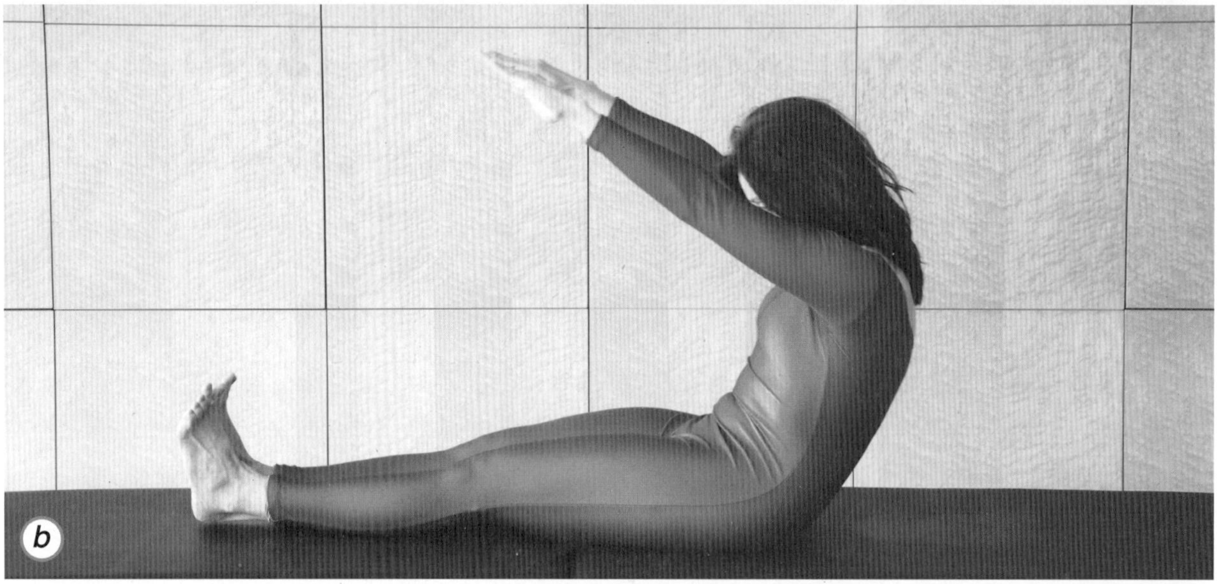
b

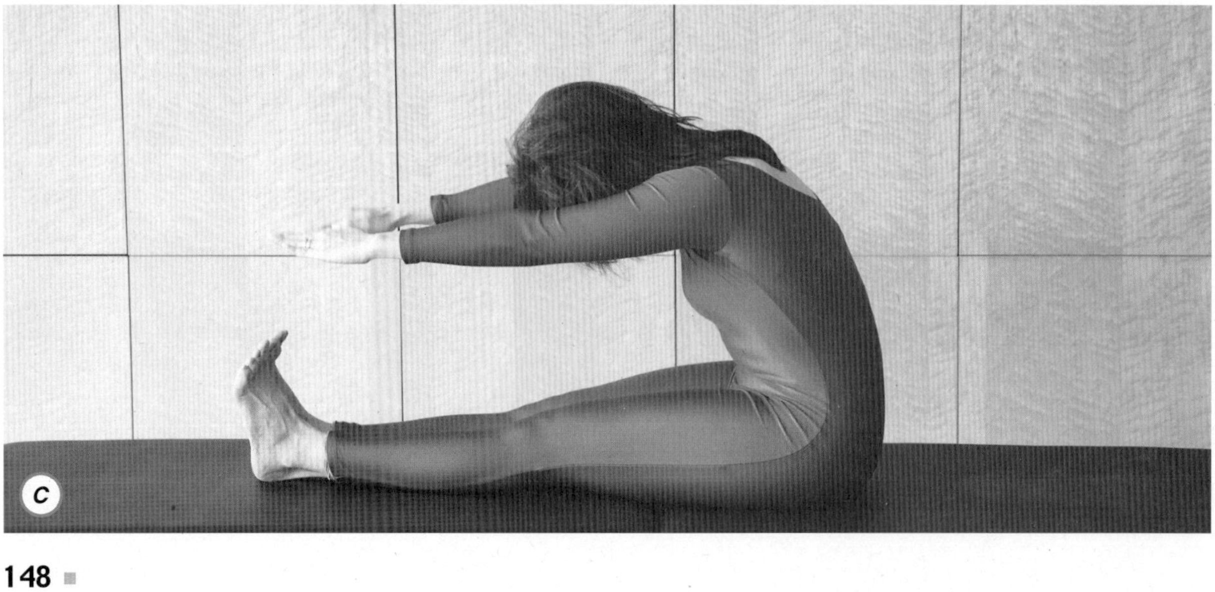
c

이렇게 하면 좋아요(Look for...encourage)

- 젖은 모래 바닥에 척추를 하나씩 찍듯이 각 척추를 매트에 내려놓는다.
- 복부를 몸 안으로 조여 준다
- 어깨를 몸통 아래로 당겨서 어깨가 거상되지 않도록 유지한다.
- 양 다리를 몸의 중앙선에 위치시킨다.

이렇게 하면 안돼요(Be aware of...prevent)

- 엉덩관절 굽힘근의 조임
- 구부리고 펼 때 척추의 분절
- 엉덩이부터의 구부림, 가슴이 허벅지 위에 닿음

주요 활성 근육(Primary muscles activated)

복근, 이두근, 삼두근, 어깨세모근, 어깨 복합체, 엉덩허리근, 넙다리곧은근, 넙다리빗근, 두덩근, 두덩정강근, 큰모음근, 긴모음근, 짧은모음근, 넙다리두갈래근, 반힘줄모양근, 반막모양근, 큰몰기근, 중간볼기근(후부), 넙다리근막긴장근, 장딴지근, 오금근, 발바닥근, 안쪽넓은근, 중간넓은근, 가쪽넓은근, 앞정강근.

싱글-레그 서클 (Single-Leg Circle)

운동 시기 : 수술 후 3-6개월
적용 부위 : 무릎과 엉덩관절
장소 : 바닥 매트 혹은 높은 매트

동작 설명(Instructions)

- 매트 위에 바로 눕는다. 필요하다면 머리 밑에 패드를 받쳐주고, 왼쪽 다리를 길게 뻗어주되, 수건을 말아 무릎 아래에 받쳐준다.
- 오른쪽 다리를 들어 무릎을 완전히 편 상태로 엉덩관절 90° 굽힘하거나*(a)* 무릎을 약간 구부린다*(b)*. 다리는 평행하게 두고 발가락을 천장 방향으로 길게 늘리고, 양팔을 길게 늘려 몸통 옆에 나란히 놓는다.
- 복부를 몸속으로 당겨 조인다.
- **무릎**(knee) : 마시는 숨에 준비한다. 내쉬는 숨에 오른쪽 다리를 시작점을 중심점으로 원을 그리듯이 위, 아래, 좌, 우 같은 범위로 움직인다. 필요하다면 무릎을 약간 구부려도 된다. 이때 원의 크기는 농구공 정도이다.
- **엉덩관절**(hip) : 마시는 숨에 준비한다. 내쉬는 숨에 원을 그리되, 몸의 중앙선 안쪽으로 20° 가 넘지 않도록 운동한다. 역시 원의 크기는 농구공 정도이다.
- 5번 동작하고 반대 방향 바꿔 5번 시행한다. 반대쪽 다리도 마찬가지로 운동한다.
- 동작을 하는 동안 엉덩관절을 바닥에서 흔들리지 않도록 고정한다.

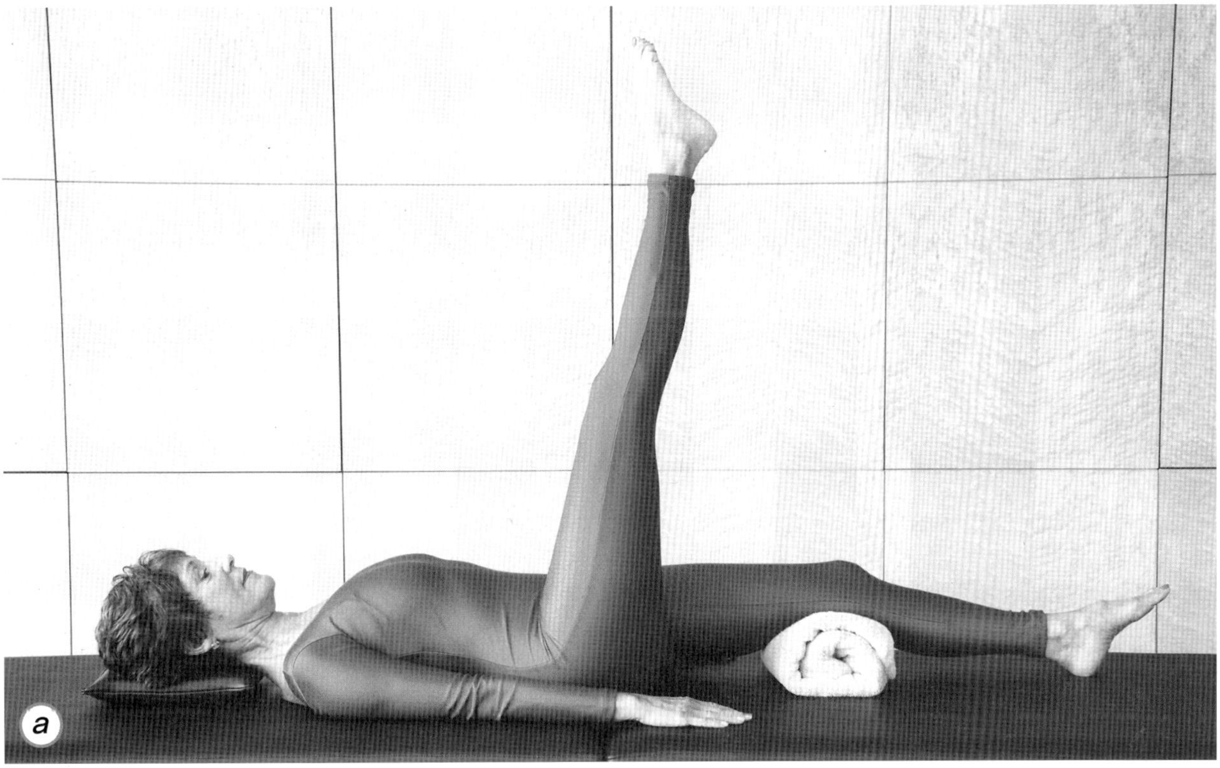

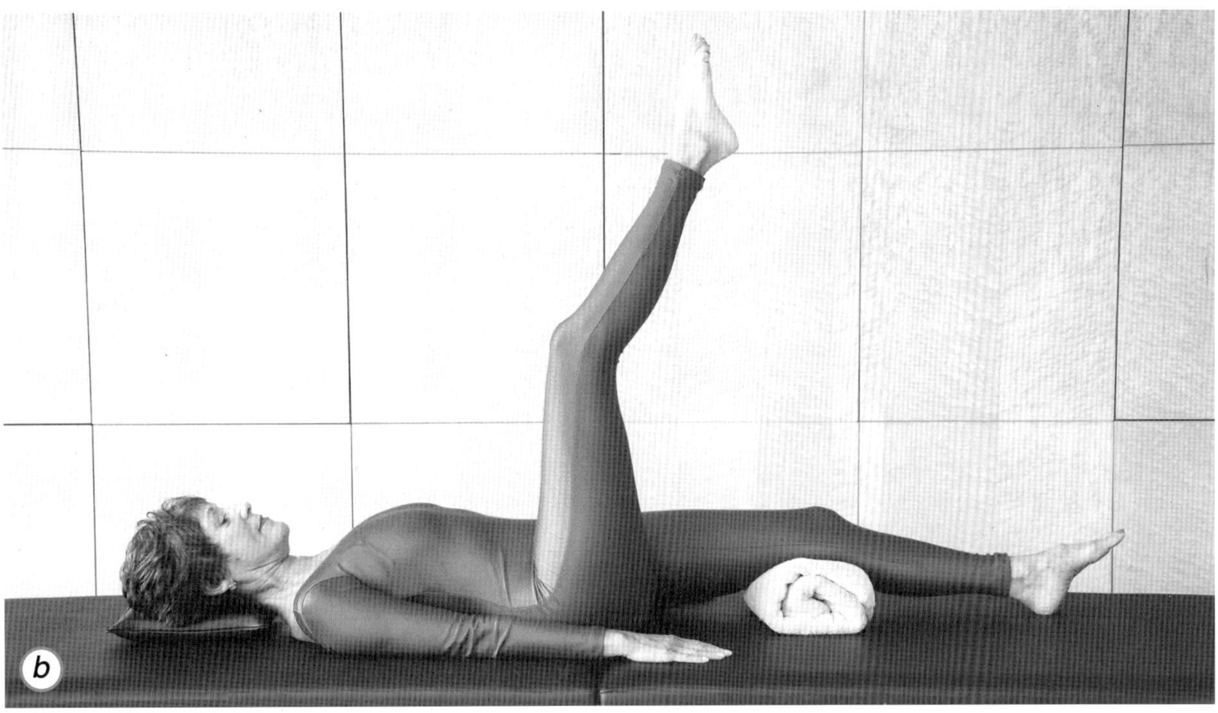

(계속)

옵션(Option)

1. 부드럽고 작은 공을 내려놓은 허벅지 밑에 놓는다. 들어 올린 다리는 엉덩관절 굽힘 90° 상태로 완전히 펴거나 약간 구부릴 수 있다.

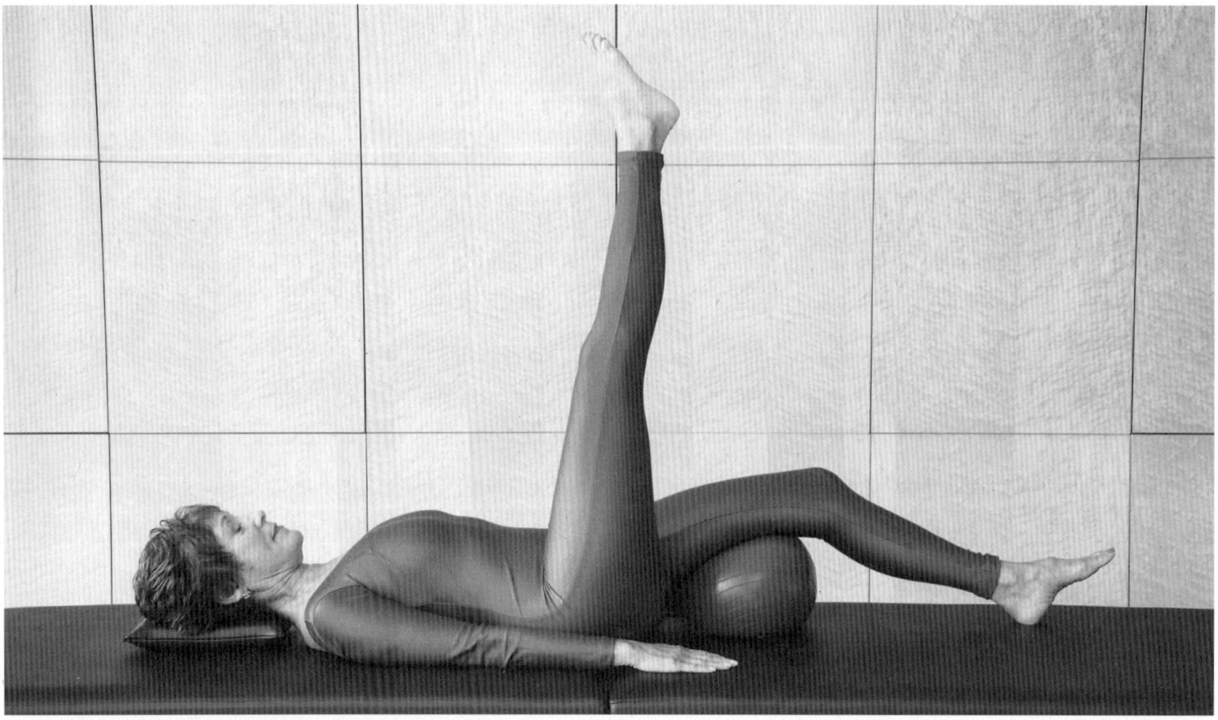

2. 아래로 내려놓은 다리를 약간 구부린다. 이때 들어 올린 다리는 엉덩관절 굽힘각도는 90° 상태로 완전히 펴거나 약간 구부릴 수 있다.

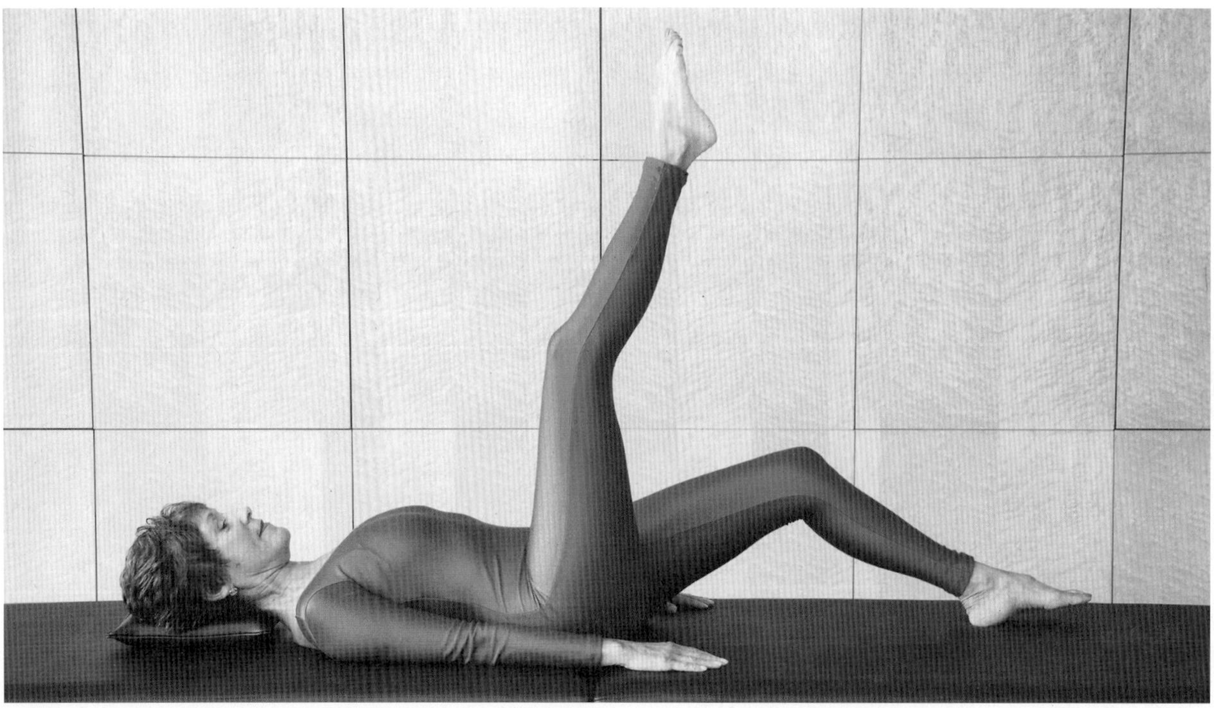

이렇게 하면 좋아요(Look for...encourage)

- 엉덩관절에서 발끝까지 길어지는 느낌으로 동작한다.
- 어깨를 골반으로 길게 늘려 어깨뼈를 몸통으로 밀착시킨다.
- 안정적인 코어와 몸통 그리고 다리의 움직임을 정확하게 조절한다.
- 양 어깨를 팽팽히 늘린 것처럼 빗장뼈를 어깨 양끝으로 열어준다.
- 팔을 매트 위에 길게 늘리듯 내려 놓는다.
- 엉덩관절의 절구로부터 넙다리뼈머리를 분리시켜 동작을 함으로써 다리의 움직임으로부터 골반의 안정을 제공한다.

이렇게 하면 안돼요(Be aware of...prevent)

- 아래허리뼈의 아치가 생겨 중립척추를 유지하지 못함.
- 골반과 엉덩관절의 움직임

(계속)

싱글-레그 서클 (SINGLE-LEG CIRCLE)

운동 시기 : 6개월 이후
적용 부위 : 무릎과 엉덩관절
장소 : 바닥 매트 혹은 높은 매트

동작 설명(Instructions)

- 매트 위에 바로 눕는다. 필요하다면 머리 밑에 패드를 받쳐주고, 왼쪽 다리를 길게 뻗어주되, 필요에 의해 약간 구부려도 된다.
- 오른쪽 다리를 90° 들어 올린다. 양팔을 길게 늘려 몸통 옆에 나란히 놓는다. 양 다리를 평행하여 유지하며 발가락을 길게 늘린다.
- 복부를 몸속으로 당겨 조여 몸통의 안정감을 준다.
- **무릎**(knee)과 **엉덩관절**(hip) : 마시는 숨에 준비한다. 내쉬는 숨에 오른쪽 다리를 시작점을 중심점으로 원을 그리듯이 위, 아래, 좌, 우 같은 범위로 움직인다. 움직임의 범위는 엉덩관절의 안정성과 복부의 수축에 따라 결정된다.
- 한 다리에 양 방향 5-8번씩 하고, 반대편 다리로 동작을 바꿔 시행한다.
- 동작을 하는 동안 엉덩관절을 바닥에서 흔들리지 않도록 고정한다.
- 필요하다면 양 무릎을 구부려서 동작을 해도 된다.

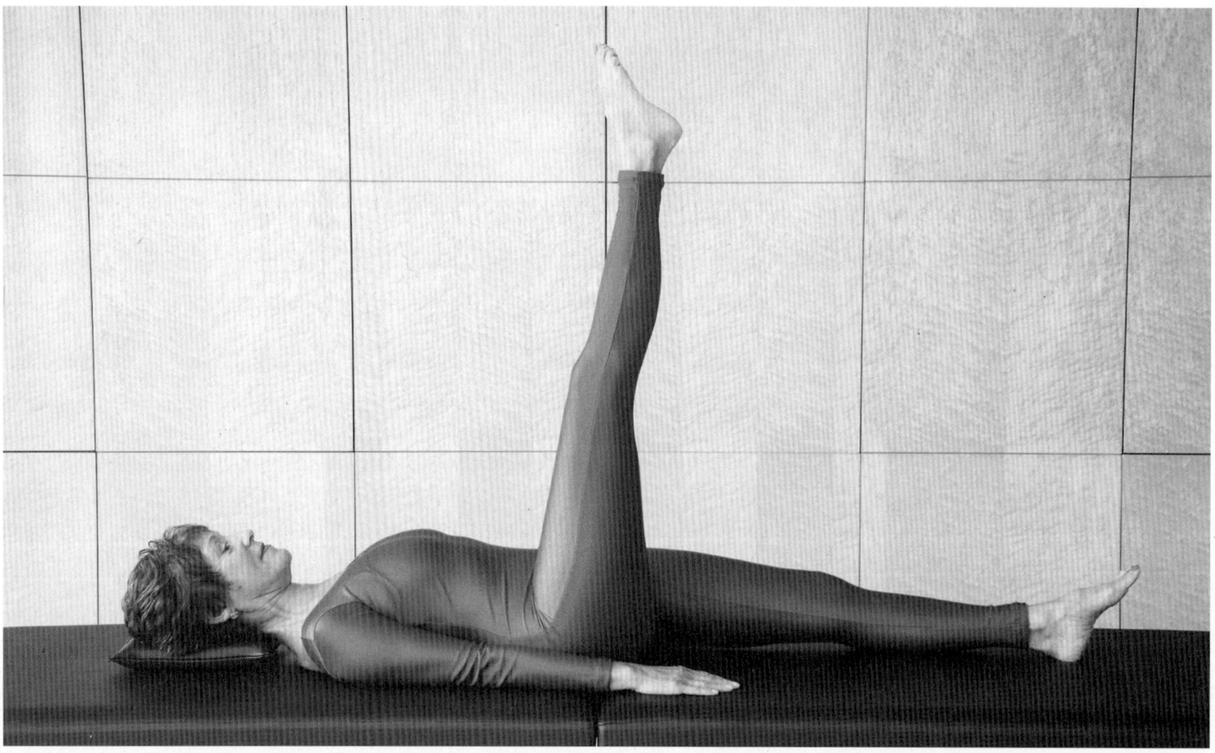

이렇게 하면 좋아요(Look for...encourage)

- 엉덩관절에서 발끝까지 길어지는 느낌으로 동작한다.
- 어깨를 골반으로 길게 늘려 어깨뼈를 몸통으로 밀착시킨다.
- 안정적인 코어와 몸통 그리고 다리의 움직임을 정확하게 조절한다.
- 양 어깨를 팽팽히 늘린 것처럼 빗장뼈를 어깨 양끝으로 열어준다.
- 팔을 매트 위에 길게 늘리 듯 내려 놓는다.
- 엉덩관절의 절구로부터 넙다리뼈머리를 분리시켜 동작을 함으로써 다리의 움직임으로부터 골반의 안정을 제공한다.

이렇게 하면 안돼요(Be aware of...prevent)

- 아래허리뼈의 아치가 생겨 중립척추를 유지하지 못함.
- 골반과 엉덩관절의 움직임

주요 활성 근육(Primary muscles activated)

복근, 넙다리곧은근, 안쪽넓은근, 중간넓은근, 가쪽넓은근, 넙다리빗근, 두덩근, 엉덩허리근, 큰볼기근, 중간볼기근, 작은볼기근, 넙다리근막긴장근, 큰모음근, 긴모음근, 짧은모음근, 두덩정강근, 넙다리빗근, 뒤정강근, 장딴지근, 가자미근, 발바닥근, 뒤넙다리근(슬괵근)은 스트레치 됨(넙다리두갈래근, 반막모양근, 반힘줄모양근).

공처럼 구르기 (Rolling Like a Ball)

제한사항 : 엉덩관절 수술 후 3-6개월된 클라이언트에게는 적용하면 안 되며, 대신 하프 롤-다운을 수행한다(140쪽 참고)
운동 시기 : 수술 후 3-6개월
적용 부위 : 무릎
장소 : 바닥 매트나 높은 매트

동작 설명(Instructions)

- 앉은 상태에서 양손으로 허벅지를 잡고 무릎을 가슴과 가까이 한다. 무릎 사이에 공을 끼우고 다리는 평행하게 유지한다. 공을 약간 조여 몸의 중앙선을 유지한다.
- 뒷꿈치를 들어 올리고, 턱을 가슴으로 약간의 간격을 유지한 채 당기고, 시선은 복부를 향한다.
- 배꼽을 조여 척추 방향으로 당기고 복부를 더 조여 준다.
- 발을 바닥에 들고 골반을 뒤로 눕혀 균형을 알맞게 잡는다.
- 숨을 마시며, 허리를 시작으로 바닥을 향해 뒤로 구른다.
- 숨을 내쉬며, 복부를 조이면서 다시 되돌아 와서 균형을 잡는다.
- 6-8번 반복한다.

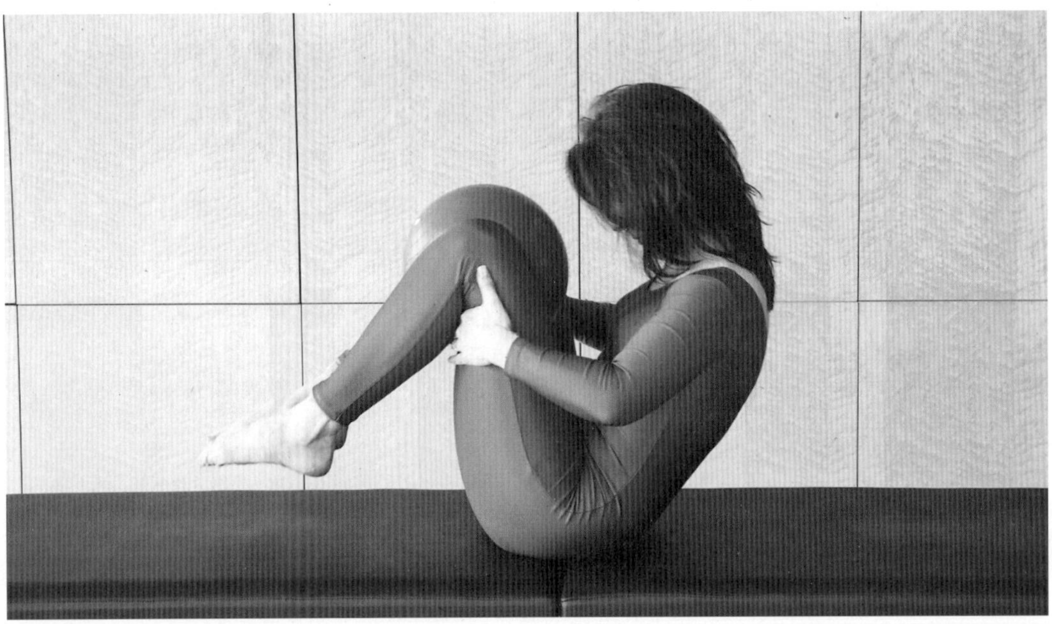

이렇게 하면 좋아요(Look for...encourage)

- 전체를 한꺼번에 움직인다. 몸통과 다리를 시소처럼 움직이지 않는다.
- 마치 긴 줄(멜빵)로 어깨뼈의 아래쪽 끝부분과 엉덩이를 연결해 놓은 것처럼 어깨뼈가 꼬리뼈 쪽으로 향하도록 한다.
- 가속도나 탄력이 아닌 코어(core)를 이용해서 구른다.
- 머리가 아닌 허리의 힘으로 움직인다.
- 척추가 마치 바퀴가 된 것처럼 구르며 척추를 마사지한다.
- 구르는 동안 늘어난 고무밴드의 저항이 상체를 안정적으로 받쳐준다고 생각하고, 허벅지를 양손 방향으로 밀어주며, 등을 몸의 중심으로 가져간다.
- 어깨는 귀로부터 멀어진다.

이렇게 하면 안돼요(Be aware of...prevent)

- 목이 닿을 정도로 너무 많이 구르는 자세
- 움직이는 동안 정강이가 몸으로부터 벌어지는 자세
- 구를 때 가속도나 반동을 이용하는 자세

(계속)

공처럼 구르기 (ROLLING LIKE A BALL)

운동 시기 : 6개월 이후
적용 부위 : 무릎과 엉덩관절
장소 : 바닥 매트 혹은 필요에 따라 높은 매트

동작 설명(Instructions)

- **무릎**(knee) : 손으로 종아리의 앞쪽이나 발목을 잡은 후 발뒤꿈치는 모으고 발가락은 떨어뜨린다. 필요한 경우, 무릎의 아래쪽 접히는 부분에 둥글게 말아 올린 수건을 갖다 대도록 한다. 턱을 가슴 쪽으로 최대한 가까이 가져간 자세를 유지한다. 배를 쳐다본다. 배를 안쪽 위쪽으로 끌어 올린다. 뒤로 천천히 구르며 매트로부터 발뒤꿈치를 떨어뜨리고 균형을 잡는다.
- 숨을 들이쉬며 양쪽 어깨의 끝이 닿을 때까지 구른다.
- 숨을 내쉬며 다시 앞쪽으로 구르며 균형을 잡는다.

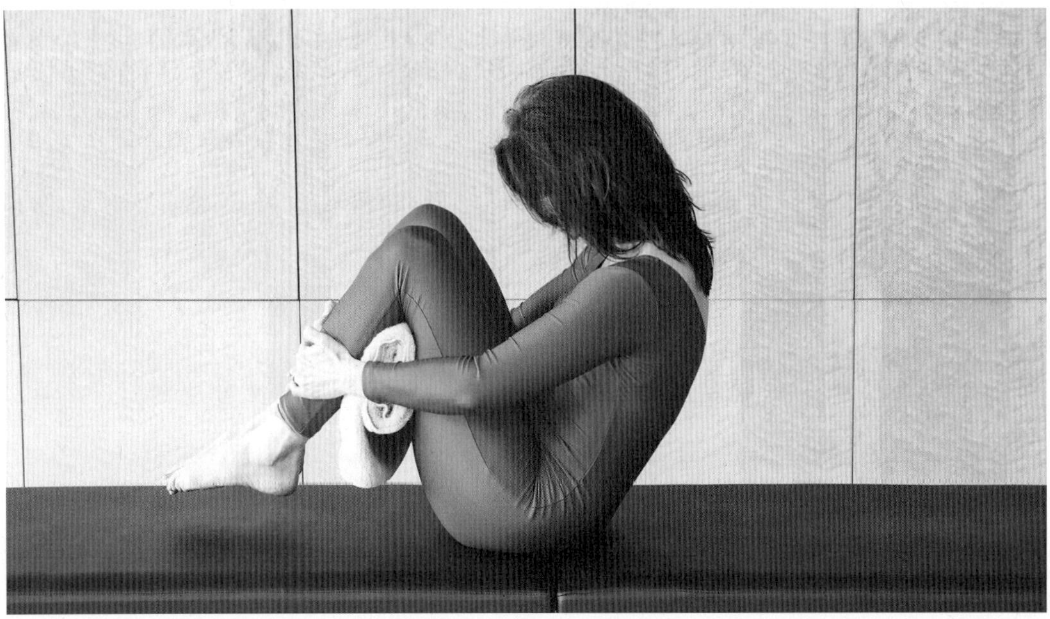

- **엉덩관절**(hip) : 무릎에 가까운 허벅지 아래에 손을 갖다 대고 엉덩이뼈가 바닥에 닿지 않도록 쪼그려 앉는다. 엉덩관절의 굽힘각도를 최대 115° 유지하도록 한다. 작은 공을 무릎 사이에 끼워서 무릎과 다리가 체 중심선과 평행이 되도록 유지한다. 무릎과 무릎 사이는 적어도 엉덩관절 너비만큼 떨어져 있어야 한다. 턱을 가슴 쪽으로 최대한 가까이 가져간 자세를 유지한다. 배를 쳐다본다. 배를 안쪽 위쪽으로 끌어 올린다. 뒤로 천천히 구르며 매트로부터 발뒤꿈치를 떨어뜨리고 균형을 잡는다.
- 숨을 들이쉬며 양쪽 어깨의 끝이 닿을 때까지 구른다.
- 숨을 내쉬며 다시 앞쪽으로 구르며 균형을 잡는다.

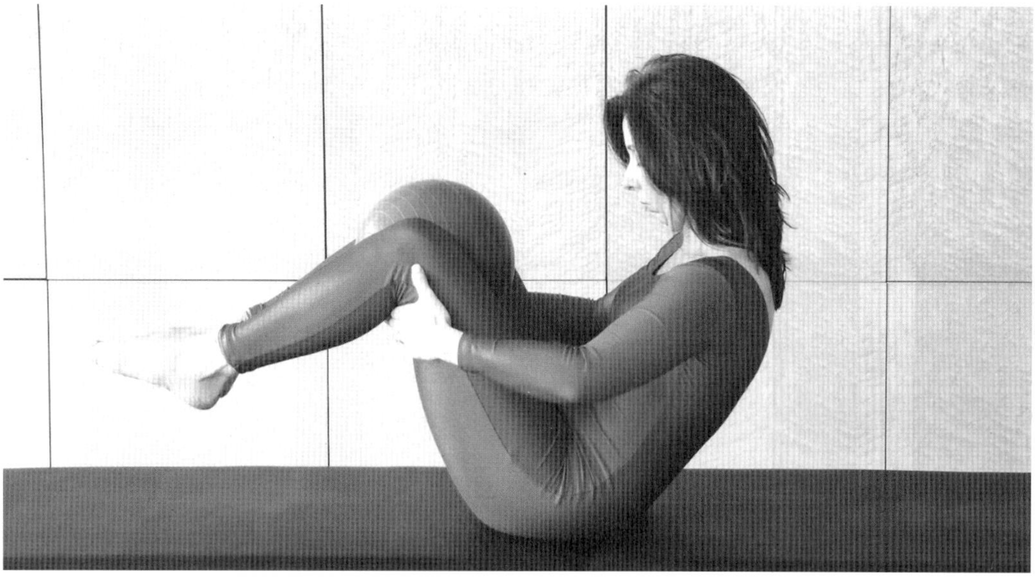

이렇게 하면 좋아요(Look for...encourage)

- 전체를 한 번에 움직이며, 다리와 몸통을 시소같이 움직이지 않는다.
- 마치 긴 줄(멜빵)로 어깨뼈의 아래쪽 끝부분과 엉덩이를 연결해 놓은 것처럼 어깨뼈가 꼬리뼈 쪽으로 향하도록
- 발뒤꿈치의 힘은 엉덩이뼈를 향하도록 한다.
- 구를 때 가속도가 아닌 코어를 사용하도록 한다.
- 머리가 아닌 허리가 먼저 움직여야 한다.
- 척추가 마치 바퀴가 된 것처럼 구르면서 마사지한다.
- 구르는 동안 늘어난 고무밴드의 저항이 상체를 안정적으로 받쳐준다고 생각하고, 허벅지를 양손 방향으로 밀어주며, 등을 몸의 중심으로 가져간다.

이렇게 하면 안돼요(Be aware of...prevent)

- 뒷목이 닿을 때까지 과도하게 구르는 자세
- 움직이는 동안 무릎을 몸통으로부터 과도하게 벌어지는 자세
- 구를 때 탄력이나 가속력을 발생시키는 자세

주요 활성 근육(Primary muscles activated)

복근, 넙다리곧은근, 넙다리빗근, 두덩근, 엉덩허리근, 넙다리두갈래근, 반힘줄모양근, 반막모양근, 넙다리근막긴장근, 큰모음근, 긴모음근, 짧은모음근, 두덩정강근, 장딴지근, 오금근, 발바닥근

한쪽다리 스트레칭 (Single-leg Stretch)

운동 시기 : 3-6개월 또는 수술 후 6개월 이후
적용 부위 : 무릎과 엉덩관절
장소 : 바닥 매트 혹은 높은 매트; 필요에 따라 무릎 및 엉덩관절 치환술 환자를 위해서는 높은 매트 사용

동작 설명(Instructions)

- 매트 위에 바로 누워서 무릎을 굽히고 테이블탑 자세를 취한다.
- 바깥쪽에 위치한 손으로는 발목으로, 안쪽에 위치한 손은 무릎의 안쪽을 향하게 한다.
- 머리와 목, 어깨를 웅크리면서 매트로부터 어깨뼈를 떨어뜨린다. 시선은 허벅지를 향한다.
- **무릎**(knee) : 왼쪽 다리를 매트로부터 45° 이상이 되도록 떨어뜨리고, 오른쪽 무릎은 가용한 범위까지 가슴쪽으로 당기되, 고리뼈는 매트에서 떨어지지 않게 한다. 배곱을 척추 쪽으로 재빨리 잡아당기면서 양쪽 다리의 위치를 바꾼다. 왼쪽 무릎을 구부리듯 최대한 가슴쪽으로 당기고 오른쪽 다리를 45° 각도가 되도록 늘려준다*(a)*.

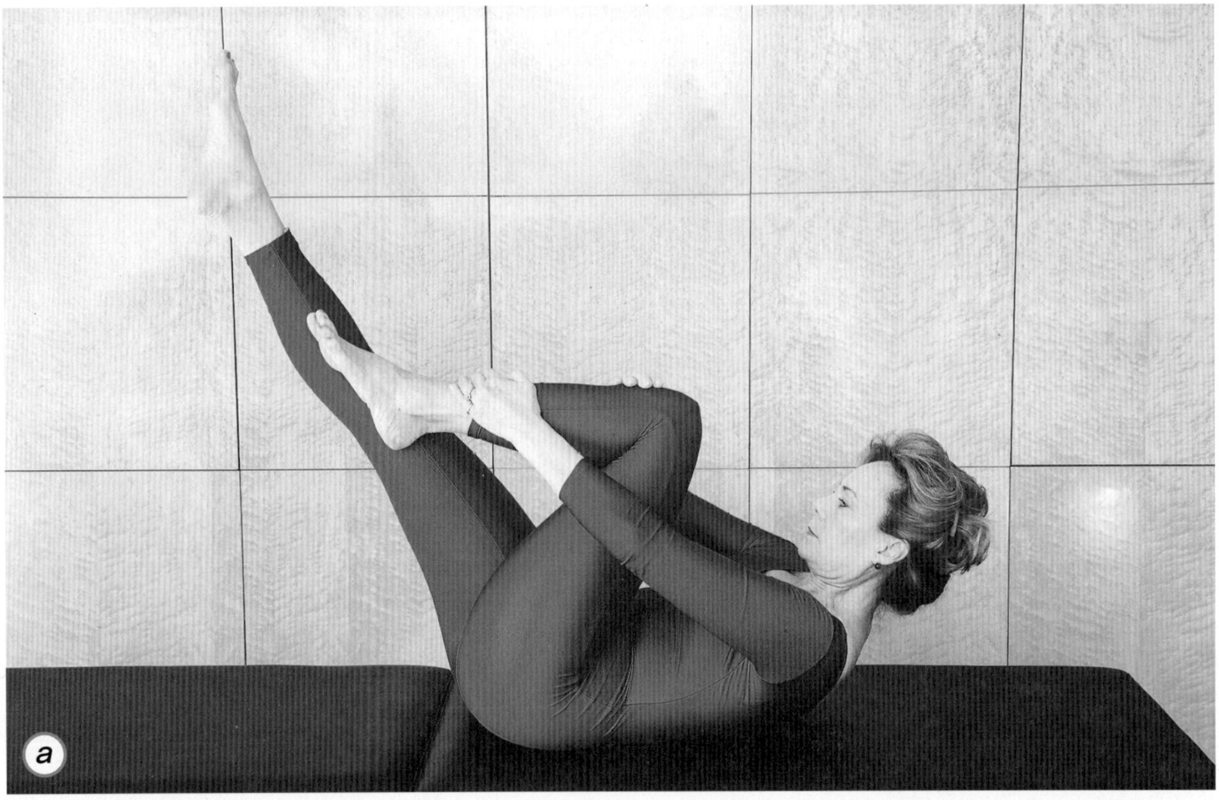
a

- **엉덩관절**(hip) : 왼쪽 다리를 매트로부터 45° 들어 올리고, 오른쪽 무릎을 가슴 쪽으로 가져온다. 6개월까지는 엉덩관절 굽힘각도는 110°까지 유지하고, 6개월이 지난 경우에는 115°까지 유지한다. 배꼽을 척추 쪽으로 끌어 당기며 다리의 위치를 바꾼다. 왼쪽 무릎을 굽히고 오른쪽 무릎을 45°가 되도록 뻗어준다*(b)*.
- 숨을 들이쉬면서 두 다리를 움직이고, 숨을 내쉬면서 두 다리를 움직인다.
- 각각 8번씩 반복한다.

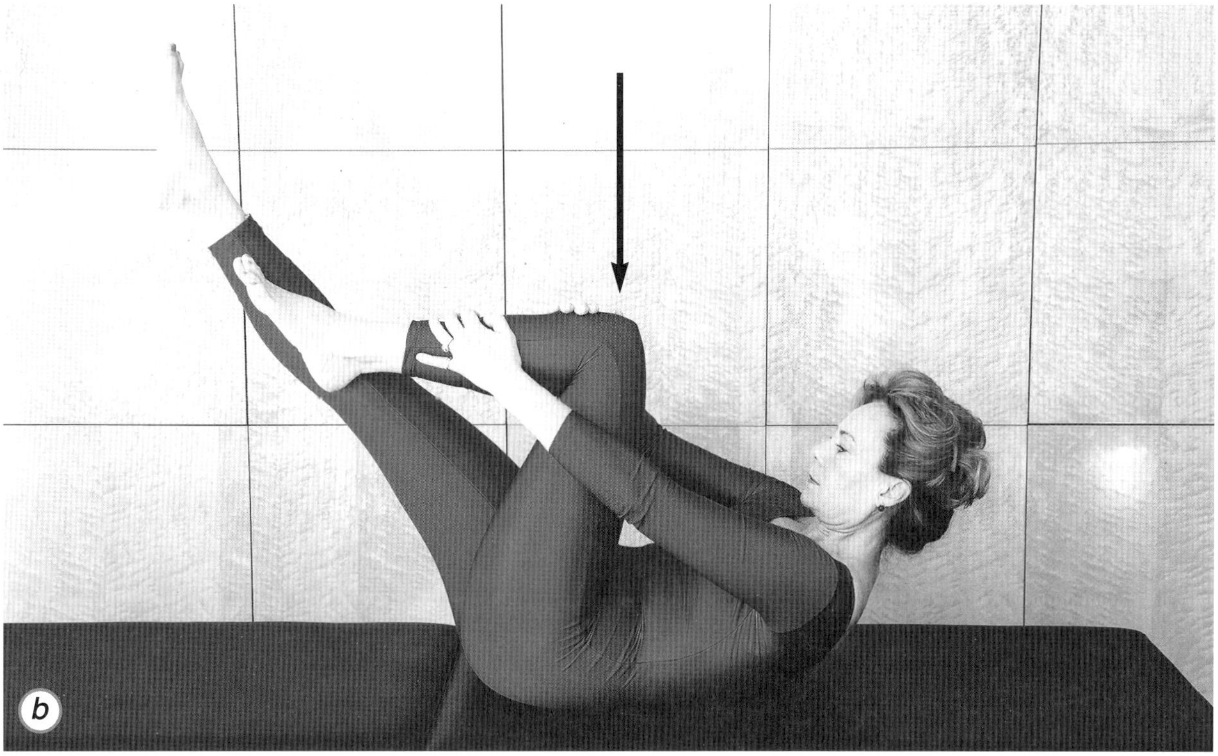

(계속)

옵션(Option)

8-10인치(20-25 cm) 정도 크기의 공을 목과 머리 아래쪽에 둔다; 134쪽 참고한다.

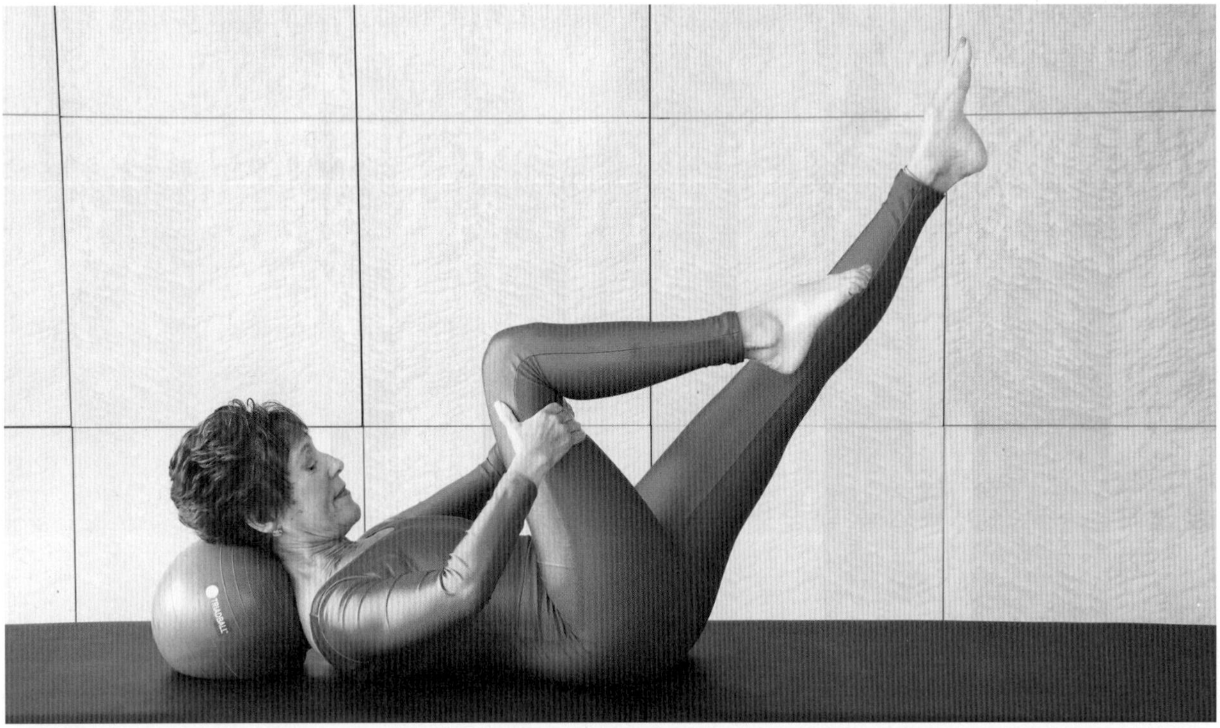

이렇게 하면 좋아요(Look for...encourage)

- 다리를 바꾸는 동안의 정확한 조절과 제어
- 꼬리뼈가 매트에서 떨어지지 않게 하고, 척추를 자연스럽게 유지
- 미치 긴 줄(멜빵)로 이께뼈의 아리쪽 끝부분과 엉덩이를 연결해 놓은 것처럼 어깨뼈가 꼬리뼈 쪽으로 향하도록
- 복부를 안쪽, 위쪽으로 끌어당김
- 안정된 골반

이렇게 하면 안돼요(Be aware of...prevent)

- 머리와 목과 어깨의 긴장
- 허리뼈의 과도한 신장
- 코어의 컨트롤 상실

주요 활성 근육(Primary muscles activated)

복근, 이두근, 삼두근, 어깨세모근, 앞목갈비근, 목빗근, 넙다리곧은근, 안쪽넓은근, 중간넓은근, 가쪽넓은근, 넙다리빗근, 두덩근, 엉덩허리근, 넙다리두갈래근, 반힘줄모양근, 반막모양근, 넙다리근막긴장근, 긴모음근, 짧은모음근, 두덩정강근, 오금근, 장딴지근, 발바닥근

양쪽다리 스트레칭
(Double-Leg Stretch)

운동 시기 : 수술 후 3-6개월
적용 부위 : 무릎과 엉덩관절
장소 : 바닥 매트 혹은 높은 매트; 필요에 따라 무릎 및 엉덩관절 치환술 환자를 위해서는 높은 매트 사용

동작 설명(Instructions)

- **무릎**(knee) : 매트 위에 바로 누워서 무릎을 충분히 구부려 가슴을 향하게 한다. 양손은 정강이를 잡고, 무릎 사이에 작은 공이나 패드를 끼운다. 다리를 몸의 중심선을 따라서 끌어안으며 꼬리뼈가 매트 아래쪽을 향한 자세를 유지한다.
- **엉덩관절**(hip) : 매트 위에 바로 누워서 다리를 길게 뻗은 채로 가슴으로 구부려 엉덩관절 굽힘각도를 110° 이상이 되도록 유지한다. 양손은 정강이를 잡고, 무릎 사이에 작고 부드러운 공이나 패드를 끼운다. 다리를 몸의 중심선을 따라서 끌어안으며 꼬리뼈가 매트 아래쪽을 향한 자세를 유지한다.
- 머리와 목, 어깨를 둥글게 웅크려 매트로부터 어깨뼈 가장 아랫부분이 떨어지게 한다. 시선은 앞을 향한다*(a)*.
- 복부를 안쪽, 위쪽으로 끌어당긴다.
- 숨을 들이쉬고 양쪽 다리를 동시에 90° 이상 혹은 바닥으로부터 65° 이상되는 지점까지 늘려주면서 두 팔을 뻗어 귀 옆에 갖다 댄다*(b)*.
- 숨을 내쉬면서, 다리를 견딜 수 있을 만큼 가슴으로 가져오면서 팔로 바깥쪽으로 원을 그리는데, 엉덩관절 굽힘각도는 110°로 유지하고, 꼬리뼈는 매트에 평평하게 닿도록 한다. 손은 정강이 뒤에 놓는다*(c)*.
- 허리와 갈비뼈를 매트에 단단히 고정시키고 팔과 다리가 몸의 중심으로부터 멀어지는 것처럼 뻗어 복부를 안쪽, 위쪽으로 재빨리 들어 올린다.
- 양팔을 뻗어 귀 옆에 갖다 댄 것처럼, 복부 쪽으로 더 멀리까지 끌어모으는 것에 대해 생각해 본다.
- 8번 반복한다.

(계속)

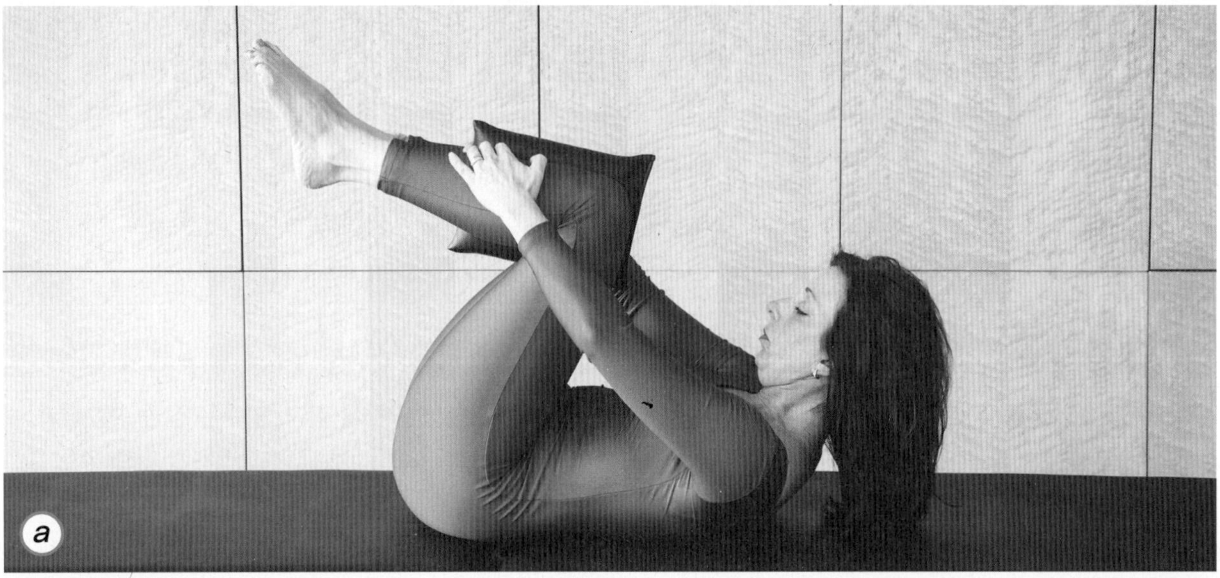
a

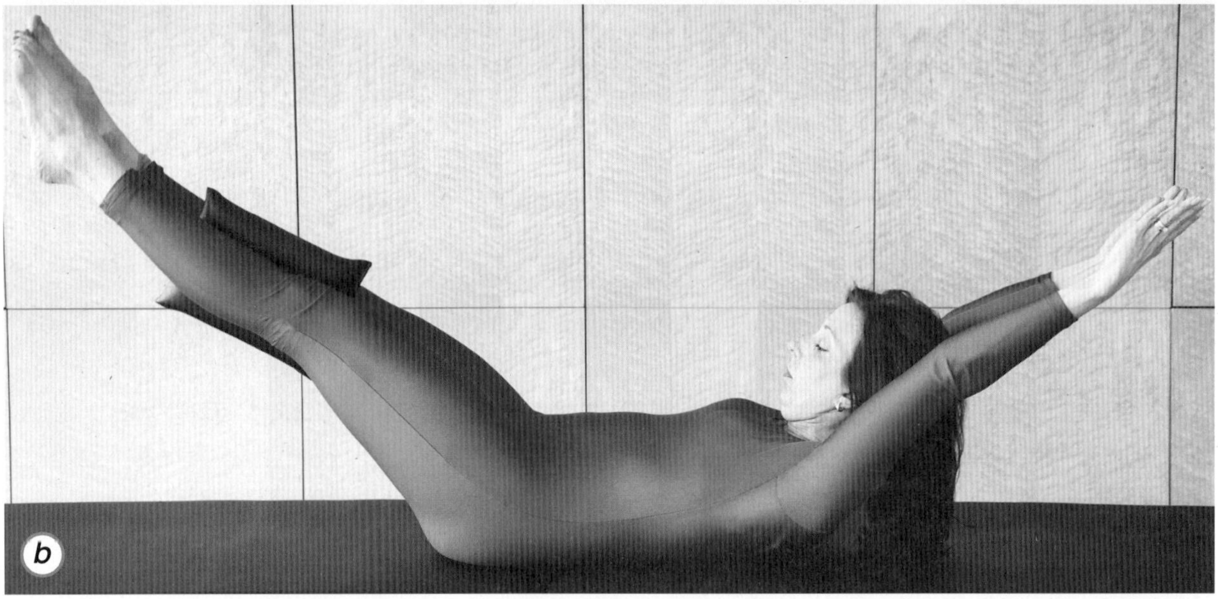
b

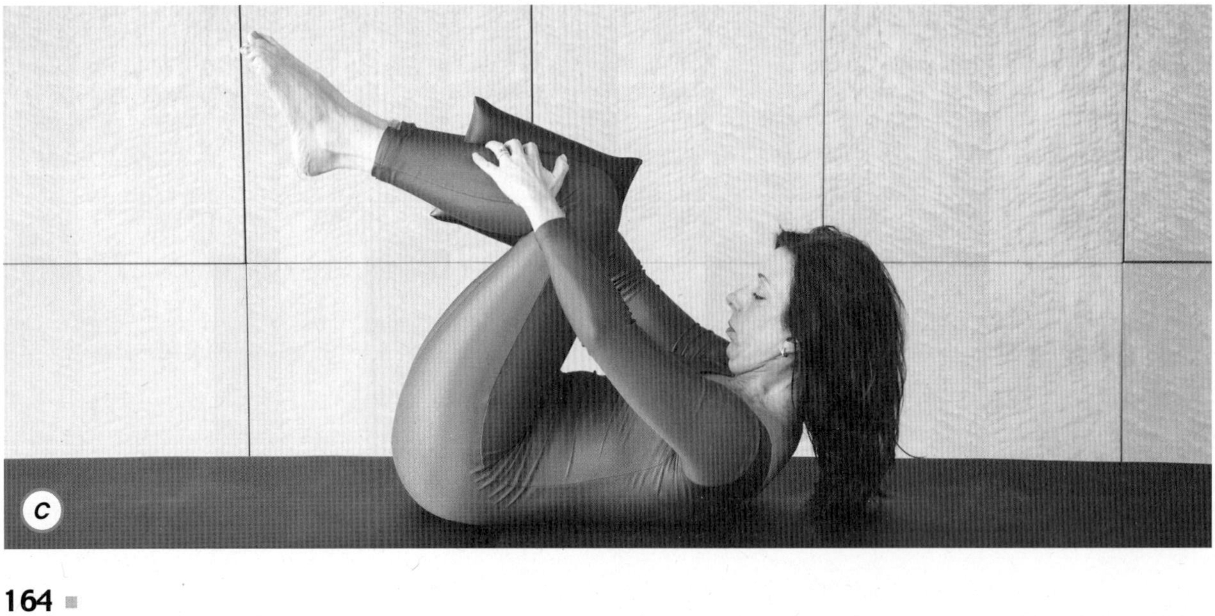
c

옵션(Option)

1. 머리와 목, 어깨를 보조하기 위해서 8–10인치(20–25 cm) 크기의 공을 머리와 목 뒤에 둘 수 있다; 134쪽 참고한다.

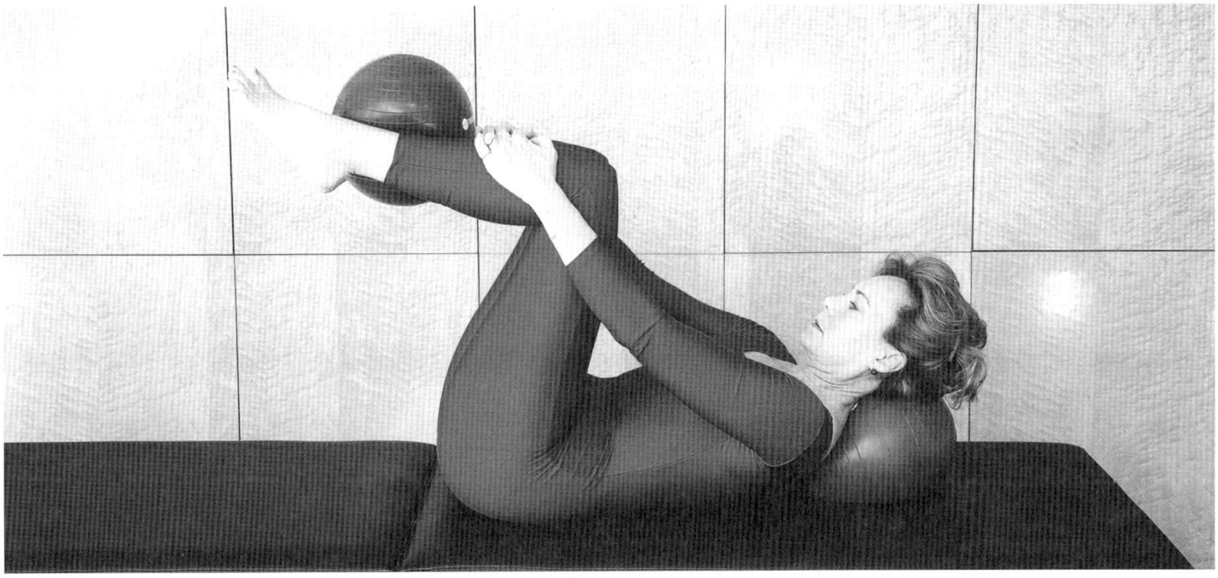

2. 다리를 움직이지 않도록 테이블탑 자세로 유지한 채, 팔부분 만으로 운동할 수도 있다.
3. 22–26인치(55–66 cm)의 큰 공을 사용할 수도 있다. 테이블탑 자세에서 뒤꿈치를 공위에 올려놓는다. 숨을 들이쉬고 양팔을 귀 뒤쪽으로 뻗는다. 발뒤꿈치를 유지시키면서 다리를 이용하여 공을 굴려 밀어낸다. 숨을 내쉬고 마찬가지로 발뒤꿈치를 유지하여 공을 처음위치로 가져오고 양팔도 정강이로 되돌아온다.

이렇게 하면 좋아요(Look for...encourage)

- 움직임의 정확성
- 마치 긴 줄(멜빵)로 어깨뼈의 아래쪽 끝부분과 엉덩이를 연결해 놓은 것처럼 어깨뼈가 꼬리뼈 쪽으로 미끄러지듯 향하도록
- 꼬리뼈가 항상 매트에 닿아 있도록
- 복부를 안쪽, 위쪽으로 끌어당김

이렇게 하면 안돼요(Be aware of...prevent)

- 머리와 목과 어깨의 긴장
- 팔을 귀 쪽으로 뻗을 때 머리가 바닥으로 떨어지는 현상
- 허리뼈의 과도한 신장
- 어깨가 귀 쪽으로 올라가는 현상

(계속)

양쪽다리 스트레칭 (Double-Leg Stretch)

운동 시기 : 수술 후 6개월 이후
적용 부위 : 무릎과 엉덩관절
장소 : 바닥 매트 혹은 필요에 따라 높은 매트

동작 설명(Instructions)

- **무릎**(knee) : 매트 위에 바른 자세로 누워 무릎을 굽혀 가슴을 향하게 하고, 양손은 정강이 위, 다리는 몸의 중심선을 따라 끌어안고, 꼬리뼈를 매트 위에 내려놓는다.
- **엉덩관절**(hip) : 매트 위에 바른 자세로 누워 무릎을 굽혀 가슴을 향하게 하고 엉덩관절의 굽힘각도는 115° 이상이 되도록 유지한다. 양손으로 정강이를 잡고 다리를 몸의 중심선을 따라 끌어안고, 꼬리뼈를 매트 위에 내려놓는다.
- 머리와 목, 어깨를 둥글게 웅크려 매트로부터 어깨뼈 가장 아랫부분이 떨어지게 한다. 시선은 앞을 향한다.
- 복부를 안쪽, 위쪽으로 끌어당긴다.
- 숨을 들이쉬면서 매트로부터 양쪽 다리를 동시에 45°까지 들어 올리고, 양팔은 귀를 지나는 위쪽 방향으로 뻗어준다.
- 숨을 내쉬면서 팔을 크게 돌려 내리고 무릎을 가슴 쪽으로 가져온다. 엉덩관절 굽힘각도는 115° 유지하되, 꼬리뼈는 매트에 닿아있게 한다. 양손은 정강이로 되돌아온다.
- 허리와 갈비뼈를 매트에 단단히 고정시키고 팔과 다리가 몸의 중심으로부터 멀어지는 것처럼 뻗어 복부를 안쪽, 위쪽으로 재빨리 들어 올린다.
- 양팔을 뻗어 귀 옆에 갖다 댄 것처럼, 복부 쪽으로 더 멀리까지 끌어모으는 것에 대해 생각해 본다.
- 다리를 평행하게 유지시키면서 몸의 중심선을 따라 끌어안는다.
- 8-10번 반복한다.

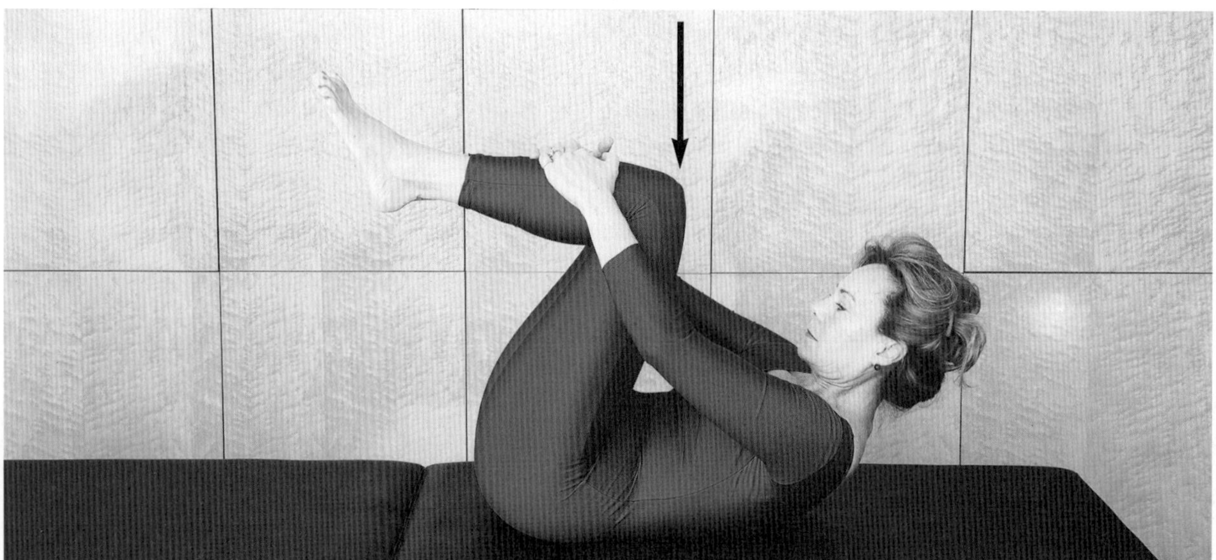

옵션(Option)

필요한 경우에 허벅지 사이에 패드를 대거나 작은 공을 무릎사이에 두고 운동할 수 있다. 작고 부드러운 공을 무릎이나 발목에 두면 추가로 모음근이 작용되고, 엉덩관절 굽힘근의 과도한 작용은 제한할 수 있게 되며, 코어의 연결이 증진된다.

이렇게 하면 좋아요(Look for...encourage)

- 정확한 움직임
- 마치 긴 줄(멜빵)로 어깨뼈의 아래쪽 끝부분과 바지 뒷주머니를 연결해 놓은 것처럼 어깨뼈가 꼬리뼈 쪽으로 미끄러지듯 향하도록
- 꼬리뼈가 항상 매트에 닿아 있도록
- 팔을 귀 뒤쪽으로 뻗는 만큼 복부를 전방으로 최대한 끌어 올리는 것을 염두 해둔다.
- 복부를 안쪽, 위쪽으로 끌어당김

이렇게 하면 안돼요(Be aware of...prevent)

- 머리와 어깨의 긴장
- 팔을 귀 뒤쪽 선을 따라 뻗을 때 머리가 매트 쪽으로 떨어지는 것
- 허리뼈의 과도한 신장

주요 활성 근육(Primary muscles activated)

복근, 이두근, 삼두근, 어깨 복합체, 앞목갈비근, 목빗근, 넙다리곧은근, 넙다리빗근, 큰모음근, 긴모음근, 짧은모음근, 두덩근, 두덩정강근, 엉덩허리근, 넙다리두갈래근, 반힘줄모양근, 반막모양근, 넙다리근막긴장근, 장딴지근, 오금근, 발바닥근, 안쪽넓은근, 중간넓은근, 가쪽넓은근

한쪽 다리 펴기 스트레칭 및 가위자세 (Single Straight-Leg Stretch and Scissors)

운동 시기 : 3-6개월, 수술 후 6개월 이상
적용 부위 : 무릎과 엉덩관절
장소 : 바닥 매트 혹은 높은 매트; 필요에 따라 무릎 및 엉덩관절 치환술 환자를 위해서는 높은 매트 사용

동작 설명(Instructions)

- 매트 위에 바로 누워 테이블탑 자세로 다리를 위치시킨다.
- 머리와 목, 어깨를 둥글게 웅크려 매트로부터 어깨뼈 가장 아랫부분이 떨어지게 한다. 시선은 앞을 향해 허벅지를 바라보고 운동의 반복이 끝날 때까지 복부를 힘껏 끌어 당긴다.
- **무릎**(knee) : 양쪽 다리를 최대한 길게 뻗는다. 양손으로 오른쪽 종아리의 끝부분까지 따라가며 잡는다. 무릎이 뻣뻣하지 않게 하고 왼쪽다리를 가위모양으로 45° 까지 들어 주고 발가락을 세워준다. 복부를 안쪽, 위쪽으로 끌어당긴다. 오른쪽 다리를 가슴 쪽으로 끌어당기며 부드럽게 움직임을 만들어 주고 다리를 바꾸면서 오른쪽 다리가 45° 가 될 때까지 움직임을 만들어 준다. 무릎을 살짝 구부리거나*(a)*, 무릎의 힘을 뺀 상태에서*(b)* 길게 뻗은 다리를 유지한다.

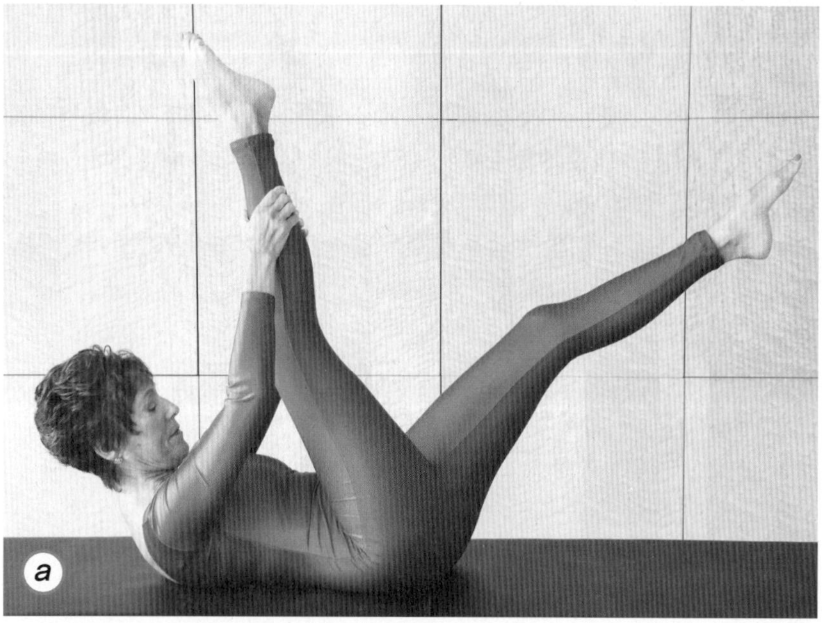
a

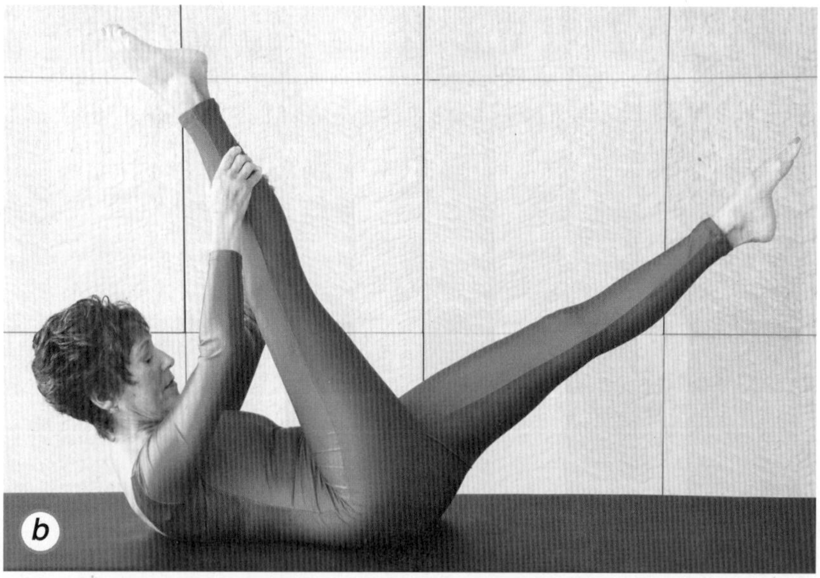
b

- **엉덩관절**(hip) : 양 다리를 천장을 향해 뻗어준다. 양손은 오른쪽 종아리의 뒷부분에 갖다 댄다. 무릎은 뻣뻣하지 않게 하고 발가락을 모아 뻗어주며 왼쪽 다리를 45° 까지 내려서 가위모양을 만든다. 복부는 위쪽, 안쪽으로 끌어당긴다. 왼쪽 다리가 45°를 유지하는 동안 오른쪽 다리를 부드럽게 가슴 쪽으로 끌어당기고, 6개월까지는 110°를*(c)*, 6개월 이후는 115°를 유지한다. 오른쪽 다리가 45°가 되도록 하고 왼쪽 다리를 끌어당기며 양쪽 다리의 위치를 바꾸어 준다.
- 다리를 한 번씩 움직일 때 마다 복부를 깊숙이 펴낸다.
- 숨을 들이쉬면서 다리를 두 번 움직이고, 숨을 내쉬면서 다리를 두 번 움직인다.
- 8번씩 반복한다.

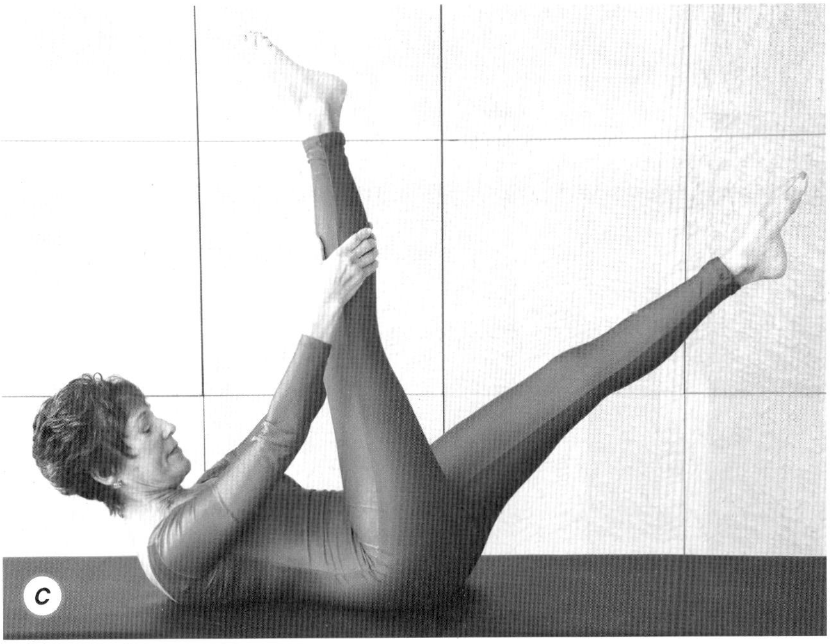

(계속)

옵션(Option)

(운동량을 더 크게 하기 위해) 추가적으로, 양팔을 매트에 내려놓고, 손바닥은 바닥으로 향하게 한 후에 가위동작을 실행할 수 있다.

이렇게 하면 좋아요(Look for...encourage)

- 마치 긴 줄(멜빵)로 어깨뼈의 아래쪽 끝부분과 엉덩이를 연결해 놓은 것처럼 어깨뼈가 꼬리뼈 쪽으로 미끄러지듯 향하도록
- 빗장뼈를 활짝 편다.
- 복부는 안쪽, 위쪽으로 끌어당긴다.
- 무릎을 살짝 굽힌 상태에서 다리를 길게 뻗는데, 특별히, 뒤넙다리근육(슬괵근)이 팽팽할 경우 더욱 이점에 유의한다.
- 꼬리뼈는 매트에 지속적으로 평평하게 닿아 있도록 한다.

이렇게 하면 안돼요(Be aware of...prevent)

- 머리와 목, 어깨의 과도한 긴장
- 허리뼈의 과도한 신장(아치)

주요 활성 근육(Primary muscles activated)

복근, 이두근, 삼두근, 앞목갈비근, 목빗근, 엉덩허리근, 넙다리곧은근, 넙다리빗근, 긴모음근, 짧은모음근, 두덩근, 넙다리근막긴장근, 두덩정강근, 안쪽넓은근, 가쪽넓은근, 중간넓은근,
뒤넙다리근(슬괵근)은 스트레치 됨(넙다리두갈래근, 반막모양근, 반힘줄모양근), 뒤정강근, 장딴지근, 발바닥근, 가자미근

더블 스트라이트-레그 스트레치 (로우어 리프트)
(Double Straight-Leg Stretch — Lower Lift)

운동 시기 : 3-6개월, 수술 후 6개월 이후
적용 부위 : 무릎과 엉덩관절
장소 : 바닥 매트 혹은 높은 매트; 필요에 따라 무릎 및 엉덩관절 치환술 환자를 위해서는 높은 매트 사용

동작 설명(Instructions)

- 매트 위에 바로 누워 테이블탑 자세로 다리를 위치시킨다. 깍지를 낀 손을 머리의 뒤쪽 머리뼈 하부에 가져다 대고 팔꿈치는 넓게 벌린다. 엄지손가락은 뒷목을 따라 아래쪽을 향하게 한다.
- 머리와 목, 어깨를 둥글게 웅크려 매트로부터 어깨뼈 가장 아랫부분이 떨어지게 한다. 시선은 앞을 향한다. 배꼽을 척추 쪽으로 깊숙이 밀어 넣으며 목부를 안쪽, 위쪽으로 끌어 올린다.
- 꼬리뼈가 매트에 닿아있는 상태에서 두 다리를 90° 가 되도록 쭉 뻗어 들어 올린다*(a)*.
- 숨을 들이쉬며 다리를 5-7인치(13-18 cm) 정도 내려서 3초간 유지했다가*(b)*, 숨을 내쉬며 다시 90° 가 되도록 들어 올리고 1를 센다.
- 운동법 변경 : 다리를 내려서 1초를 유지하고 다시 90° 를 만들어 3초간 유지하는 방법.
- **무릎**(knee) 과 **엉덩관절**(hip) : 양 다리를 평행하게 가지런히 모아 몸의 중심선에 위치하도록 하고, 무릎을 부드럽게 유지할 수 있도록 필요에 따라 무릎과 발목 사이에 패드나 공을 위치시킨다.
- 8번 반복한다.

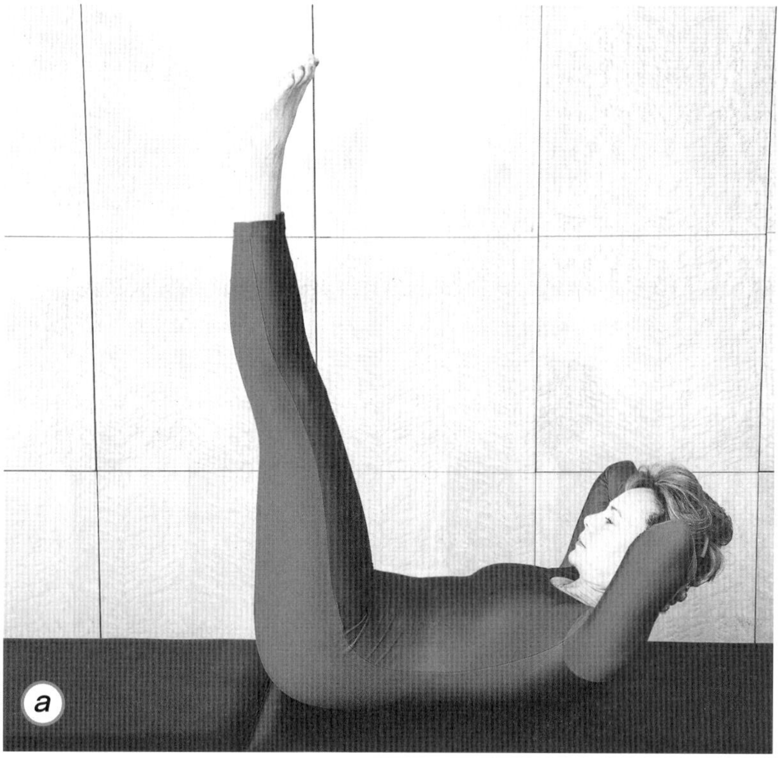

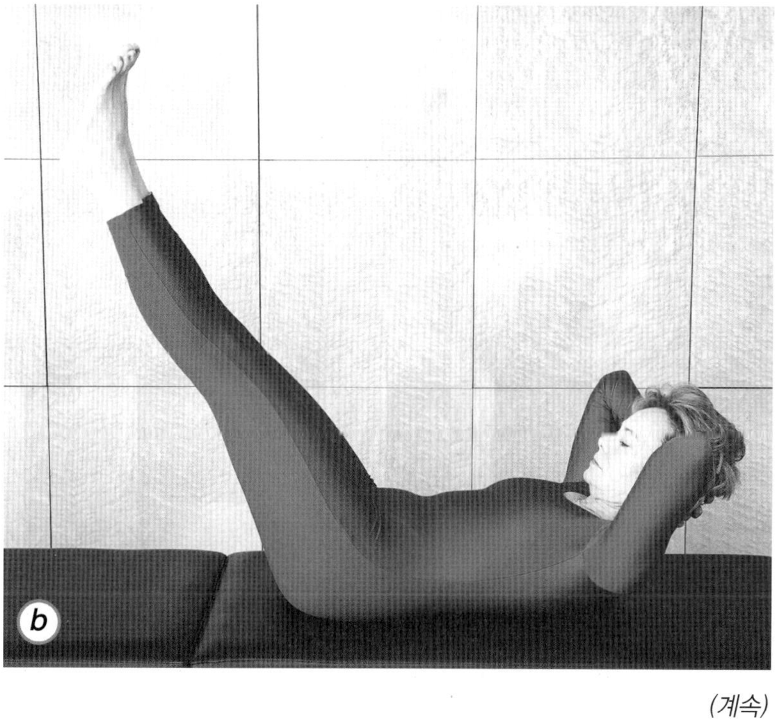

(계속)

옵션(Option)

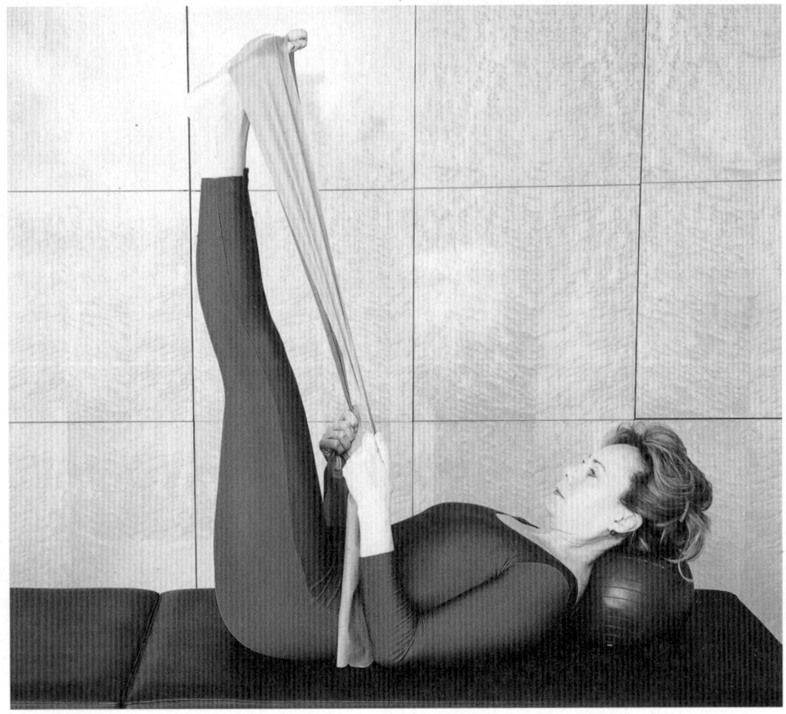

1. 밴드를 넓게 펴 발바닥에 대고 다리와 평행하게 당긴다. 이때 팔꿈치 위쪽으로는 매트 바닥에 고정시켜야 한다. 작고 부드러운 공으로 머리와 목, 어깨 뒤쪽에 받치고 lower lift를 실행한다. (134쪽 참고)

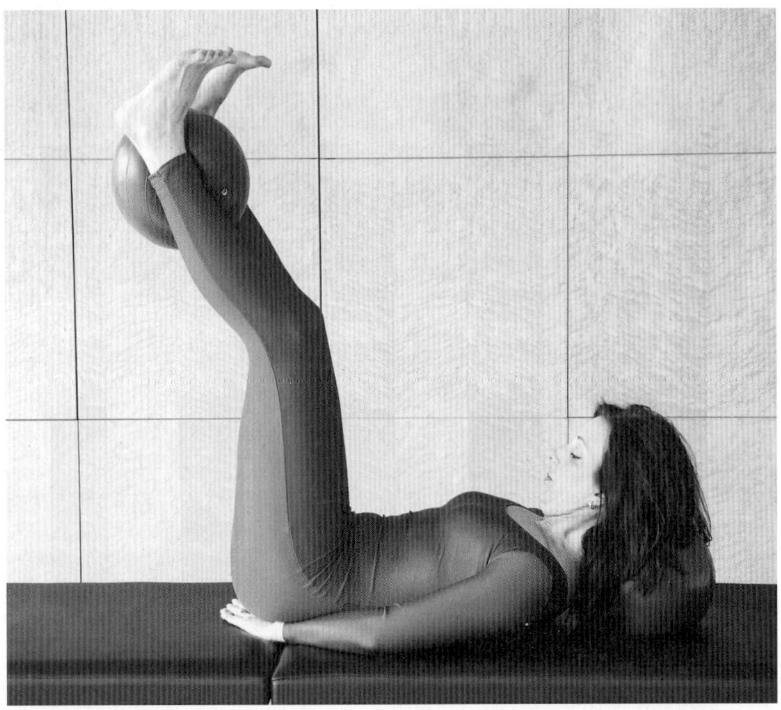

2. 작고 부드러운 공으로 머리와 목, 어깨 뒤쪽에 받치고 손으로 다이아몬드 모양을 만들어 꼬리뼈 아래에 위치시킨다. 양쪽 팔꿈치는 양쪽으로 벌려서 매트에 붙인다. 원하는 경우에 두 발목과 정강이 사이에 작은 공 하나를 더 갖다 대고, 무릎을 살짝 구부린다.

3. 작은 공을 다리 사이에 두면 추가로 모음근가 작용되고, 엉덩관절 굽힘근의 과도한 작용은 제한할 수 있게 되며, 코어와의 연관성이 증진된다.

이렇게 하면 좋아요(Look for...encourage)

- 꼬리뼈는 매트 위에 지속적으로 붙어있도록
- 마치 긴 줄(멜빵)로 어깨뼈의 아래쪽 끝부분과 엉덩이를 연결해 놓은 것처럼 어깨뼈가 꼬리뼈 쪽으로 미끄러지듯 향하도록
- 복부는 안쪽, 위쪽으로 끌어당김
- 빗장뼈는 활짝 편다.
- lower lift를 하는 동안 허리를 매트에 고정시키고 복부를 깊숙이 밀어 넣으며 안쪽, 위쪽으로 끌어 올린다.

이렇게 하면 안돼요(Be aware of...prevent)

- 머리와 목의 긴장
- 다리가 내려갈 때 허리뼈의 과도한 신장

주요 활성 근육(Primary muscles activated)

복근, 앞목갈비근, 목빗근, 엉덩허리근, 넙다리곧은근, 넙다리빗근, 큰모음근, 긴모음근, 짧은모음근, 두덩근, 두덩정강근, 안쪽넓은근, 중간넓은근, 가쪽넓은근, 넙다리근막긴장근,
뒤넙다리근(슬괵근)은 스트레치 됨(넙다리두갈래근, 반막모양근, 반힘줄모양근)

크리스크로스 (Crisscross)

운동 시기 : 수술 후 3-6개월 혹은 그 이후
적용 부위 : 무릎과 엉덩관절
장소 : 바닥 매트나 높은 매트; 필요에 따라 무릎 및 엉덩관절 치환술 환자를 위해서는 높은 매트 사용

동작 설명(Instructions)

- 매트 위에 등을 대고 바로 누워서 다리를 구부려 테이블탑 자세를 취한다.
- 깍지를 낀 양손을 머리 뒤에 가져다 대고 엄지손가락을 세워서 뒷목을 따라 받쳐주며 머리와 어깨를 매트 위에 내려놓는다. 양쪽 팔꿈치는 자연스럽게 매트로부터 떨어뜨린다.
- 숨을 들이쉬고 준비한다. 숨을 내쉬면서 머리와 목, 어깨를 말아 올리며 매트로부터 떨어뜨린다. 시선은 허벅지를 향한다.
- 왼쪽 다리를 45° 로 뻗어주고 오른쪽 무릎을 가슴으로 가져온다.
- 숨을 들이쉬고 준비한다. 숨을 내쉬며 허리부터 오른쪽으로 몸을 비틀어 준다. (왼쪽 어깨가 오른쪽 엉덩이를 향하도록) 시선은 대각선 앞쪽을 향하며 복부를 안쪽, 위쪽으로 끌어 당긴다.
- 3초간 유지한다.
- 숨을 들이쉬고 가운데로 몸을 가져온다. (몸을 말아올린 상태로) 숨을 내쉬며 동시에 양쪽다리의 위치를 바꾸면서 몸을 왼쪽으로 비틀어 준다. (오른쪽 다리를 뻗어주고, 왼쪽 무릎을 가슴으로 가져온다.)
- 3초간 유지한다.
- 6-8회 반복한다.
- **엉덩관절**(hip) : 가능하면 6개월까지는 엉덩관절 굽힘각도는 110° 로 유지하고, 6개월 이후에는 115° 를 유지한다. 척추는 자연스럽게 유지한다.
- 운동의 모든 과정에서 어깨뼈가 아랫부분까지 말아 올려져서 매트로부터 떨어질 수 있도록 노력한다.
- 가능하면 리듬감 있게 자연스러운 움직임을 한다.

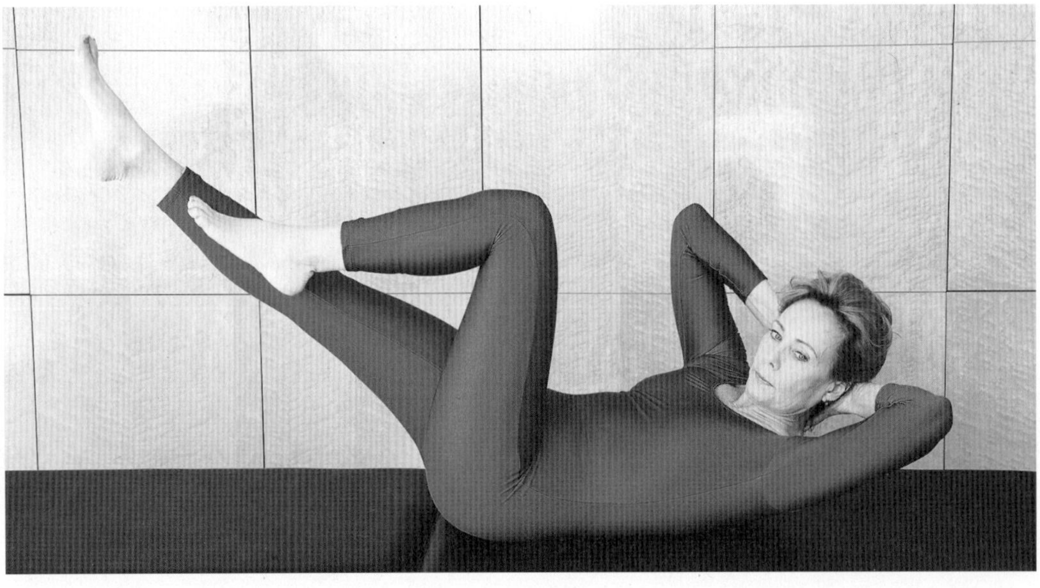

옵션(Option)

양쪽 무릎 사이에 부드러운 공을 위치시킨다.

- 매트 위에 등을 대고 바로 누워서 다리를 구부려 테이블탑 자세를 취하고 무릎 사이에 부드러운 공은 놓는다.
- 깍지를 낀 양손을 머리 뒤에 가져다 대고 엄지손가락을 세워서 뒷목을 따라 받쳐주며 머리와 어깨를 매트 위에 내려놓는다.
- 숨을 들이쉬고 준비한다. 숨을 내쉬며 머리와 목, 어깨를 말아 올려 매트로부터 떨어뜨린다. 시선은 허벅지를 향한다.
- 오른쪽 다리를 전정으로 뻗어주고, 허리부터 왼쪽으로 몸을 비틀어 준다. (오른쪽 어깨가 왼쪽 엉덩이를 향하도록) 시선은 대각선 앞을 향하고, 복부를 안쪽, 위쪽으로 끌어 당긴다.
- 3초간 유지한다.
- 숨을 들이쉬고 몸을 가운데로 가져온다. 숨을 내쉬면서 방향을 바꾼다. 왼쪽 다리를 천장을 향해 들어 올리며 동시에 오른쪽으로 몸을 비틀어 준다. (왼쪽 어깨가 오른쪽 엉덩이를 향하도록)
- 3초간 유지한다.
- 6-8회 반복한다.

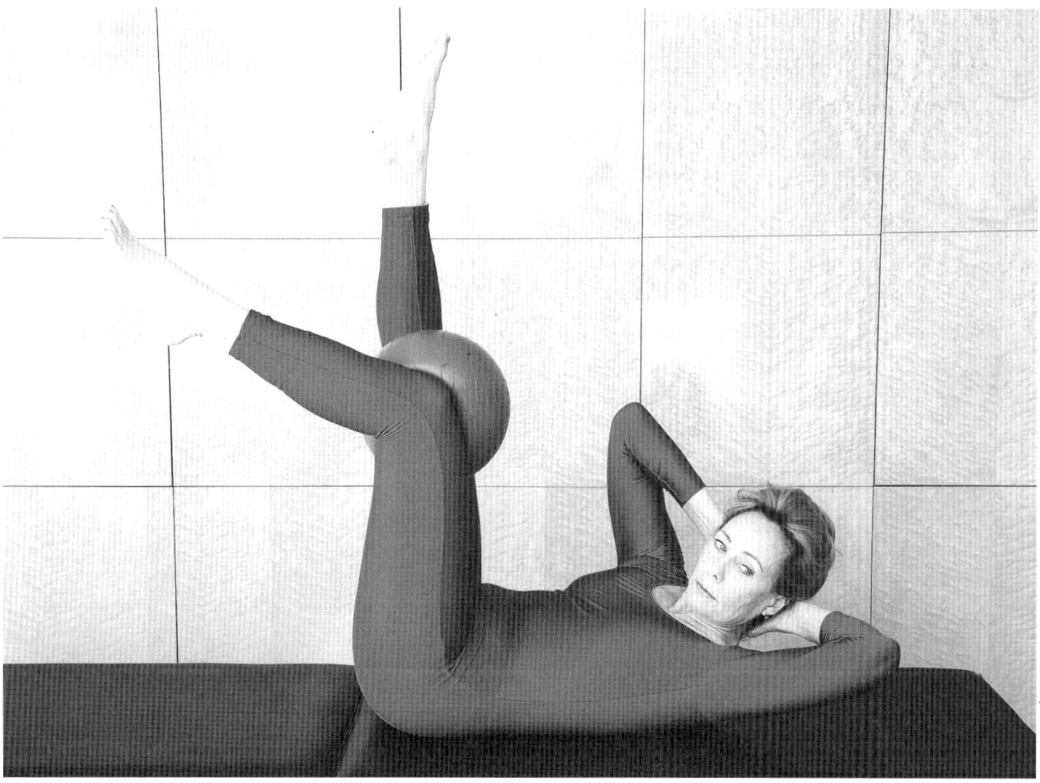

(계속)

이렇게 하면 좋아요(Look for...encourage)

- 허리부터 몸을 비틀어 줄 때 골반이 안정되게 매트 위에 유지되어야 하고, 다리의 위치를 바꾸어 줄 때에는 엉덩이의 과도한 움직임이 일어나지 않아야 한다.
- 허리부터 몸을 비틀어 줄 때, 반대편 엉덩이 방향을 향하도록 한다.
- 몸을 비트는 동안 팔꿈치는 넓게 벌려서 안정감 있게 한다.
- 어깨뼈의 아래쪽 끝부분까지 들어 올린다.
- 시간이 경과함에 따라, 동작을 하며 다리를 바깥쪽으로 45° 뻗는다.

이렇게 하면 안돼요(Be aware of...prevent)

- 머리와 목, 어깨의 과도한 긴장
- 팔꿈치가 반대편 엉덩이를 향해 접히는 것
- 팔꿈치와 어깨만 비틀어지는 것
- 어깨 정렬이 흐트러지는 것

주요 활성 근육(Primary muscles activated)

복근, 이두근, 어깨세모근, 어깨 복합체, 앞목갈비근, 목빗근, 엉덩허리근, 넙다리곧은근, 넙다리빗근, 큰모음근, 긴모음근, 짧은모음근, 두덩근, 두덩정강근, 넙다리두갈래근, 반힘줄모양근, 반막모양근, 넙다리근막긴장근, 장딴지근, 오금근, 발바닥근, 안쪽넓은근, 중간넓은근, 가쪽넓은근

스파인 스트레치 포워드 (Spine Stretch Forward)

운동 시기 : 3–6개월, 수술 후 6개월 이후
적용 부위 : 무릎과 엉덩관절
장소 : 바닥 매트 혹은 높은 매트; 필요에 따라 무릎 및 엉덩관절 치환술 환자를 위해서는 높은 매트 사용

동작 설명(Instructions)

- 엉덩이 아래에 접혀진 수건을 깔고 매트 위에 허리를 펴고 바른 자세로 앉는다. 필요한 경우에는 무릎 아래에 둥글게 만 수건을 받쳐도 좋다. 다리를 쭉 펴고 엉덩관절 너비로 놓고 발을 몸쪽으로 굽힌다.
- 두 팔을 어깨너비만큼 벌려 어깨높이에서 앞으로 쭉 뻗어 다리와 평행이 되게 한다*(a)*.

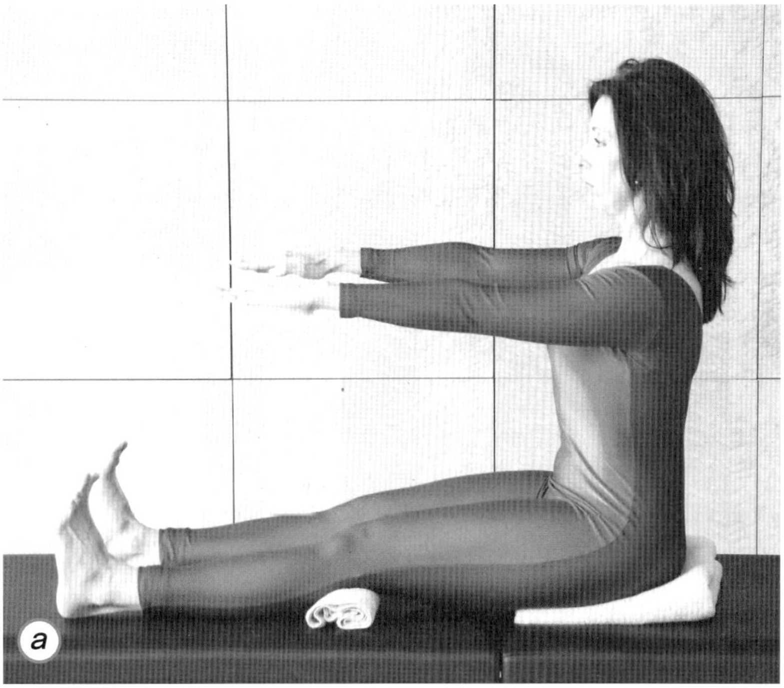

- 벽에 등을 마주하고 있는 것처럼 허리를 펴고 바른 자세로 앉는다. 숨을 들이쉬며 복부를 안쪽 위쪽으로 들어 올린다. 숨을 내쉬며 큰 비치볼 위로 구른다고 생각하면서 척추를 커다란 C커브 모양으로 만든다; 목부를 한층 더 깊숙이 끌어당기면서 어깨뼈를 엉덩관절 포인트 쪽으로 미끄러지듯 움직인다*(b)*.

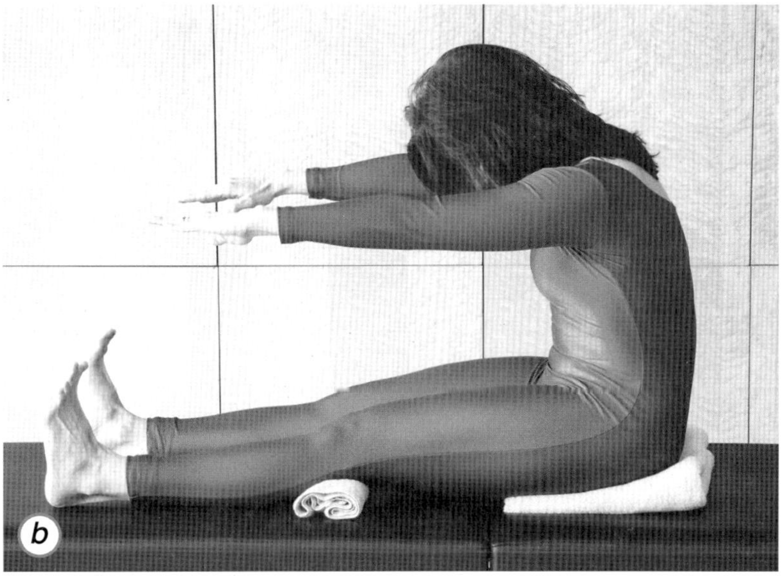

(계속)

- 손이 맞은 편 벽을 향하는 것과 반대로 배꼽은 척추를 향하도록 한다.
- 숨을 들이쉬고 뒤로 천천히 척추를 말아 올리며 허리를 펴고 처음의 바로 앉은 자세로 되돌아간다.
- 5-7회 반복한다.

옵션(Option)

위와 같은 동작을 실제 벽을 등지고 앉아서 할 수도 있다.

이렇게 하면 좋아요(Look for...encourage)

- 어깨는 엉덩관절 포인트 쪽으로 미끄러지듯 움직인다.
- 큰 비치볼 위를 굴러 넘어간다고 상상한다.
- 허리부분이 척추를 향하도록 한다.
- 굴러 넘어가는 동안 갈비뼈가 엉덩이 쪽으로 끌려가고 있는 것처럼 느껴진다.
- 마치 줄로 머리 위의 왕관과 천장을 연결해 놓은 것처럼 바르게 앉아서 운동을 시작한다.

이렇게 하면 안돼요(Be aware of...prevent)

- 등의 윗부분이 굽어지는 현상
- 엉덩관절 굽힘근을 꽉 움켜잡는 것
- 어깨가 반대편 벽에 닿는 것

주요 활성 근육(Primary muscles activated)

복근, 이두근, 삼두근, 어깨 복합체, 엉덩허리근, 넙다리곧은근, 두덩근, 두덩정강근, 넙다리빗근, 긴모음근, 짧은모음근, 안쪽넓은근, 중간넓은근, 가쪽넓은근, 넙다리근막긴장근, 앞정강근,
뒤넙다리근(슬괵근)은 스트레치 됨(넙다리두갈래근, 반막모양근, 반힘줄모양근)

오픈-레그 로컬 (Open-Leg Rocker)

제한 사항 : 무릎이나 엉덩관절 수술 후 3-6개월이 지난 시기에는 적용하지 않는다; 140쪽의 하프 롤-다운 실시

운동 시기 : 수술 6개월 이후

적용 부위 : 무릎과 엉덩관절

장소 : 바닥 매트 혹은 필요한 경우에 높은 매트

동작 설명(Instructions)

- 허리를 펴고 바로 앉은 자세에서 무릎을 굽혀 산 모양을 만든다. 작고 부드러운 공을 무릎 사이에 끼워 넣는다.
- 양손은 무릎에 가까운 허벅지 아래쪽에 위치시킨다.
- 복부를 안쪽 위쪽으로 끌어당겨서 속이 깊은 국자 모양을 만든다.
- 골반뼈를 뒤로 약간 굴리고 뒤꿈치와 발가락을 차례로 들어 올린다. 다리를 테이블탑 자세로 들어 올리며 운동을 시작할 준비를 한다. 이 자세를 유지하며 균형을 잡고, 복부의 속이 깊은 국자 모양을 유지하며 가슴을 편다. 시선은 앞을 향한다.
- 숨을 들이쉬고 준비한다. 숨을 내쉬며 턱을 가슴 쪽으로 가져가고, 복부는 아래쪽 척추를 따라 안쪽 위쪽으로 끌어당기면서 어깨뼈의 아래쪽 끝을 향하게 한다.
- 숨을 내쉬며 다시 가슴을 펴고 복부를 힘주어 잡아당기면서 이 자세로 균형을 잡는다.
- 6-8번 반복한다.
- **엉덩관절**(hip) : 엉덩관절 굽힘각도를 최대 115° 이상 유지한다.

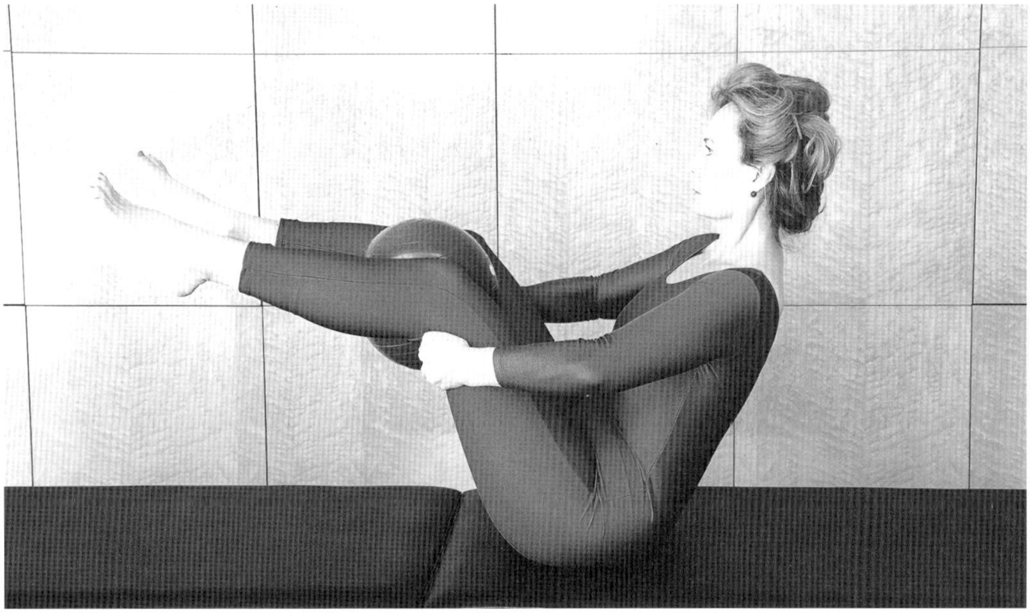

(계속)

옵션(Option)

1. **무릎**(knee) : 양손을 종아리의 바깥쪽을 향해 더 멀리 옮긴다. 다리는 테이블탑 자세 혹은 대각선 방향으로 쭉 뻗어 균형을 잡는 자세를 유지한다. 양손은 운동이 끝날 때까지 움직이지 않는다. 필요한 경우에는 공이나 두꺼운 패드를 무릎 사이에 놓을 수 있다.

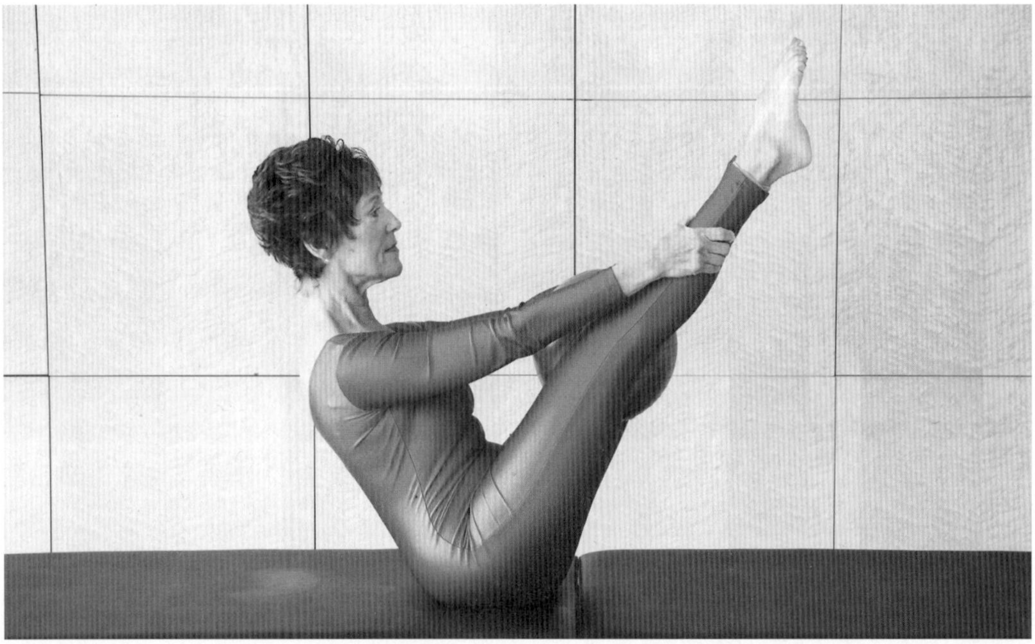

2. **엉덩관절**(hip) : 엉덩관절 굽힘각도는 115° 이상 유지하고, 양손은 무릎과 가까운 쪽에 위치시킨다. 무릎을 부드럽게 펴서 대각선 방향으로 다리를 쭉 뻗는다. 원하는 경우에 공을 무릎이나 발목 사이에 둘 수 있다.

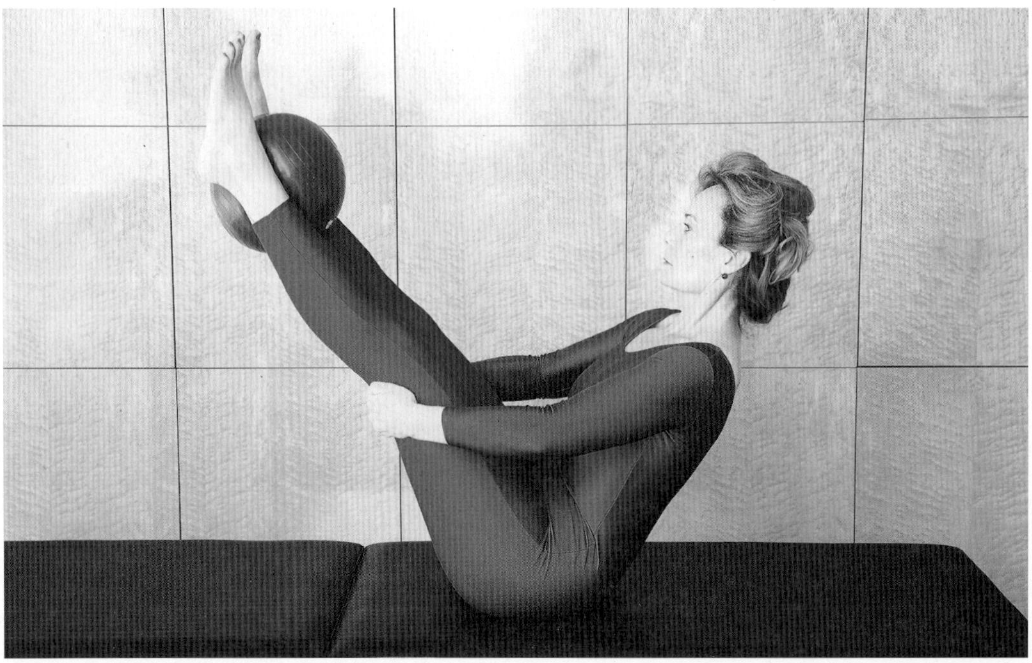

3. 공을 사용하지 않을 때

- 매트 위에 허리를 쭉 펴고 앉아 다리를 약간 구부린다. 양손은 허벅지 아래에 둔다.
- 복부를 안쪽 위쪽으로 끌어당기며 골반뼈를 뒤로 굴리고, 복부는 속이 깊은 국자 모양을 형성시키고 척추의 아랫부분은 C커브 모양을 만든다.
- 오른쪽 다리를 들어 올려 테이블탑 자세를 취한다. 왼쪽 다리도 동일하게 한다.
- 다리와 엉덩이 사이의 거리를 유지하고 복부의 속이 깊은 국자 모양과 활짝 편 가슴, 시선은 전방을 향한 자세를 유지한다.
- 필요한 경우에는 오른쪽 다리를 대각선 방향으로 쭉 뻗고 왼쪽 다리도 동일하게 할 수 있다. 양손은 허벅지 아래쪽이나 종아리 위를 잡는다. 운동하는 동안 양손은 다리 위에 놓아 안정된 자세를 유지한다.
- 숨을 들이쉬며 턱을 가슴 쪽으로 가져간다. 숨을 내쉬며 아래쪽 척추부터 어깨뼈의 아래쪽 끝부분까지 몸을 굴려 준다.
- 숨을 내쉬며 몸을 굴려 가슴을 펴고 복부를 깊숙이 잡아 당긴다.

이렇게 하면 좋아요(Look for...encourage)

- 하나의 단위로 움직인다—다리와 상체를 시소모양이 되지 않도록
- 어깨는 엉덩관절 포인트 방향을 향하도록
- 머리가 아닌 허리가 먼저 움직이도록
- 척추를 마사지한다는 생각으로
- 복부를 몸통을 앞뒤로 굴리는 걸이라고 생각한다.
- 양손은 운동이 끝날 때까지 처음 위치에 고정
- 만일 양손이 종아리 쪽으로 뻗어 있다면 팔은 쭉 편 상태로 운동이 끝날 때까지 고정

이렇게 하면 안돼요(Be aware of...prevent)

- 목 부위까지 과도하게 구르는 것
- 허리가 아닌 머리가 먼저 움직이는 것
- 몸통 안정성의 결여

주요 활성 근육(Primary muscles activated)

활성화되는 주요 근육은 옵션에 따라 달라진다. 활성화되는 주요 근육은 다음을 포함한다: 복근, 어깨 복합체, 넙다리곧은근, 넙다리빗근, 두덩근, 엉덩허리근, 두덩정강근, 넙다리두갈래근, 넙다리근막긴장근, 큰모음근, 긴모음근, 짧은모음근, 반막모양근, 반힘줄모양근, 장딴지근, 오금근, 발바닥근, 안쪽넓은근, 중간넓은근, 가쪽넓은근

코르크스크류 (Corkscrew)

운동 시기 : 수술 3-6개월 후
적용 부위 : 무릎과 엉덩관절
장소 : 바닥 매트 혹은 높은 매트; 필요에 따라 무릎 및 엉덩관절 치환술 환자를 위해서는 높은 매트 사용

동작 설명(Instructions)

- 매트 위에 바로 누워 양팔은 자연스럽게 몸 옆에 두고 손바닥은 매트를 향하게 한다.
- 각각 한쪽 다리씩 들어 올려 테이블탑 자세를 취한다. 숨을 내쉬며 양쪽 다리를 천장을 향해 쭉 뻗고 모아진 무릎은 몸의 중심선을 따라 약간 굽혀진 상태에서 필요한 경우 무릎이나 발목 사이에 작고 부드러운 공을 적절히 위치시킨다. 발가락의 끝을 천장을 향하게 한다. 꼬리뼈는 매트로부터 떨어지지 않게 한다.
- 다리 전체를 움직여 천장에 작은 원을 그릴 준비를 한다.
- 천장에 임의로 시계를 그린다. 숨을 들이쉬고 준비한다; 다리 전체를 이용해서 3시, 6시, 9시를 그리고 12시로 돌아온다. 가장 위에서 잠시 멈추어 있다가 다시 되돌아온다. 다리로 원을 만드는 동안 숨을 내쉬면서 복부는 안쪽 위쪽으로 끌어당긴다.
- 숨을 들이쉬고 준비 했다가 내쉬면서 9시, 6시, 3시, 그리고 12시로 돌아온다.
- 천장에 그린 큰 시계크기의 원을 유지한다.
- 한 방향에 5번씩 반복한다.

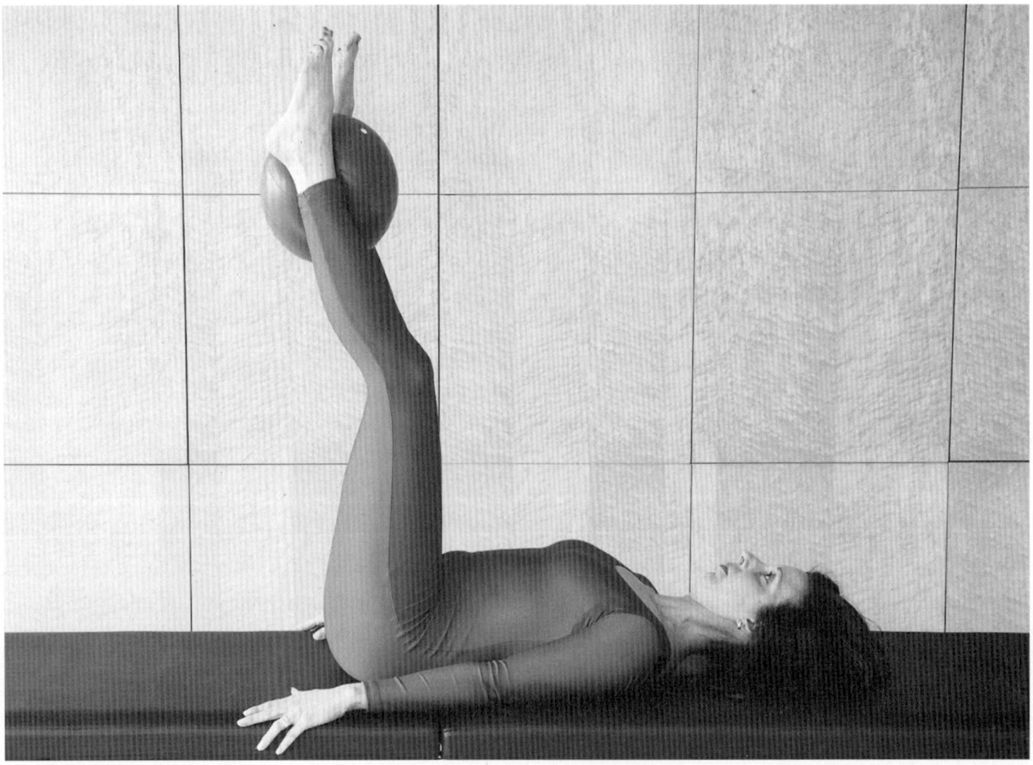

옵션(Option)

1. **무릎**(knee) : 원하는 경우에 작은 패드를 무릎 사이에 둘 수 있다.

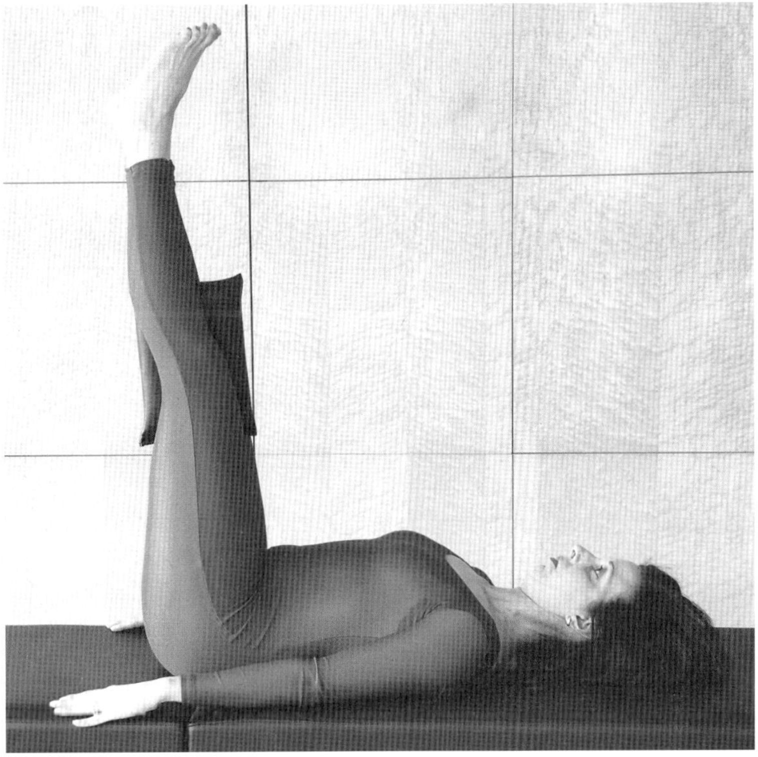

2. **무릎**(knee)과 **엉덩관절**(hip) : 밴드를 넓게 펴서 발바닥(발 앞꿈치에서 아치 사이)에 놓고 다리와 평행하게 위치시킨다. 밴드를 가볍게 움켜쥐고 양쪽 팔꿈치와 팔의 윗부분은 매트 위에 내려 놓는다. 다리와 복부가 함께 움직이며 원을 그린다. 다리가 움직일 때 팔과 손은 고정시킨다. corkscrew 동작을 실시한다.

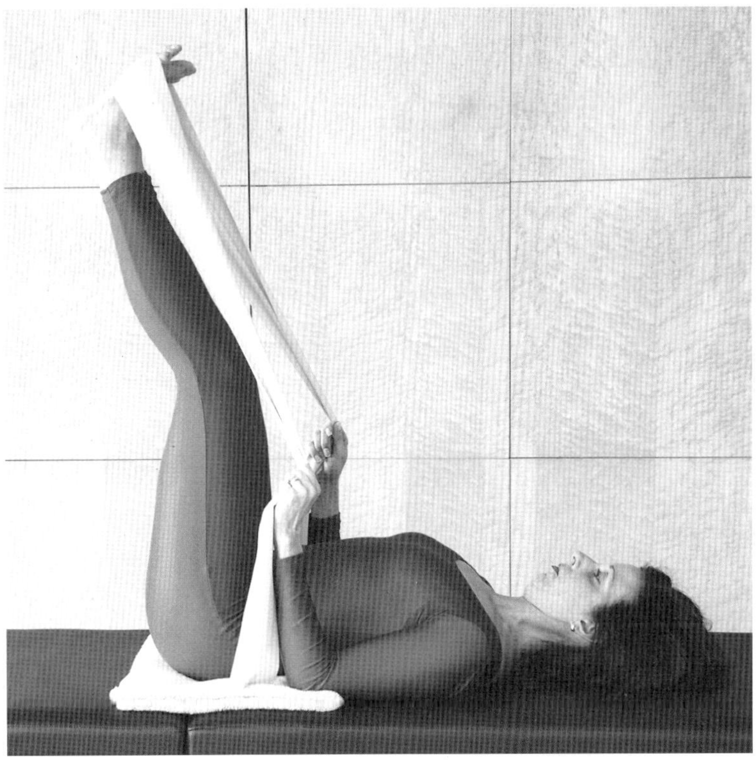

(계속)

3. 양손으로 다이아몬드 모양을 만들어 꼬리뼈 아래에 둔다. 팔꿈치를 넓게 벌리고 매트 위에 내려 놓는다. corkscrew 동작을 실시한다.

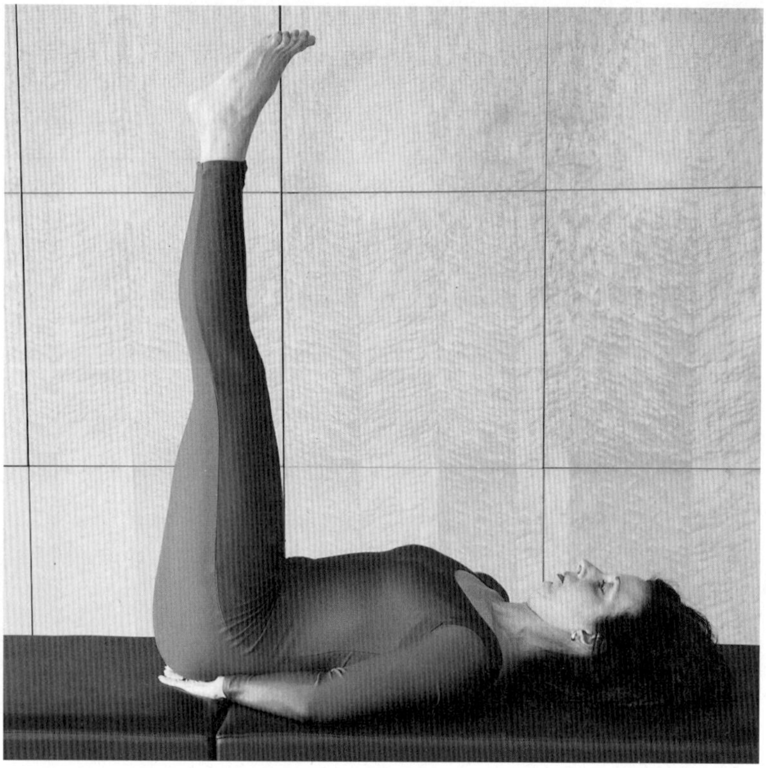

4. 엉덩관절(hip) : 작고 부드러운 패드나 수건을 엉덩이와 꼬리뼈 아래에 두어 쿠션으로 사용한다.

이렇게 하면 좋아요(Look for...encourage)

- 몸통과 엉덩이를 매트 위에 안정되게 두고 빗장뼈를 활짝 편다. 어깨는 귀로부터 멀리 떨어지게 하여 엉덩관절 포인트를 향해 밀어준다.
- 등쪽에 위치한 갈비뼈를 매트 위에 붙이고 복부를 안쪽, 위쪽으로 깊숙이 잡아당긴다.
- 원을 그릴 때 엉덩관절 내부에서 미끄러지듯 움직이는 넙다리뼈머리의 움직임을 생각한다.
- 빗장뼈를 활짝 펴고 어깨를 엉덩관절 포인트를 향해 밀어준다.
- 움직이는 동안 양쪽 다리가 마치 하나가 된 것처럼 생각한다.

이렇게 하면 안돼요(Be aware of...prevent)

- 다리를 움직이는 동안 허리뼈의 아치 형성
- 코어 조절의 상실
- 움직이는 동안 좌우의 골반의 흔들거림

코르크스크류 (Corkscrew)

운동 시기 : 수술 3-6개월 후
적용 부위 : 무릎과 엉덩관절
장소 : 바닥 매트 혹은 필요에 따라 높은 매트

동작 설명(Instructions)

- 매트 위에 바로 누워 양팔은 자연스럽게 몸 옆에 두고 손바닥은 매트를 향하게 한다.
- 각각 한쪽 다리씩 들어 올려 테이블탑 자세를 취한다. 숨을 내쉬며 양쪽 다리를 천장을 향해 쭉 뻗고 두 다리를 가지런히 모아 평행을 유지한다. 발가락의 끝을 천장을 향하게 한다. 꼬리뼈는 매트로부터 떨어지지 않게 하고 다리는 매트로부터 90°가 되게 한다. 필요한 경우에는 패드를 무릎 사이에 두어도 좋다.
- 다리 전체를 하나인 것처럼 움직여 천장에 작은 원을 그릴 준비를 한다.
- 천장에 임의로 시계를 그린다. 숨을 들이쉬고 준비한다; 다리 전체를 이용해서 3시, 6시, 9시를 그리고 12시로 돌아온다. 가장 위에서 잠시 멈추어 있다가 다시 되돌아온다. 다리로 원을 만드는 동안 숨을 내쉬면서 복부는 안쪽 위쪽으로 끌어당긴다.
- 다음, 추가적으로 엉치뼈와 꼬리뼈를 약간 들어 올려 〔가능하면 1-3인치(3-8cm)〕 매트로부터 천장을 향해 뻗어 올리면서 다리로 원을 그려준다.
- 숨을 들이쉬고 준비 했다가 내쉬면서 9시, 6시, 3시, 그리고 12시로 돌아온다.
- 숨을 내쉬면서 전체 팔로 매트를 짚고, 복부에 속이 깊은 국자 모양을 만들고 다리를 위로 쭉뻗는다.
- 한 방향에 5번씩 반복한다.
- 난이도를 높이려면 다리를 45° 방향으로 보낼 때 가능한 큰 원을 그리며 움직인다. 다리를 이용해 원을 만들 때 엉덩이는 매트 위에 고정시키고 복부를 안쪽으로 끌어당긴다.

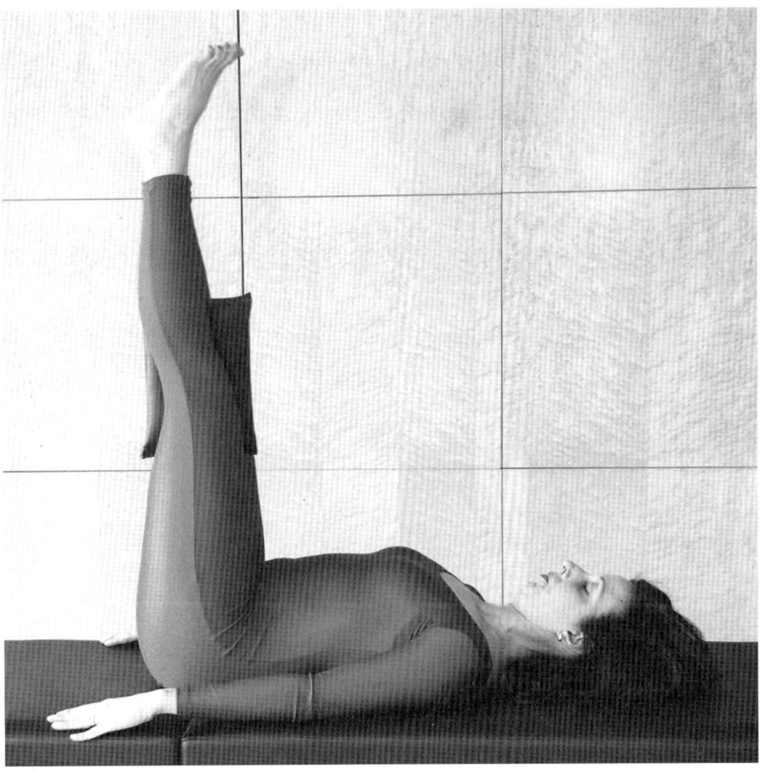

(계속)

이렇게 하면 좋아요(Look for...encourage)

- 몸통과 엉덩이는 매트 위에 안정적으로 고정시키고 빗장뼈를 활짝 편다. 양쪽 어깨를 엉덩관절 포인트 방향으로 미끄러지듯 귀로부터 멀리 떨어뜨린다.
- 손을 펴서 매트 위에 둔다.
- 등쪽 갈비뼈가 매트 위에 붙이고 복부를 잡아당겨 안쪽, 위쪽을 향하게 한다.
- 넙다리뼈머리가 엉덩관절 내부에서 미끄러지듯 원을 그리면서 움직이는 것을 생각하며 운동한다.
- 다리를 천장을 향해 똑바로 들어 올린다.
- 두 다리가 마치 하나가 된 것처럼 생각하며 움직인다.

이렇게 하면 안돼요(Be aware of...prevent)

- 다리를 움직일 때 허리뼈의 모양이 아치가 되는 것.
- 다리를 들고 있는 동안 무릎이 몸쪽을 향해 굽혀지는 것
- 움직이는 동안 손으로 할퀴는 것
- 코어 조절의 상실

주요 활성 근육(Primary muscles activated)

복근, 넙다리곧은근, 넙다리빗근, 두덩근, 엉덩허리근, 큰볼기근, 중간볼기근, 작은볼기근, 넙다리근막긴장근, 큰모음근, 긴모음근, 짧은모음근, 두덩정강근, 안쪽넓은근, 중간넓은근, 가쪽넓은근, 장딴지근, 가자미근, 뒤정강근, 발바닥근, 뒤넙다리근(슬괵근)은 스트레치 됨(넙다리두갈래근, 반막모양근, 반힘줄모양근)

쏘 (Saw)

운동 시기 : 3-6개월, 수술 후 6개월
적용 부위 : 무릎과 엉덩관절
장소 : 바닥 매트나 높은 매트; 필요에 따라 무릎 및 엉덩관절 치환술 환자를 위해서는 높은 매트 사용

동작 설명(Instructions)

- 허리를 펴고 곧게 앉아 매트의 양쪽 가장자리 방향으로 다리를 벌려 뻗어준다. 양팔을 몸과 직각이 되도록 양쪽으로 벌려 어깨보다 약간 아래쪽 높이에 위치시킨다. 무릎은 약간 구부린다.
- **무릎**(knee):
  - 무릎을 부드럽게 약간 구부린다.
  - 숨을 들이쉬면서 허리부터 왼쪽으로 몸을 비틀어 준다.
  - 숨을 내쉬면서 턱을 가슴 쪽으로 당기고 오른손 새끼손가락이 왼쪽 새끼발가락 옆을 지나 최대로 도달할 수 있는 범위까지 가져간다. 왼팔은 반대편 뒤쪽을 향하게 한다.
  - 반대쪽 엉덩관절을 반대쪽 뒤편으로 당기면서 복부를 조인다.
  - 숨을 들이쉬고 다시 몸을 비틀어 돌리며 허리를 바로 세우고, 비틀어져 있던 척주를 원래대로 펴준다.
  - 반대쪽 방향으로도 동일하게 하며 5세트를 반복한다.

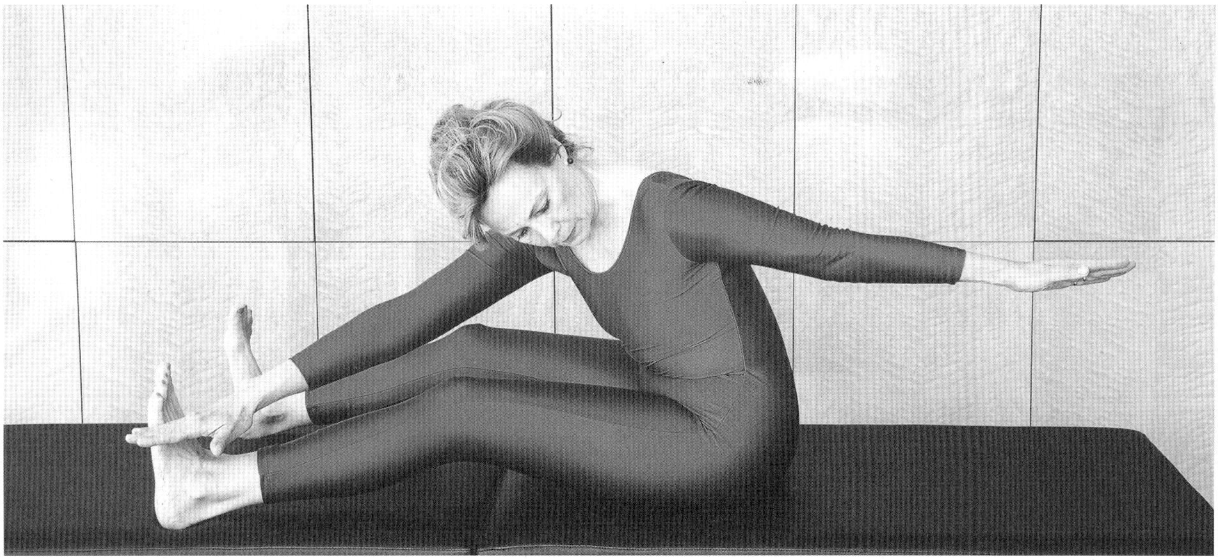

(계속)

■ **엉덩관절**(hip):

- 숨을 들이쉬며 허리부터 왼쪽으로 몸을 비틀어 준다.
- 숨을 내쉬며 턱을 가슴으로 가져가고 몸을 구부리며 오른손을 왼발로 가져갈 때, 수술 후 6개월까지는 엉덩관절 굽힘각도는 110° 유지하고, 6개월이 지난 경우에는 그림과 같은 엉덩관절 굽힘각도는 115°까지 유지하도록 한다. 왼팔은 반대편 뒤쪽을 향하게 한다.
- 반대쪽 엉덩관절을 반대쪽 뒤편으로 당기면서 복부를 조인다.
- 숨을 들이쉬고 다시 몸을 비틀어 올리며 허리를 바로세우고, 비틀어져 있던 척추를 원래대로 펴준다.
- 반대쪽 방향으로도 동일하게 하며 5세트를 반복한다.

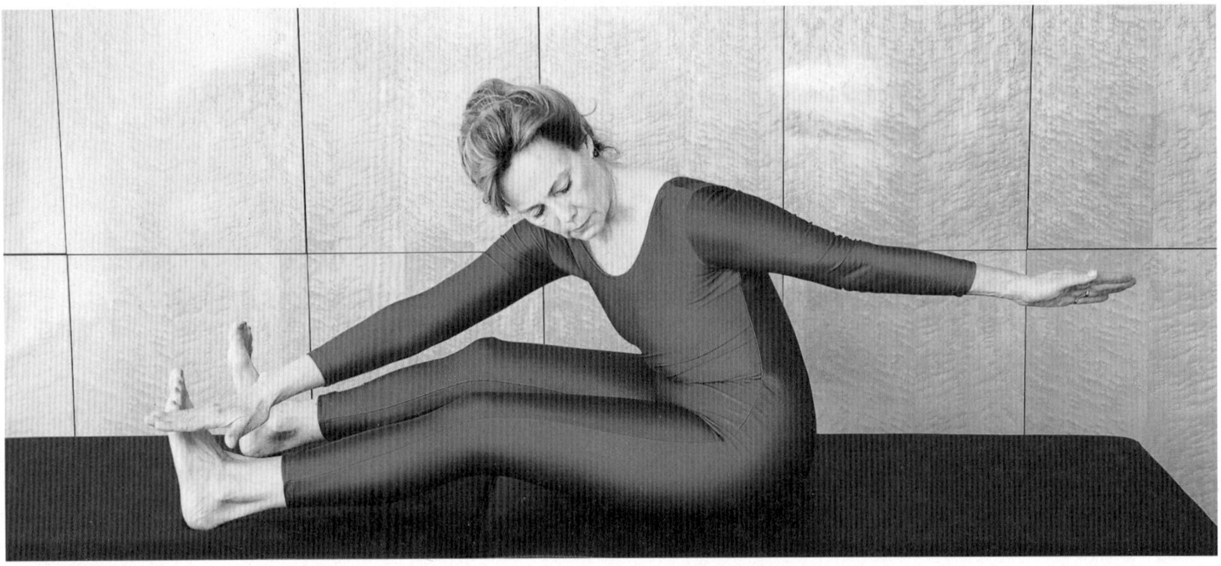

옵션(Option)

1. 말아 올린 수건을 무릎 아래에 둘 수 있다.

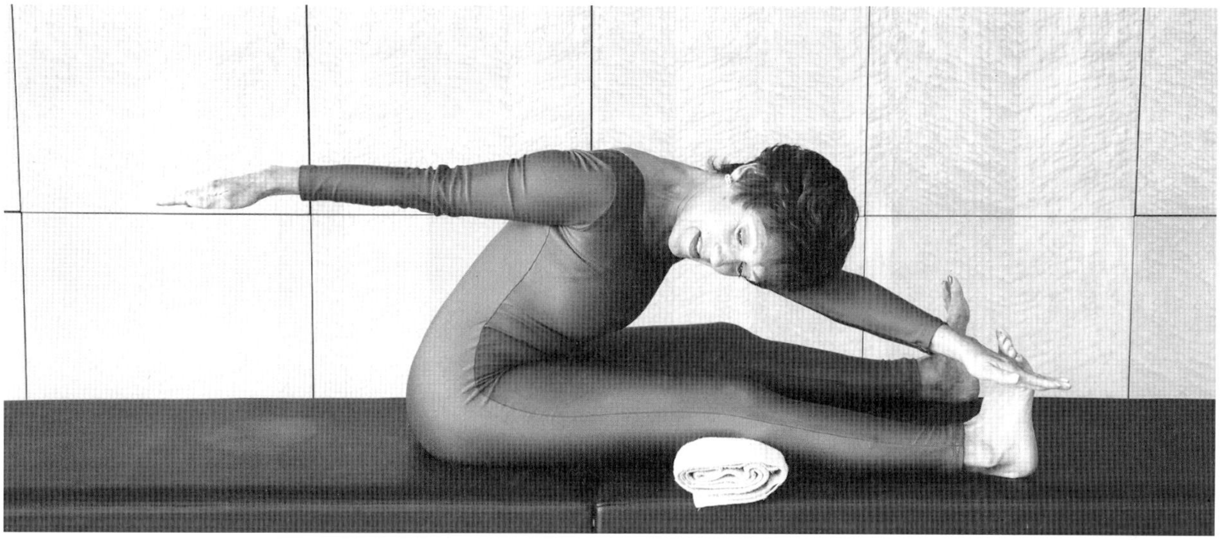

2. 저항을 증가시켜 주거나 움직임의 가이드를 위해 밴드를 사용할 수 있다.

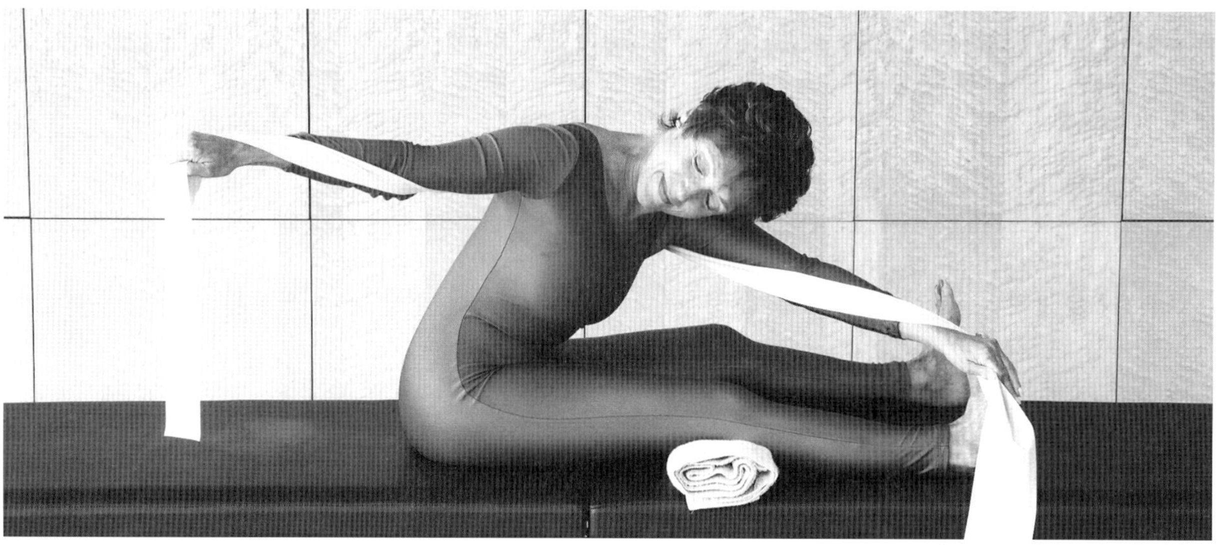

3. 필요하다면 접은 수건을 엉덩이 아래에 둘 수 있다.

4. 매트로부터 골반의 위치를 높여주기 위해 박스(moon box)나 작은 박스 위에 앉을 수 있다. 뒤넙다리근(슬괵근)이 짧아져 있는 경우에 큰 도움이 된다.

(계속)

이렇게 하면 좋아요(Look for...encourage)

- 손바닥이 아래를 향한 채 새끼발가락을 향해 뻗어줄 때 척추가 앞쪽으로 늘어나는 운동을 한다고 생각한다.
- 손이 새끼발가락을 지나 최대로 도달할 수 있도록 한다.
- 마치 긴 줄(멜빵)로 어깨뼈의 아래쪽 끝부분과 바지 뒷주머니를 연결해 놓은 것처럼 어깨뼈가 꼬리뼈 쪽으로 미끄러지듯 향하도록 한다.
- 복부를 깊숙이 당겨 척추를 향하도록 한다.
- 마치 벽을 기대고 앉은 것처럼 허리를 바로 세우고 앉는다.
- 골반을 안정되게 한다.

이렇게 하면 안돼요(Be aware of...prevent)

- 손이 새끼발가락을 향할 때 다리가 안쪽 혹은 바깥쪽으로 향하는 것
- 엉덩이부터 움직여서 몸을 구부리는 것
- 코어 조절의 상실
- 안정된 골반

주요 활성 근육(Primary muscles activated)

복근, 이두근, 삼두근, 어깨 복합체, 뭇갈래근, 돌림근, 엉덩허리근, 넙다리곧은근, 두덩근, 두덩정강근, 넙다리빗근, 긴모음근, 짧은모음근, 안쪽넓은근, 중간넓은근, 가쪽넓은근, 넙다리근막긴장근, 앞정강근, 뒤넙다리근(슬괵근)은 스트레치 됨(넙다리두갈래근, 반막모양근, 반힘줄모양근).

스완 준비운동 (Swan Prep)

운동 시기 : 수술 후 3-6개월
적용 부위 : 무릎과 엉덩관절
장소 : 바닥 매트나 높은 매트; 필요에 따라 무릎 및 엉덩관절 치환술 환자를 위해서는 높은 매트 사용

동작 설명(Instructions)

- 매트 위에 배를 깔고 누워서 양손으로 베개 모양을 만들어 이마를 받쳐준다*(a)*.
- 발과 엉덩이와의 거리를 멀리 유지하면서 두 다리는 평행이 되도록 하고 어깨는 엉덩이 방향을 향하도록 한다.
- 발가락 끝의 감각을 느끼면서 hamstring과 볼기근에 약간 힘을 주어 골반을 매트를 향해 눌러준다.
- 복부를 안쪽, 위쪽으로 끌어 당겨준다; 매트와 배꼽 사이에 공기를 채워 넣는다는 느낌으로
- 숨을 들이쉬며 손은 그대로 이마에 붙인 채 머리와 목, 가슴을 매트로부터 한꺼번에 들어 올려준다*(b)*. 2초간 자세를 유지한 후 숨을 내쉬며 다시 매트로 몸을 가져간다.
- 머리는 척추의 라인과 일치되게 한다.
- 3-5회 반복한다.

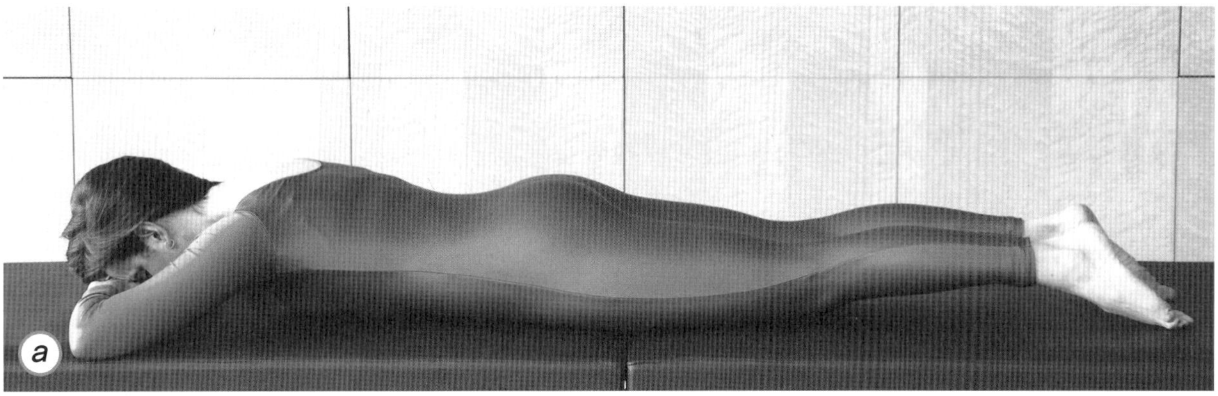
a

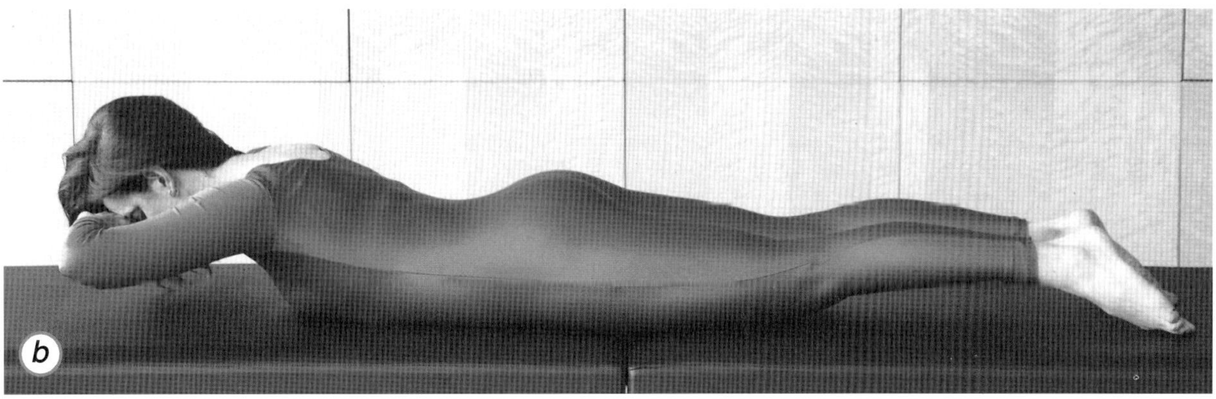
b

(계속)

옵션(Option)

좀 더 어려운 동작을 위해서 아래의 방법을 시도할 수 있다:

- 숨을 들이쉬며 머리와 가슴, 팔을 동시에 들어 올릴 때 매트로부터 더 멀리 떨어뜨린다.
- 숨을 내쉬며 손바닥은 아래를 향한 채 양팔을 벽에 닿는 것처럼 옆으로 뻗는다.
- 숨을 들이쉬며 다시 손을 모아 이마에 댄다.
- 숨을 내쉬며 다시 매트로 내려온다.

이렇게 하면 좋아요(Look for...encourage)

- 머리는 척추와 정렬을 맞추어 따라 움직인다.
- 마치 상체가 길어지듯 어깨는 엉덩관절 포인트를 향해 미끄러지며 향하게 한다.
- 허리가 척추와 만나 박수를 치는 것처럼 복부를 안쪽 위쪽을 향해 당겨준다.

이렇게 하면 안돼요(Be aware of...prevent)

- 허리뼈의 과도한 신장
- 움직이는 동안 머리가 척추의 위치보다 낮아지는 것
- 코어 조절의 상실

주요 활성 근육(Primary muscles activated)

복근, 머리널판근, 목널판근, 가로돌기가시근군, 척주세움근군, 허리네모근(보조근), 가로돌기사이근, 가시돌기사이근, 넓은등근, 큰볼기근, 중간볼기근(후부), 큰모음근(궁둥뼈결절 부분), 넙다리두갈래근, 반힘줄모양근, 반막모양근, 넙다리곧은근, 안쪽넓은근, 중간넓은근, 가쪽넓은근, 넙다리근막긴장근, 뒤정강근, 장딴지근, 발바닥근, 가자미근

스완 (Swan)

제한 사항 : 무릎이나 엉덩관절 수술 후 3-6개월에는 적용하지 않는다; 191쪽 Swan Prep를 수행한다.
운동 시기 : 수술 6개월 이후
적용 부위 : 무릎과 엉덩관절
장소 : 바닥 매트 혹은 필요한 경우에 높은 매트

동작 설명(Instructions)

- 매트 위에 배를 깔고 누워서 양손을 넓게 벌려 어깨로부터 위로 약간 떨어진 위치에 둔다. 팔꿈치는 매트로부터 떨어뜨려 가슴우리의 옆에 고정시킨다*(a)*.

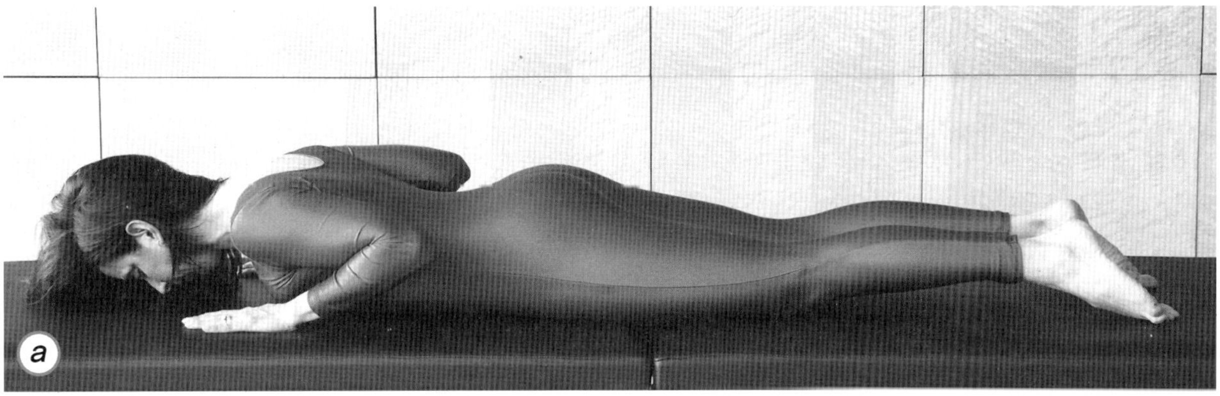

- 어깨는 귀로부터 멀리 떨어져 엉덩이 방향을 향하게 한다.
- 양발을 6인치(15 cm) 정도 떨어뜨리고 다리를 평행하게 둔다. 발가락 끝의 감각을 느끼면서 뒤넙다리근(슬괵근)과 볼기근에 약간 힘을 주어 골반을 매트를 향해 눌러준다.

(계속)

스완 (Swan) *(계속)*

- 복부를 안쪽, 위쪽으로 끌어 당겨준다; 매트와 배꼽 사이에 공기를 채워 넣는다는 느낌으로
- 숨을 들이쉬며 머리와 목, 가슴을 매트로부터 들어 올려준다. 양손으로 바닥을 누르며 가능한 높이 들어 올리며 어깨는 귀로부터 멀리 떨어뜨리고 복부는 안쪽, 위쪽으로 당겨준다*(b)*. 3초간 유지하고 숨을 내쉬며 갈비뼈가 차례로 닿도록 원래의 자세로 되돌아온다.
- 3–5회 반복한다.

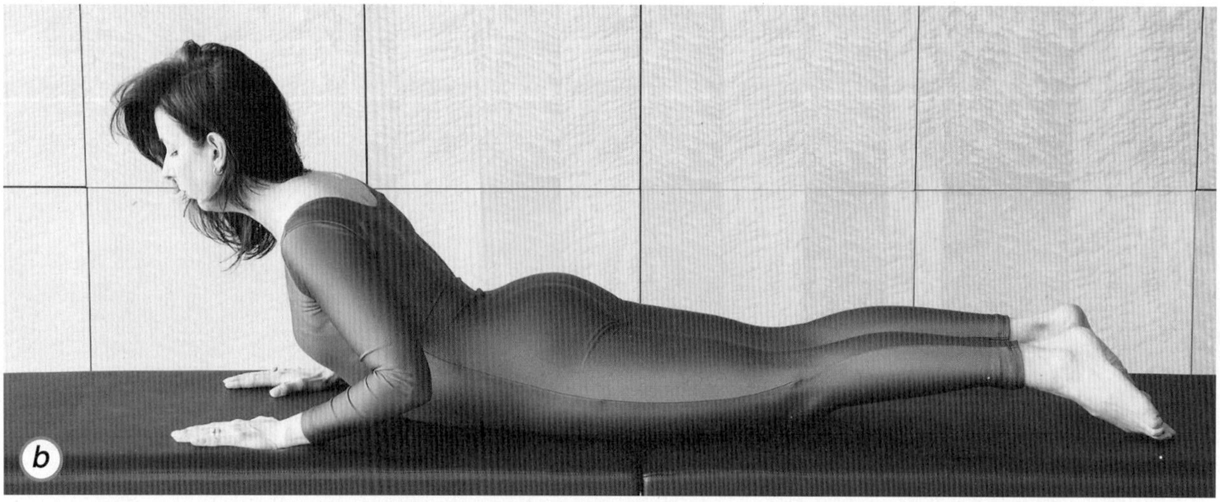

옵션(Option)

1. 숨 쉬는 순서를 바꿀 수 있다. 숨을 내쉬며 멀어지고, 들이쉬며 원래대로 돌아온다.
2. 아래팔을 매트 위에 내려놓고 시작할 수 있다. 양손을 아래팔과 함께 얼굴의 앞쪽으로 이동시켜 놓고 팔을 펴면서 몸을 들어 올린다.

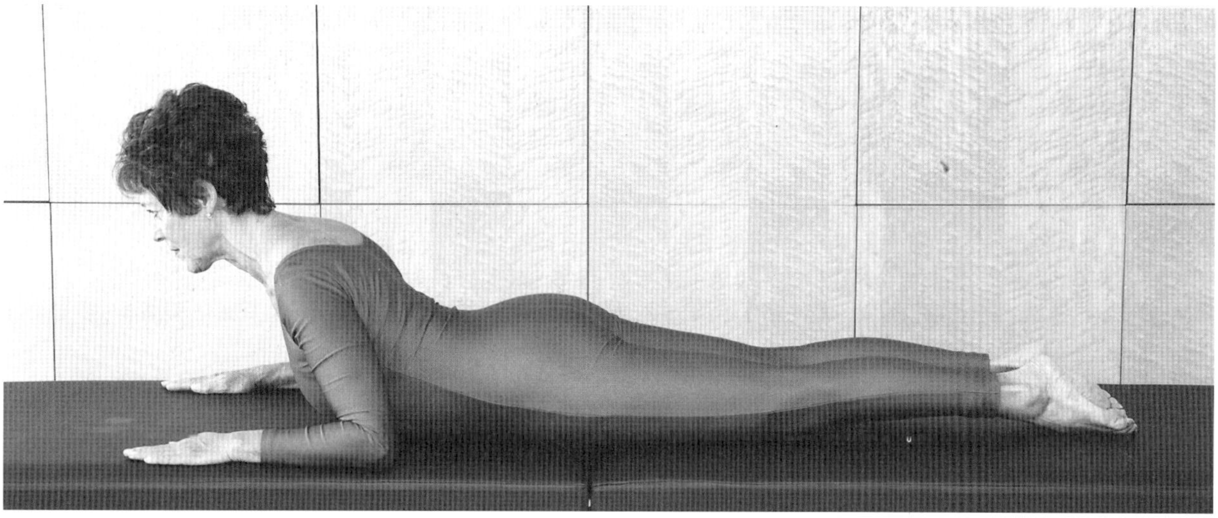

이렇게 하면 좋아요(Look for...encourage)

- 머리는 척추와 정렬을 맞추어 따라 움직인다.
- 마치 상체가 길어지듯 어깨는 엉덩관절 포인트를 향해 미끄러지며 향하게 한다.
- 매트로부터 상체가 들어 올려질 때 유일하게 신경써야 하는 것은 어깨가 엉덩관절 포인트를 향해 있어야 한다는 것과, 복부 또한 지속적으로 수축하고 있어야 한다는 것이다.
- 척추의 각 분절까지도 충분히 신장되어야 한다.

이렇게 하면 안돼요(Be aware of...prevent)

- 허리뼈의 과도한 신장
- 움직이는 동안 머리가 척추의 위치보다 낮아지는 것
- 코어 조절의 상실

주유 활성 근육(Primary muscles activated)

복근, 머리널판근, 목널판근, 가로돌기가시근군, 척주세움근군, 허리네모근(보조근), 가로돌기사이근, 가시돌기사이근, 넓은등근, 큰볼기근, 중간볼기근(후부), 큰모음근(궁둥뼈결절 부분), 넙다리두갈래근, 반힘줄모양근, 반막모양근, 넙다리곧은근, 안쪽넓은근, 중간넓은근, 가쪽넓은근, 넙다리근막긴장근, 뒤정강근, 장딴지근, 발바닥근, 가자미근

싱글-레그 킥 (Single-Leg Kick)

운동 시기 : 수술 후 3-6개월까지 또는 6개월 이후
적용 부위 : 무릎과 엉덩관절
장소 : 바닥 매트나 높은 매트; 필요에 따라 무릎 및 엉덩관절 치환술 환자를 위해서는 높은 매트 사용

동작 설명(Instructions)

- 매트 위에 배를 깔고 누워 아래팔과 팔꿈치를 이용해 몸을 받쳐 올린다. 양손은 주먹을 쥐고 손바닥 쪽이 서로 마주보게 한다. 양 다리를 길게 뻗어 매트 위에 올려놓고 엉덩관절 너비만큼 떨어뜨린다.
- 머리와 가슴, 가슴우리를 바닥으로부터 한꺼번에 들어 올린다. 머리와 목은 척추의 연장선상에 있다. 상체를 바닥으로부터 들어 올린 자세를 유지한다.
- 매트 위를 누르고 있는 아래팔을 느끼면서 마치 가상의 원을 붙들고 있듯 몸의 중심으로 모아준다.
- 이번 움직임을 수행하는 동안 이 자세를 안정되게 유지한다.
- 발가락의 끝을 매트 위에 내려놓고, 복부를 척추를 향해 당겨 올리며 엉덩이 근육을 사용하여 엉덩이를 매트 위에 닿도록 유지한다.
- 양쪽 다리를 몇 인치 정도 들어 올려 매트로부터 떨어뜨린다. 오른쪽 무릎을 구부려 발뒤꿈치를 엉덩이 방향으로 차올린다.
- 엉덩이를 향해 오른쪽 발뒤꿈치를 찬 후 오른쪽 다리를 늘여 매트 위에 두고, 왼쪽 발꿈치를 차는 동안 오른 다리를 매트에서 떨어져 떠 있도록 한다.
- 오른쪽 발뒤꿈치를 엉덩이를 향해 차올리면서
- 움직임을 수행하는 동안 평상시 호흡을 유지한다.
- **무릎**(knee) : 조절하면서 무릎을 구부려 엉덩이를 향하도록 한다. 속도를 천천히 한다.
- 각각 8번씩 반복한다.

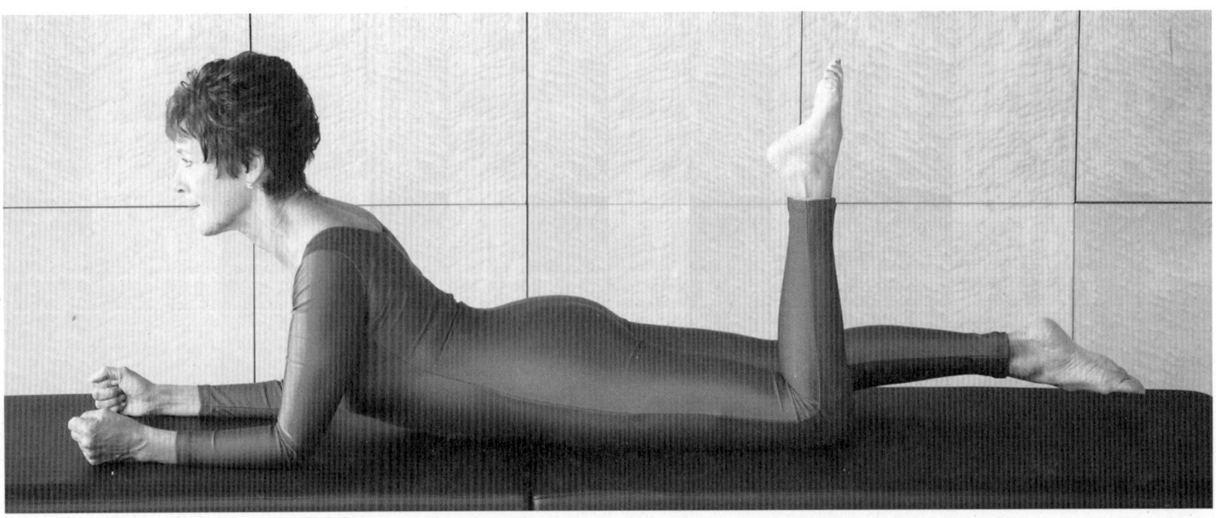

옵션(Option)

필요한 경우 특별히 양쪽 무릎과 엉덩관절의 교차운동을 위해 6주부터 3개월까지 수술 후 Version(113쪽)을 계속할 수 있다.

이렇게 하면 좋아요(Look for...encourage)

- 가슴을 매트와 아래팔로부터 멀리 들어 올린다.
- 마치 긴 줄(멜빵)로 어깨뼈의 아래쪽 끝부분과 바지 뒷주머니를 연결해 놓은 것처럼 어깨뼈가 꼬리뼈 쪽으로 미끄러지듯 향하도록 한다.
- 움직이는 동안 무릎과 엉덩관절의 통증이 없어야 한다.
- 복부를 안쪽, 위쪽으로 들어 올려 매트로부터 떨어지게 한다.
- 다리가 움직일 때 엉덩이는 안정되게 매트 위에 두어야 한다.

이렇게 하면 안돼요(Be aware of...prevent)

- 허리뼈의 과도한 신장
- 두 어깨뼈 사이의 함몰
- 코어 조절의 상실
- 움직이는 동안 상체가 좌우로 흔들리는 것

주요 활성 근육(Primary muscles activated)

복근, 삼두근, 이두근, 어깨 복합체, 머리널판근, 목널판근, 가로돌기가시근군, 척주세움근군, 허리네모근(보조근), 가로돌기사이근, 가시돌기사이근, 넓은등근, 큰볼기근, 중간볼기근(후부), 큰모음근(궁둥뼈결절 부분), 넙다리두갈래근, 반힘줄모양근, 반막모양근, 두덩정강근, 장딴지근, 넙다리빗근, 오금근, 발바닥근, 넙다리곧은근, 안쪽넓은근, 중간넓은근, 가쪽넓은근, 뒤정강근, 가자미근

더블 -레그 킥 (Double-Leg Kick)

운동 시기 : 수술 후 3-6개월 혹은 6개월 후
적용 부위 : 무릎과 엉덩관절
장소 : 바닥 매트나 높은 매트; 필요에 따라 무릎 및 엉덩관절 치환술 환자를 위해서는 높은 매트 사용

동작 설명(Instructions)

- 매트 위에 배를 깔고 누워 얼굴을 왼쪽으로 돌리고 오른쪽 뺨을 매트에 닿게 한다. 다리를 곧게 펴 매트 위에 놓고 엉덩관절 너비만큼 간격을 둔다.
- 양손을 등 뒤로 돌려 맞잡고 허리 위치에 둔다. 맞잡은 손을 어깨 쪽으로 가능한 높이 당겨서 팔꿈치가 바닥에 닿도록 한다*(a)*.
- 발가락의 끝이 매트에 닿아 있도록 하고 복부를 안쪽, 위쪽으로 끌어당기면서 볼기근에 약간 힘을 주어 엉덩이가 매트 위에 붙어 있도록 한다.
- 숨을 내쉬며 양쪽 무릎을 구부리고 발뒤꿈치를 엉덩이로 가져온다. 맥박이 세 번 정도 뛴 이후 숨을 들이쉬면서 굽혔던 다리를 원래의 위치로 가져간다. 머리와 목과 어깨와 가슴을 매트로부터 떨어뜨리며 양팔을 뻗어 들어 올리며 발을 향해 뒤쪽으로 늘려준다*(b)*.
  척추의 정렬상태에 따라 머리의 위치를 맞춘다.

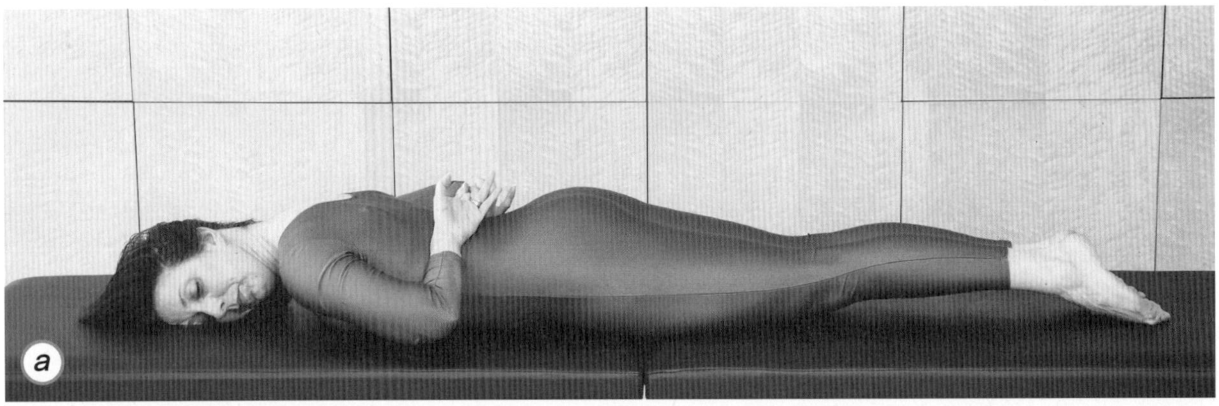

a

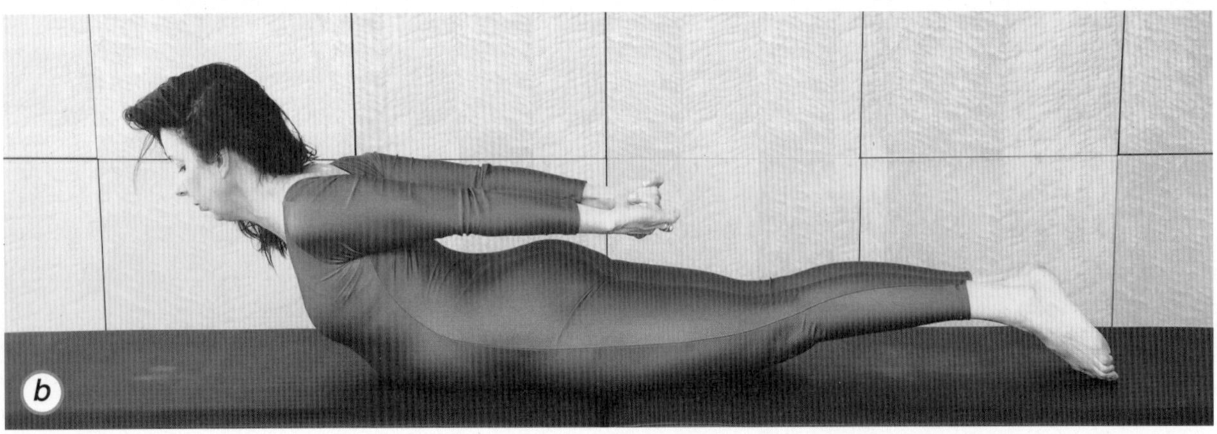

b

■ 척추를 늘린 것처럼 어깨뼈를 귀로부터 멀리 떨어뜨려 준다.
■ 숨을 내쉬며 상체를 내리면서 원래의 위치로 되돌아온다. 머리는 반대 방향으로 돌린다.
■ **무릎**(knee) : 속도를 천천히 조절하며 무릎을 엉덩이 쪽으로 굽힌다. 굽히는 각도를 더욱 증가시키고 맥박을 가능한 추가시킨다. 통증없이 움직인다.
■ **엉덩관절**(hip) : 무릎을 엉덩이 방향으로 가능한 많이 굽힌다.
■ 6-8번 반복한다.

옵션(Option)

이 선택사항은 양측 엉덩이나 무릎관절 치환술을 받은 사람들에게 적용할 수 있다:

■ 양손으로 베개 모양을 만들어 이마를 받치고 얼굴은 바닥을 향한다.
■ 숨을 내쉬며 두 다리를 굽힌다. 발뒤꿈치를 엉덩이로 가져가며 맥박이 세 번 뛰는 것을 느낀다.
■ 숨을 들이쉬며 복부를 안쪽 위쪽으로 당기면서 두 다리를 매트를 향해 뒤로 뻗어준다. 머리와 목, 어깨는 그대로 매트 위에 둔다.
■ 엉덩이나 하복부에 수건을 받칠 수 있다.

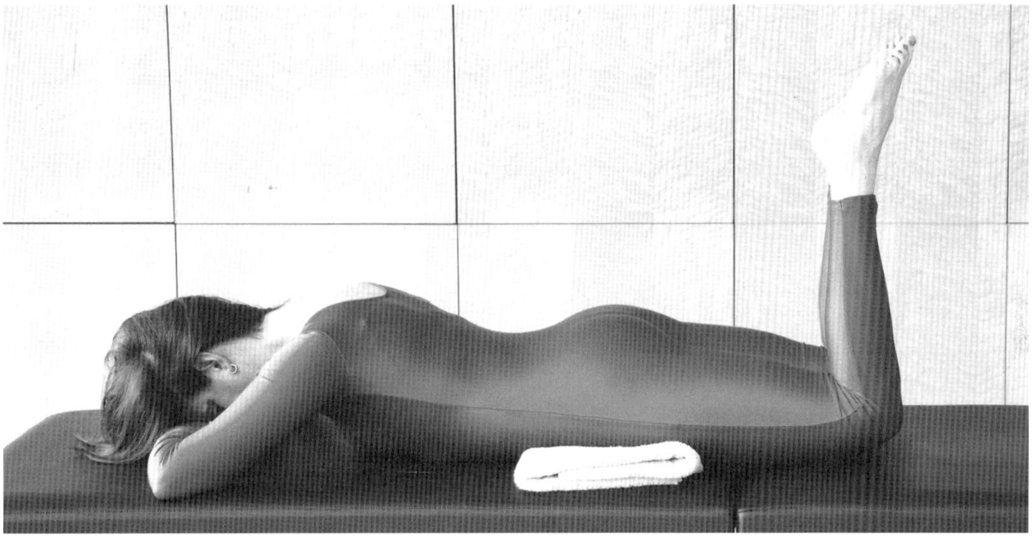

(계속)

이렇게 하면 좋아요(Look for...encourage)

- 다리를 움직이는 동안 엉덩관절 포인트는 매트 위에 고정되어 있어야 한다.
- 마치 긴 줄(멜빵)로 어깨뼈의 아래쪽 끝부분과 엉덩이를 연결해 놓은 것처럼 어깨뼈가 꼬리뼈 쪽으로 미끄러지듯 향하도록 한다.
- 복부는 지속적으로 깊숙이 당겨져 있어야 한다.
- 통증이 없이 움직여야 한다.

이렇게 하면 안돼요(Be aware of...prevent)

- 허리뼈의 과도한 신장
- 목의 과도한 신장
- 코어 조절의 상실

주요 활성 근육(Primary muscles activated)

복근, 삼두근, 이두근, 어깨 복합체, 머리널판근, 목널판근, 가로돌기가시근군, 척주세움근군, 허리네모근(보조근), 가로돌기사이근, 가시돌기사이근, 넓은등근, 큰볼기근, 넙다리두갈래근, 반힘줄모양근, 반막모양근, 두덩정강근, 장딴지근, 넙다리빗근, 오금근, 발바닥근, 넙다리곧은근, 안쪽넓은근, 중간넓은근, 가쪽넓은근, 뒤정강근, 가자미근

스파인 트위스트 (Spine Twist)

운동 시기 : 수술 후 3-6개월 혹은 6개월 후
적용 부위 : 무릎과 엉덩관절
장소 : 바닥 매트나 높은 매트; 필요에 따라 무릎 및 엉덩관절 치환술 환자를 위해서는 높은 매트 사용

동작 설명(Instructions)

- 다리를 앞으로 길게 뻗어 허리를 세우고 매트 위에 앉아서 양발을 몸쪽으로 굽혀 당긴다. 말아 올린 수건을 무릎 아래에 대고 작고 부드러운 공을 양 발목 사이에 둔다. 양 다리는 엉덩관절 너비만큼 벌린다. 양 발목 사이의 공을 끌어안듯 몸의 중심선으로 모아준다.
- 막대가 몸을 곧게 받치고 있고, 머리 위에 있는 왕관에서 천장까지 줄로 연결되어 있다고 상상한다.
- 양팔을 90° 까지 들어 올려 어깨높이보다 약간 아래에서 양쪽으로 뻗어준다. 양쪽 벽에 손이 닿을 것처럼 뻗어준다.
- 숨을 들이쉬고 준비한다. 숨을 내쉬고 허리부터 오른쪽으로 비틀어 준다. 머리와 목도 동일한 방향으로 비튼다. 시선은 손가락 너머를 향한다. 몸을 비트는 동안 몸을 곧게 유지하고 마치 폐 속에 있는 모든 공기를 밖으로 내보낸 것처럼 복부를 깊게 잡아당겨 준다.
- 2초간 이 자세를 유지한다.
- 숨을 들이쉬고 처음의 자세로 되돌아온다.
- 숨을 내쉬고 허리부터 몸을 왼쪽으로 비틀어 준다. 허리를 곧게 세우고 2초간 자세를 유지한다.
- 몸을 한쪽 방향으로 비틀어 줄 때, 반대편 엉덩이가 비틀어지는 반대방향으로 움직이게 하고 매트로부터 떨어지지 않도록 한다.
- **무릎**(knee)과 **엉덩관절**(hip): 필요한 경우에 박스나 접혀진 수건 또는 담요 위에 앉을 수 있다. 또한 말아 올린 수건이나 공을 무릎 아래에 놓고 동작을 수행할 수도 있다.
- 각 방향 4회씩 반복한다.

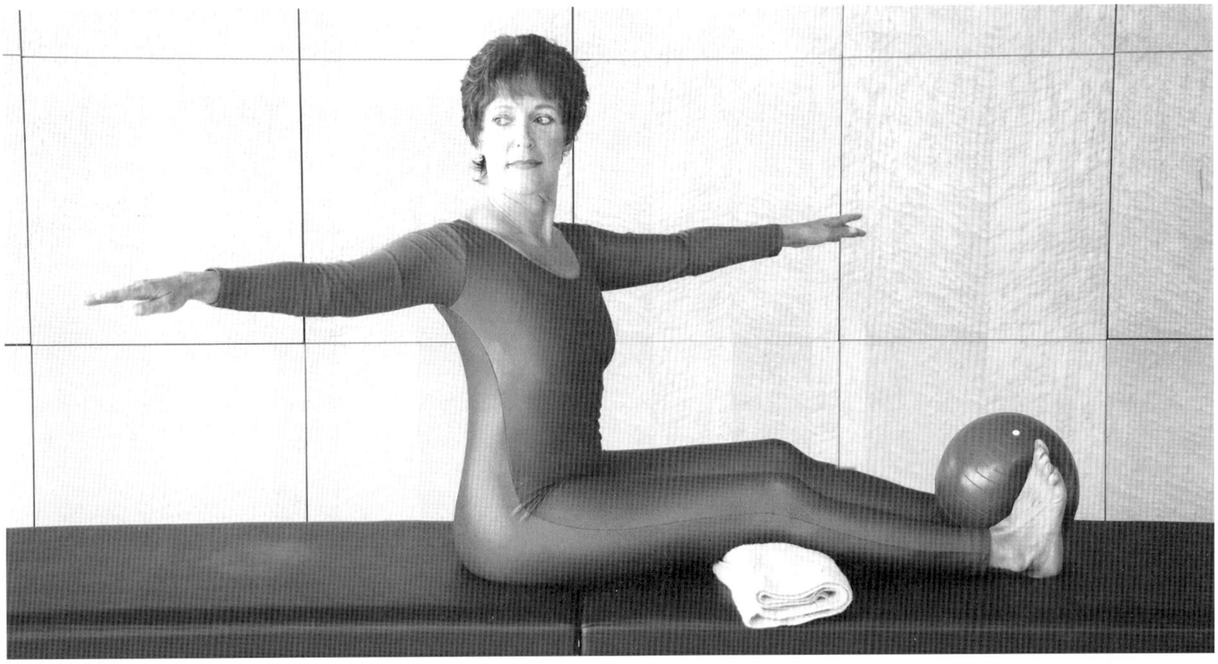

(계속)

옵션(Option)

1. 박스 위에 허리를 곧게 펴고 앉아서 무릎 아래에 작고 부드러운 공을 받칠 수 있다.

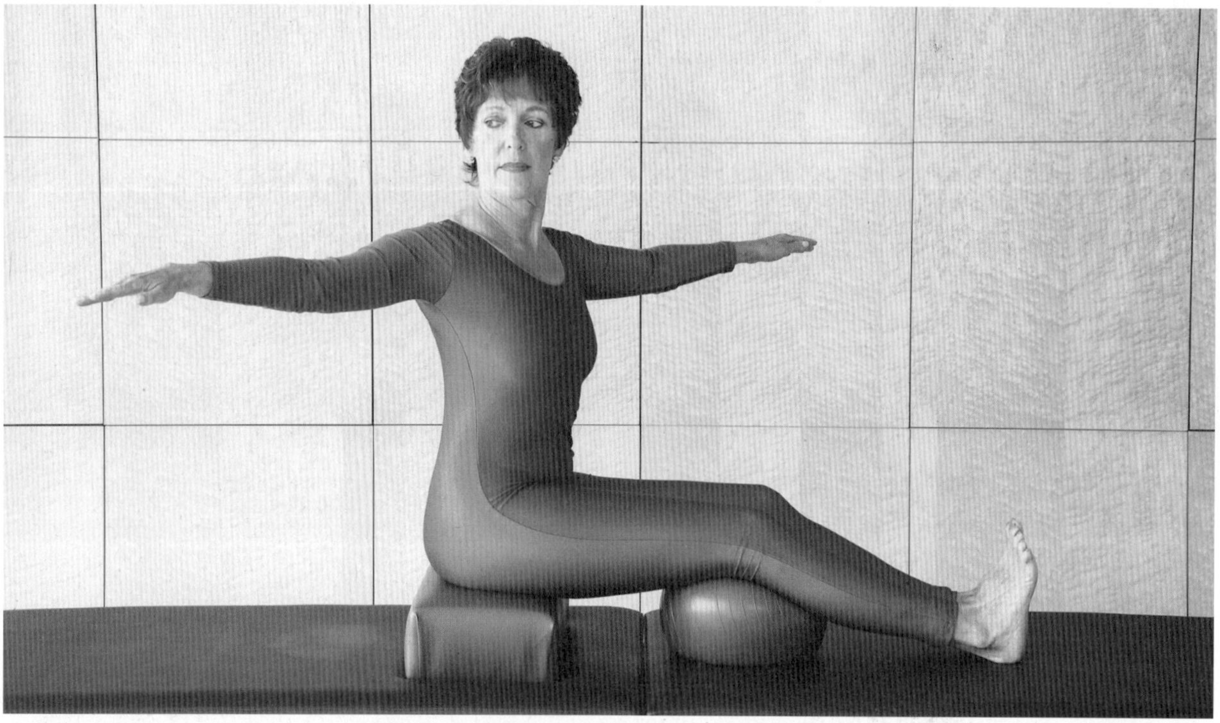

2. 허리를 곧게 펴고 앉아서 무릎 아래에 작고 부드러운 공을 받칠 수 있다.

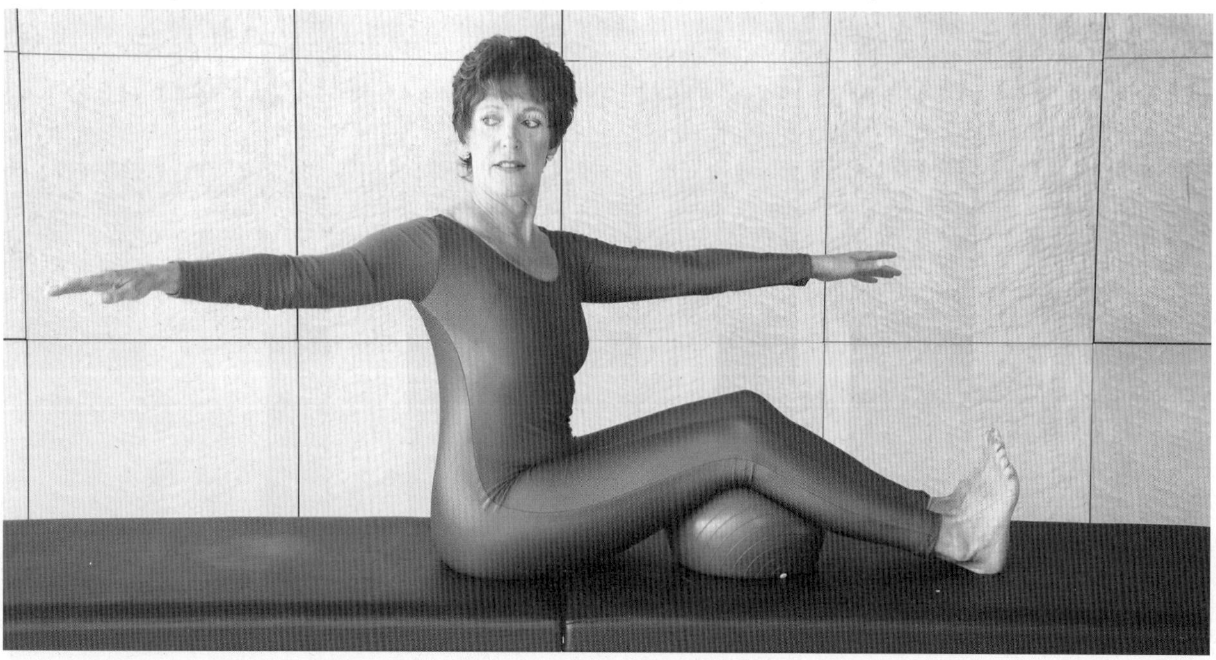

이렇게 하면 좋아요(Look for...encourage)

- 어깨는 아래쪽, 뒤쪽을 향한다.
- 어깨의 정렬이 유지된 상태에서 몸을 비트는 것이 포인트다.
- 머리는 몸을 비트는 방향을 따라가며 시선은 손끝 너머를 바라본다.
- 복부는 깊숙이 당긴다.
- 마치 스펀지가 머금은 물을 하나도 남김없이 짜 내는듯한 느낌으로 몸을 비튼다.
- 나무가 구름에 닿는 듯 허리를 바로 세우고 곧게 앉는다.
- 골반은 안정되어야 한다.

이렇게 하면 안돼요(Be aware of...prevent)

- 몸을 비틀 때 다리가 안쪽, 바깥쪽으로 돌아가거나 떨어지는 것
- 몸을 비틀 때 어깨가 함께 올라가는 것
- 몸을 비틀 때 엉덩이가 들리는 것

주요 활성 근육(Primary muscles activated)

복근, 이두근, 삼두근, 어깨 복합체, 뭇갈래근, 돌림근, 엉덩허리근, 넙다리곧은근, 두덩근, 넙다리빗근, 긴모음근, 짧은모음근, 큰모음근, 안쪽넓은근, 중간넓은근, 가쪽넓은근, 넙다리근막긴장근, 앞정강근, 뒤넙다리근(슬괵근)은 스트레치 됨(넙다리두갈래근, 반막모양근, 반힘줄모양근)

넥 풀 - 변형본 (Neck Pull—Modified)

운동 시기 : 수술 후 3-6개월
적용 부위 : 무릎과 엉덩관절
장소 : 필요에 따라 무릎 및 엉덩관절 치환술 환자를 위해서는 높은 매트 사용

동작 설명(Instructions)

- 매트 위에 허리를 곧게 펴고 앉아서 다리를 앞으로 뻗어 무릎을 약간 구부리고 다리 사이를 엉덩관절 너비만큼 벌려준다. 발을 발등 쪽으로 당기며 구부린다. 작고 부드러운 공을 발목이나 정강이 사이에 둔다. 다리의 힘으로 공을 살며시 눌러주며 몸의 중심선에 맞춘다. 필요한 경우에는 말아 올린 수건을 무릎 아래에 둔다. 양손은 허벅지 양쪽 옆을 잡는다*(a)*.
- 숨을 들이쉬고 준비한다. 숨을 내쉬면서 턱을 가슴 쪽으로 가져간다.(턱과 가슴 사이에 귤 하나가 들어갈 정도의 거리를 유지) 복부를 안쪽, 위쪽으로 끌어당기며 허리뼈를 시작으로 골반뼈를 뒤쪽으로 굴려 매트로 떨어지게 하고, 척추 뼈 하나하나가 차례대로 매트 위에 닿을 수 있도록 천천히 뒤로 눕는다*(b)*.

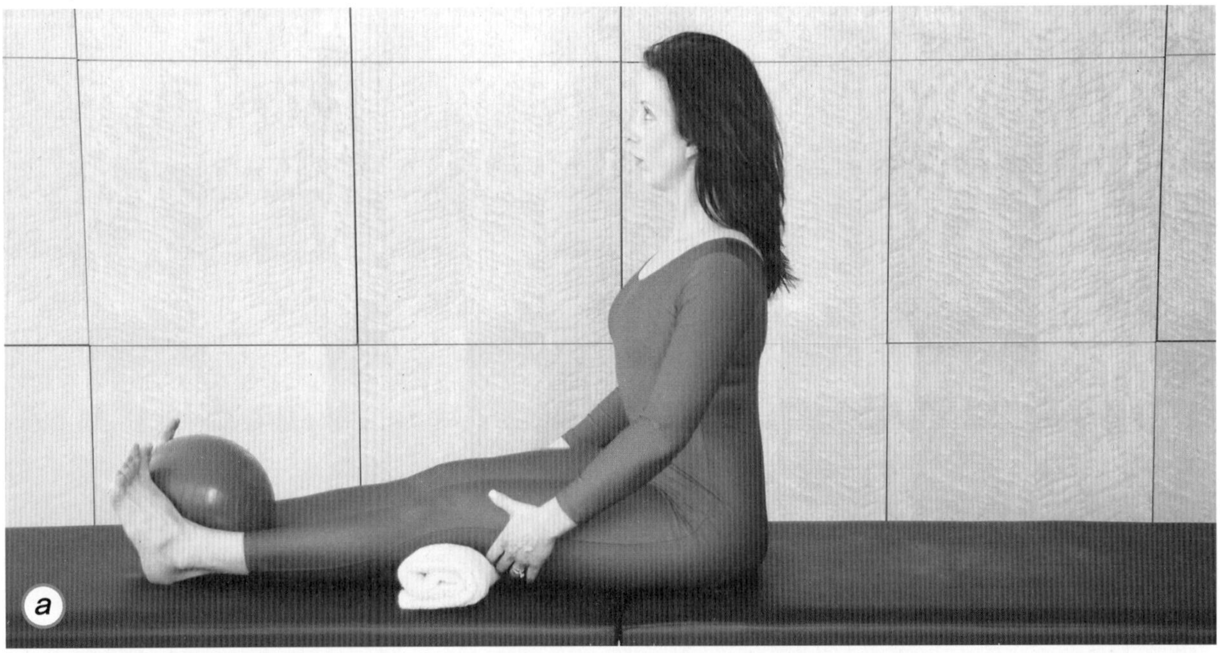
a

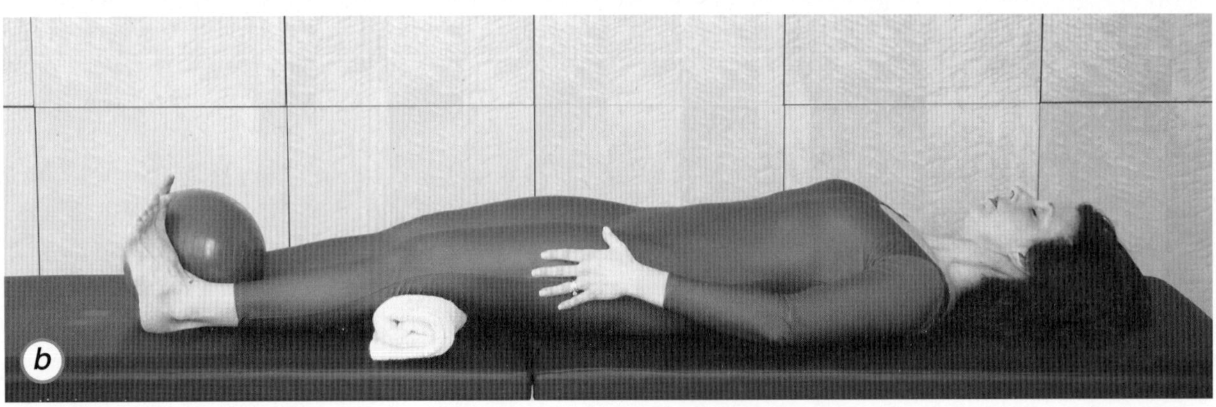
b

- 양손은 그대로 허벅지를 따라 움직여 엉덩이 옆까지 이동한다. 숨을 들이쉬고 준비한다. 숨을 내쉬며 머리와 어깨를 매트로부터 들어 올리며 몸을 말아준다. 시선은 발을 향하고 복부를 깊숙이 당겨 마치 무릎에 입을 맞추려는 듯 한 자세로 몸을 둥글게 만든다.
- 숨을 들이쉬며 척추분절 하나하나를 펴서 다시 허리를 바로 세운 자세를 취한다.
- **무릎**(knee) : 필요한 경우에 무릎을 약간 구부리거나 완전히 굽힌다.
- **엉덩관절**(hip) : 상체를 다시 들어 올려 세울 때 그림(*c*)에서 보여지는 것처럼 엉덩관절의 굽혀지는 각도가 110°를 넘지 않게 한다. 필요한 경우에 편안함을 위해서 작은 수건이나 패드를 엉덩이 아래에 댈 수 있다. 무릎은 부드럽게 한다.
- 매트로 누울 때 꼬리뼈, 허리, 갈비뼈, 위쪽 등, 어깨, 머리 방향을 구른다고 생각한다. 발뒤꿈치와 반대쪽으로 내려간다. 발뒤꿈치로 대항하는 힘과 저항력을 만든다.
- 5–10회 반복한다.

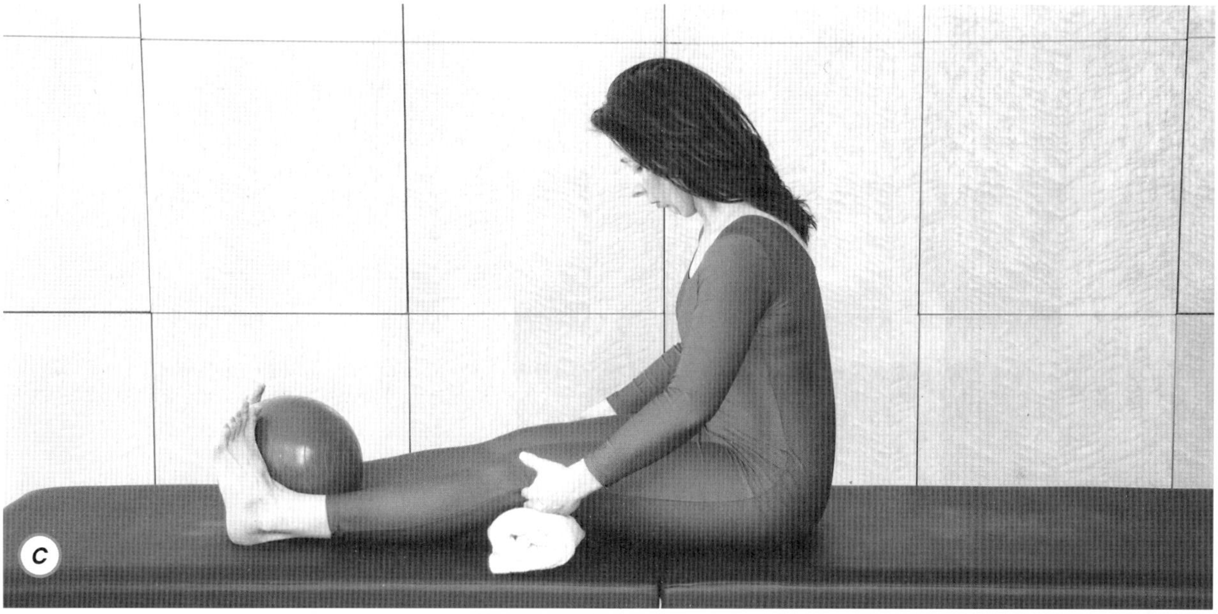

(계속)

옵션(Option)

1. 편안함을 위해서 엉덩이 아래에 수건을 깔고 앉을 수 있다.
2. 9인치(23cm) 크기의 부드러운 공을 사용할 수 있다; 하나는 양 발목의 사이에, 다른 하나는 무릎 사이에 둔다. 모음근을 약하게 쥐어짜듯 힘을 주면서 운동에 참여 시킬 수 있다.

이렇게 하면 좋아요(Look for...encourage)

- 마치 긴 줄(멜빵)로 어깨뼈의 아래쪽 끝부분과 엉덩이를 연결해 놓은 것처럼 어깨뼈가 꼬리뼈 쪽으로 미끄러지듯 향하도록 한다.
- 척추의 분절 하나하나까지 운동한다.
- 복부는 지속적으로 깊숙이 당겨져 있어야 한다.

이렇게 하면 안돼요(Be aware of...prevent)

- 다리 전체가 안쪽으로 굴러가거나 발가락이 천장을 향하지 않고 돌아가는 것
- 몸을 굴려 세울 때 탄력을 이용하거나 다리가 들어올려지는 것
- 코어 조절의 상실
- 무릎의 과도한 신장
- 어깨의 정렬이 흐트러지는 현상

주요 활성 근육(Primary muscles activated)

복근, 이두근, 삼두근, 어깨 복합체, 등폄근, 엉덩허리근, 넙다리곧은근, 중간볼기근, 큰볼기근, 넙다리빗근, 두덩근, 두덩정강근, 큰모음근, 긴모음근, 짧은모음근, 넙다리두갈래근, 반힘줄모양근, 반막모양근, 안쪽넓은근, 중간넓은근, 가쪽넓은근, 넙다리근막긴장근, 앞정강근

넥 풀 (Neck Pull)

제한 사항 : 엉덩이나 무릎관절의 치환술을 시행한지 3-6개월에는 적용하지 않는다; 204쪽 변형된 넥 풀을 실시한다.

운동 시기 : 수술 6개월 이후

적용 부위 : 무릎과 엉덩관절

장소 : 바닥 매트나 필요한 경우 높은 매트

동작 설명(Instructions)

- 매트 위에 허리를 쭉 펴고 앉아 다리를 엉덩관절 너비 만큼 벌려 쭉 뻗어주고 발을 발등 쪽으로 당긴다. 작고 부드러운 공을 발목이나 정강이 사이에 놓아도 된다. 필요한 경우에는 둥글게 만 수건을 무릎 아래에 받친다.
- 한 손으로 다른 손의 윗부분을 잡고 머리 뒤로 돌려 머리뼈의 하부에 가져다 놓고 엄지손가락을 세워 목을 따라 아래로 향하게 한다*(a)*.
- 숨을 들이쉬고 준비한다. 숨을 내쉬면서 턱과 가슴과의 거리를 유지하고 (귤 하나가 들어갈 정도의 거리) 복부는 안쪽, 위쪽으로 끌어당긴다. 허리뼈를 시작으로 골반뼈를 뒤쪽으로 굴려 매트로 떨어지게 하고, 척추 뼈 하나하나가 차례대로 매트 위에 닿을 수 있도록 천천히 뒤로 눕는다*(b)*.
- 양손은 머리의 뒤쪽에 그대로 두고 팔꿈치를 천장을 향하도록 한다. 숨을 들이쉬고 준비한다. 숨을 내쉬면서 머리와 어깨를 매트로부터 들어 올리면서 몸을 둥글게 말아주면서 시선은 발을 향한다. 상체를 세우는 동안 복부를 깊숙이 잡아당기고 무릎에 키스하는 것처럼 몸을 둥글게 만든다*(c)*.
- 숨을 들이쉬며 적주를 세워 바른 자세로 앉는다*(d)*.
- **무릎**(knee) : 필요한 경우에 무릎을 약간 구부린다. 필요한 경우에는 말아 올린 수건을 무릎사이에 둘 수도 있다. 매트로 누울 때 무릎의 과도한 신장을 예방한다.
- **엉덩관절**(hip) : 몸을 들어 올려 세워서 둥글게 만들 때 엉덩관절의 각도가 115°를 넘지 않게 한다*(c)*. 무릎은 부드럽게 유지한다.
- 5-10회 반복한다.
- 매트로 몸을 굴려 누울 때, 꼬리뼈, 허리, 갈비뼈, 위쪽 등, 어깨, 머리 방향으로 구른다고 생각한다. 발뒤꿈치와 반대쪽으로 내려간다. 발뒤꿈치로 대항하는 힘과 저항력을 만든다.
- 주의: 본 동작은 중급도 동작으로, 다리를 들지 않은 상태에서 엉덩관절 굽힘근의 과도하게 사용하지 않지 않고 동작을 하기 위해서는 집중해야 할 뿐만 아니라, 코어 통제를 잘 해야 한다. 완전한 넥풀 동작을 하기 전에 코어 통제를 잘 하면서 변형된 넥풀 동작을 하는 것이 좋다.

(계속)

넥 풀 (Neck Pull) *(계속)*

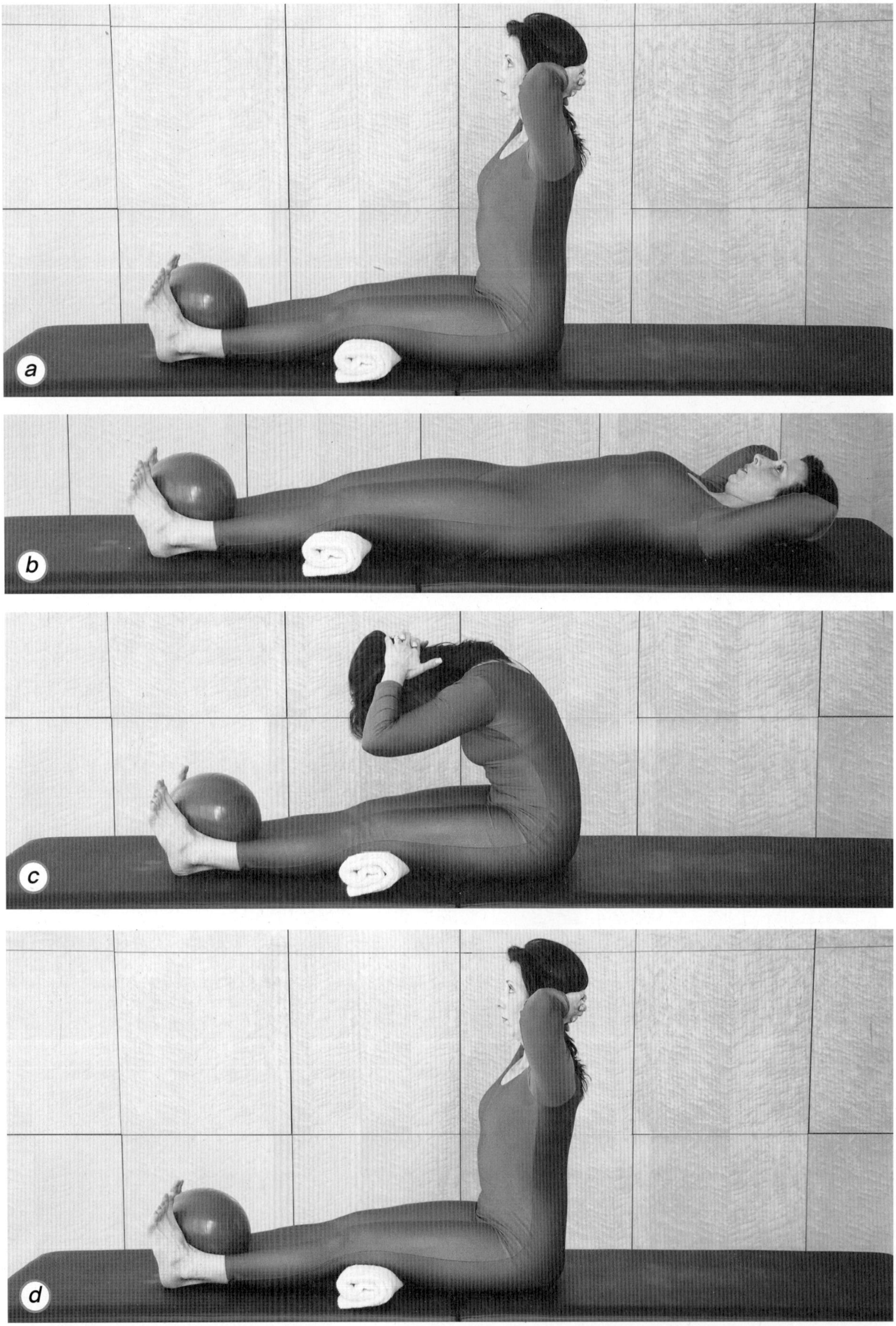

옵션(Option)

1. 허리를 바로 세우고 시작한다*(a)*. 숨을 들이쉬고 허리를 평평하게 만든 상태로 경첩 모양으로 몇 인치 정도 뒤쪽으로 내려간 후 숨을 내쉰다*(b)*. 턱은 가슴을 향하게 하고 복부를 안쪽, 위쪽으로 끌어당긴 상태에서 뒤로 누워 척추를 한꺼번에 매트에 닿게 한다. 숨을 들이쉬고 준비한다. 숨을 내쉬면서 머리와 어깨를 들어 올리며 몸을 둥글게 만들며 발을 쳐다본다. 몸을 세우는 동안 복부는 깊숙이 잡아 당겨주고 무릎에 키스하듯 몸을 둥글게 만들어 준다.
2. 작고 부드러운 공을 무릎 사이에 두어 약하게 쥐어짜듯 힘을 주어 모음근의 참여도를 증가시킨다.

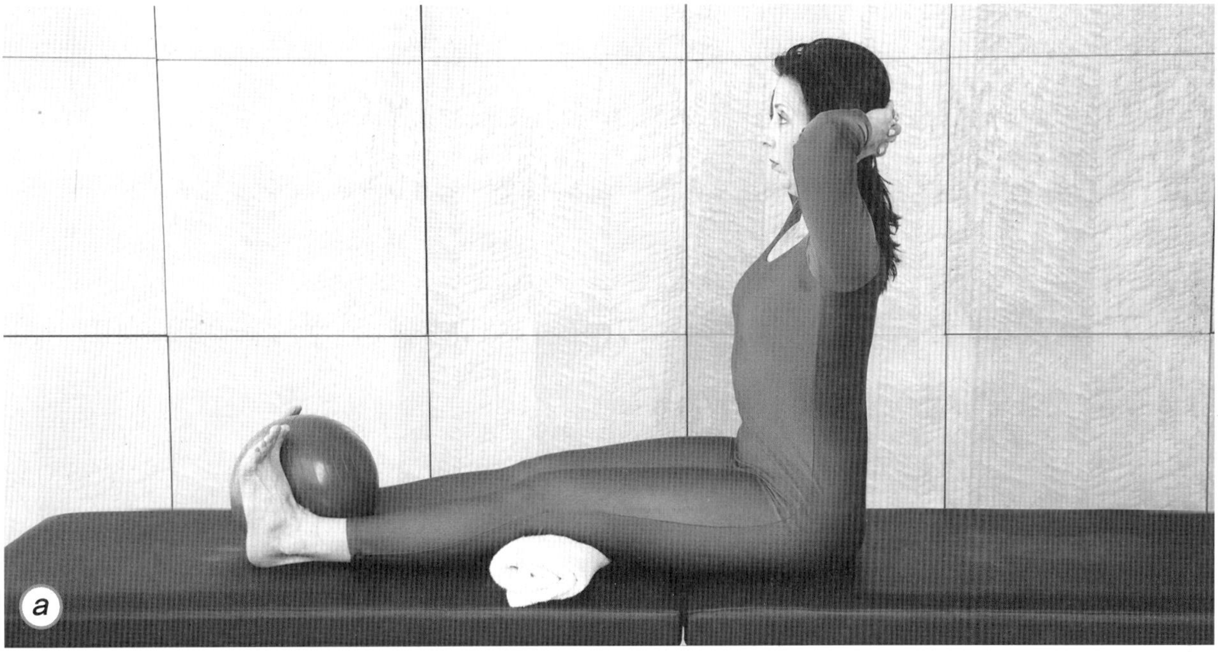

a

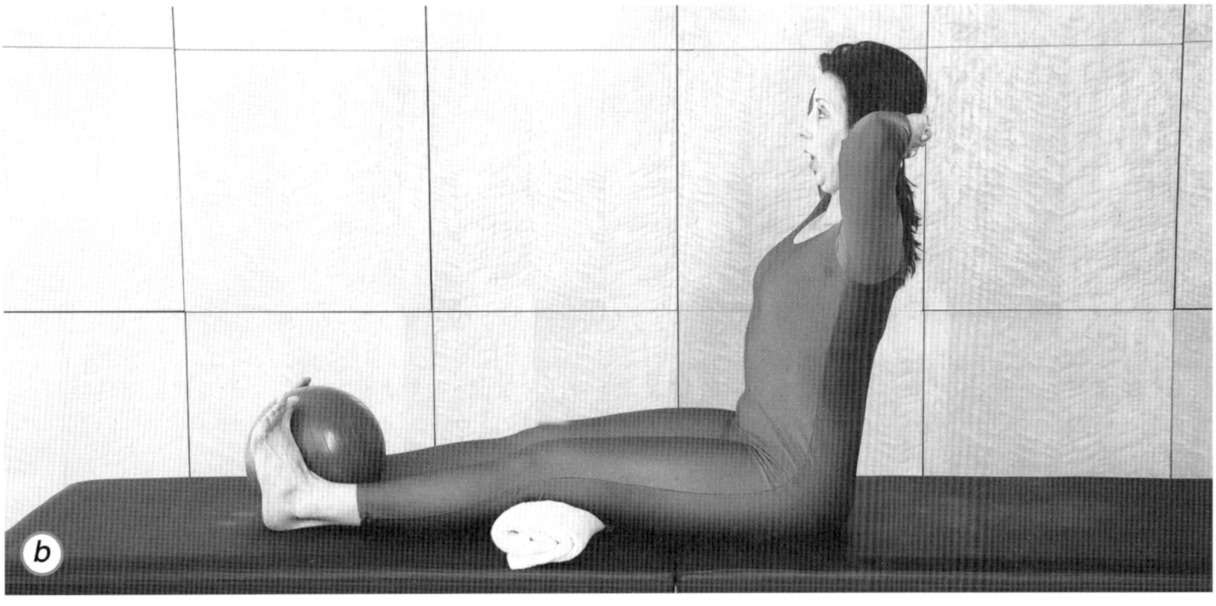

b

(계속)

이렇게 하면 좋아요(Look for...encourage)

- 마치 긴 줄(멜빵)로 어깨뼈의 아래쪽 끝부분과 엉덩이를 연결해 놓은 것처럼 어깨뼈가 꼬리뼈 쪽으로 미끄러지듯 향하도록 한다.
- 척추의 분절 하나하나까지 운동한다.
- 복부는 지속적으로 깊숙이 당겨져 있어야 한다.
- 발가락은 천장을 향하게 하고 뒤꿈치는 벽(바닥)을 향하게 한다.

이렇게 하면 안돼요(Be aware of...prevent)

- 다리 전체가 안쪽으로 구르거나 발가락이 안쪽으로 돌아가는 것
- 몸을 굴려 세울 때 탄력을 이용하거나 다리가 들어 올려지는 것
- 코어 조절의 상실
- 등을 곧게 펴고 수행해야 하는 운동에서 과도하게 척추가 신장되는 것
- 무릎의 과도한 신장
- 목을 끌어당기는 것
- 어깨의 정렬이 흐트러지는 현상

주요 활성 근육(Primary muscles activated)

복근, 이두근, 어깨세모근, 어깨 복합체, 등펴근, 엉덩허리근, 넙다리곧은근, 중간볼기근, 큰볼기근, 넙다리빗근, 두덩근, 두덩정강근, 큰모음근, 긴모음근, 짧은모음근, 넙다리두갈래근, 반힘줄모양근, 반막모양근, 안쪽넓은근, 중간넓은근, 가쪽넓은근, 넙다리근막긴장근, 앞정강근

숄더 브릿지 (Shoulder Bridge)

운동 시기 : 수술 3-6개월 혹은 6개월 이후
적용 부위 : 무릎과 엉덩관절
장소 : 바닥 매트 혹은 높은 매트; 필요에 따라 무릎 및 엉덩관절 치환술 환자를 위해서는 높은 매트 사용

동작 설명(Instructions)

- 매트 위에 바로 누워서 무릎을 굽힌다. 뒤꿈치를 굽혀진 무릎의 바로 아래쪽 바닥에 위치시키고 양발을 엉덩관절 너비만큼 벌려 필요한 경우에 무릎 사이에 작고 부드러운 공을 위치시키는 것이 가장 이상적인 자세이다. 양팔을 길게 뻗어 몸 옆에 자연스럽게 놓거나 약간 V자 모양이 되게 하고 손바닥을 펴서 바닥을 향하게 한다.
- 발가락, 뒤꿈치, 무릎, 엉덩이의 정렬이 잘 맞추어 졌는지 확인한다.
- 숨을 들이쉬고 준비한다. 숨을 내쉬면서 양발을 바닥으로 눌러주고 꼬리뼈를 코로 당기며 말아 올려준다. 어깨뼈까지 척추를 한 번에 하나씩 말아 올린다.
- 숨을 들이쉬고 준비한다. 숨을 내쉬며 몸을 굴려 다시 처음의 자세로 되돌아간다. 천천히 들어 올리고 천천히 내린디.
- 몸을 내리는 동안
- **무릎**(knee)과 **엉덩관절**(hip) : 엉덩이 무릎에 무리를 가하지 않기 위해서 필요한 경우에 양발을 굽혀진 무릎으로부터 멀리 옮겨진 상태로 교각자세(bridge)를 취할 수 있다. 무릎은 엉덩관절 너비만큼 서로 떨어져 있어야 한다.
- 3번 반복한다.
- 추가적인 운동 : 이 자세를 취하는 동안 3-4인치(8-10 cm) 정도를 들었다가 내렸다 한다. 숨을 들이쉬면서 약간 내려가고 숨을 내쉬면서 다시 들어 올린다. 8번 반복하고 난 후에 계속 내리고 있는다. 반복해서 운동한다.

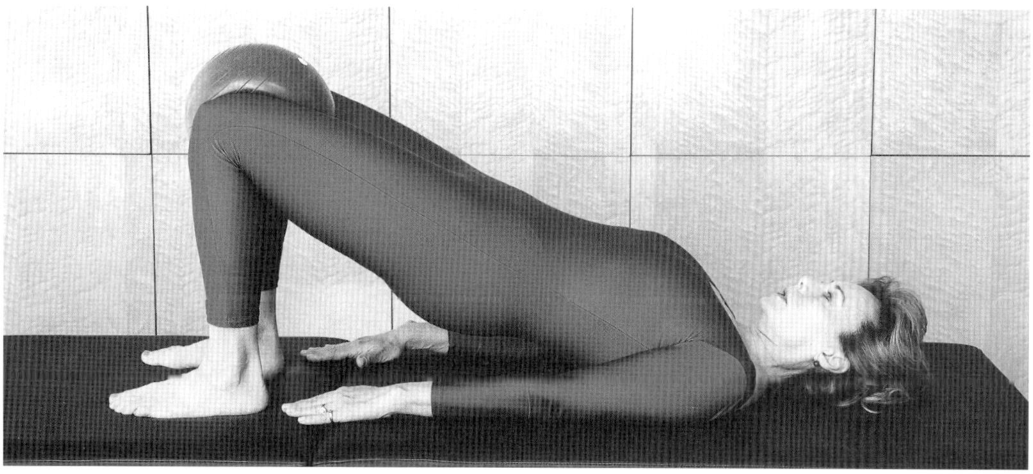

(계속)

옵션(Option)

1. 난이도를 좀 더 높이기 위해서 Bridge 자세를 취한 후 멈춘다. 오른쪽 다리를 들어 올려 테이블탑 자세로 만들고 5초 동안 유지한 후 원위치로 되돌리고 다리를 바꾸어 수행한다.
한쪽에 3회 반복한다.

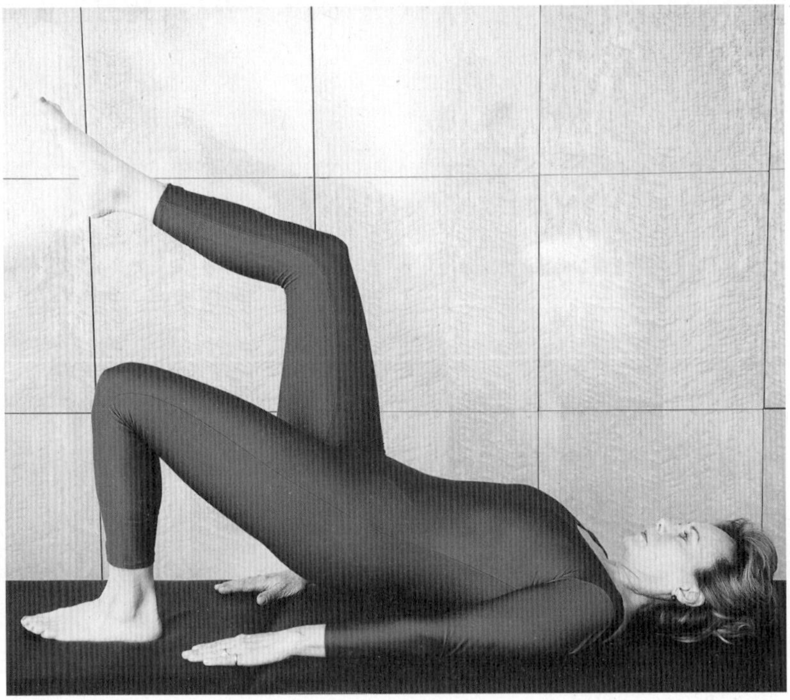

2. Bridge 자세를 취한 후 멈춘다. 오른쪽 다리를 들어 올려 발가락의 끝이 천장을 향하도록 뻗어준다. 골반이 흔들리지 않도록 고정하고 5초간 유지한 후 무릎을 굽히면서 다리를 내려 발을 매트 위에 내려놓는다.
다리를 바꾸어 한쪽에 2회씩 반복한다. 필요한 경우에는 세트 사이에 엉덩이를 내려준다.

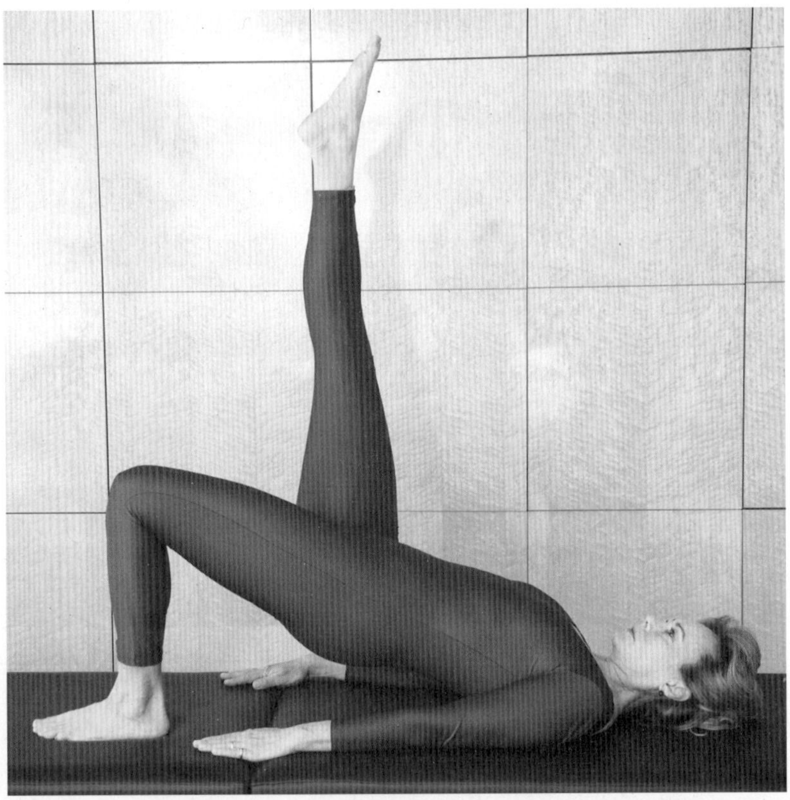

3. 양손에 Pilates ring을 잡고 팔을 위로 들어 올려 천장을 향하게 한 상태에서 몸의 중심선을 향해 약하게 쥐어짜듯 모아준다. 몸을 들어 올려 Bridge 자세를 취한다. 8초간 자세를 유지한 뒤 팔을 뻗은 상태로 천천히 몸을 매트 위로 내려준다.

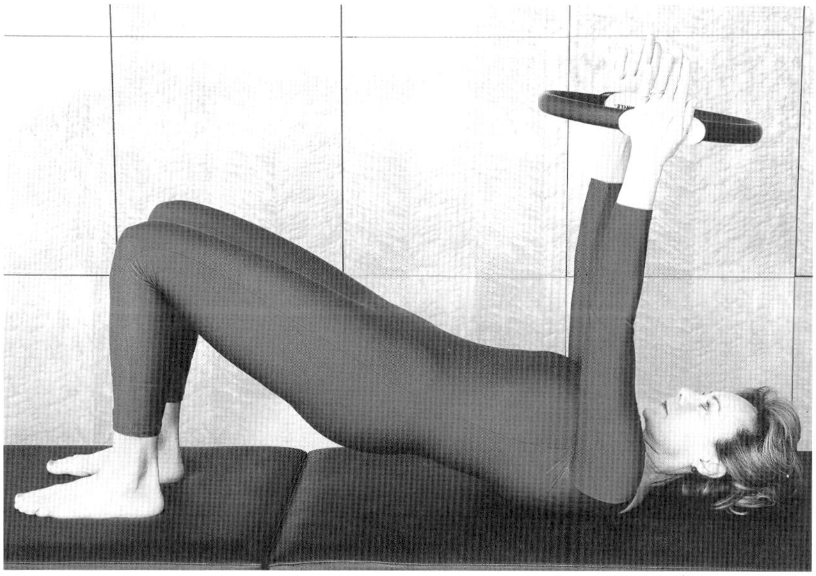

4. 양손에 Pilates ring을 잡고 팔을 위로 뻗어 천장을 향하게 한 상태에서 몸을 들어 올려 Bridge 자세를 취한다. 골반이 안정되게 고정된 상태에서 한쪽 다리를 들어 천장을 향해 뻗어준다. 8초간 유지한 뒤 다리와 발을 매트 위로 내리고 몸을 따라 내려준다. 한쪽에 2번씩 반복해준다.

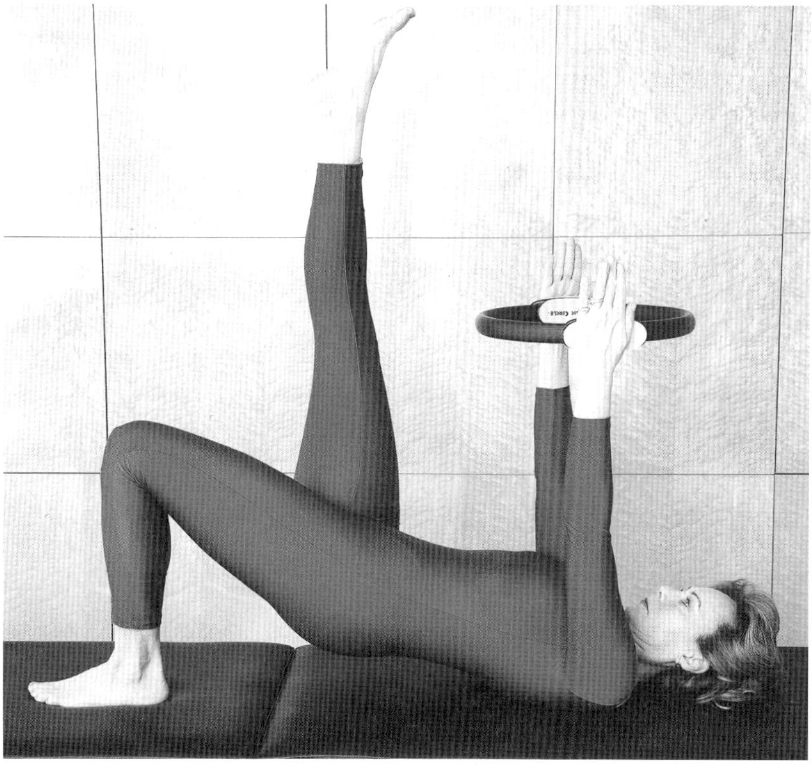

(계속)

5. 큰 exercise ball 위에 다리를 올리고 발과 정강이 사이를 조금 떨어뜨린 상태에서 Shoulder Bridge 자세를 취한다*(a)*. 원하는 경우에 작은 공을 발목 사이에 놓고 몸의 중심선을 향해 밀어준다*(b)*. Bridge 자세를 취하며 5초간 멈추었다가 천천히 척추를 차례로 내려 놓는다.

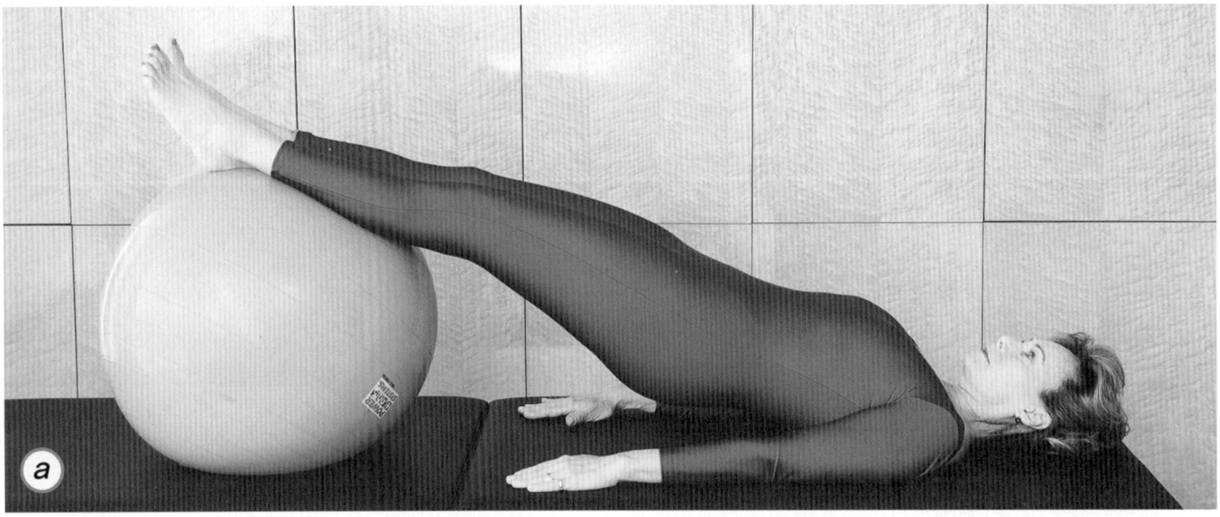

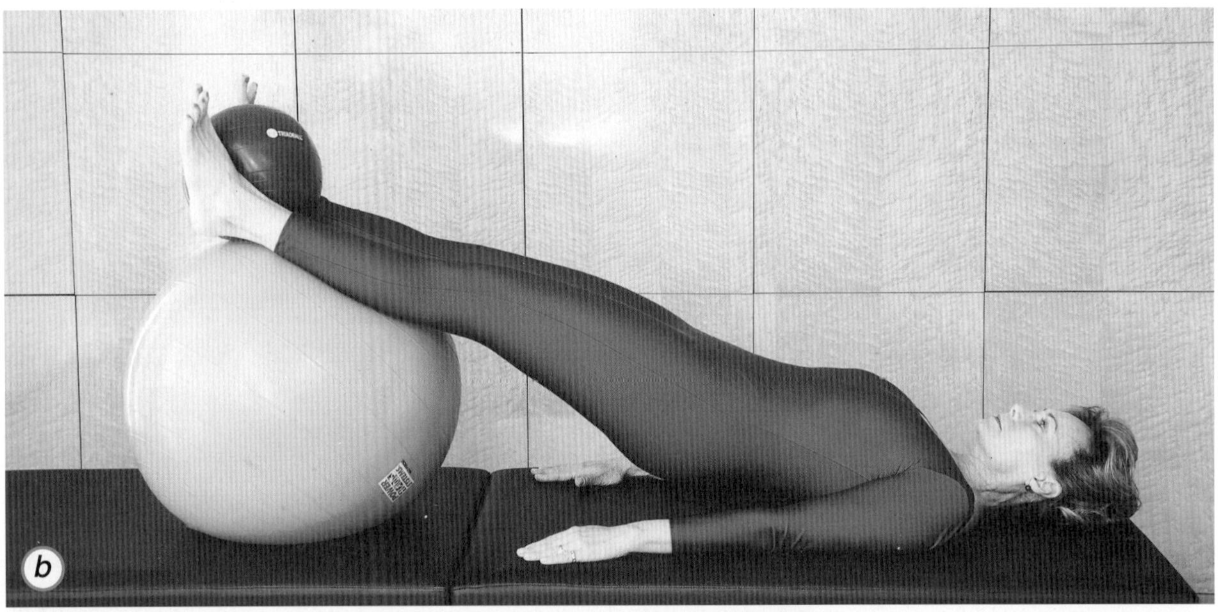

6. 밴드로 두 다리를 묶어주고 엉덩관절 너비만큼 벌려준다. Bridge 자세로 몸을 들어 올린다. 발이 바깥으로 움직이지 않게 한 상태에서 벌림근을 사용하여 밖으로 밀어준다. 밴드는 움직이는 동안 충분한 장력을 만들 수 있도록 다리를 잘 감싸고 있어야 한다. 다리를 벌렸다 오므렸다 8번 반복한다. 몸을 매트 위로 내려준다. 3세트 반복한다.

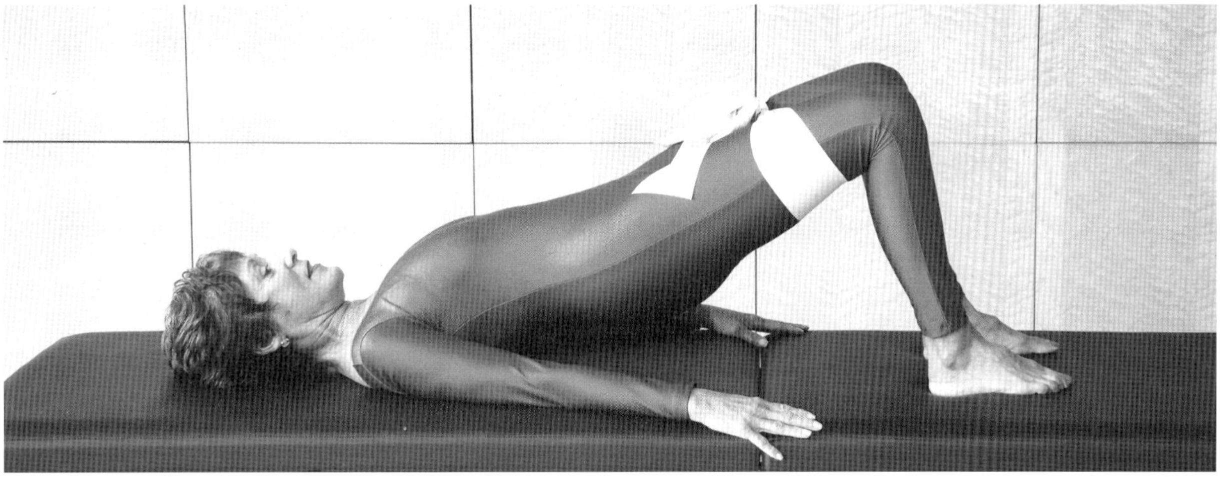

7. Bridge 자세로 몸을 들어 올린다. 오른발을 매트로부터 1인치(2.5cm) 떨어뜨리는 동안 골반이 아주 안정되게 유지한다. 2초 동안 자세를 유지하고 다리를 바꾼다. 왼쪽 발을 들고 2초간 유지한다. 각각 3–5번씩 반복한 후 몸을 매트 위로 내려준다.

(계속)

이렇게 하면 좋아요(Look for...encourage)

- 복부는 위쪽, 안쪽으로 끌어 당겨준다.
- 척추의 각 분절이 마치 줄에 꿰어진 진주가 한 번에 하나씩 탁자 위로 펼쳐진 것처럼 매트 위에 둔다.
- 어깨뼈와 무릎 사이를 지나는 사상의 선을 따라 몸을 굴려 세운다.
- 움직이는 동안 골반은 안정되어야 한다.
- 빗장뼈를 활짝 펴고 어깨는 귀로부터 멀어지게 한다.

이렇게 하면 안돼요(Be aware of...prevent)

- 허리뼈의 과도한 신장
- hamstring의 경련—ROM을 줄여주거나 set 사이에 휴식을 취한다.
- 골반의 안정성과 경사, 한쪽 다리를 들거나 뒤꿈치를 들 때 특별히 주의한다.
- 큰볼기근과 hamstring의 과도한 사용
- 목과 어깨의 긴장
- 어깨 정렬의 흐트러짐

주요 활성 근육(Primary muscles activated)

활성화되는 주요 근육은 옵션에 따라 달라진다. 활성화되는 주요 근육은 다음을 포함한다: 복근, 넙다리곧은근, 넙다리빗근, 두덩근, 엉덩허리근, 큰볼기근, 중간볼기근, 넙다리두갈래근, 반힘줄모양근, 반막모양근, 넙다리근막긴장근, 큰모음근, 긴모음근, 짧은모음근, 두덩정강근, 오금근, 발바닥근, 장딴지근, 가쪽넓은근, 안쪽넓은근, 중간넓은근, 작은볼기근, 앞정강근, 뒤정강근, 가자미근

티저 준비운동 1 (Teaser Prep 1)

운동 시기 : 수술 후 3-6개월 혹은 6개월이 지난 시점

적용 부위 : 무릎과 엉덩관절

장소 : 바닥 매트나 높은 매트; 필요에 따라 무릎 및 엉덩관절 치환술 환자를 위해서는 높은 매트 사용

동작 설명(Instructions)

- 매트 위에 등을 대고 바로 누워 무릎을 살짝 굽히고 산 모양을 만든다. 무릎 사이에 작고 부드러운 공을 끼워넣고 손바닥을 허벅지를 향해 편 상태로 양팔을 천장을 향해 들어 올린다. 어깨는 귀로부터 멀리 떨어뜨린다*(a)*.
- 숨을 들이쉬고 준비한다; 머리와 목, 어깨를 매트로부터 떨어뜨리며 몸을 둥글게 말아주고 턱은 가슴 쪽으로 가져간다. 숨을 내쉬면서 양팔을 내려 허벅지와 평행하게 맞추고 천천히 몸을 일으키면서 배꼽을 척추방향으로 끌어당기며 복부를 안쪽, 위쪽으로 가져간다. 양팔을 대각선 방향으로 쭉 늘려준다*(b)*.

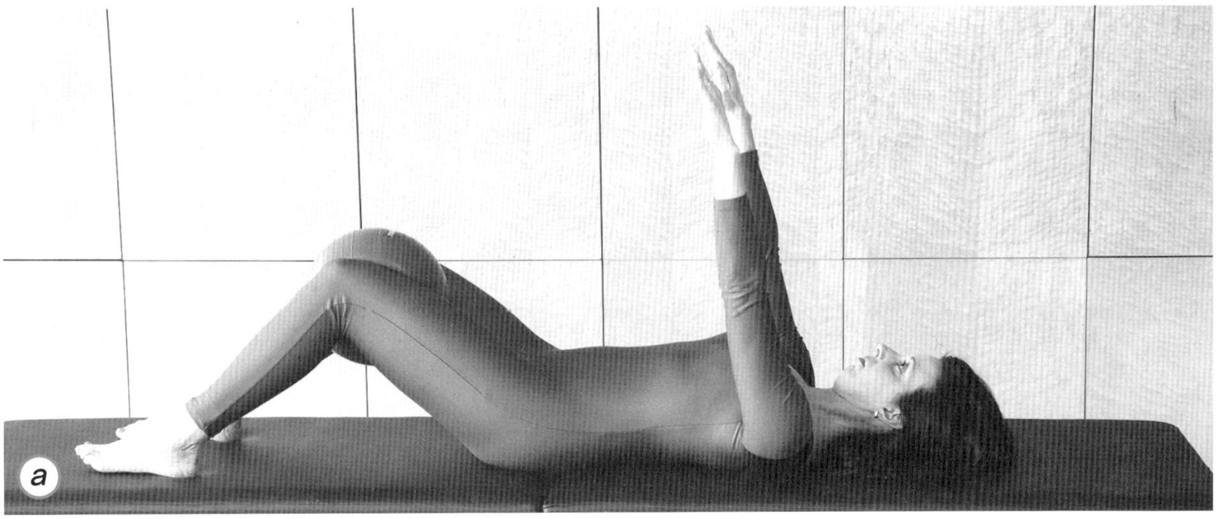

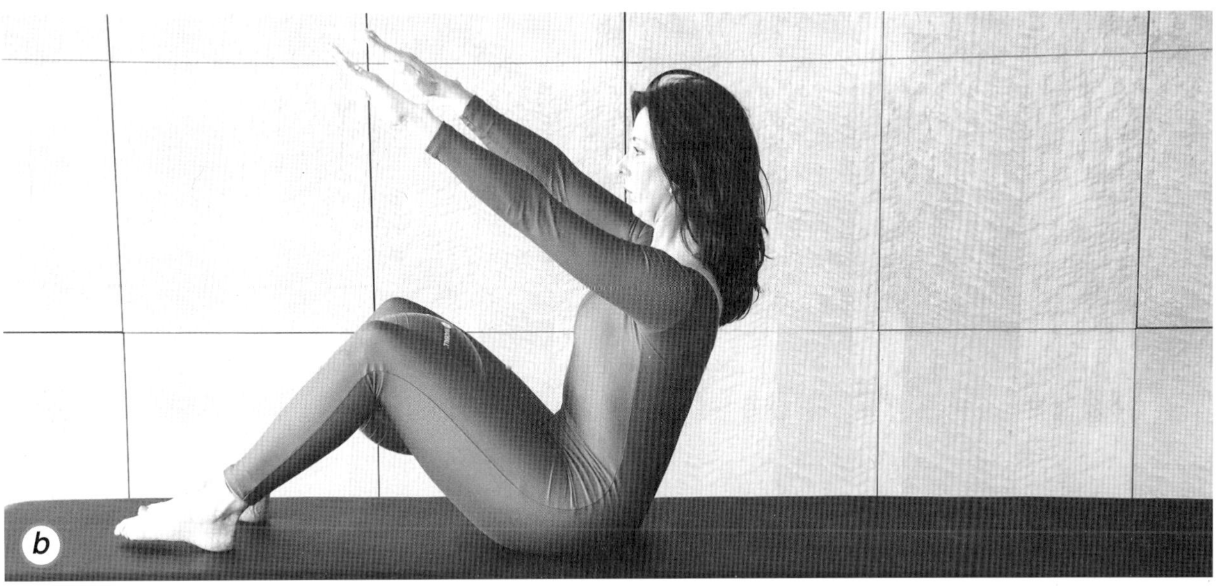

(계속)

티저 준비운동 1 (Teaser Prep 1) *(계속)*

- 5초간 자세를 유지한다.
- 숨을 내쉬며 복부로 저항을 만들어 주고 몸의 중심선을 따라 공을 안고 있는 것처럼 몸을 매트로 내린다.
- **무릎**(knee) : 무릎을 부드럽게 유지한다.
- **엉덩관절**(hip) : 상체를 티저 자세를 만들기 위해 몸을 들어 올릴 때 수술 후 6개월까지는 엉덩관절의 굽힘각도는 110°로 유지하고, 6개월이 지났을 경우에는 115°를 유지한다.
- 3회 반복한다.
- 도전과제 : 몸을 들어 올리고 내릴 때 8초를 센다.

옵션(Option)

티저 자세를 취할 때, 손이 다리 옆을 따라 움직이며 척추 분절의 움직임을 보조할 수 있다. 천천히, 조절된 움직임을 유지한다.

이렇게 하면 좋아요(Look for...encourage)

- 마치 긴 줄(멜빵)로 어깨뼈의 아래쪽 끝부분과 엉덩이를 연결해 놓은 것처럼 어깨뼈가 꼬리뼈 쪽으로 미끄러지듯 향하도록 한다.
- 복부는 지속적으로 깊숙이 당겨져 있어야 한다.
- 척추의 분절 하나하나까지 운동한다.
- 시선은 움직임을 따라간다.
- 티저 자세를 취할 때 헬륨 풍선이 상체를 들어 올린다고 생각한다.
- 몸을 다시 들어 올릴 때의 포인트는 탄력이나 반동을 사용하지 않고 조절하는 것이다.

이렇게 하면 안돼요(Be aware of...prevent)

- 티저 자세를 취할 때 과도한 반동
- 코어 조절의 상실
- 어깨 정렬의 흐트러짐

주요 활성 근육(Primary muscles activated)

복근, 이두근, 어깨 복합체, 넙다리곧은근, 넙다리빗근, 두덩근, 엉덩허리근, 큰모음근, 긴모음근, 짧은모음근, 두덩정강근, 넙다리두갈래근, 반힘줄모양근, 반막모양근, 넙다리근막긴장근, 장딴지근, 오금근, 발바닥근

티저 준비운동 2 (Teaser Prep 2)

운동 시기 : 수술 후 3–6개월 혹은 6개월이 지난 시점
적용 부위 : 무릎과 엉덩관절
장소 : 바닥 매트나 높은 매트; 필요에 따라 무릎 및 엉덩관절 치환술 환자를 위해서는 높은 매트 사용

동작 설명(Instructions)

- 매트 위에 바로 누워 오른쪽 무릎을 구부려 세우고, 산 모양을 만든 후 왼쪽다리를 들어 허벅지의 안쪽과 오른쪽 무릎을 따라 앞으로 뻗어준다. 발가락 끝을 세워 반대편 벽을 향해 대각선으로 뻗어준다. 손바닥을 허벅지를 향해 편 상태로 양팔을 천장을 향해 들어 올린다. 어깨는 귀로부터 멀리 떨어뜨린다*(a)*.
- 숨을 들이쉬고 준비한다; 머리와 목, 어깨를 매트로부터 떨어뜨리며 몸을 둥글게 말아주고 턱은 가슴 쪽으로 가져간다. 숨을 내쉬면서 양팔을 내려 허벅지와 평행하게 맞추고 천천히 몸을 일으키면서 배꼽을 척추방향으로 끌어당기며 복부를 안쪽, 위쪽으로 가져간다. 양팔을 대각선 방향으로 쭉 늘려준다.
- 허리뼈의 C자 모양의 커브와 활짝 편 가슴을 유지하면서 상체를 들어 올린다*(b)*.

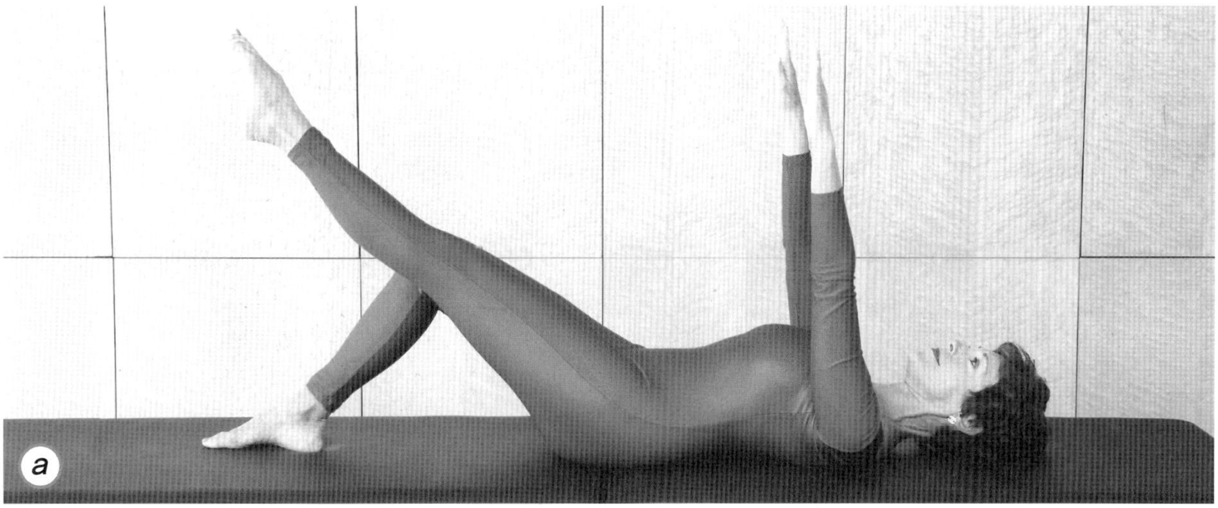
a

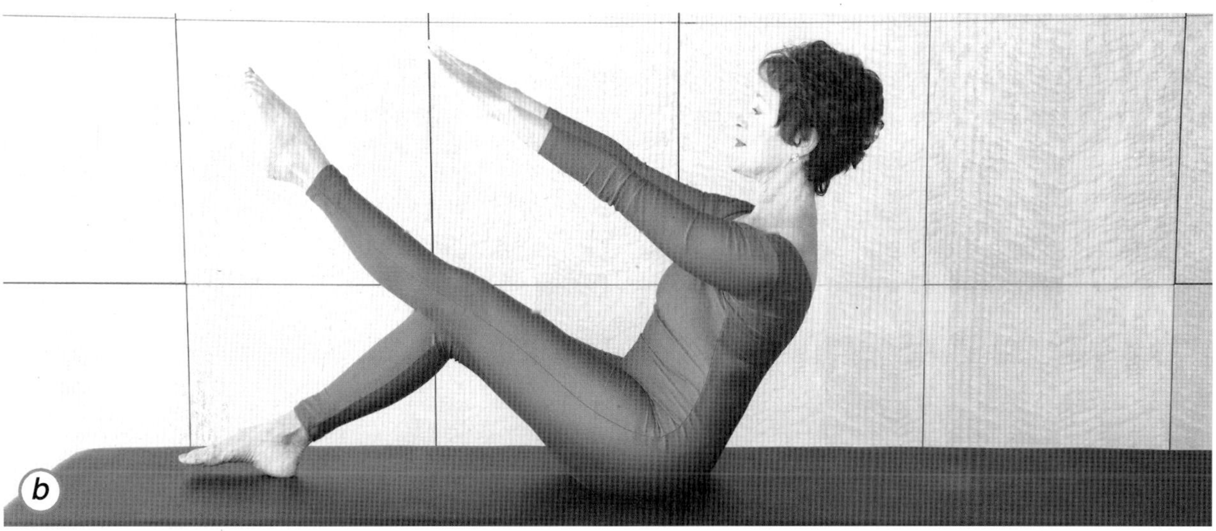
b

(계속)

티저 준비운동 2 (Teaser Prep 2) *(계속)*

- 5초간 자세를 유지한다.
- 숨을 내쉬고, 복부로 중심을 유지하고 척추를 하나하나 분절시키면서 매트로 천천히 내려온다.
- **무릎**(knee) : 무릎을 부드럽게 유지한다.
- **엉덩관절**(hip) : 상체를 티저 자세를 만들기 위해 몸을 들어 올릴 때 수술 후 6개월까지는 엉덩관절의 굽힘각도는 110° 로 유지하고, 6개월이 지났을 경우에는 115° 를 유지한다.
- 3회 반복한다.
- 도전과제 : 몸을 들어 올리고 내릴 때 8초를 센다.

옵션(Option)

1. 티저 자세를 취할 때, 손이 다리 옆을 따라 연관성 있게 움직일 수 있다.

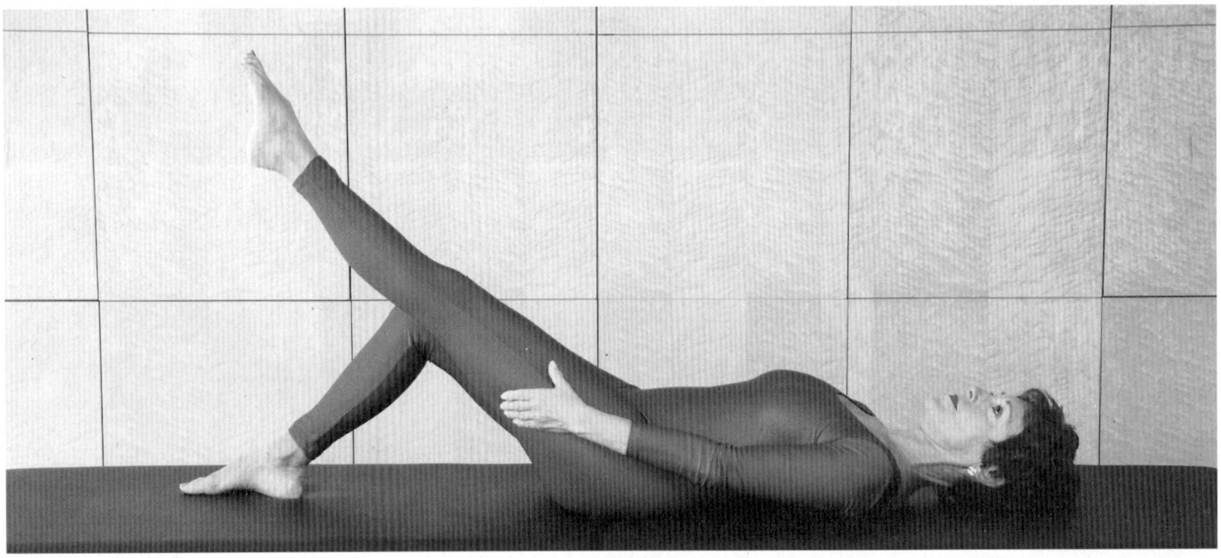

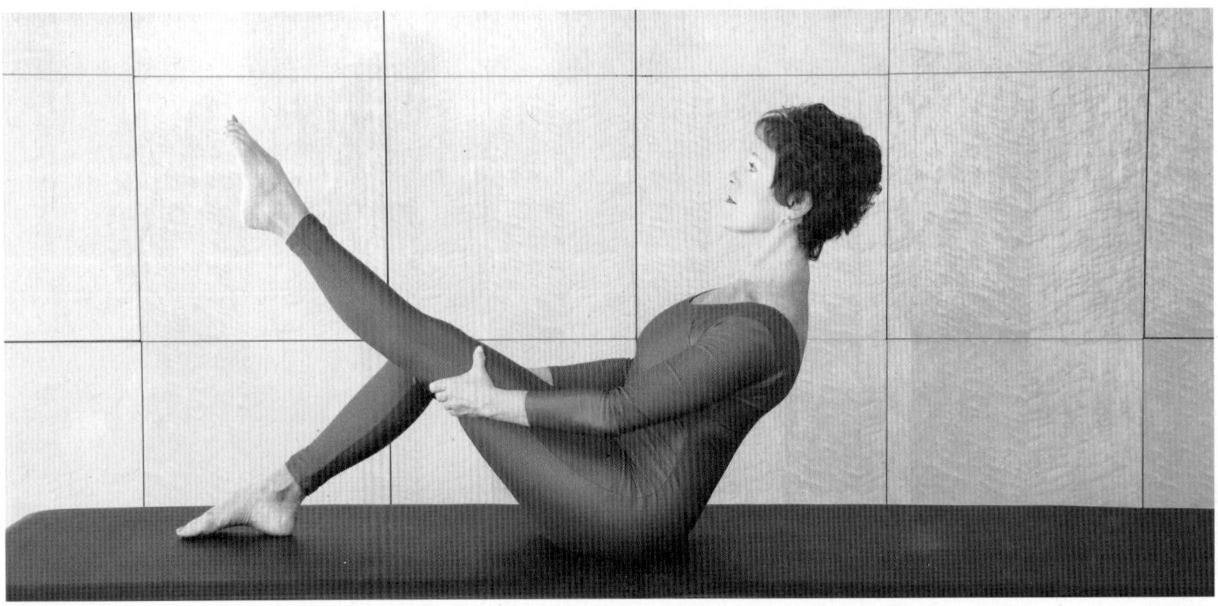

2. 뻗은 발바닥에 긴 밴드를 넓게 편다. 티저자세를 시작하기 위해 밴드를 팽팽하게 잡아당긴다. 상체를 들어 올리면서 밴드가 느슨해지면 티저자세를 취하면서 밴드를 손으로 잡아 타고 올라간다.

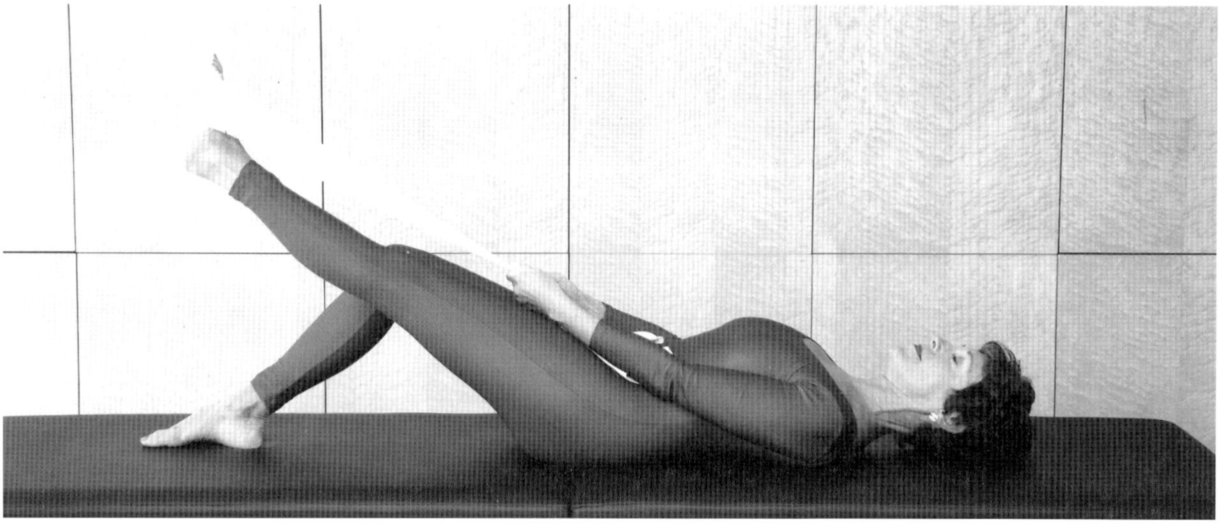

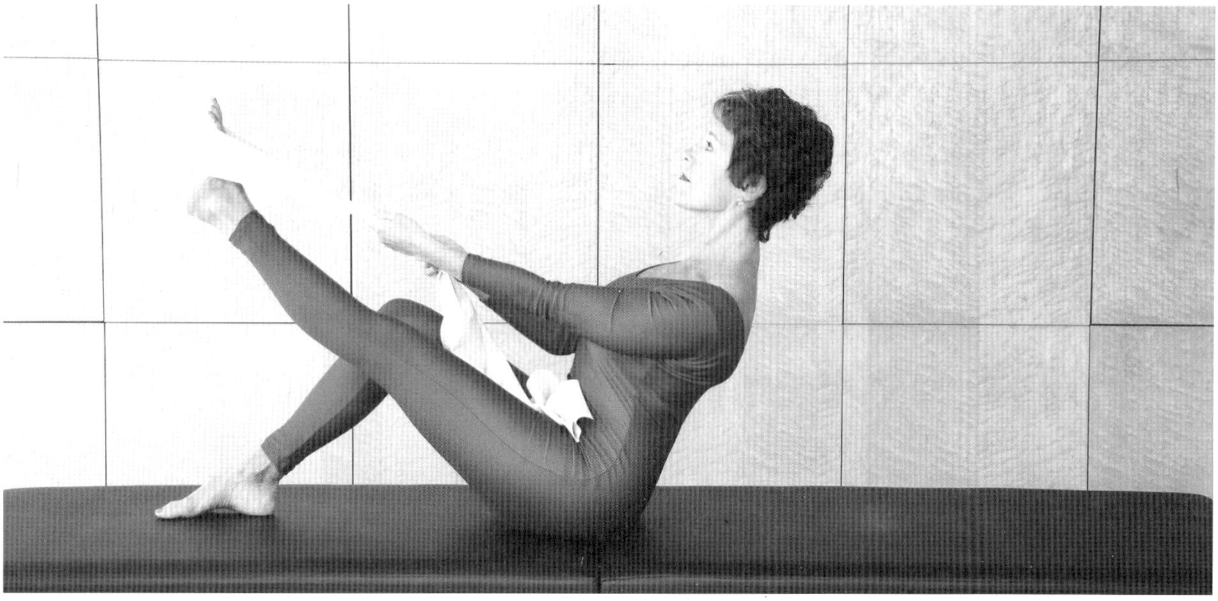

(계속)

이렇게 하면 좋아요(Look for...encourage)

- 마치 긴 줄(멜빵)로 어깨뼈의 아래쪽 끝부분과 엉덩이를 연결해 놓은 것처럼 어깨뼈가 꼬리뼈 쪽으로 미끄러지듯 향하도록 한다.
- 복부는 지속적으로 깊숙이 당겨져 있어야 한다.
- 척추의 분절 하나하나까지 운동한다.
- 시선은 움직임을 따라간다.
- 티저 자세를 취할 때 헬륨 풍선이 상체를 들어 올린다고 생각한다.
- 몸을 다시 들어 올릴 때의 포인트는 탄력이나 반동을 사용하지 않고 조절하는 것이다.

이렇게 하면 안돼요(Be aware of...prevent)

- 과도한 반동
- 코어 조절의 상실
- 티저 자세를 만들거나 매트로 내려갈 때 고르지 못한 척추의 분절
- 어깨 정렬의 흐트러짐

주요 활성 근육(Primary muscles activated)

복근, 이두근, 어깨 복합체, 넙다리곧은근, 넙다리빗근, 두덩근, 엉덩허리근, 긴모음근, 짧은모음근, 두덩정강근, 넙다리두갈래근, 반힘줄모양근, 반막모양근, 넙다리근막긴장근, 장딴지근, 오금근, 발바닥근, 안쪽넓은근, 가쪽넓은근, 중간넓은근, 뒤정강근, 가자미근

티저 1 (Teaser 1)

운동 시기 : 수술 후 3-6개월 혹은 6개월 이후
적용 부위 : 무릎과 엉덩관절
장소 : 바닥 매트나 높은 매트; 필요에 따라 무릎 및 엉덩관절 치환술 환자를 위해서는 높은 매트 사용

동작 설명(Instructions)

- 매트 위에 등을 대고 바로 누워서 다리를 구부려 테이블탑 자세를 취한다. 필요에 따라 작고 부드러운 공을 무릎 사이에 둔다. 손바닥을 허벅지를 향해 편 상태로 양팔을 천장을 향해 들어 올린다. 어깨는 귀로부터 멀리 떨어뜨린다*(a)*.
- 공을 안거나 다리를 몸의 중심선을 향하게 한다. 숨을 들이쉬며 준비하고, 머리와 목과 어깨를 매트로부터 떨어뜨린다. 숨을 내쉬면서 복부를 안쪽 위쪽으로 끌어당기고 팔을 대각선 방향으로 높게 뻗으면서 척추의 각 분절을 대각선 방향으로 들어 올린다.
- 몸을 말아 올리는 동안 몸의 중심선을 따라 공을 껴안으면서 상체가 매트로부터 들어 올려진 쪽을 향해 허벅지를 눌러준다.
- 허리뼈의 C자 모양의 커브와 활짝 편 가슴을 유지하면서 상체를 들어 올린다*(b)*.
- 5초간 자세를 유지한다.
- 숨을 내 쉬면서 복부를 이용해 저항을 만들어 척추 각 분절이 바닥에 천천히 닿도록 한다.
- 도전과제 : 6-8초간 몸을 내리기
- **무릎**(knee) : 다리를 평행하게 유지하고 무릎을 부드럽게 하며 공을 끌어안는다.

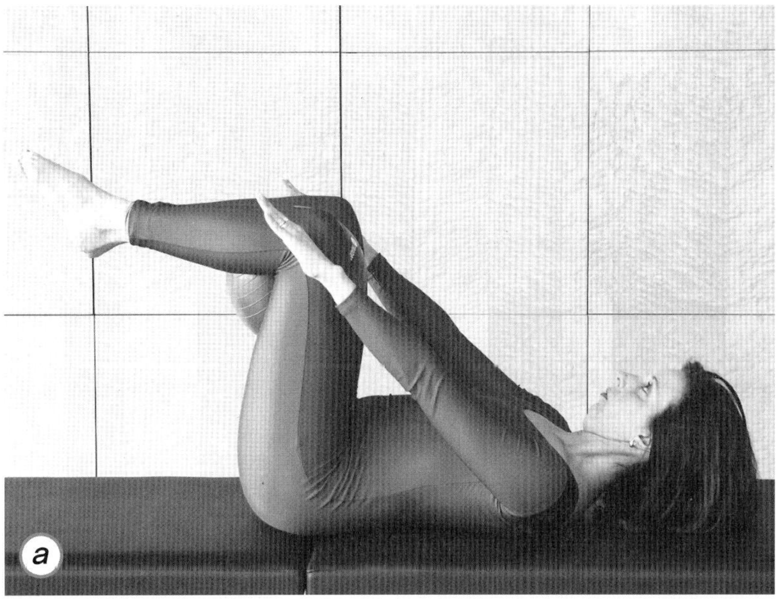

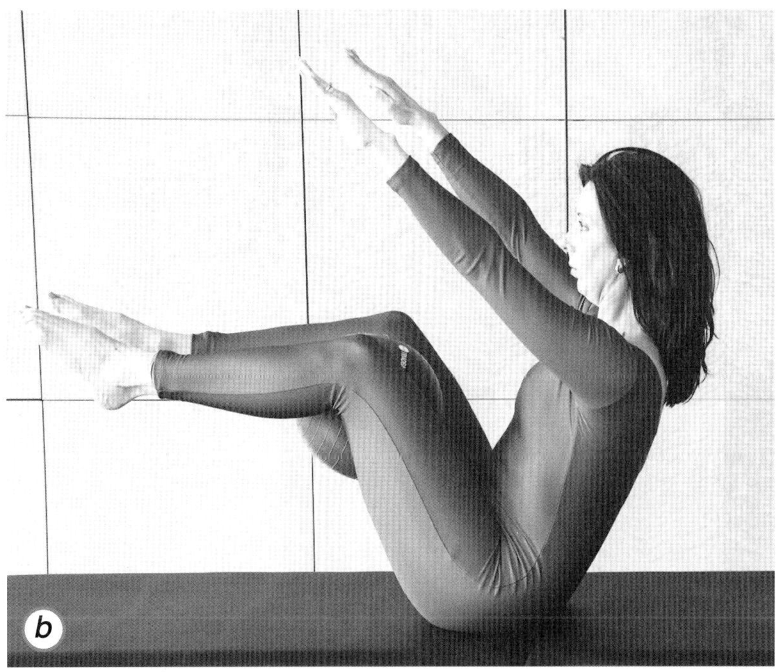

(계속)

- **엉덩관절**(hip) : 상체를 티저 자세를 만들기 위해 몸을 들어 올릴 때 수술 후 6개월까지는 엉덩관절의 굽힘각도는 110°로 유지하고*(c)*, 6개월이 지났을 경우에는 115°를 유지한다*(d)*.
- 3회 반복한다.

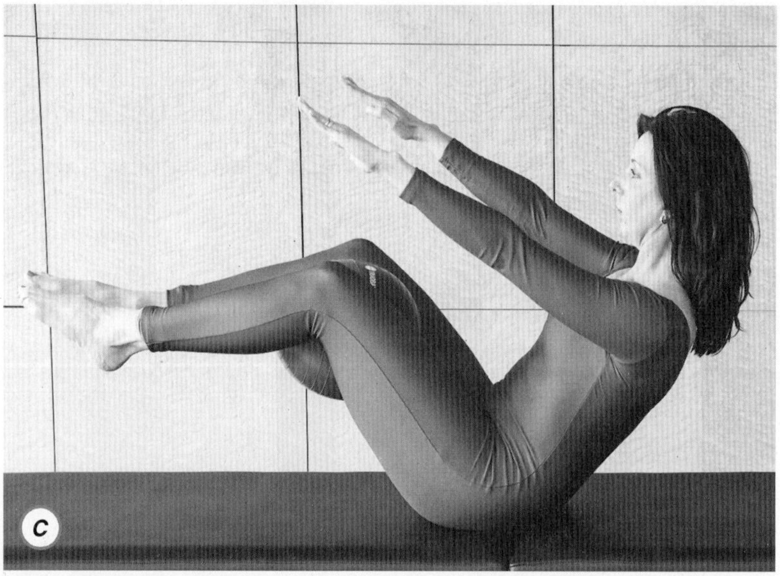
c

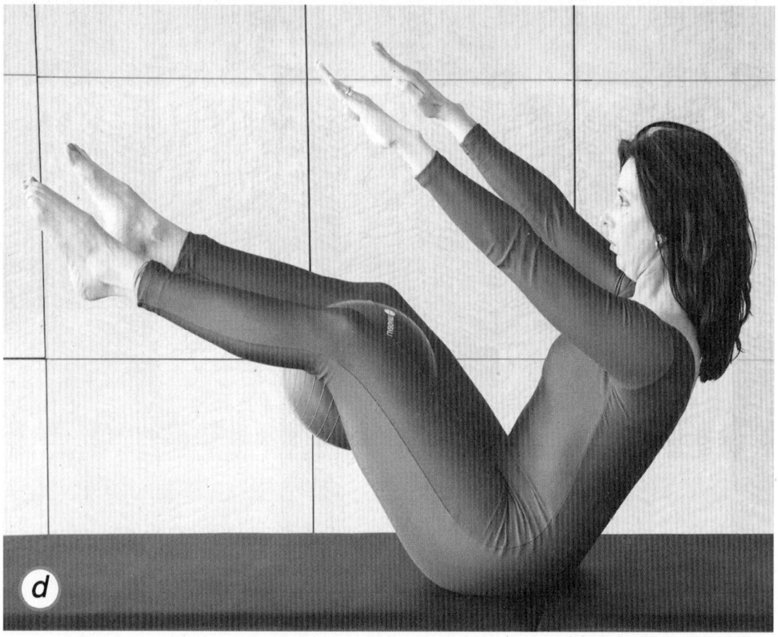
d

이렇게 하면 좋아요(Look for...encourage)

- 마치 긴 줄(멜빵)로 어깨뼈의 아래쪽 끝부분과 엉덩이를 연결해 놓은 것처럼 어깨뼈가 꼬리뼈 쪽으로 미끄러지듯 향하도록 한다.
- 티저자세를 취하기 위해 올라가면서 숨을 내쉬고 복부를 조인다.
- 척추의 분절 하나하나까지 운동한다.
- 시선은 움직임을 따라간다.
- 티저 자세를 취할 때 헬륨 풍선이 상체를 들어 올린다고 생각한다.
- 몸을 다시 들어 올릴 때의 포인트는 탄력이나 반동을 사용하지 않고 조절하는 것이다.

이렇게 하면 안돼요(Be aware of...prevent)

- 과도한 반동
- 코어 조절의 상실
- 어깨 정렬의 흐트러짐

주요 활성 근육(Primary muscles activated)

복근, 이두근, 어깨 복합체, 넙다리곧은근, 넙다리빗근, 두덩근, 엉덩허리근, 긴모음근, 큰모음근, 짧은모음근, 두덩정강근, 넙다리두갈래근, 반힘줄모양근, 반막모양근, 넙다리근막긴장근, 장딴지근, 오금근, 발바닥근

티저 2 (Teaser 2)

운동 시기 : 수술 후 3–6개월 혹은 6개월 이후
적용 부위 : 무릎과 엉덩관절
장소 : 바닥 매트나 높은 매트; 필요에 따라 무릎 및 엉덩관절 치환술 환자를 위해서는 높은 매트 사용

동작 설명(Instructions)

- 매트 위에 등을 대고 바로 누워서 다리를 천장을 향해 뻗거나 혹은 45° 각도를 만든다. 손바닥을 허벅지를 향해 편 상태로 양팔을 천장을 향해 들어 올리고 손가락은 펴서 천장을 향하게 한다*(a)*.
- 숨을 들이쉬며 준비하고 머리와 목 그리고 어깨를 매트로부터 떨어뜨린다. 숨을 내쉬면서 복부를 안쪽 위쪽으로 끌어당기고 팔을 대각선 방향으로 높게 뻗으면서 척추의 각 분절을 대각선 방향으로 들어 올린다.
- 몸을 말아 올리는 동안 몸의 중심선을 따라 공을 껴안으면서 상체가 매트로부터 들어 올려진 쪽을 향해 허벅지를 눌러준다.
- 허리뼈의 C자 모양의 커브와 활짝 편 가슴을 유지하면서 상체를 들어 올린다*(b)*.
- 5초간 자세를 유지한다.
- 숨을 내 쉬면서 복부를 이용해 저항을 만들어 척추 각 분절이 바닥에 천천히 닿도록 한다.
- 도전과제 : 6–8초간 몸을 내리기
- **무릎**(knee) : 다리를 평행하게 유지하고 무릎을 부드럽게 하거나 살짝 구부려 공을 끌어안는다.

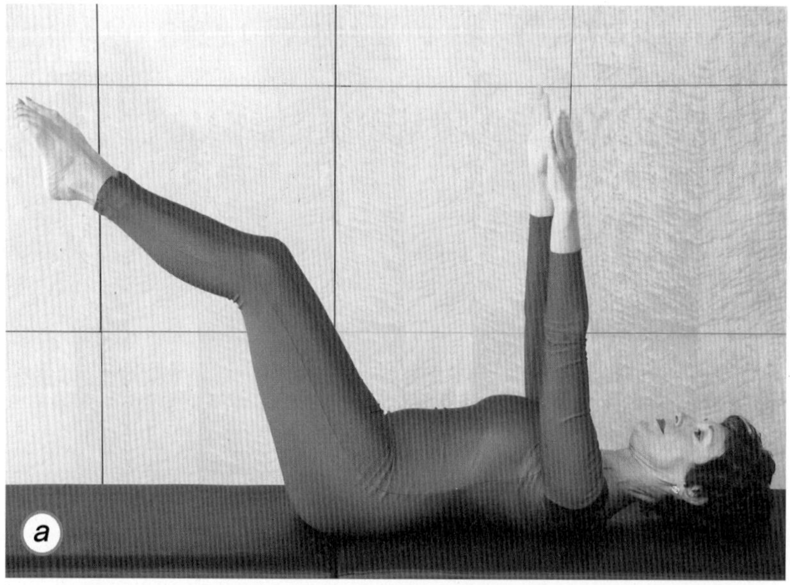
a

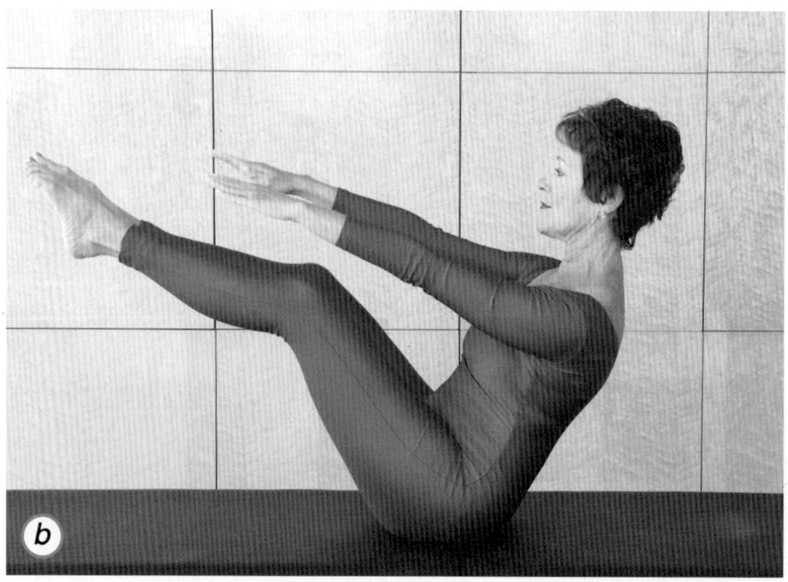
b

■ **엉덩관절**(hip) : 상체를 티저 자세로 만들기 위해 수술 후 6개월까지는 엉덩관절의 굽힘각도는 110° 까지 몸을 들어 올리고, 6개월이 지났을 경우에는 115° 까지 몸을 들어 올린다. 엉덩관절 굽힘근의 손상을 막기 위해 필요한 경우에 무릎을 구부린다.

■ 3회 반복한다.

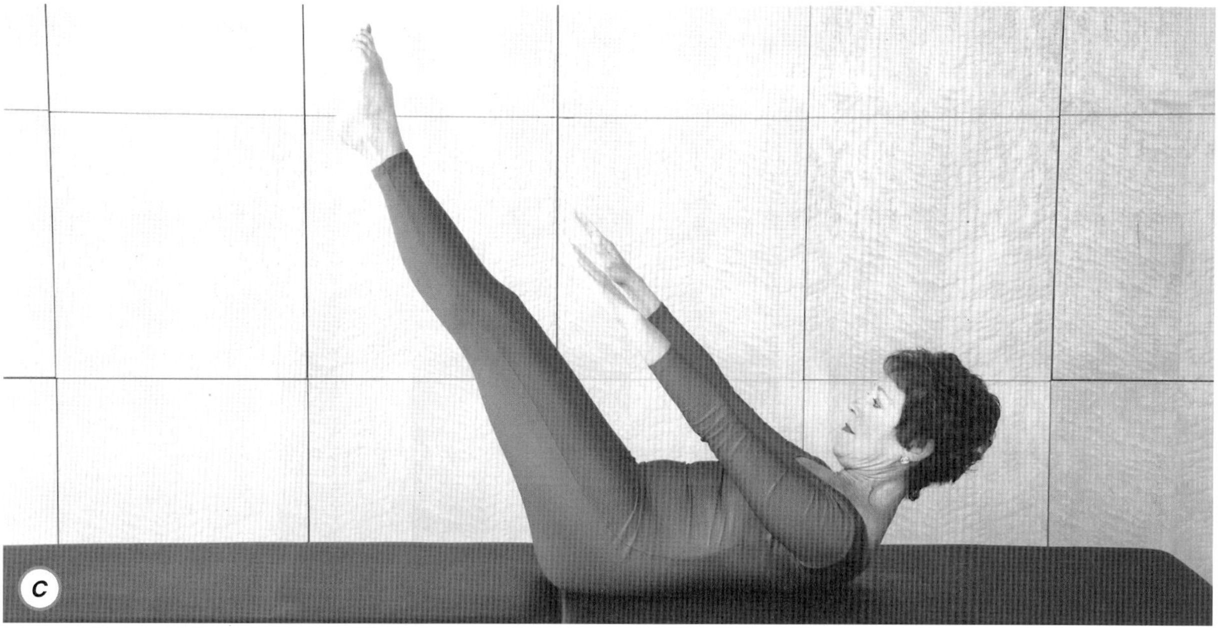

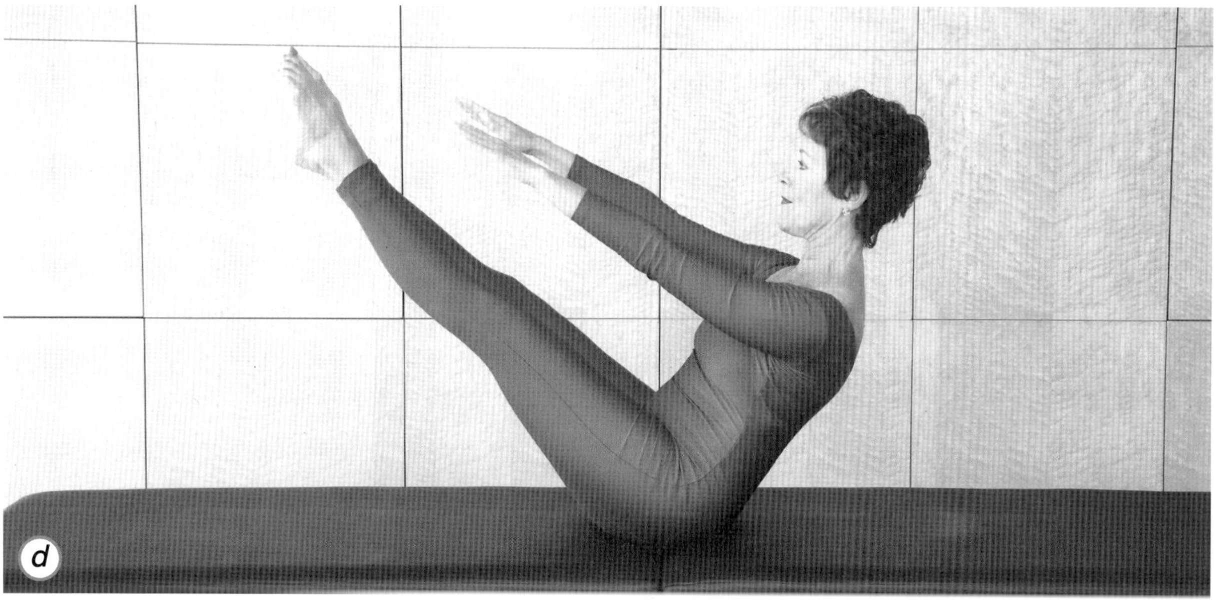

(계속)

옵션(Option)

1. 성공적으로 코어를 사용하고, 복부를 중심을 유지하며 점증적으로 척추를 하나하나 분절시켜 올라오고 내려갈 수 있을 때까지, 티저 1, 2 동작을 하면서 필요하면 길고 가벼운 밴드를 발바닥에 놓는다.

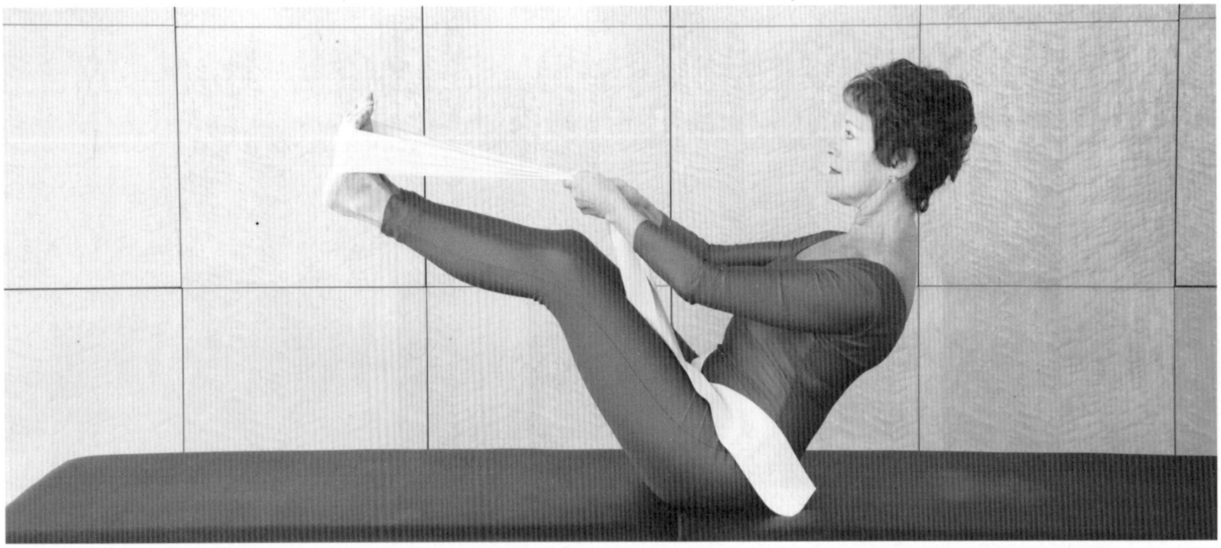

2. 티저자세를 취하기 위해 발아래 큰 공을 놓는다.

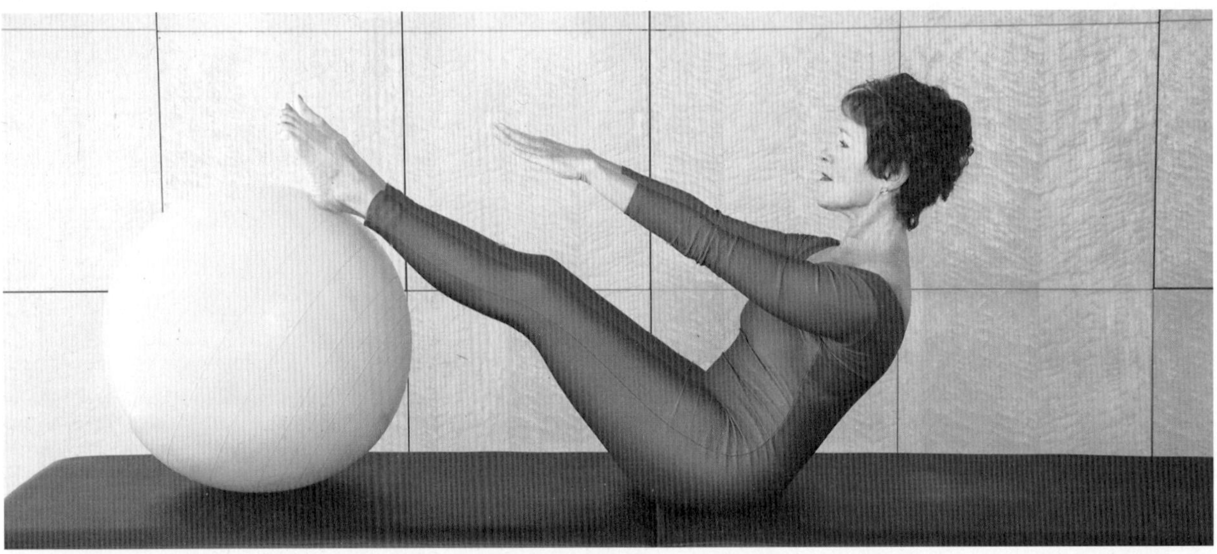

3. 티저 자세로 움직일 때 양손이 다리의 바깥쪽을 따라 움직이며 보조할 수 있다.

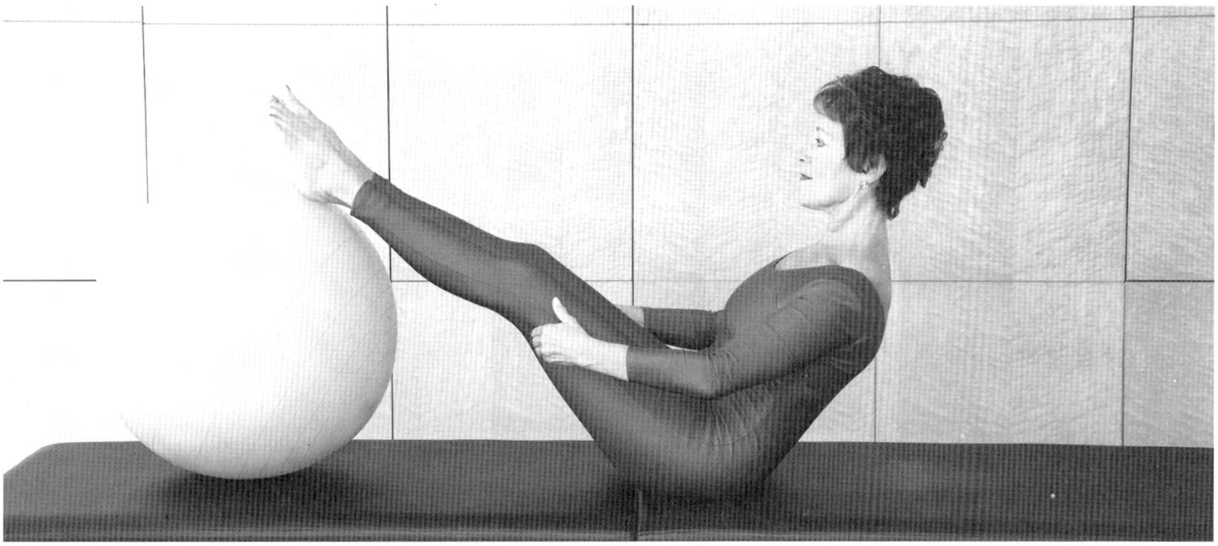

4. 밴드를 발에 적용하거나 패드를 무릎 사이에 놓을 수 있다.

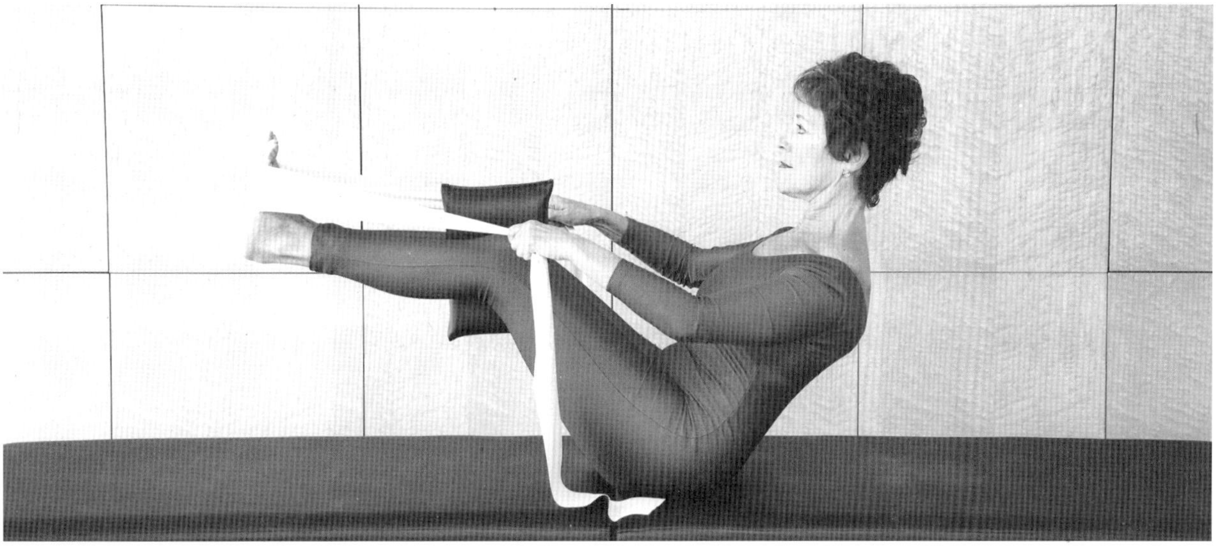

(계속)

이렇게 하면 좋아요(Look for...encourage)

- 마치 긴 줄(멜빵)로 어깨뼈의 아래쪽 끝부분과 엉덩이를 연결해 놓은 것처럼 어깨뼈가 꼬리뼈 쪽으로 미끄러지듯 향하도록 한다.
- 티저 자세로 되돌아 갈 때 숨을 내쉬면서 복부를 안쪽 위쪽으로 끌어 당긴다.
- 척추의 분절 하나하나까지 운동한다.
- 시선은 움직임을 따라간다.
- 티저 자세로 돌아갈 때 헬륨 풍선이 상체를 들어 올린다고 생각한다.
- 몸을 다시 들어 올릴 때의 포인트는 탄력이나 반동을 사용하지 않고 조절하는 것이다.

이렇게 하면 안돼요(Be aware of...prevent)

- 과도한 반동
- 코어 조절의 상실
- 어깨 정렬의 흐트러짐
- 엉덩관절 굽힘 근육의 과도한 사용

주요 활성 근육(Primary muscles activated)

활성화되는 주요 근육은 옵션에 따라 달라진다. 활성화되는 주요 근육은 다음을 포함한다: 복근, 이두근, 어깨복합체, 넙다리곧은근, 넙다리빗근, 두덩근, 엉덩허리근, 긴모음근, 큰모음근, 짧은모음근, 두덩정강근, 넙다리두갈래근, 반힘줄모양근, 반막모양근, 넙다리근막긴장근, 장딴지근, 오금근, 발바닥근, 안쪽넓은근, 중간넓은근, 가쪽넓은근, 뒤정강근, 앞정강근, 가자미근

티저 3 (Teaser 3)

제한사항 : 수술 후 3-6개월까지는 적용하지 않는다.
운동 시기 : 수술 6개월 이후
적용 부위 : 무릎과 엉덩관절
장소 : 바닥 매트 혹은 필요한 경우에 높은 매트

동작 설명(Instructions)

- 매트 위에 바로 누워 다리를 쭉 뻗어 매트 위에 가지런히 두고 몸의 중심선에 맞춘다. 팔을 귀를 지나도록 머리 위쪽으로 쭉 뻗어주고, 손바닥을 돌려 서로 마주보게 한다*(a)*.
- 숨을 들이쉬면서 머리, 목, 어깨를 매트로부터 말아 들어 올리며 팔을 움직여 가슴 위에 오도록 한다.
- 숨을 내쉬면서 복부를 깊게 끌어당기며 흉부 아래쪽을 말아 올리고 허리가 척추를 향하도록 한다. 다리를 높이 들어 올리며 대각선 방향으로 뻗어준다*(b)*.

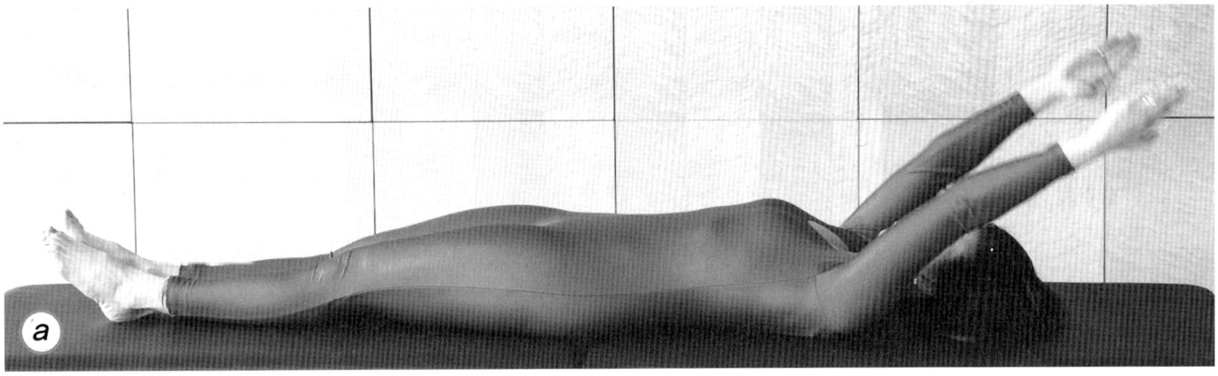

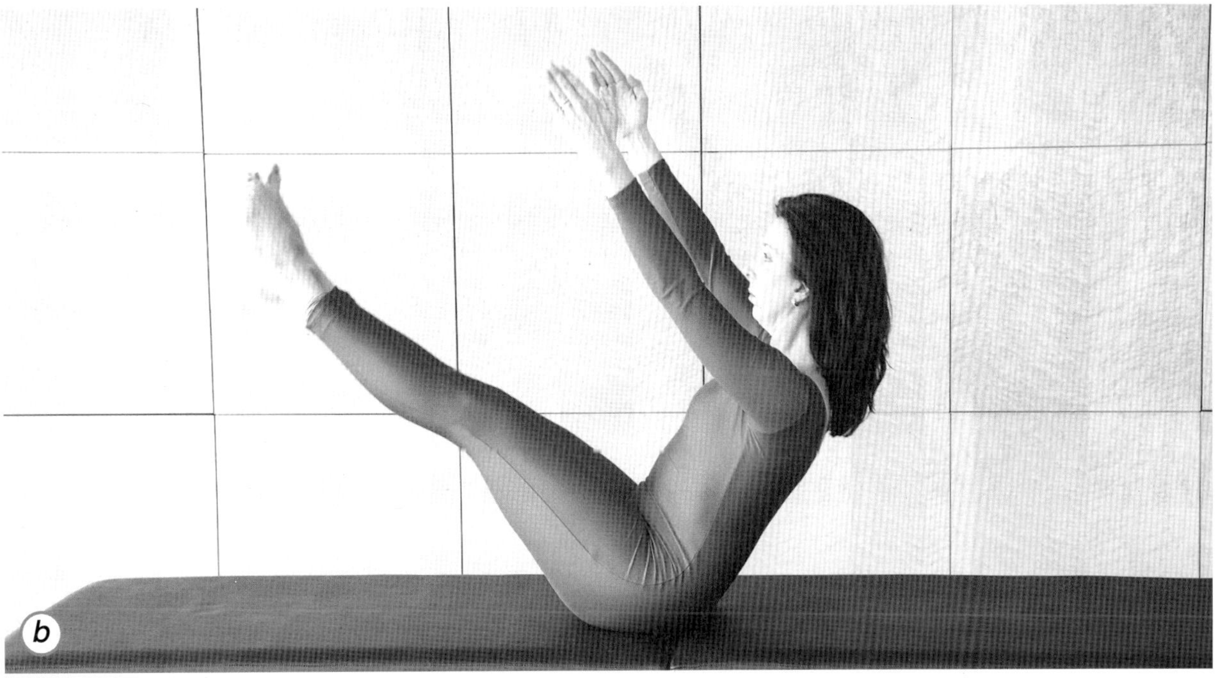

(계속)

티저 3 (Teaser 3) *(계속)*

- 5초 동안 유지한다.
- 숨을 내쉬며 허리부터 척추 하나하나를 매트 위에 내리며 처음 시작한 자세로 되돌아간다.
- 발과 머리, 어깨가 동시에 매트에 닿도록 한다.
- **무릎**(knee) : 무릎이 뻣뻣하지 않게 유지하되 가능한 길게 뻗어준다.
- **엉덩관절**(hip) : 엉덩관절 굽힘각도는 115°까지 유지하고, 무릎은 뻣뻣하지 않게 한다.
- 3번 반복한다.

옵션(Option)

1. 링이나 공을 다리 사이나 양손에 들고 할 수 있다.

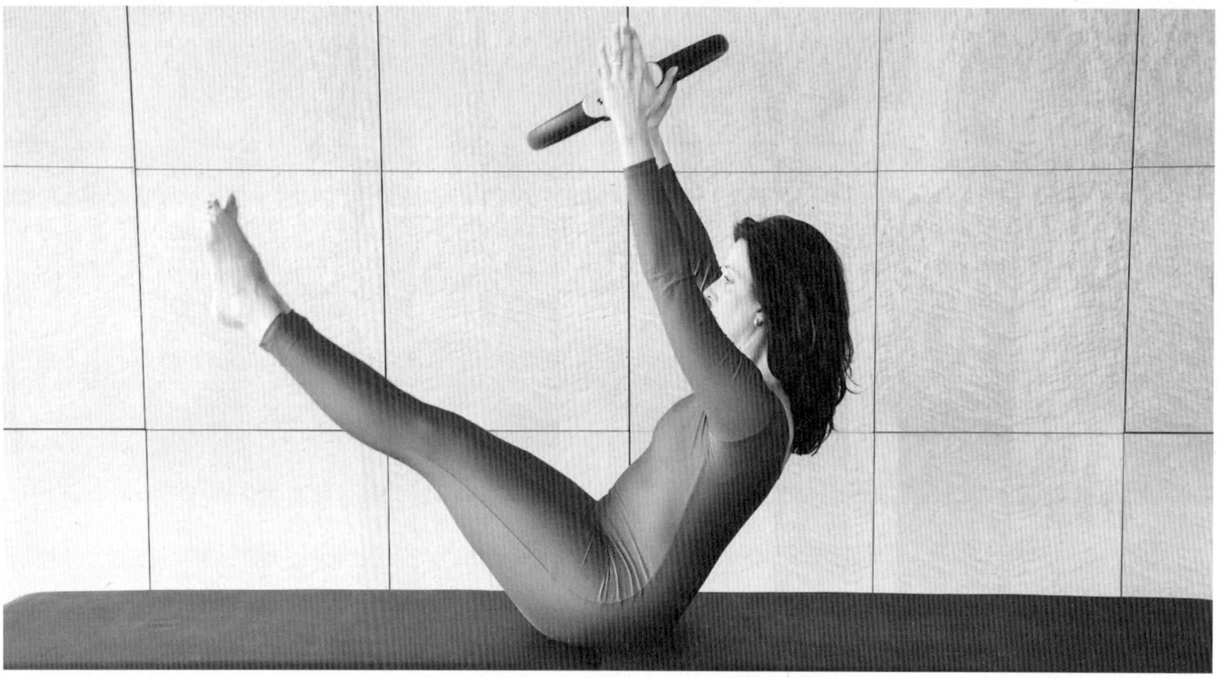

2. 밴드를 양손에 쥐고 장력을 유지한 채 운동할 수 있다.

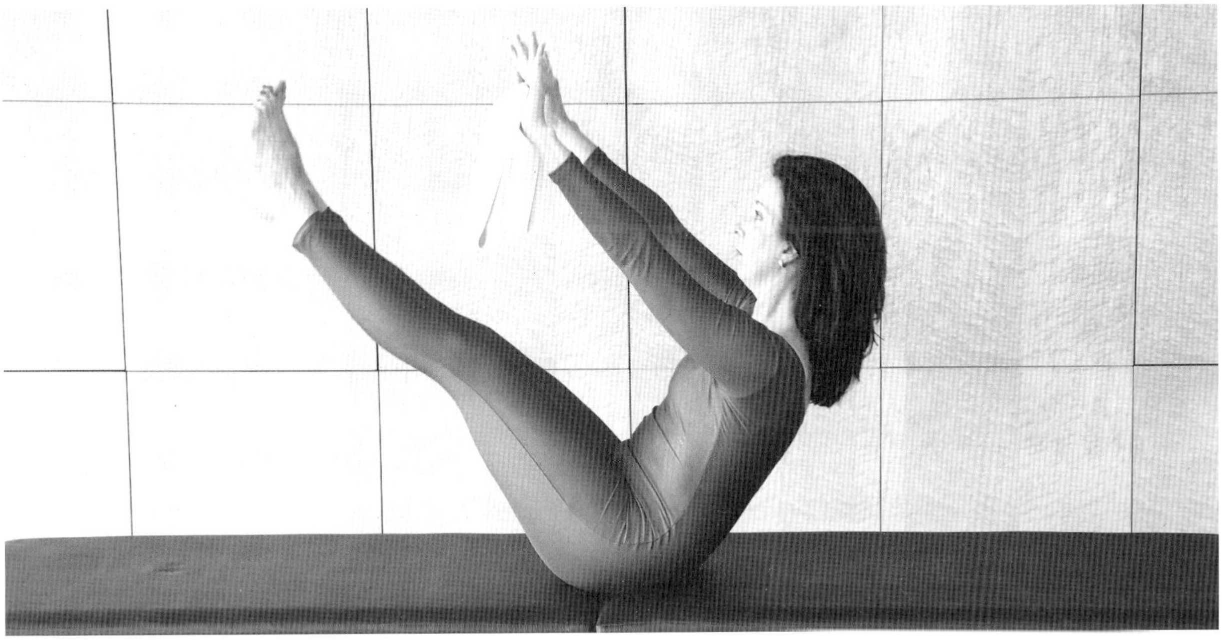

이렇게 하면 좋아요(Look for...encourage)

- 마치 긴 줄(멜빵)로 어깨뼈의 아래쪽 끝부분과 엉덩이를 연결해 놓은 것처럼 어깨뼈가 꼬리뼈 쪽으로 미끄러지듯 향하도록 한다.
- 티저 자세로 갈 때 숨을 내쉬면서 복부를 안쪽 위쪽으로 끌어당긴다.
- 척추의 분절 하나하나까지 운동한다.
- 시선은 움직임을 따라간다.
- 티저 자세로 갈 때 헬륨 풍선이 상체를 들어 올린다고 생각한다.
- 엉덩관절 굽힘 근육의 손상을 방지하기 위해 필요한 경우, 무릎을 굽히고 운동한다.

이렇게 하면 안돼요(Be aware of...prevent)

- 과도한 반동
- 코어 조절의 상실
- 엉덩관절 굽힘근의 스트레스나 염좌
- 어깨 정렬의 흐트러짐
- 엉덩관절 굽힘 근육의 과도한 사용
- 팔을 귀 옆을 지나 위쪽으로 뻗어 줄 때 가슴우리가 매트로부터 떨어지는 것

주요 활성 근육(Primary muscles activated)

복부근, 이두근, 어깨 복합체, 넙다리곧은근, 넙다리빗근, 두덩근, 엉덩허리근, 긴모음근, 큰모음근, 짧은모음근, 두덩정강근, 넙다리두갈래근, 반힘줄모양근, 반막모양근, 큰볼기근, 중간볼기근(후부), 넙다리근막긴장근, 안쪽넓은근, 중간넓은근, 가쪽넓은근, 등펌근, 뒤정강근, 가자미근, 장딴지근, 발바닥근

캉캉 – 변형본 (Cancan – Modified)

제한 사항 : 골반 동작은 수술 후 3~6개월째 환자에게 부적합함
운동 시기 : 수술 후 3~6개월 및 6개월 이상인 환자
적용 부위 : 무릎
운동 시기 : 수술 후 6개월 이상인 환자
적용 부위 : 엉덩관절
장소: 바닥 매트 또는 높은 매트; 필요에 따라 무릎 및 엉덩관절 치환술 환자를 위해서는 높은 매트 사용

동작 설명(Instructions)

- 바르게 앉아서 양다리를 모은다. 등을 뒤로 기대고 손바닥을 아래로 하여 팔꿈치 아래를 매트 위에 놓는다. 이때 손가락은 골반 쪽을 향하게 하거나 골반 옆에 살짝 붙인다.
- 양다리를 꼭 붙인 채로 산 모양으로 구부린다. 필요에 따라 무릎 사이에 부드러운 공이나 매트를 사용한다. 뒤꿈치를 들어 올리되 발가락은 바닥에 살짝 닿도록 한다*(a)*.

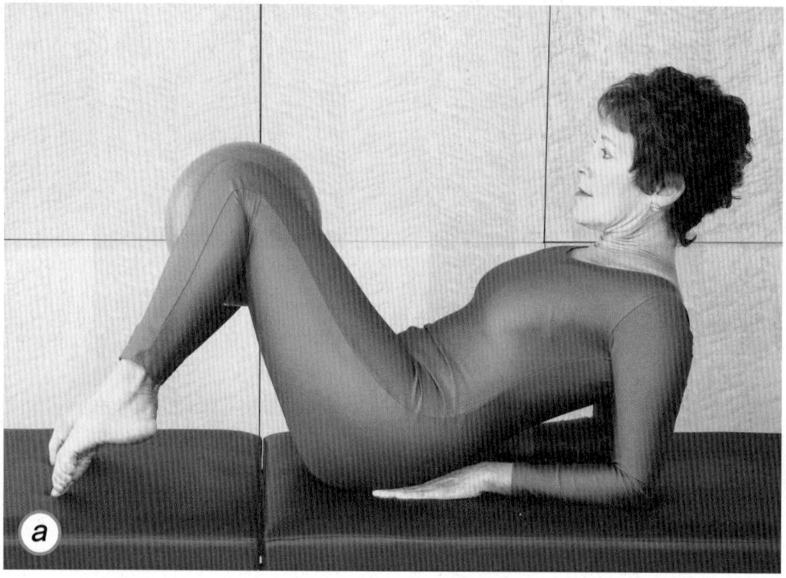

- 가슴을 팔꿈치에서 최대한 멀어지도록 들어 올린다. 가슴이 들린 채로 척추를 꼿꼿이 유지한다. 시선은 앞을 향하고 어깨 양끝이 골반 쪽을 향하며 빗장뼈를 쫙 펴도록 한다.
- 숨을 들이마시며 자세를 가다듬는다. 숨을 내쉬면서 오른쪽 새끼발가락 바깥 방향으로 양쪽 무릎을 약간 돌려준다*(b)*.

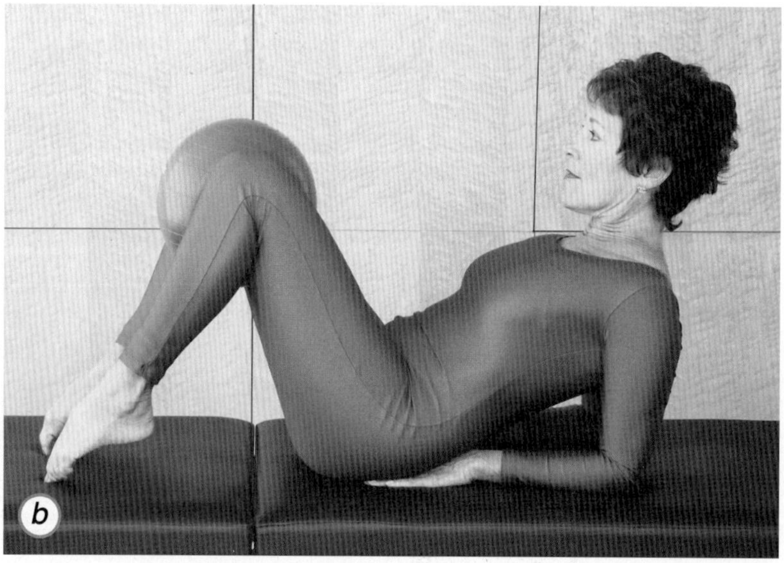

중앙으로 돌아와서 이번에는 왼쪽으로 무릎을 돌려준다*(c)*. 다시 중앙으로 돌아와서 오른쪽으로 무릎을 돌려준다.

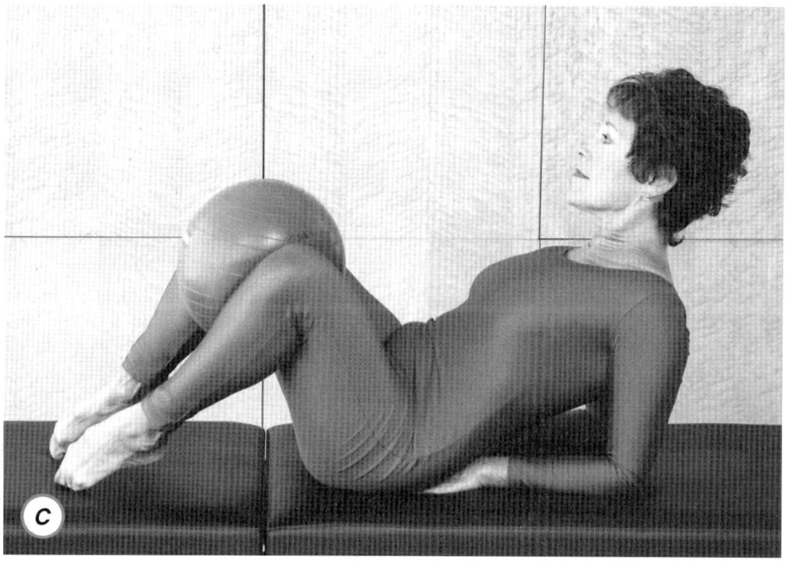

- 숨을 내쉬면서 복근을 바짝 당겨준다. 이때 양다리를 오른쪽으로 틀면서 사선 방향으로 천장을 향하도록 들어준다*(d)*.
- 양쪽 무릎을 오른쪽으로 다시 굽혔다가 왼쪽으로 틀어주고 나시 오른쪽, 왼쪽으로 돌려주기를 반복한다. 숨을 내쉬면서 양다리가 사선 방향으로 천장을 향하도록 쭉 편다.
- 몸통을 똑바로 향하게 하여 자세를 유지한다. 양다리를 사선 방향으로 천장을 향할 때에는 다리가 향하는 방향 반대편 엉덩이를 바닥 쪽으로 끌어당긴다는 느낌을 가진다.
- 순서는 중앙, 오른쪽, 중앙, 왼쪽, 중앙, 오른쪽, 다리 펴기, 다리 굽히기, 중앙, 왼쪽, 중앙, 오른쪽, 중앙, 왼쪽, 다리 펴기, 다리 굽히기, 중앙으로 한다.
- **엉덩관절**(hip) : 병상 6개월 이상의 환자에게는 허리 굴절 각도는 115°를 넘지 않게 유지한다.
- 각 방향으로 다섯 번씩 반복한다.

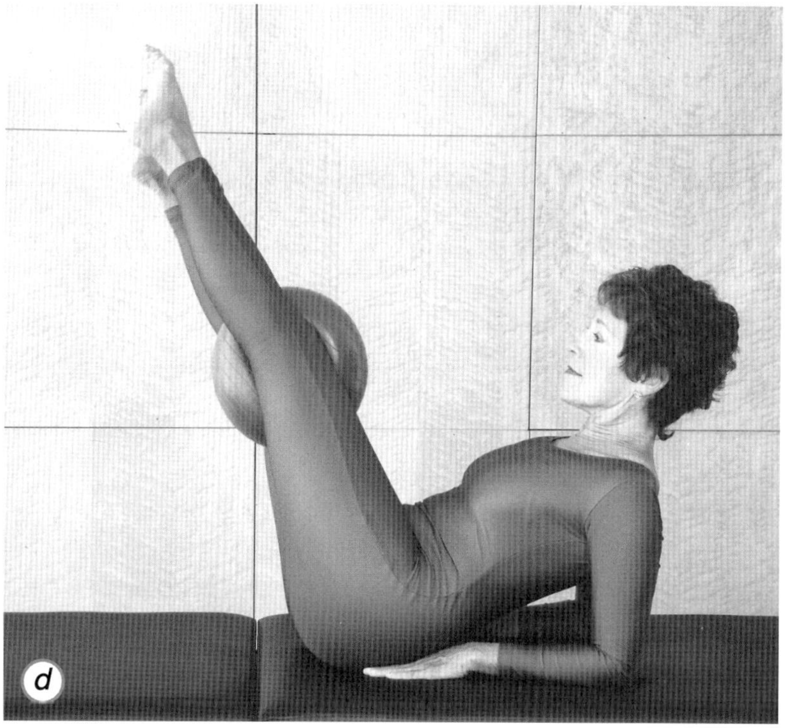

(계속)

옵션(Option)

1. 양팔을 몸 양쪽 옆에 내려놓는다.

- 배를 위로 향하게 하여 매트 위에 눕는다. 이때 양팔은 양쪽 옆에 두고, 양쪽 무릎은 산 모양으로 구부린다.
- 뒤꿈치를 들고 발가락은 바닥에 살짝 닿도록 한다*(a)*.
- 무릎을 오른쪽으로 돌리고*(b)*, 그 다음 왼쪽으로*(c)*, 그리고 나서 양다리를 사선 방향으로 천장을 향하도록 쭉 편다*(d)*.
- 매트 위의 몸통은 정면을 향한 채로 움직이지 말고 척추를 꼿꼿이 편 자세를 유지한다.

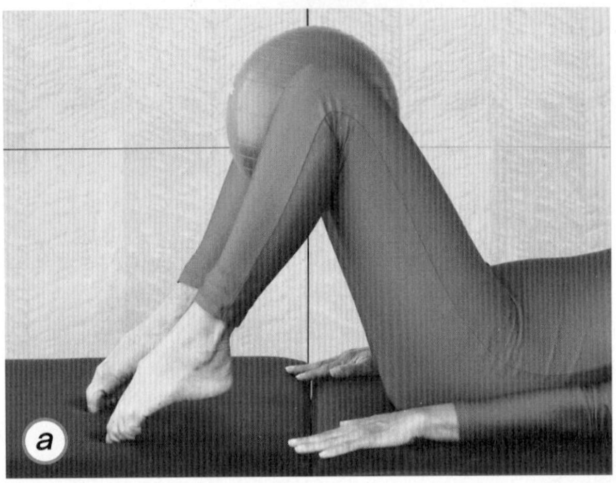

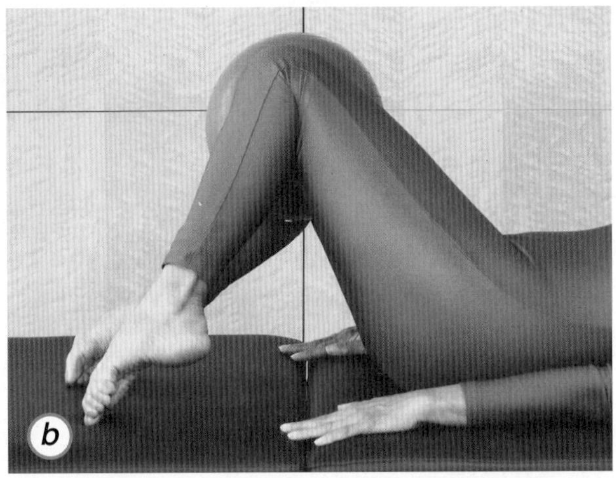

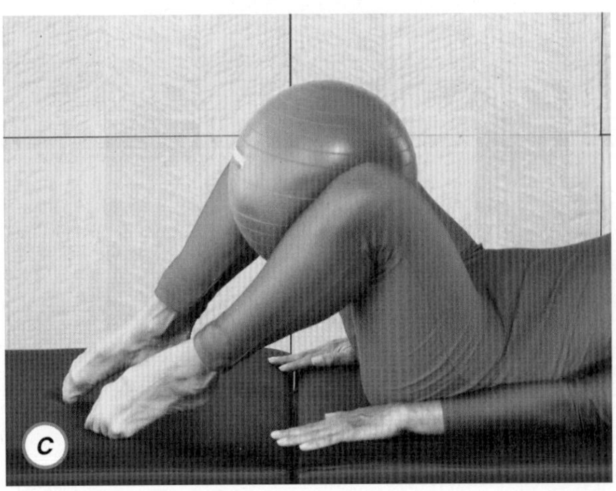

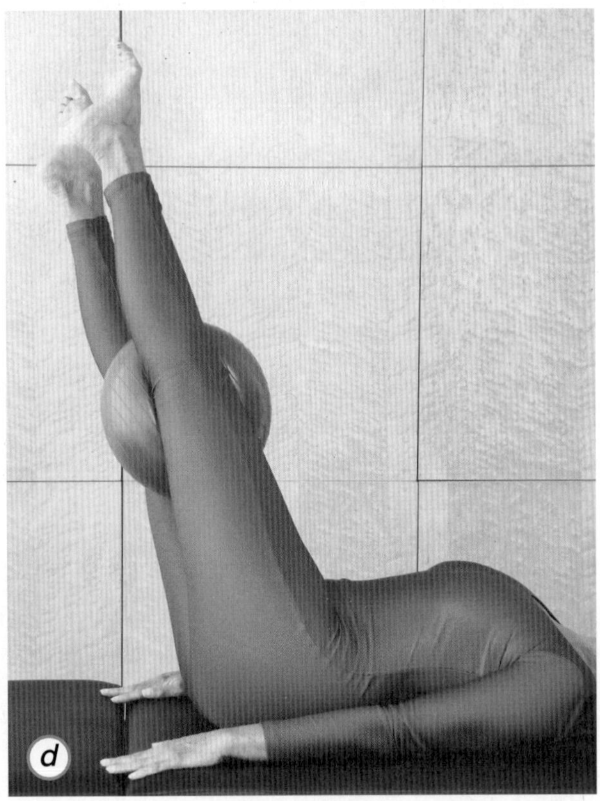

2. 병상 6개월 이상의 환자는 무릎 강화 보충 운동을 수행한다.

- 똑바로 앉은 채로 양다리를 모은다. 등을 뒤로 기대면서 손바닥을 아래로 향한 채로 양팔을 골반 너비보다 넓게 벌려서 쭉 편다. 손가락을 활짝 편다. 양쪽 무릎을 꼭 맞댄 채로 무릎을 굽혀 산 모양으로 만든다. 뒤꿈치를 들고 발가락은 매트에 살짝 닿도록 한다.
- 가슴을 팔꿈치에서 멀어지도록 들어 올린다. 가슴이 들린 채로 척추를 꼿꼿하게 유지하고 시선은 정면을 향한다. 이때 양쪽 어깨는 골반 쪽으로 잡아당기며 빗장뼈가 펴지도록 한다.
- 숨을 들이쉰 채 자세를 가다듬는다. 숨을 내쉬면서 양쪽 무릎을 오른쪽 새끼발가락 바깥 방향으로 약간 돌려준다. 중앙으로 돌아와서 이번에는 왼쪽으로 무릎을 돌린다. 다시 중앙으로 돌아와서 오른쪽으로 돌려준다. 숨을 내쉬면서 복근을 바짝 당겨준 채로 양다리를 오른쪽으로 사선 방향으로 천장으로 향하도록 들어 올린다.
- 오른쪽 방향에서 무릎을 굽힌 채로 왼쪽으로 돌렸다가 다시 오른쪽, 왼쪽을 반복한다. 숨을 내쉬면서 양다리를 왼쪽으로 천장을 향해 사선이 되도록 들어 올린다.
- 몸통은 정면을 향하도록 유지한다. 다리가 천장을 사선으로 향하도록 쭉 펼 때에는 다리가 향하는 반대 방향의 엉덩이를 바닥 쪽으로 끌어당기는 느낌을 갖는다.
- 다섯 번 반복한다.

3. 최소 병상 1년 동안은 엉덩관절을 위해 캉캉 팔꿈치 변형본을 수행한다.

이렇게 하면 좋아요(Look for...encourage)

- 동작 과정에서 몸통이 들린 채 유지하는 자세
- 가슴 중앙부가 들려지는 자세
- 필요에 따라 양다리 사이에 패드를 넣은 경우, 다리를 사선 방향으로 뻗을 때 무릎 살짝 구부린 자세
- 동작 전체에서 척추는 곧게 펴는 자세
- 골반뼈를 바닥에 밀착하는 자세
- 복근을 바짝 당기는 자세

이렇게 하면 안돼요(Be aware of...prevent)

- 허리뼈를 과도하게 늘이는 자세
- 척추가 꼿꼿이 유지되지 않는 자세
- 양쪽 어깨 사이가 눌러앉는 자세
- 몸의 중심을 잃어버리는 자세

주요 활성 근육(Primary muscles activated)

복근, 어깨 복합체, 넙다리곧은근, 안쪽넓은근, 중간넓은근, 가쪽넓은근, 넙다리빗근, 두덩근, 넙다리근막긴장근, 엉덩허리근, 큰모음근, 긴모음근, 짧은모음근, 두덩정강근, 넙다리두갈래근, 반힘줄모양근, 반막모양근, 오금근, 장딴지근, 발바닥근, 궁둥구멍근, 중간볼기근, 작은볼기근, 큰볼기근, 내폐쇄근, 외폐쇄근, 넙다리네모근, 아래쌍동이근, 위쌍동이근, 뒤정강근, 가자미근

수영자세 (Swimming)

운동 시기 : 수술 후 3~6개월 및 6개월 이상 환자
적용 부위 : 무릎과 엉덩관절
장소: 바닥 매트 또는 높은 매트; 필요에 따라 무릎 및 엉덩관절 치환술 환자를 위해서는 높은 매트 사용

수영 동작의 준비자세(Instructions for swim prep)

- 매트 위에 엎드려 누운 채로 양팔을 머리 위로 평행하게 쭉 편다. 양팔은 어깨너비보다 넓게 떨어뜨려 놓는다. 양손바닥이 서로 약간 마주보게 하거나 손바닥을 매트로 향하게 한다.
- 양다리를 엉덩관절 너비만큼 벌린 채로 평행하게 쭉 편다. 발가락 끝이 바닥에 닿도록 하고 두덩뼈가 매트를 향하도록 바짝 당겨준다. 이때 엉덩이 근육과 무릎 뒷부분이 살짝 당기도록 한다.
- 복근을 바짝 당겨준다; 허리부분을 매트에서 띄우면서 마치 매트와 배꼽 사이에 공기가 휙 지나가도록 하는 듯한 느낌을 가진다.
- 양쪽 어깨를 편 채로 양팔이 귀에 붙지 않고 엉덩관절 너비만큼 벌어지도록 한다.
- 숨을 들이쉬며 오른팔과 왼다리를 들어 올린다*(a)*. 자세를 유지한 채로 2를 센다. 숨을 내쉬면서 팔다리를 내려놓는다.
- 숨을 들이쉬며 왼팔과 오른다리를 들어 올린다*(b)*. 자세를 유지한 채로 2를 세고, 숨을 내쉬면서 팔다리를 내려놓는다.
- 양쪽을 각각 두 번 반복한다.

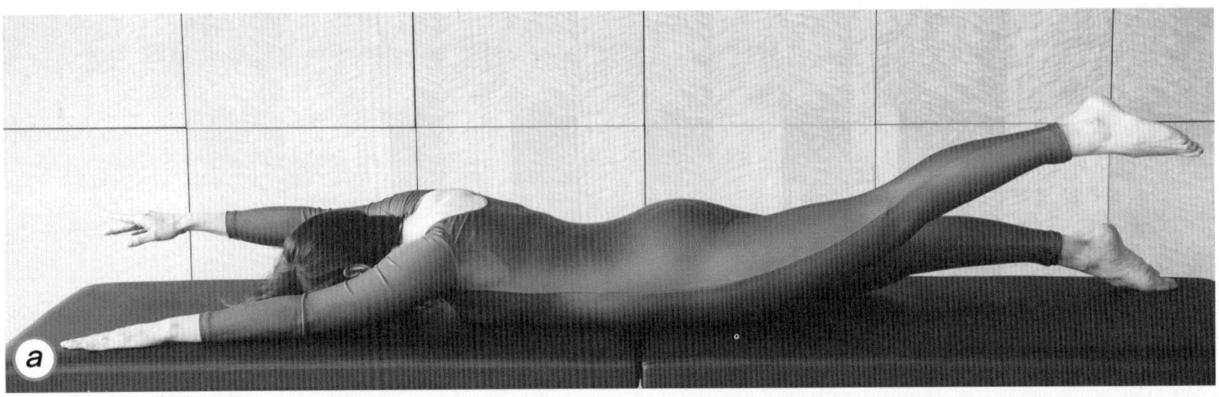
a

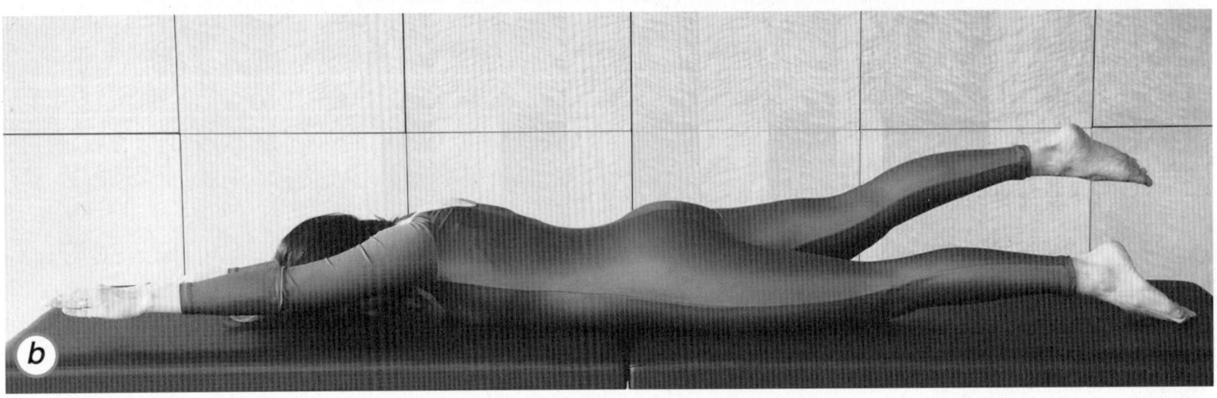
b

전신 수영자세 동작의 순서(Instructions for progression toward full swimming)

- 숨을 들이쉬며 머리를 척추와 함께 들어 올린다. 이때 양팔과 양다리는 물 밖으로 들어 올린다.
- 매트 위에서 거울을 보고 있다고 상상하라.
- 숨을 내쉬면서 오른팔과 왼다리를 약간 들어올린다. 그리고 나서 자세를 바꾸어 왼팔과 오른 다리를 약간 들어 올린다. 다시 자세를 바꾸기를 세 번 반복하며 속도를 점차 높인다.
- 숨을 부드럽게 들이쉬고 내쉰다.
- 고른 리듬과 속도를 유지한다.
- 각 동작을 여덟 번씩 2세트 내지 3세트 반복한다.

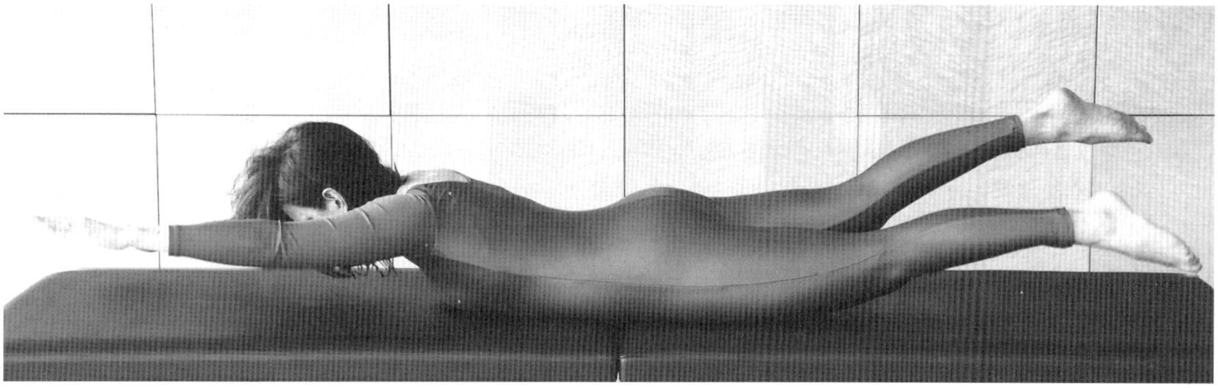

옵션(Option)

양손을 베개 삼아 이마 밑에 갖다 댄다. 다리 동작만을 반복한다. 편한 자세를 위해서는 접은 수건이나 매트를 복부 아래 받친다.

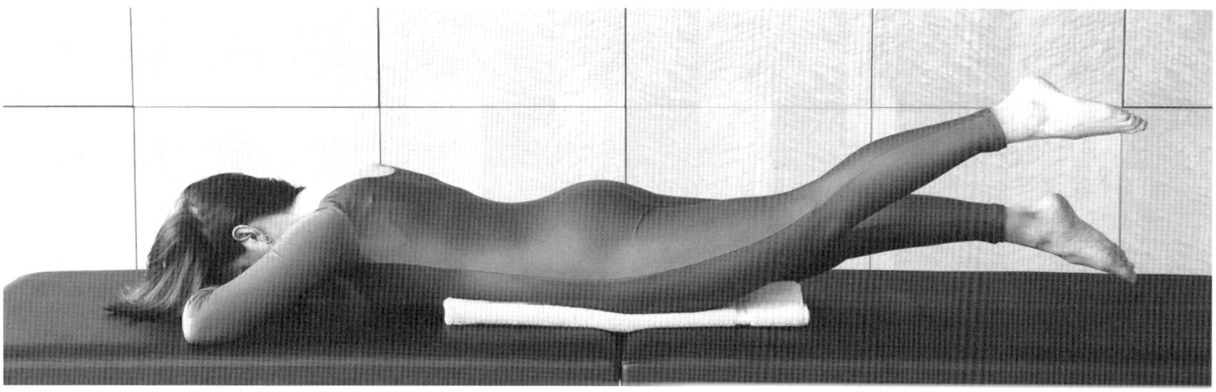

(계속)

이렇게 하면 좋아요(Look for...encourage)

- 머리 위치가 척추와 일직선이 되는 자세
- 몸을 쭉 펼 때 어깨너비가 엉덩관절 너비와 같아지는 자세
- 복근을 바짝 당겨주는 자세
- 반대방향으로 동작 바꿔서 수행하는 것

이렇게 하면 안돼요(Be aware of...prevent)

- 허리뼈를 과도하게 늘리는 자세
- 목을 과도하게 늘리는 자세
- 고개를 바닥으로 떨어뜨리는 자세
- 몸의 중심을 잃어버리는 자세
- 전신 수영 동작 시 무릎 아래쪽만 움직이는 동작
- 몸이 좌우로 흔들리는 자세
- 어깨선이 바르지 않은 자세

주요 활성 근육(Primary muscles activated)

복근, 머리널판근, 목널판근, 가로돌기가시근군, 척주세움근군, 허리네모근(보조근), 가로돌기사이근, 가시돌기사이근, 넓은등근, 큰볼기근, 중간볼기근–후반부, 큰모음근(궁둥뼈결절 부분), 넙다리두갈래근, 반힘줄모양근, 반막모양근, 넙다리곧은근, 안쪽넓은근, 중간넓은근, 가쪽넓은근, 넙다리근막긴장근, 뒤정강근, 장딴지근, 발바닥근, 가자미근

힙 서클 - 변형본 (Hip Circle-Modified)

제한 사항 : 골반 동작은 수술 후 3~6개월 환자에게 부적합함(182쪽 corkscrew 자세 참조)
운동 시기 : 수술 후 3~6개월 및 6개월 이상의 환자
적용 부위 : 무릎
운동 시기 : 수술 후 6개월 이상 환자
적용 부위 : 엉덩관절
장소 : 바닥 매트 또는 높은 매트; 필요에 따라 무릎 및 엉덩관절 치환술 환자를 위해서는 높은 매트 사용

동작 설명(Instructions)

- 바르게 앉아서 양다리를 모은다. 몸을 뒤로 기대고 손바닥을 아래로 하여 팔꿈치를 매트 위에 놓는다. 이때 손가락은 골반 쪽을 가리키도록 한다. 손가락 끝이 살짝 엉덩이 아래 닿도록 한다.
- 양쪽 무릎을 굽혀서 산 모양으로 만든다. 작고 부드러운 공을 양 발목 사이에 위치시킨다. 숨을 들이쉬며 뒤꿈치를 들고 발가락이 바닥에 살짝 닿도록 한다. 숨을 내쉬면서 복근을 바짝 당긴다. 양다리를 천장을 향해 쭉 뻗는다.
- 가슴을 팔꿈치에서 떨어진 방향으로 들어 올린다. 척추를 곧게 유지하고 빗장뼈를 편다. 이때 양 어깨는 엉덩관절 너비로 벌린다. 시선을 앞을 응시한다.
- 양다리를 붙인 채로 함께 움직여 공중에서 작은 원을 그리기 위해 자세를 가다듬는다.
- 공중에 커다란 시계가 놓여 있다고 상상한다. 숨을 들이쉬며 자세를 가다듬는다. 숨을 내쉬면서 복근을 바짝 당긴다. 양다리를 함께 움직여 3시 방향까지 움직인다. 6시 방향, 9시 방향, 12시 방향을 거쳐 원을 그린다.

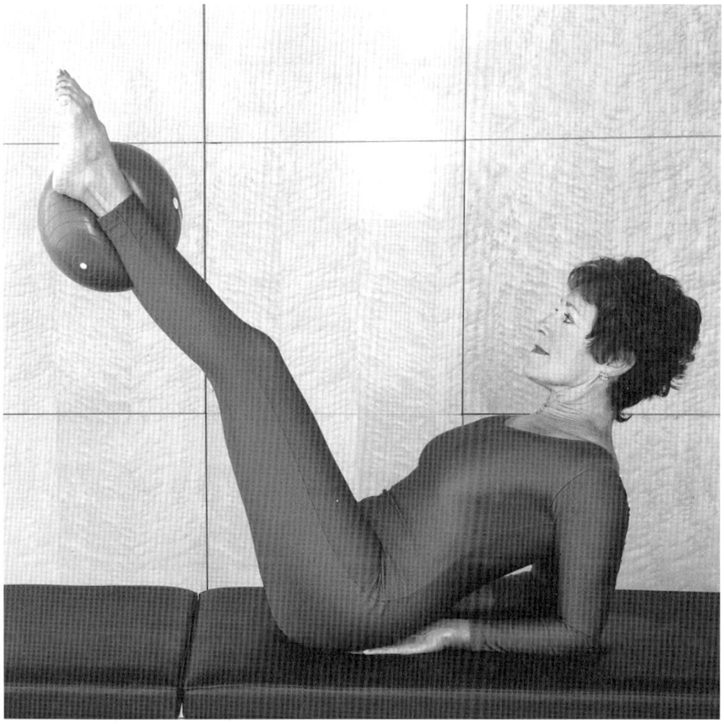

- 멈추었다가 방향을 바꾼다. 숨을 들이쉬며 자세를 가다듬는다. 숨을 내쉬면서 거꾸로 9시 방향, 6시 방향, 3시 방향, 12시 방향으로 원을 그린다.
- 천장에 상상한 시계의 크기만큼 원을 그리도록 한다.
- 골반을 정면으로 향하도록 하여 움직이지 않는다.
- **엉덩관절**(hip): 골반을 이용한 동작은 병상 6개월 이상의 환자만 수행하도록 한다. 이때 엉덩관절 굽힘각도는 115°를 넘지 않도록 유지한다.
- 각 방향으로 다섯 번 반복한다.

(계속)

옵션(Option)

1. 다리를 뻗을 때 양 무릎 사이에 작은 패드를 끼우고 무릎이 살짝 구부러진 상태를 유지한다.
2. 공 없이 양다리를 함께 움직이며 동작을 수행한다.
3. 병상 6개월 이상 환자의 경우, 무릎 집중 동작을 수행해본다.
   - 바르게 앉아서 양다리를 모은다. 등을 뒤로 기대고 양 손바닥으로 매트를 짚고 양팔은 곧게 펴서 엉덩관절 너비보다 약간 넓은 각도로 둔다. 손가락은 골반 쪽을 향하도록 한다.
   - 이 상태에서 힙 서클 동작을 수행한다.

이렇게 하면 좋아요(Look for...encourage)

- 동작을 수행하는 동안 몸통은 들린 채로 움직이지 않는 자세
- 시계의 크기는 골반이 안정되고 복근이 당겨질 정도의 크기로 정하기
- 양다리를 몸의 중앙선을 따라 밀착한 채로 함께 움직이는 자세
- 양다리로 원을 그리는 방향과 반대 방향으로 엉덩이가 당겨지는 느낌

이렇게 하면 안돼요(Be aware of...prevent)

- 어깨 사이가 가라앉는 자세
- 무리하게 허리뼈를 늘리는 자세
- 몸의 중심을 잃어버리는 자세 및 골반이 불안정한 자세
- 어깨선이 바르지 못한 자세

주요 활성 근육(Primary muscles activated)

복근, 어깨 복합체, 넙다리곧은근, 넙다리빗근, 두덩근, 넙다리근막긴장근, 엉덩허리근, 두덩정강근, 큰모음근, 긴모음근, 짧은모음근, 안쪽넓은근, 가쪽넓은근, 중간넓은근, 큰볼기근, 중간볼기근, 작은볼기근, 뒤정강근, 가자미근, 장딴지근 발바닥근

레그 풀-변형본 (Leg Pull-Modified)

제한 사항 : 골반 동작은 수술 후 3~6개월 환자에게 부적합함 (53쪽 필라테스 예비동작-supine leg lifts 동작)
운동 시기 : 수술 후 3~6개월 및 6개월 이상 환자
적용 부위 : 무릎
운동 시기 : 수술 후 6개월 이상 환자
적용 부위 : 엉덩관절
장소 : 바닥 매트 또는 높은 매트; 필요에 따라 무릎 및 엉덩관절 치환술 환자를 위해서는 높은 매트 사용

동작 설명(Instructions)

- 바르게 앉아서 양다리를 몸의 중앙선을 따라 모은다. 발가락을 편다. 몸은 뒤로 기대고 손바닥이 아래를 향하도록 팔꿈치를 매트 위에 놓는다. 이때 손가락은 골반 쪽을 향하도록 한다.
  필요에 따라 수건을 돌돌 말아서 무릎 아래에 두어도 좋다.
- 가슴을 팔꿈치에서 떨어진 방향으로 들어올린다. 시선을 앞을 향한다. 척추를 꼿꼿이 유지하고 빗장뼈를 편다. 이때 양 어깨는 뒤로 젖혀서 내리고 골반 쪽을 향하도록 한다.
- 복근을 바짝 당겨 준다.
- 숨을 들이쉬며 자세를 가다듬는다. 숨을 내쉬면서 오른쪽 다리를 매트 위로 들어 올린다. 이때 발가락은 천장을 향하도록 한다*(a)*. 숨을 들이쉬며 발목을 접고 뒤꿈치를 뻗어 준다*(b)*. 다음으로 다리를 다시 매트를 향해 내린다. 매트를 살짝 건드린 후에 발가락을 뻗어주며 다리를 다시 위로 올리는 동작을 한다.

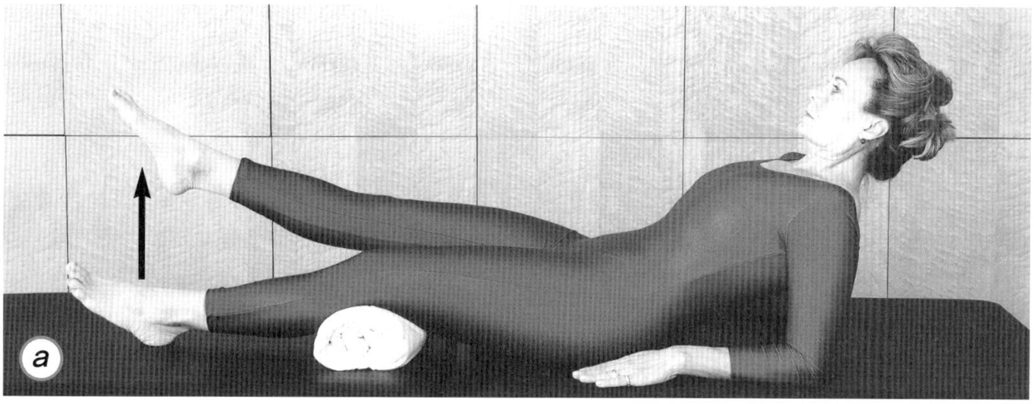

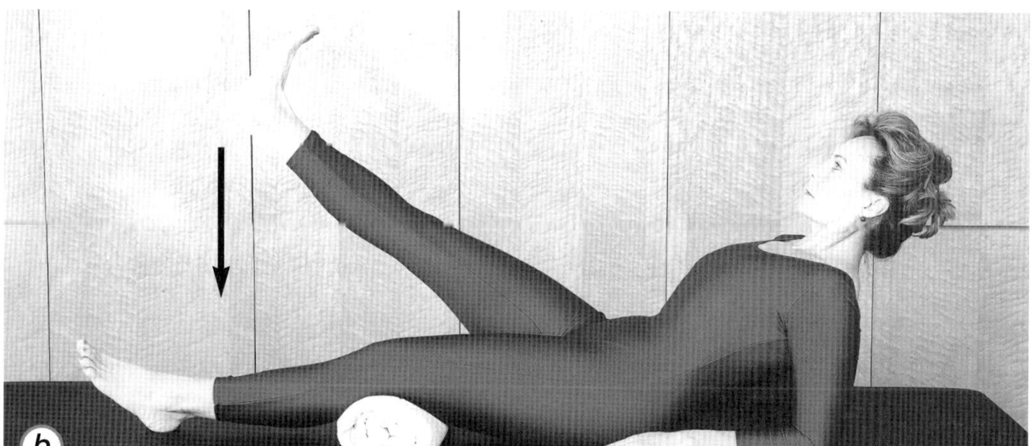

(계속)

레그 풀-변형본 (Leg Pull-Modified) *(계속)*

- 다리 올리는 동작을 세 번 반복한다. 양다리를 번갈아 가며 반복한다.
- 골반 양쪽이 매트 위에 고정되어 있도록 한다.
- 다리를 천장을 향해 들어 올리는 동작을 할 때 골반이 늘어나는 느낌을 가진다. 발끝에서 천장을 향해 에너지 화살을 쏘는 기분을 느껴보고 에너지 화살이 반대로 엉덩이를 통과해 매트를 뚫는 상상을 한다.
- **무릎**(knee)과 **엉덩관절**(hip) : 무릎 아래에 둘둘 말은 수건을 놓는다. 무릎을 살짝 굽힘으로써 필요에 따라 골반 굽힘근의 과도한 사용을 방지할 수 있다.
- 주의: 변형된 레그 풀(leg pull) 자세는 어려운 동작은 아니지만 골반과 무릎 동작에 있어서는 다리를 들어 올리는 동작 시 골반을 구부리면서 굽힘근을 과도하게 사용하게 되면 압박과 염증을 일으킬 수 있다. 본 동작을 규칙적으로 하기 위해서는 관절성형술 이후 6개월이 지날 때까지 기다리는 것이 좋다.

옵션(Option)

1. 롤러를 허리 뒤에 받치고 롤러 위에 팔꿈치를 위치시킨 후에 다음 동작을 수행한다. 필요에 따라 양 무릎을 구부려도 좋다.

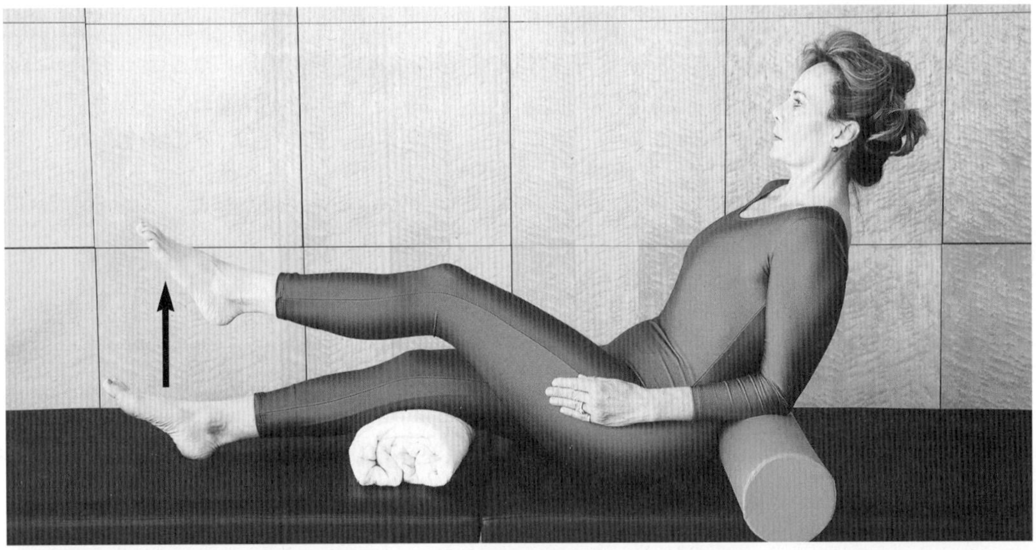

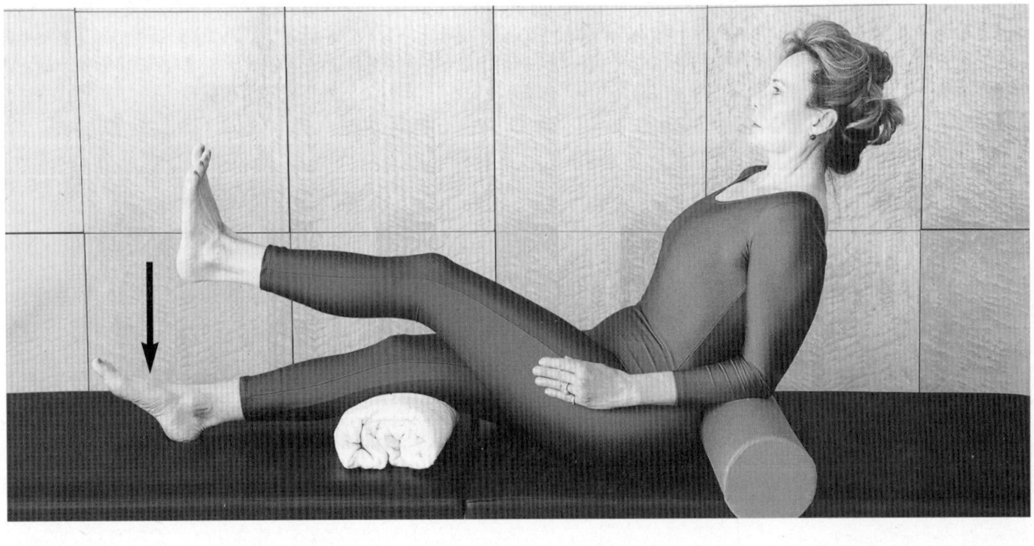

2. 다리를 쭉 펴고 몸을 들어 올린 뒤 다음 동작을 수행한다.

- 바르게 앉아서 몸의 중앙선에 맞추어 양다리를 모은다. 발가락을 쭉 편다. 몸을 뒤로 기대면서 손바닥이 아래로 향하도록 양손을 매트 위에 올린다. 이때 손가락은 골반 쪽을 향한다. 양팔 간격은 골반 너비보다 약간 넓게 한다.
- 숨을 들이쉬며 몸을 들어 올린다; '플랭크' 자세를 유지하며 가슴을 들어 올린다. 척추를 바르게 하고 빗장뼈를 편다. 양 어깨는 골반 쪽을 향해 뒤로 젖혀 내린다. 시선은 앞을 향한다.
- 복근을 바짝 당긴다. 자연스럽게 호흡한다.
- 열까지 센다; 숨을 내쉬면서 등을 매트 쪽으로 내린다.
- 세 번 반복한다.

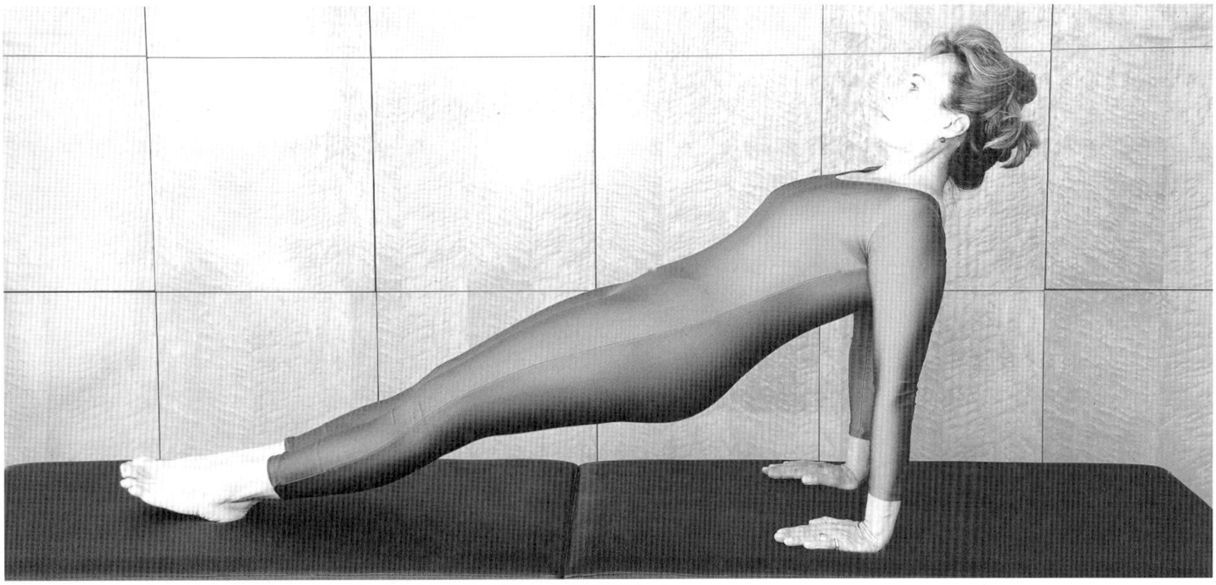

(계속)

이렇게 하면 좋아요(Look for...encourage)

- 양 어깨를 뒤로 젖히는 자세
- 시선은 앞을 응시하는 자세
- 가슴을 들어 올리는 자세
- 양팔이 꼿꼿이 굳어졌다고 상상하기
- 척추를 매트에 밀착시키고 골반을 고정시키는 자세
- 복근을 바짝 당겨 주는 자세
- 골반을 움직이지 않는 자세

이렇게 하면 안돼요(Be aware of...prevent)

- 발이 안쪽 또는 바깥쪽으로 구부러지거나 양발의 간격이 벌어진 자세
- 허리뼈를 과도하게 늘이는 자세
- 무릎을 과도하게 늘이는 자세
- 가슴이 양 어깨 밑으로 처지는 자세
- 엉덩관절 굽힘근의 압박과 긴장
- 몸의 중심을 잃어버리는 자세
- 동작 수행 시 골반이 불안정한 자세

주요 활성 근육(Primary muscles activated)

활성화되는 주요 근육은 옵션에 따라 달라진다. 활성화되는 주요 근육은 다음을 포함한다: 복근, 어깨 복합체, 넙다리곧은근, 넙다리빗근, 두덩근, 엉덩허리근, 두덩정강근, 긴모음근, 짧은모음근, 넙다리두갈래근, 반막근, 반힘줄모양근, 큰볼기근, 중간볼기근(후부), 큰모음근(궁둥뼈결절 부분), 안쪽넓은근, 가쪽넓은근, 중간넓은근, 장딴지근, 가자미근, 발바닥근, 앞정강근, 뒤정강근

사이드 스트레치 (Side Stretch)

운동 시기 : 수술 후 3~6개월 및 6개월 이상 환자
적용 부위 : 무릎과 엉덩관절
장소 : 바닥 매트 또는 높은 매트; 필요에 따라 무릎 및 엉덩관절 치환술 환자를 위해서는 높은 매트 사용

동작 설명(Instructions)

- 박스(moon box) 또는 매트 위에 바르게 앉는다.
- 매트 위에서 양다리를 펴고 무릎을 살짝 구부린다.
- 머리, 어깨, 골반이 일자로 놓이도록 한다.
- 우선 바르게 앉은 자세에서 양팔을 양 옆으로 뻗는다. 이때 양팔이 벽에 닿는다. 양 손바닥이 머리 쪽을 향하도록 오른팔을 귀 가까이 들어 올린다. 왼팔은 벽을 가리키며 양 어깨와 나란히 뻗은 채로 유지한다*(a)*.
- 숨을 들이쉬며 자세를 가다듬는다. 숨을 내쉬면서 오른팔을 위로 들어 올려서 왼손이 매트에 닿을 때까지 상체를 왼쪽으로 기울인다*(b)*.
- 인팔을 필요한 만큼 구부리거나 또는 매트를 따라 미끄러지듯 놓아둔 채로 오른팔을 머리 위로 쭉 펴서 상체와 함께 왼쪽으로 구부린다. 이때 몸은 오른쪽 옆구리가 펴진다.
- 그 상태로 다섯을 세고 천천히 원래 자세로 돌아온다*(c)*.
  - 전체 동작을 하는 동안 오른쪽 엉덩이를 매트에 밀착시킨다.
  - 오른팔을 사선으로 쭉 펴는 동안에도 오른쪽 어깨 끝이 오른쪽 골반과 일직선이 되도록 유지한다.
  - 무지개 모양으로 상체를 구부린다고 상상한다.
- 등을 원래 자세로 바르게 세우면서 우측 폐로 숨을 들이쉰다.
- 세 번 반복한다. 그리고 나서 반대 방향으로 왼쪽 옆구리를 쭉 편다.
- **엉덩관절**(hip)과 **무릎**(knee): 박스, 원통, 또는 접은 수건을 골반 밑에 받치면 편안하게 동작을 수행할 수 있다. 필요에 따라 둘둘 말은 매트를 무릎 밑에 받친다.

(계속)

사이드 스트레치 (Side Stretch) *(계속)*

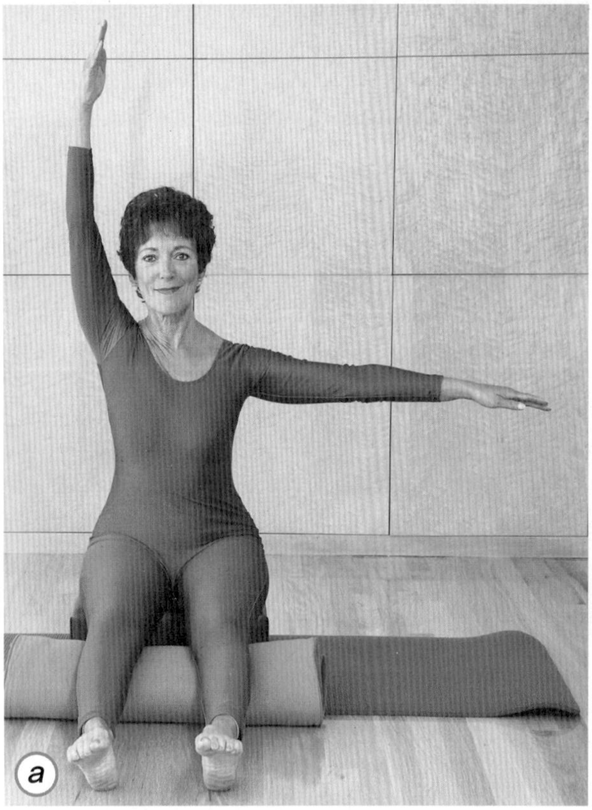

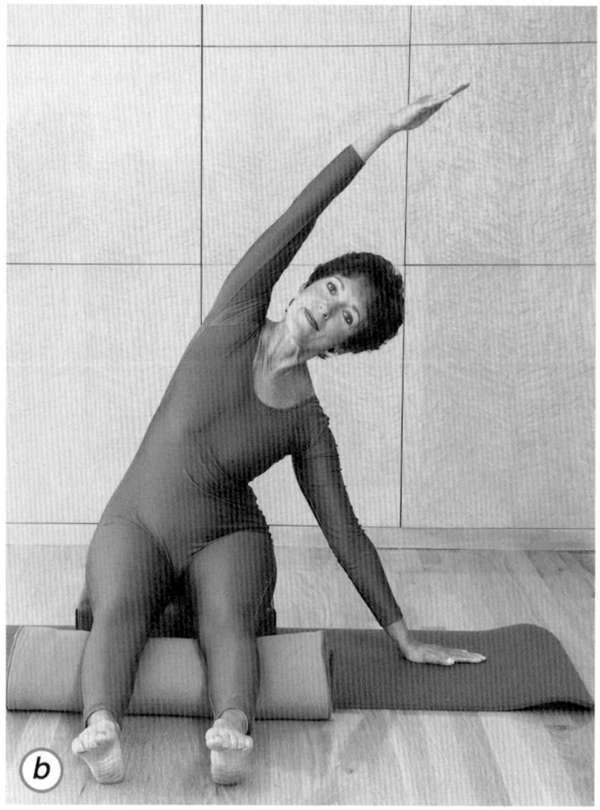

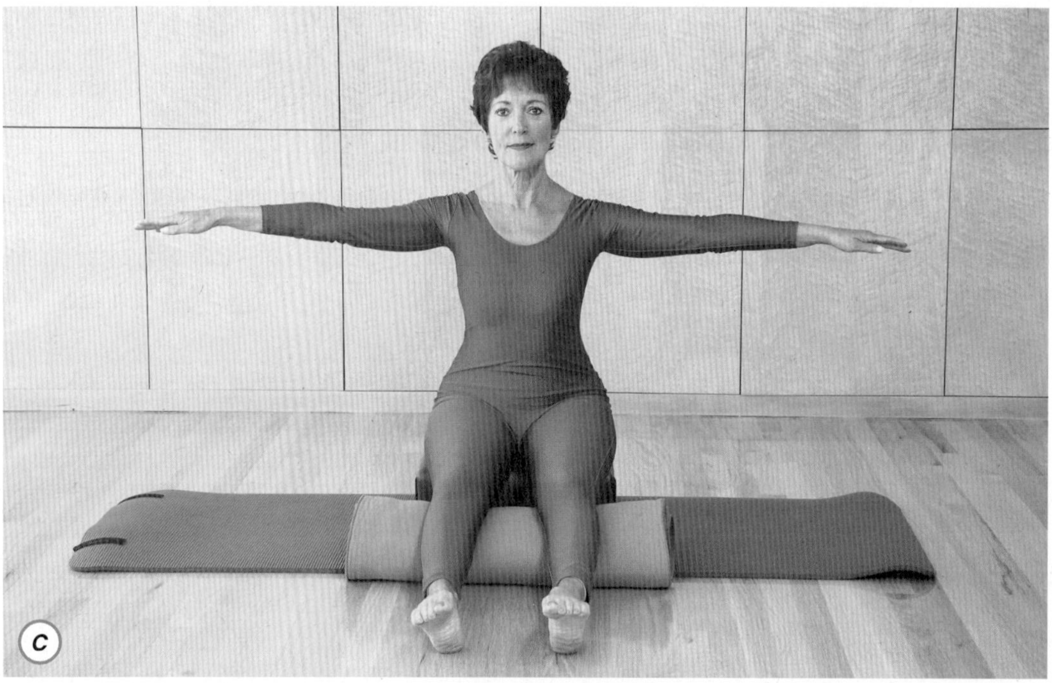

옵션(Option)

양다리를 교차한 상태에서 같은 동작을 수행한다.

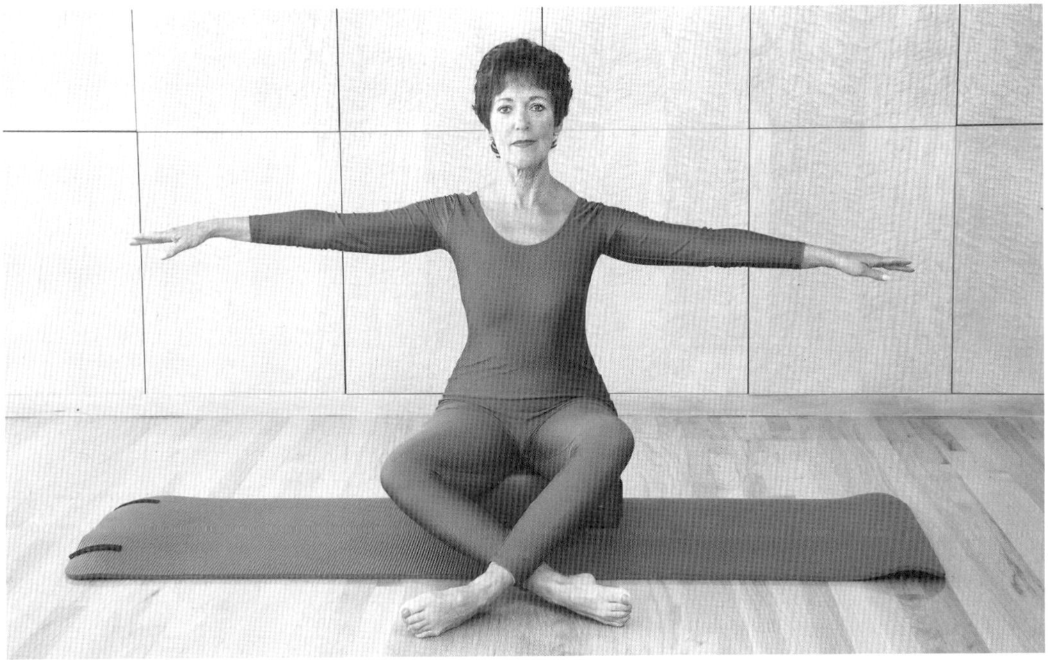

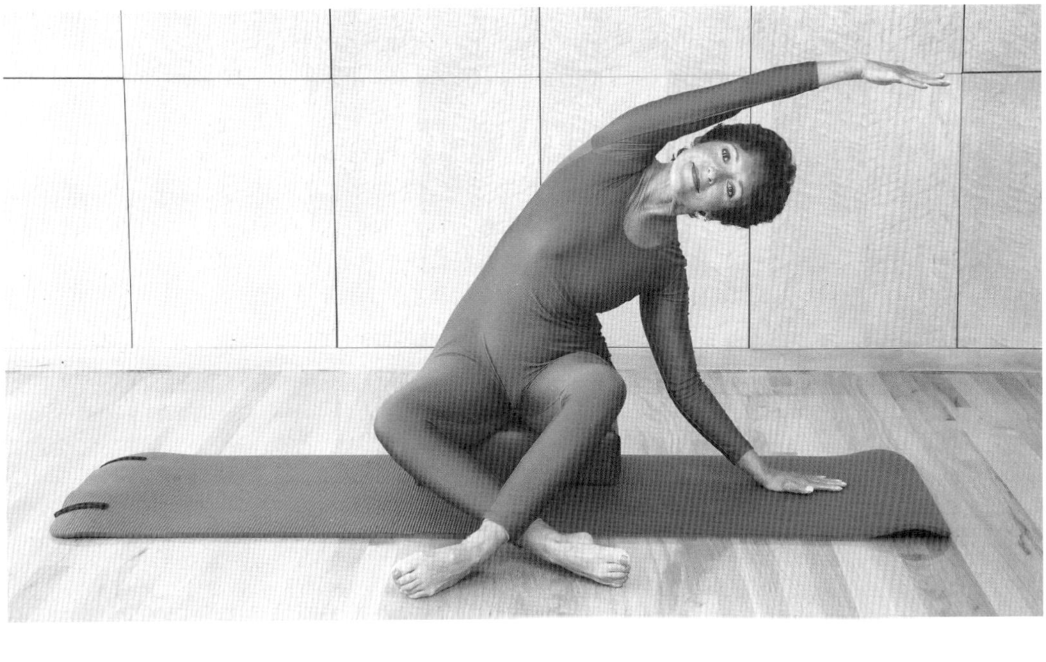

(계속)

이렇게 하면 좋아요(Look for...encourage)

- 양 어깨가 골반 쪽을 향해 기울어지는 자세
- 팔을 들어 상체를 기울일 때 반대쪽 엉덩이를 매트에 밀착시키는 자세
- 시선은 앞을 응시하는 자세
- 몸을 크게 구부리는 자세
- 매트 위에 선인장이 있어서 그것을 상체로 둥글게 감싼다고 생각하기

이렇게 하면 안돼요(Be aware of...prevent)

- 팔을 펴서 넘길 때 구부리는 행동
- 옆으로 구부릴 때 상체가 일직선이 아닌 자세
- 제자리로 돌아올 때 팔만 움직이고 척추가 바로 서지 않은 자세
- 동작 수행 시 복근을 사용하지 않는 자세
- 측면에서 볼 때 일직선이 아닌 자세

주요 활성 근육(Primary muscles activated)

복근, 어깨 복합체, 허리네모근, 척주세움근군, 가로돌기사이근, 넓은등근

세라투스 푸쉬업—변형본 (Serratus Push-Up—Modified)

제한 사항 : 무릎 동작은 수술 후 3~6개월 환자에게 부적합함
운동 시기 : 수술 후 3~6개월 및 6개월 이상의 환자
적용 부위 : 엉덩관절
운동 시기 : 수술 후 6개월 이상 환자
적용 부위 : 무릎
장소 : 바닥 매트 또는 높은 매트; 필요에 따라 무릎 및 엉덩관절 치환술 환자를 위해서는 높은 매트 사용

동작 설명(Instructions)

- 팔다리를 펴서 매트를 짚고 엎드린다. 무릎 높이가 골반 높이보다 낮게 하고 양 손바닥은 양 어깨와 일직선이 되는 위치에 둔다. 손가락은 앞쪽으로 편다. 양다리는 평행이 되게 하고 엉덩관절 너비로 벌린다.
- 몸을 낮추면서 오른팔을 구부리고 다음으로 왼팔을 구부린다. 양손은 주먹을 쥐고 두 손이 서로 맞닿게 하여 양 팔꿈치와 함께 삼각형이 되도록 한다. 양 팔꿈치가 어깨와 일직선이 되도록 한다.
- 양 팔꿈치를 앞으로 내디디며 골반을 바닥 쪽으로 낮춘다. 이때 양 어깨로부터 골반과 무릎까지 대각선을 형성하도록 한다. 발가락이 바닥에 닿은 채로 무릎을 땅에 짚는다. 양 팔꿈치가 양 어깨와 일직선 아래에 오는지 확인한다*(a)*.
- 복근을 바짝 당겨 준다. 엉덩이 근육과 허벅지 뒤쪽 근육을 사용한다.
- 숨을 들이쉬며 가슴을 매트 쪽으로 낮춘다. 이때 양 어깨는 마치 도토리를 감싸 안은 느낌으로 양끝이 마주보게 한다*(b)*. 숨을 내쉬면서 가슴을 매트에서 멀리 들어 올리는 동시에 양쪽 어깨가 멀어지는 자세를 한다*(c)*. 양쪽 어깨 끝이 마치 천장에 닿을 것처럼 들어 올려진다고 상상한다.
- **무릎**(knee): 무릎 동작을 수행하기 위해서는 병상 6개월 이상이 되어야만 한다. 필요에 따라 수건이나 매트를 무릎 밑에 받친다.
- 다섯 번 반복하고, 휴식을 취한 후에, 다시 다섯 번 세트를 반복한다.
- 척추 밑부분을 펴 주기 위해 팔다리로 바닥을 짚고 엎드린 처음 자세로 돌아가서 마무리한다. 복근을 바짝 당겨주고 등을 둥근 형태로 말아 올린다. 숨을 들이쉬며 곧은 자세로 돌아간다.

(계속)

세라투스 푸쉬업-변형본 (Serratus Push-Up-Modified) *(계속)*

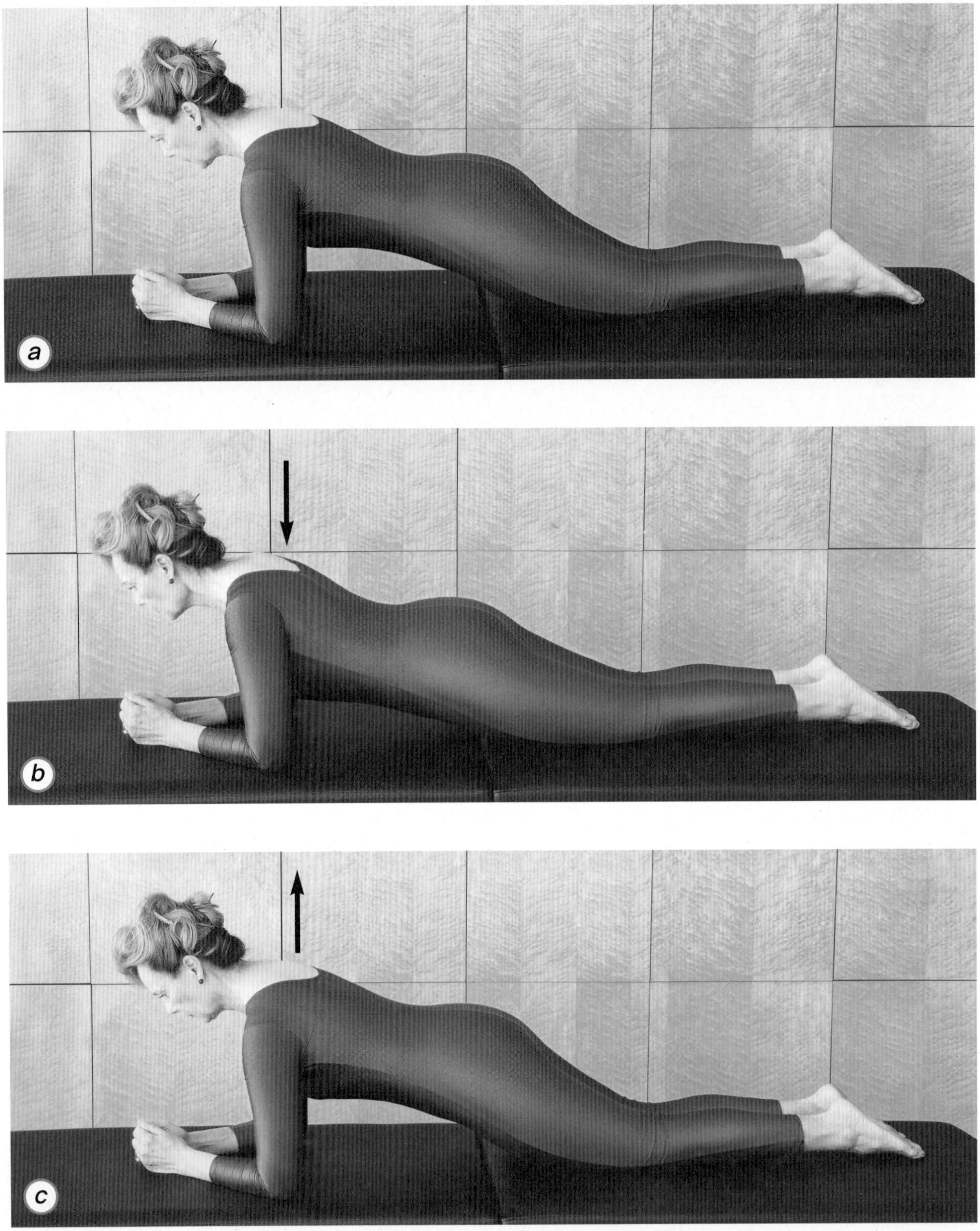

이렇게 하면 좋아요(Look for...encourage)

- 머리는 척추와 일직선이 되는 자세
- 양 어깨 끝이 골반 쪽을 향하는 자세
- 몸통을 감싸는 끈이 있어서 천장에 몸이 매달리게 하고 있는 상상하기
- 허리를 뒤로 젖히는 자세

이렇게 하면 안돼요(Be aware of...prevent)

- 마치 꺾인 꽃처럼 고개를 숙이는 자세
- 몸통이 매트 쪽으로 가라앉는 자세
- 허리뼈를 과도하게 늘리는 자세
- 몸의 중심을 잃어버리는 자세
- 어깨가 일직선이 되지 않는 자세

주요 활성 근육(Primary muscles activated)

어깨 복합체, 복근, 앞톱니근 및 뒤톱니근, 척주세움근군, 가로돌기가시근군, 머리널판근, 목널판근, 허리네모근(보조근), 가로돌기사이근, 가시돌기사이근, 삼두근, 이두근, 어깨세모근, 넓은등근 넙다리두갈래근, 반힘줄모양근, 반막모양근, 큰볼기근, 중간볼기근(후반부), 큰모음근(궁둥뼈결절 부분)

세라투스 푸쉬업 (Serratus Push-Up)

제한 사항 : 수술 후 3~6개월 환자에게 무릎과 골반 동작은 부적합함
운동 시기 : 수술 후 6개월 이상 환자만
적용 부위 : 무릎과 엉덩관절
장소 : 바닥 매트 또는 필요에 따라 높은 매트

동작 설명(Instructions)

- 양팔과 양다리로 매트를 짚고 엎드린다. 양 무릎이 엉덩이 높이 아래에 위치하고 양 손바닥은 손가락을 펴서 어깨에서 일직선 아래에 놓이도록 한다. 양다리는 평행이 되게 하여 엉덩관절 너비로 벌린다.
- 상체를 낮추면서 오른쪽 팔꿈치로 바닥을 짚고 이어서 왼쪽 팔꿈치도 바닥에 놓는다. 양손은 주먹을 쥔 채 모아서 양 팔꿈치와 삼각형을 이루도록 놓는다. 양 팔꿈치의 위치가 어깨와 일직선이 되도록 한다.
- 발등을 직각으로 편 채로 발가락을 이용하여 발끝으로 매트 위를 짚는다. 왼발도 함께 모은다*(a)*.
- 양다리를 몸의 중앙선을 따라 모은다. 양발 끝이 뒤꿈치와 일직선이 되도록 한다.
- 복근을 바짝 당겨 준다. 엉덩이 근육과 다리 뒤쪽 근육을 사용한다.

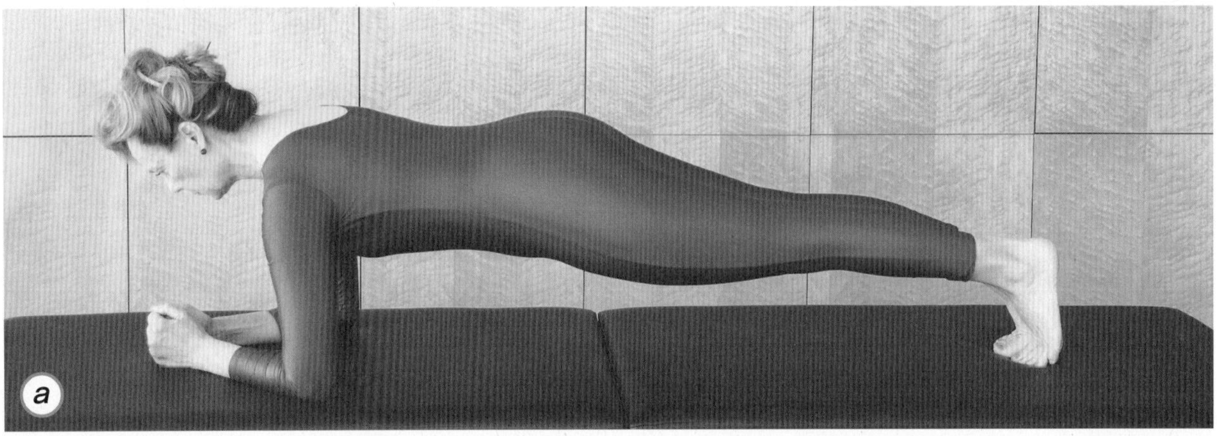

■ 숨을 들이쉬며 가슴을 매트 쪽으로 낮춘다. 이때 양 어깨는 도토리를 감싸듯이 서로 모아준다*(b)*. 숨을 내쉬면서 가슴을 매트에서 멀리 들어 주며, 양 어깨가 펴지도록 힘을 준다*(c)*. 양 어깨가 마치 천장에 닿을 듯한 기분을 상상한다.

■ 다섯 번 반복한 후 휴식을 취하고 다시 다섯 번의 한 세트를 반복한다.

■ 팔다리를 제자리로 위치시키며 척추 아래쪽을 펴는 동작으로 마무리한다. 복근을 바짝 당겨 주고, 등을 둥글게 만다. 숨을 들이쉬며 곧은 자세로 돌아온다.

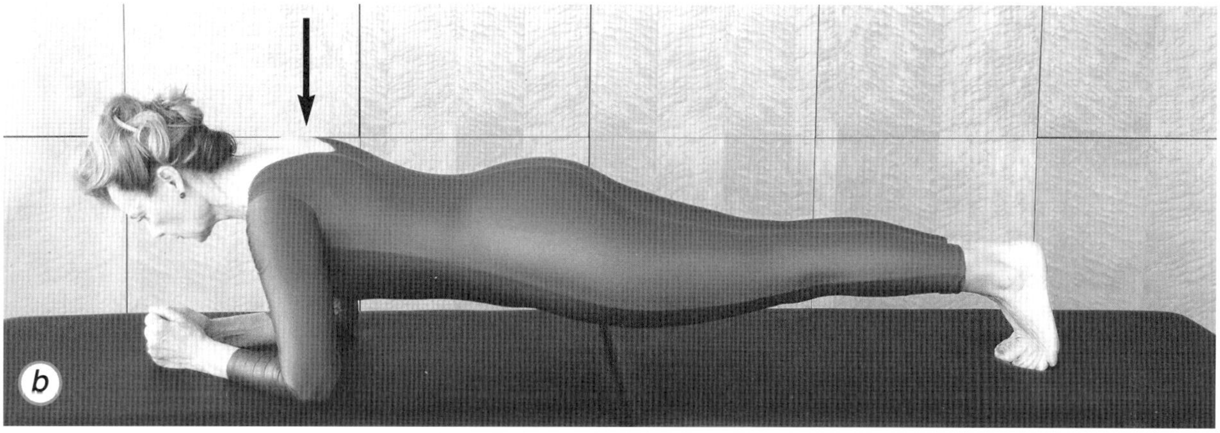

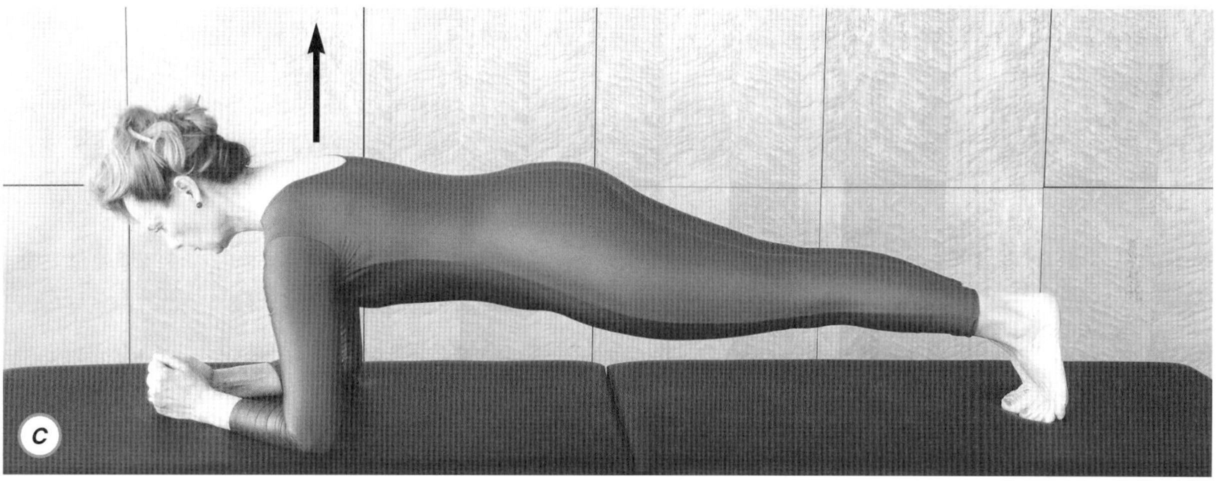

(계속)

THREE TO SIX MONTHS AND BEYOND

옵션(Option)

1. 팔꿈치를 사용한 플랭크 자세를 취하기 위해서 필요에 따라 수건이나 패드를 사용한다.
2. 필요에 따라 변형된 세라투스 푸쉬업 자세를 계속한다.

이렇게 하면 좋아요(Look for...encourage)

- 머리가 척추와 일직선이 되는 자세
- 양 어깨 끝이 골반을 향하는 자세
- 몸통 아래를 줄이 떠받들고 있어서 마치 천장에 몸통이 매달린 듯한 기분으로 동작 수행하기
- 허리를 뒤로 젖히는 자세

이렇게 하면 안돼요(Be aware of...prevent)

- 고개가 마치 부러진 꽃처럼 아래로 꺾인 자세
- 몸통이 매트를 향해 가라앉는 자세
- 몸의 중심이 흐트러지는 자세
- 허리뼈를 과도하게 늘리는 자세
- 어깨를 일직선으로 하지 않는 자세

주요 활성 근육(Primary muscles activated)

어깨 복합체, 복근, 앞톱니근 및 뒤톱니근, 척주세움근군, 가로돌기가시근군, 머리널판근, 목널판근, 허리네모근(보조근), 가로돌기사이근, 가시돌기사이근, 삼두근, 이두근, 어깨세모근, 넓은등근, 넙다리두갈래근, 반힘줄모양근, 반막모양근, 큰볼기근, 중간볼기근(후반부), 큰모음근(궁둥뼈결절 부분), 안쪽넓은근, 중간넓은근, 가쪽넓은근, 넙다리근막긴장근, 앞정강근

푸쉬업 - 변형본 (Push-Up — Modified)

제한사항 : 수술 후 3~6개월 환자에게 부적합함
운동 시기 : 수술 후 3~6개월 및 6개월 이상 환자
적용 부위 : 엉덩관절
운동 시기 : 수술 후 6개월 이상 환자
적용 부위 : 무릎
장소 : 바닥 매트 또는 높은 매트; 필요에 따라 무릎 및 엉덩관절 치환술 환자를 위해서는 높은 매트 사용

동작 설명(Instructions)

- 양팔과 양다리로 매트를 짚고 엎드린다. 무릎을 구부려서 엉덩이와 다리가 직각이 되도록 하고 손바닥을 편 채로 양손을 어깨 아래에 짚는다. 양다리는 평행이 되게 엉덩관절 너비로 벌린다.
- 무릎은 제자리에 둔 채, 매트를 짚은 양손을 앞으로 이동시켜 어깨부터 골반까지 사선 형태가 되도록 자세를 만든다. 발끝이 매트에 닿은 채로 두고 무릎으로 자세를 유지한다. 양손은 어깨 바로 아래에 위치시킨다. 양팔은 흉부에 밀착시킨다*(a)*.
- 복근을 바짝 당겨 준다. (허리를 펴서 척추와 일직선이 되게 한다.) 엉덩이 근육과 다리 뒤쪽 근육을 사용한다.

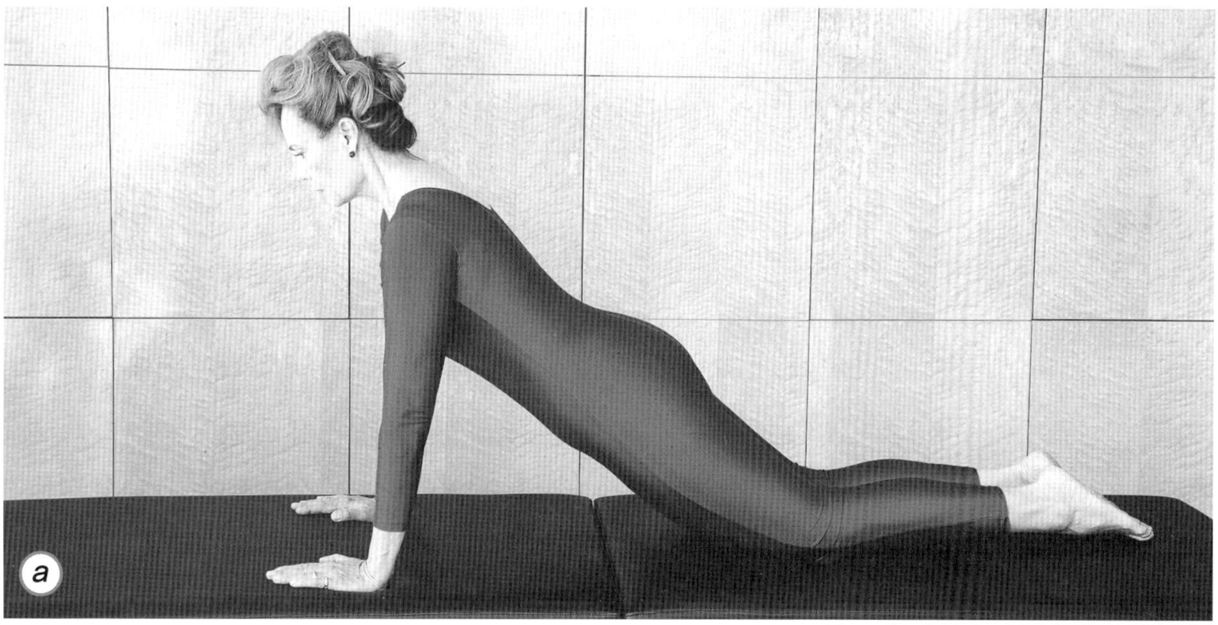

(계속)

푸쉬업 - 변형본 (Push-Up-Modified) *(계속)*

- 숨을 들이쉬며 양 팔꿈치를 굽힌다. 이때 몸통을 매트 쪽으로 낮추어 엎드린다*(b)*. 양팔을 흉부에 밀착시킨다. 몸이 사선으로 유지될 수 있을 때까지만 매트 쪽으로 몸을 낮춘다. 숨을 내쉬면서 팔을 펴서 다시 원래 자세로 돌아온다. 이때 마치 바닥을 밀듯이 양손을 어깨로부터 밀어낸다.

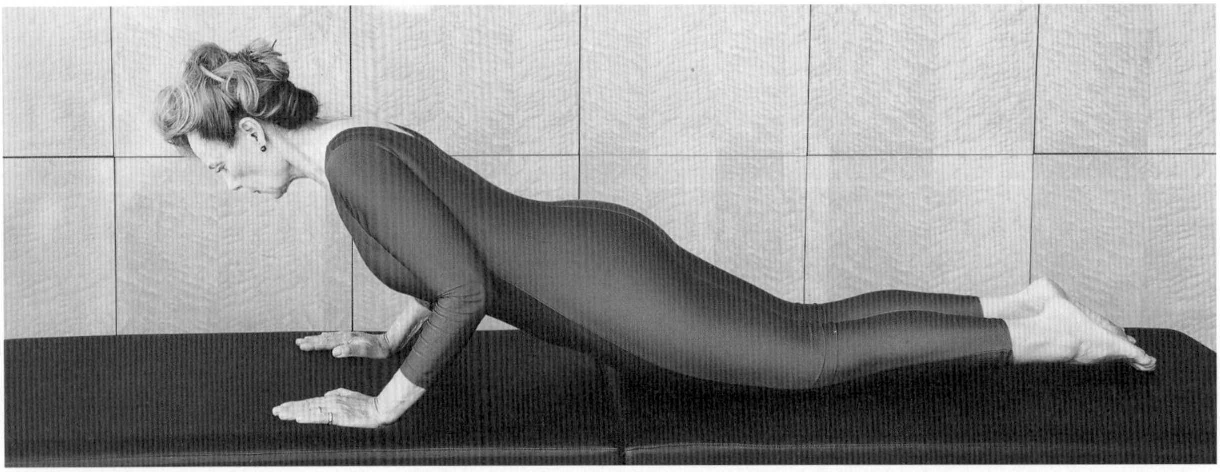

- 동작 수행 시 구부린 팔꿈치의 끝이 발끝을 향하도록 한다. 시선은 매트의 약간 앞쪽을 바라본다.
- **무릎**(knee): 무릎 동작은 수술 후 6개월 이상 환자만 수행 가능하다. 필요에 따라 수건이나 매트를 무릎 밑에 받친다.
- 다섯 번 반복한 후 휴식하고, 다시 다섯 번의 한 세트를 반복한다.
- 팔다리를 다시 펴서 척추 아랫부분을 펴는 것으로 마무리한다. 복근을 바짝 당겨 주고 등을 둥글게 말아 준다. 숨을 들이쉬며 곧은 자세로 돌아온다.

이렇게 하면 좋아요(Look for...encourage)

- 머리가 척추와 일직선이 되는 자세
- 양 어깨 끝이 골반 쪽을 향하는 자세
- 마치 몸통 아래로 줄이 떠받쳐서 천장에 매달린 듯한 자세
- 허리를 펴고 복근을 바짝 당겨주는 자세
- 몸의 흔들림이 적은 자세

이렇게 하면 안돼요(Be aware of...prevent)

- 마치 꽃망울이 꺾인 것처럼 고개가 아래로 꺾인 자세
- 몸통이 매트 쪽으로 가라앉은 자세
- 몸의 중심이 흔들리는 자세
- 허리뼈를 과도하게 늘이는 자세
- 상체를 바로 세울 때 엉덩이를 치켜드는 자세
- 어깨가 일직선이 되지 않는 자세

주요 활성 근육(Primary muscles activated)

어깨 복합체, 삼두근, 이두근, 어깨세모근, 복근, 척주세움근군, 가로돌기가시근군, 목널판근, 허리네모근(보조근), 가루돌기사이근, 가시돌기사이근, 넓은등근, 넙다리두갈래근, 반힘줄모양근, 반막모양근, 큰볼기근, 중간볼기근(후반부), 큰모음근(궁둥뼈결절 부분)

푸쉬업 (Push-Up)

제한 사항 : 무릎 및 엉덩관절 동작은 수술 후 3개월 환자에게 부적합함
운동 시기 : 수술 후 6개월 이상 환자
적용 부위 : 무릎과 엉덩관절
장소 : 바닥 매트 또는 필요에 따라 높은 매트

동작 설명(Instructions)

- 양팔과 양다리로 매트를 짚고 엎드린다. 무릎은 골반 높이보다 아래에 위치하고 손바닥을 편 채로 양손은 어깨 아래에 위치하도록 한다.
- 오른쪽 발등을 바닥에 수직이 되도록 편 채로, 발가락과 함께 발끝으로 매트를 짚는다. (이때 발뒤꿈치는 발끝과 일직선이 되도록 한다.) 왼쪽 발등은 오른발 쪽으로 모은다. 양다리가 평행을 유지하도록 몸의 중앙선을 따라 모으거나 또는 살짝 벌린다. 양손바닥은 어깨와 일직선 아래에 위치시킨다. 양팔을 흉부에 밀착시킨다*(a)*.
- 어깨부터 발끝까지 길게 일직선이 되도록 자세를 잡는다.
- 복근을 바짝 당겨주며, 허리를 젖혀서 척추를 편 자세를 한다. 엉덩이 근육과 다리 뒤쪽 근육을 사용한다.

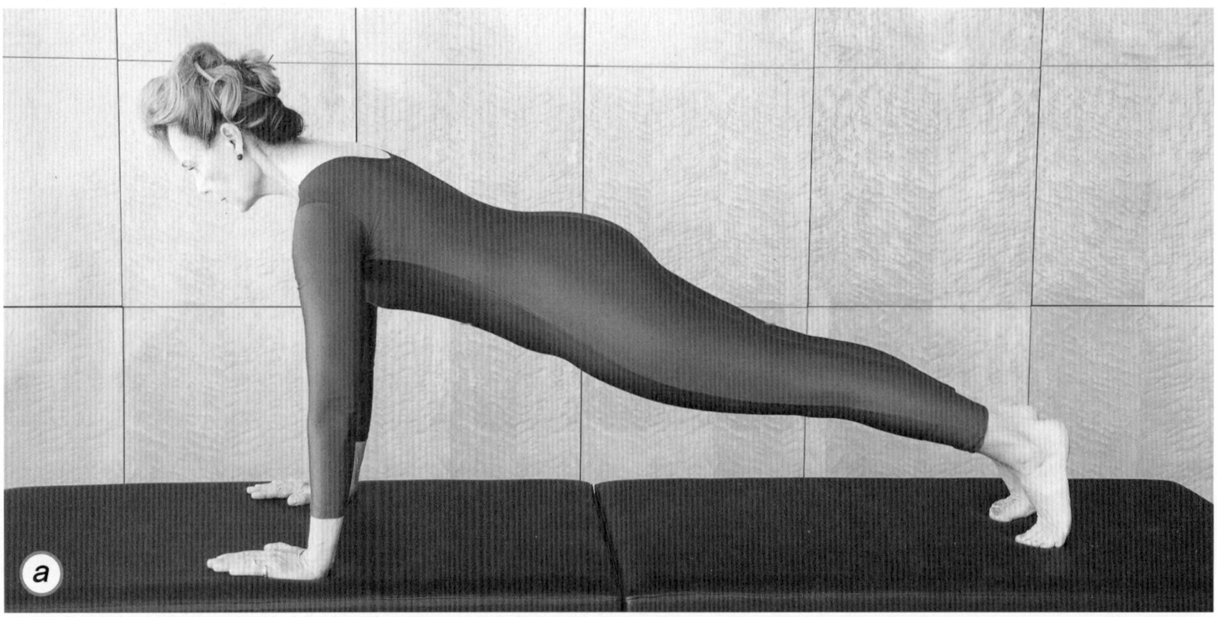

■ 숨을 들이쉬며 팔꿈치를 굽혀서 몸통을 매트 쪽으로 자세를 낮춘다(*b*). 양 팔꿈치가 벌어지지 않도록 어깨너비를 유지한다. 몸의 사선이 안정적으로 유지될 수 있는 정도까지만 몸을 낮춘다.
숨을 내쉬면서 팔을 편 자세로 돌아온다. 바닥을 밀듯이 어깨로부터 양손을 펴 주면서, 몸통을 천장 쪽으로 들어 올려 준다.

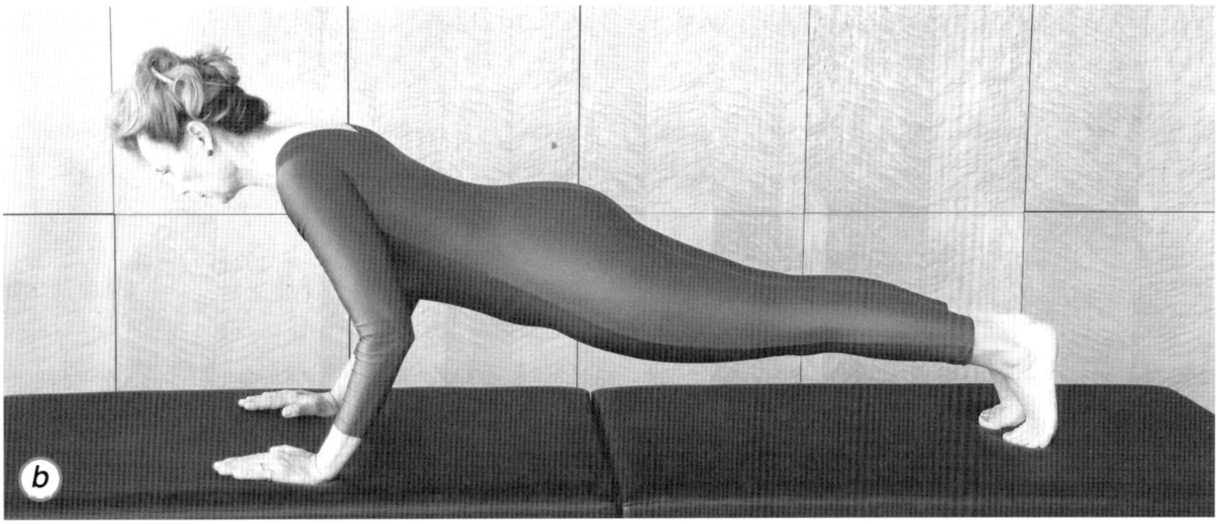

■ 다섯 번 반복한 후 휴식을 취하고, 다시 다섯 번의 한 세트를 반복한다.

■ 팔다리를 펴고 원래 자세로 돌아와서 척추 아랫부분이 펴지는 동작으로 마무리한다. 복근을 바짝 당겨 주고 등을 둥글게 말아 준다. 숨을 들이쉬며 처음 자세로 돌아온다.

(계속)

옵션(Option)

1. 양손을 어깨보다 살짝 앞으로 내민 위치에서 바닥에 짚되 양 옆으로 넓게 벌려 준다. 팔꿈치를 굽힐 때 양 팔꿈치가 몸 옆에 밀착하는 대신 바깥을 향해 굽혀지도록 한다.
2. 동작을 취할 때 필요에 따라 수건이나 패드를 무릎 밑에 받친다.
3. 필요에 따라 변형된 푸쉬업 동작을 반복한다.

이렇게 하면 좋아요(Look for...encourage)

- 머리와 척추가 일직선이 되는 자세
- 어깨 끝이 골반 쪽을 향하는 자세
- 마치 몸통을 감싸는 끈에 의해 천장에 몸이 매달리는 느낌의 자세
- 허리를 젖혀서 척추를 펴고, 복근을 당겨주는 자세
- 팔꿈치를 굽힐 때 양 옆으로 밀착된 자세
- 몸통이 흔들리지 않는 안정된 자세

이렇게 하면 안돼요(Be aware of...prevent)

- 마치 부러진 꽃망울처럼 고개가 아래로 꺾인 자세
- 몸통이 매트 쪽으로 가라앉는 자세
- 주요 동작의 바르지 못한 자세
- 허리뼈를 과도하게 늘이는 자세
- 몸을 들어 올릴 때 엉덩이를 치켜드는 자세
- 어깨가 일직선이 되지 않는 자세

주요 활성 근육(Primary muscles activated)

어깨 복합체, 복근, 삼두근, 이두근, 어깨세모근, 척주세움근군, 가로돌기가시근군, 머리널판근, 목널판근, 허리네모근(보조근), 가로돌기사이근, 가시돌기사이근, 넓은등근, 넙다리두갈래근, 반힘줄모양근, 반막양근, 큰볼기근, 중간볼기근(후반부), 큰모음근(궁둥뼈결절 부분), 안쪽넓은근, 중간넓은근, 가쪽넓은근, 넙다리근막긴장근, 앞정강근

chapter 6

필라테스 매트 사이드 킥 시리즈(SKS)

Pilates Mat Side Kick Series

사이드 킥 시리즈(SKS) 동작과 그 변형은 엉덩관절 및 무릎 증상 또는 관절성형술 경험이 있는 환자에게 매우 중요하다. SKS 동작을 하는 동안, 양다리는 정확하게 통제되며 움직이는 반면에 몸의 중심은 고정되어 있어야 한다. 이 동작 시리즈는 ROM(관절운동범위), 유연성 및 엉덩이, 무릎, 골반 주변의 근육 강화에 있어 매우 중요하기 때문에, 각 단계의 병상 환자에 맞는 각각의 변형된 동작이 그림과 함께 자세히 묘사되어 있다. 환자는 본인의 병상 기간과 함께, 주요 동작을 통제하고 안정적으로 수행할 수 있는 능력, 증상을 완화시키는 정도, 그리고 동작을 정확히 수행하기 위해 요구되는 ROM 감당 능력 등에 기초하여 다음 단계로 나아갈 수 있다.

필라테스 동작을 소개하는 초기 단계에서는 사이드 킥 변형 동작 3~5 가지를 선택하여 최소한도로 반복한다. 기억해야 할 점은 무릎이나 골반 수술을 받은 환자의 관절주위 인대는 수술로 인해 위치가 변형되었거나 잘려져 있을지 모르며 또한 제거되었을 수 있다는 것이다. 따라서 관절의 강도 및 안정성이 복구되기 위하여 운동이 느린 속도로 꾸준히 지속되어야 할 필요성이 있다. 수술 후에 필라테스를 소개하는 것은 근육 사용법의 기억과 수술 후의 점진적인 회복을 위해 훌륭한 방법이 된다.

무릎 또는 엉덩관절 증상을 가진 환자가 SKS 동작을 시작하고 수행하는 것은 그 환자의 ROM 정도와 고통 없이 움직일 수 있는 범위에 따라 달라져야 한다. 상기 증상의 환자들은 최소한도의 반복으로 천천히 운동을 시작해야 하며 다리동작의 범위를 짧게 가져야 한다. (다리를 관절에서 가까운 범위에서 움직여야 한다.) 동작 시에 환자의 자세를 보조하고 주변 관절을 지지해주기 위해서 수건, 패드, 소프트볼, 요가 블럭 등을 사용한다. 앞으로 나올 동작들은 모두 그 동작이 다리를 넓은 범위로 움직이는지(265~269쪽) 좁은 범위로 움직이는지(303~307쪽)에 따라서 각각의 준비자세를 취하도록 되어 있다. 이때 다리의 사용 범위와 수술 후 적정 기간에 따라 가능한 몸 동작들은 각각의 준비자세에 따라 여러 가지 동작으로 마련되어 있다. 환자 개인의 필요에 따라 준비 자세를 선택한다. 즉, 최선의 준비자세는 환자가 고통 없이 동작을 수행하고 최상의 ROM에 도달할 수 있는 자세일 것이다. 다음에 수록된 SKS 동작 목록에는 각각의 동작에 상응하는 다리 사용 범위가 나타나 있다.

다리를 길게 사용하는 사이드 킥 시리즈

1. 동작: 수술 후 6주~3개월 환자를 위한 다리를 길게 사용하는 동작들

   업 앤 다운(Up and Down)
   프론트 앤 백(Front and Back)
   리틀 서클(Little Circle)
   인터널 앤 익스터널 로테이션
   (Internal and External Rotation)
   인너-싸이 리프트(Inner-Thigh Lift)
   인너-싸이 서클(Inner-Thigh Circle)

2. 동작: 수술 후 3~6개월 및 6개월 이상 환자를 위한 다리를 길게 사용하는 동작들

   업 앤 다운(Up and Down)
   프론트 앤 백(Front and Back)
   리틀 서클(Little Circle)
   디-서클(D-Circle)
   인터널 앤 익스터널 로테이션
   (Internal and External Rotation)
   자전거(Bicycle)
   평행으로 다리 들어올리기(Parallel Leg Lift)
   왼쪽, 왼쪽, 아래로, 아래로
   (Lift, Lift, Lower, Lower)
   90°롱-레그 리프트(90° Long-Leg Lift)
   90° 롱-레그 서클(90° Long-Leg Circle)
   인너-싸이 리프트(Inner-Thigh Lift)
   인너-싸이 서클(Inner-Thigh Circle)

다리를 짧게 사용하는 사이드 킥 시리즈

1. 동작: 수술 후 6주~3개월 환자를 위한 다리를 짧게 사용하는 동작들

   90° 벤트-니 리프트 앤 로우어
   (90° Bent-Knee Lift and Lower)
   90° 벤트-니 서클(90° Bent-Knee Circle)
   90° 벤트-니 터치(90° Bent-Knee Touch)

2. 동작: 수술 후 3~6개월 및 6개월 이상 환자를 위한 다리를 짧게 사용하는 동작들

   90° 벤트-니 리프트 앤 로우어
   (90° Bent-Knee Lift and Lower)
   90° 벤트-니 서클(90° Bent-Knee Circle)
   90° 벤트-니 터치(90° Bent-Knee Touch)
   90° 벤트-니 로테이션(90° Bent-Knee Rotation)

이 장의 첫 번째 절에서는 수술 후 각 기간별 단계에서의 다리를 길게 사용하는 SKS 동작들을 보여 주고 있다. 303쪽부터는 각 기간별 다리를 짧게 사용하는 SKS 동작들이 나타나 있다. 다리 사용길이가 길거나 짧은 SKS 동작 각각의 준비자세 다음에는 각 동작 및 수술 후 상황을 고려한 변형 동작들의 설명과 그림이 실려 있다.

이 장에 실려 있는 각 동작은 자세 및 동작의 수행에 있어 여러 가지의 선택사항을 보여 주고 있다. 또한 올바른 자세가 어떠해야 하는지, 어느 자세를 피해야 하는지를 함께 수록하고 있다. 각 동작에서 주로 사용되는 근육들의 목록이 나열되어 있으며, 특히 골반, 엉덩이, 무릎 근육과 관련하여 사용되거나 사용되지 않는 근육들에 주안점을 두고 있다.

> ⚠ 모든 동작은 검증된 필라테스 지도자의 지도 하에 수술 담당의의 권고로 행해져야 합니다. 환자에게 필요한 사항, 금지사항, ROM(관절가동범위) 권고사항 등은 의사의 구체적 지시를 따라서 그에 맞게 적용되어야 합니다. 본 지침서는 뒤따르는 치료 계획에 따라 다양하게 이용될 수 있으며, 또한 치료 계획은 환자 개인의 필요와 담당의사의 판단에 기초하여 적용되어야 합니다.

롱-레버 바디 포지션 자세
(Long-Lever Body Position Setup)

운동 시기 : 수술 후 6주~3개월의 환자
적용 부위 : 무릎과 엉덩관절
장소 : 엉덩관절 높이의 높은 매트

동작 설명(Instructions)

- 매트 가장자리에 골반과 어깨를 평평하게 하여 옆으로 눕는다. 골반을 중심으로 하여 양다리를 움직여 매트 앞쪽으로 놓는다. 바닥 쪽 다리를 직각으로 구부린다. 이때 구부린 무릎은 골반과 직선을 이루며 구부린 무릎과 발목 역시 직선을 이룬다. 자세를 지탱하기 위해서 위쪽 손을 손바닥을 편 채로 복장뼈와 배꼽 사이 몸 앞쪽 6인치(15 cm) 떨어진 곳에 위치시킨다.
- 아래쪽 팔 또는 패드, 작은 공 등을 머리에 받친다. 머리와 머리를 받친 팔이 어깨와 골반을 따라 일직선이 되도록 한다.
- 복근을 바짝 당겨 준다. 이때 허리와 매트 사이로 바람이 통과하듯이 허리가 살짝 가벼운 느낌을 가진다.
- 들숨과 날숨을 규칙적으로 하여 호흡한다.
- **무릎**(knee)과 **엉덩관절**(hip):
  - 동작을 수행할 다리는 무릎과 발끝이 서로 다른 방향을 보게 하여 수평을 유지하도록 한다.
  - 다리 사용범위를 짧게 하기 위해서는 무릎을 살짝 구부리거나 접는다.
  - 동작을 수행할 다리가 몸의 중앙 쪽으로 처지지 않게 한다. 이를 위하여 요가 블럭, 베개, 원통 등을 사용한다. 지시대로 동작 수행을 반복할 때마다 중간에 휴식을 가진다.

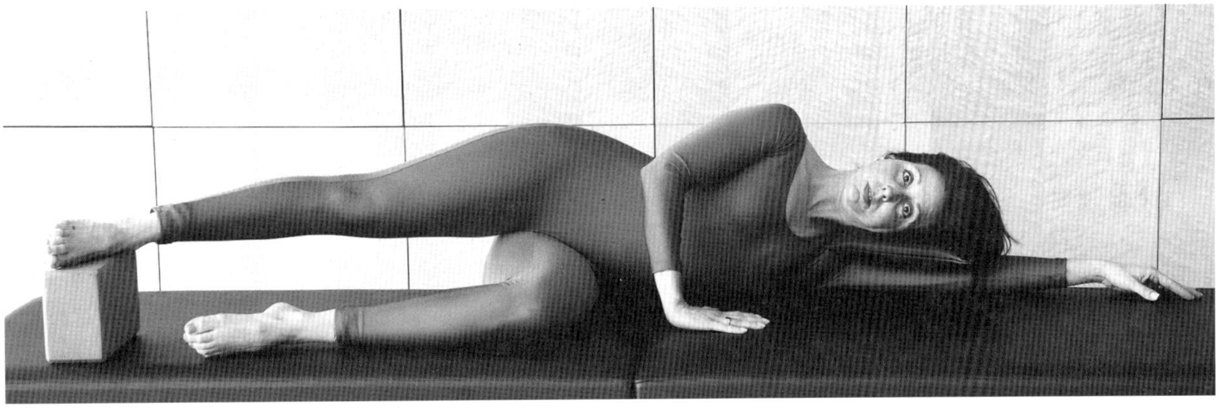

(계속)

옵션(Option)

1. 관절에 가해지는 압력을 줄이기 위하여 필요한 경우, 골반과 무릎 밑에 수건을 받친다.

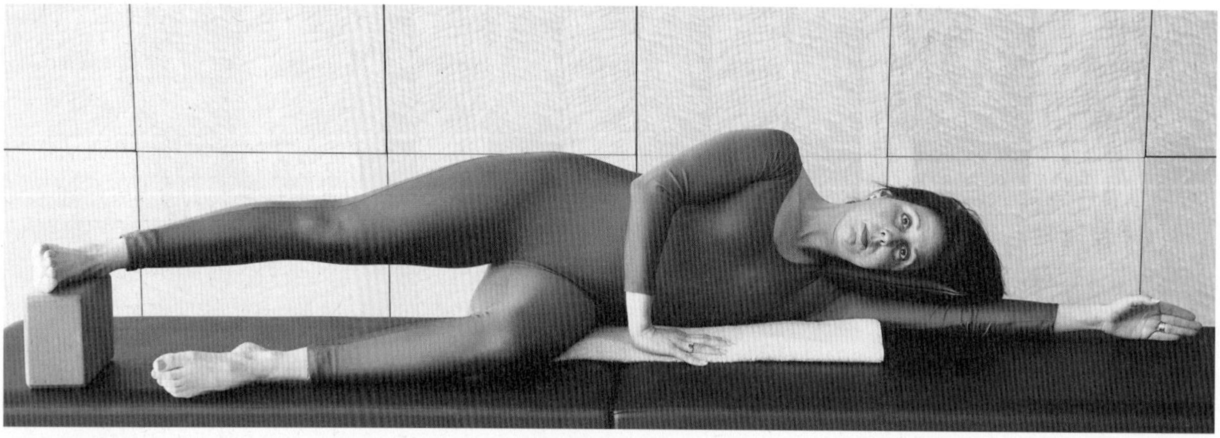

2. 아래 팔을 구부린 손으로 머리를 받친다. 이때 팔은 척추와 일직선이 되도록 한다.

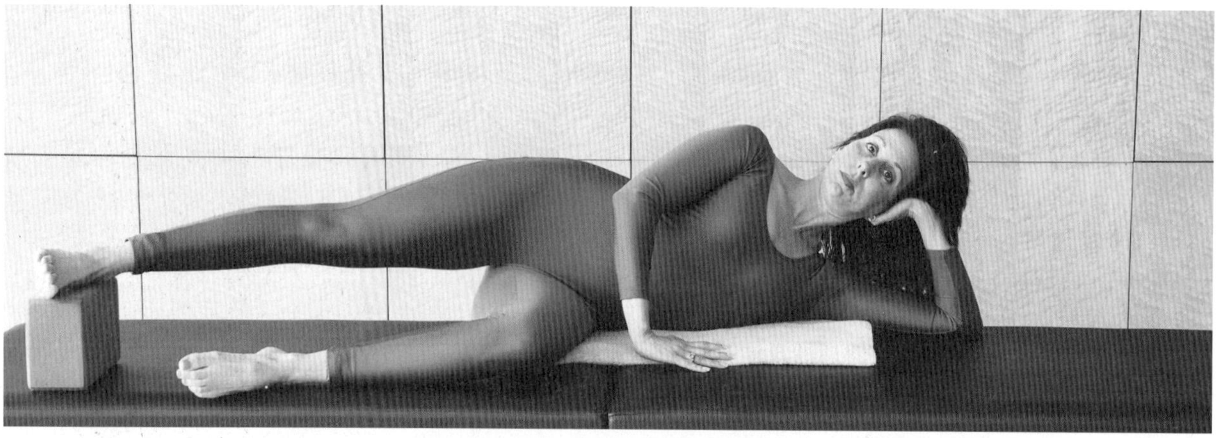

3. 위쪽 팔을 작은 소프트볼 또는 필라테스 링 위에 올려 놓음으로써 안정된 자세를 유지한다.

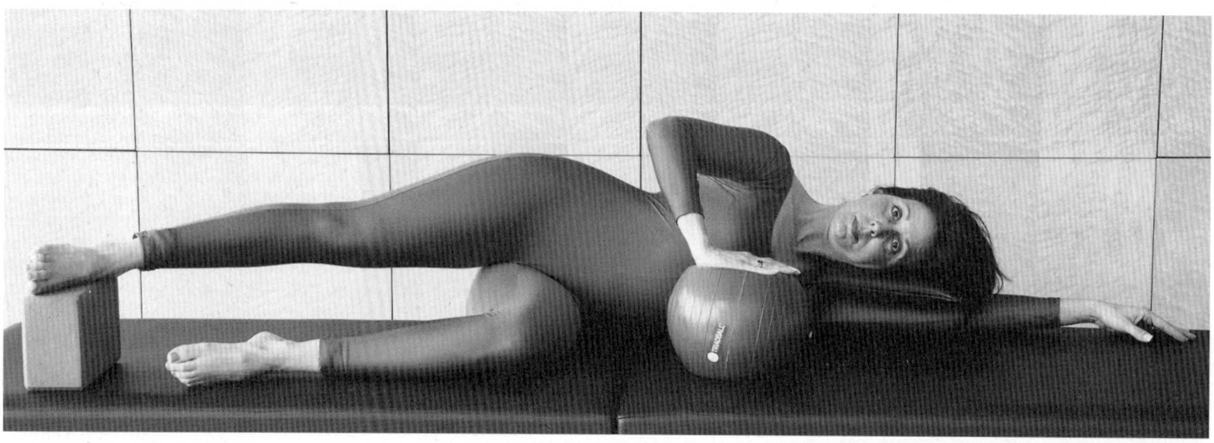

롱-레버 바디 포지션 자세 (LONG-LEVER BODY POSITION SETUP)

운동 시기 : 수술 후 3~6개월 및 6개월 이상의 환자
적용 부위 : 무릎과 엉덩관절
장소 : 바닥 매트 또는 높은 매트; 필요에 따라 무릎 및 엉덩관절 치환술 환자를 위해서는 높은 매트 사용

동작 설명(Instructions)

- 매트 가장자리에 골반과 어깨를 평평하게 하여 옆으로 눕는다. 골반을 축으로 하여 양다리를 매트 앞쪽으로 뻗어서 둔다. 몸을 지지하기 위해서 위쪽 손바닥을 편 채로 복장뼈와 배꼽 사이 몸 앞쪽 6인치(15 cm) 떨어진 곳에 위치시킨다. 손바닥으로 압력을 주어 몸을 지탱한다. 아래팔과 손바닥으로 머리를 들어 올려 지탱한다. 이때 팔은 척추와 일직선이 되도록 한다.
- 아래에 위치한 다리를 골반으로부터 멀리 쭉 편 채로 발의 측면이 매트에 닿도록 한다.
- 복근을 바짝 당겨 준다. 이때 허리와 매트 사이에 바람이 통하는 듯한 기분을 느낀다.
- 들숨과 날숨을 규칙적으로 호흡한다.
- **무릎**(knee)과 **엉덩관절**(hip):
  - 동작을 수행하는 다리를 평행으로 유지하고, 발끝을 세워서 직각이 되게 한다.
  - 다리 사용범위를 좁게 하기 위해 필요한 경우 무릎을 살짝 구부리거나 접는다.

(계속)

옵션(Option)

1. 필요에 따라 관절 아래 수건을 받친다.

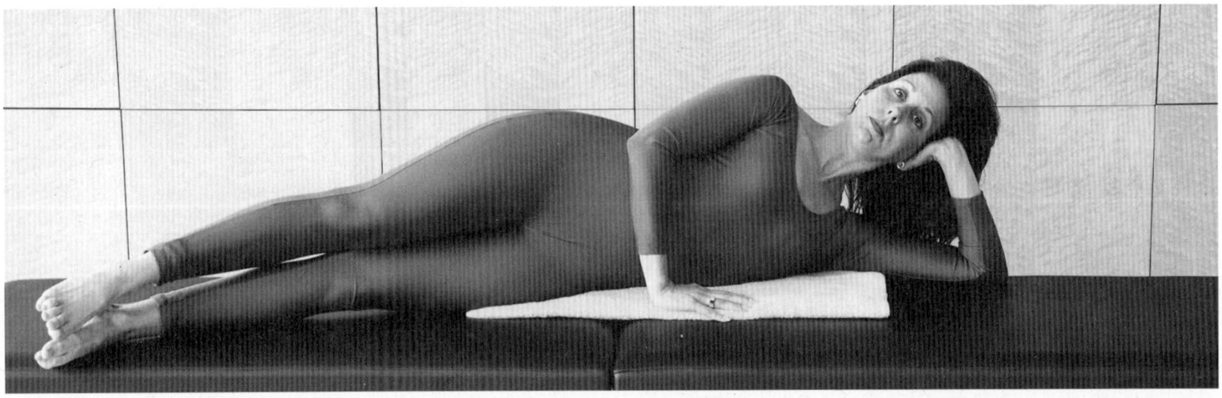

2. 필요에 따라 팔을 베고 눕는다.

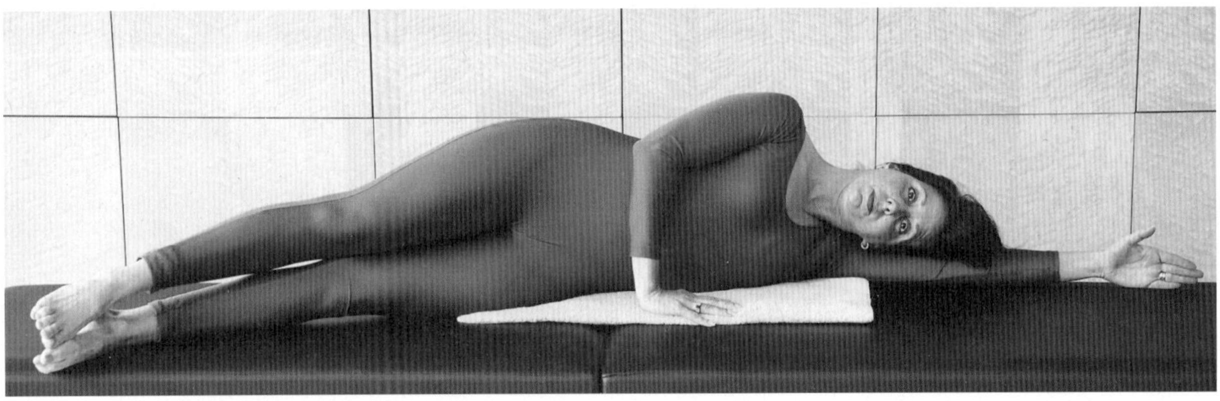

3. 난이도 높은 도전을 위해서는 팔꿈치를 구부려 양손을 머리 뒤로 위치시킨다. 팔꿈치가 척추와 측면에서 같은 선상에 위치시킨 채 상체를 사용해 오래 버틴다.

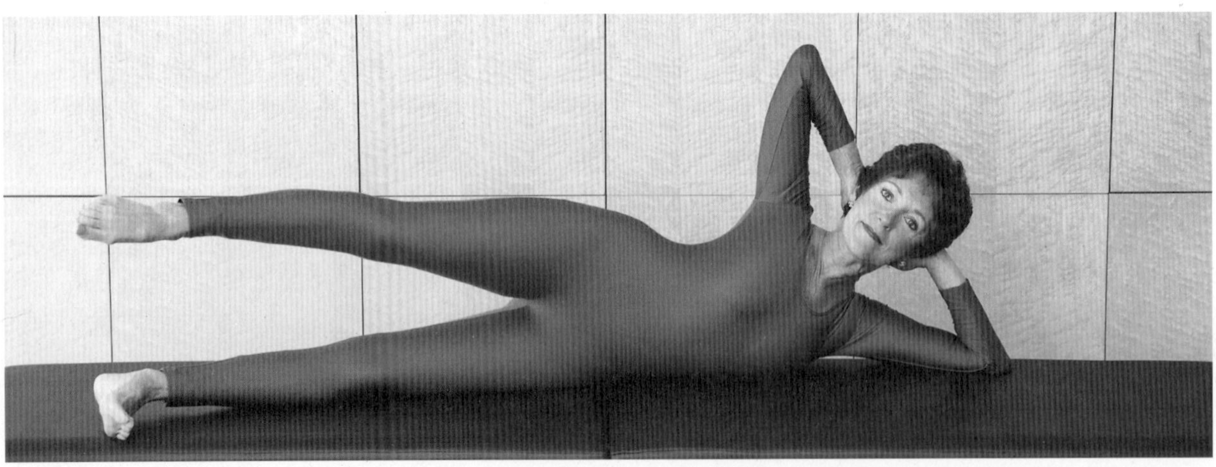

4. 위쪽 손을 작은 소프트볼이나 필라테스 링 위에 얹음으로써 몸을 지탱한다.

이렇게 하면 좋아요(Look for...encourage)

- 양다리가 정확하게 지시된 동작을 수행하는 동안 상체가 매우 안정되게 유지되는 자세
- 동작을 수행하는 다리를 골반에서 가능한 한 늘리는 자세
- 같은 동작을 방향을 바꿔가며 수행하는 것
- 척추를 곧게 유지하는 자세
- 복근을 바짝 당겨줌으로써 허리가 들리도록 하는 자세
- 양 어깨와 골반이 매트 뒤쪽 가장자리 선과 일직선이 되도록 평평히 누운 자세
- 양 어깨 끝이 귀에서 멀어지며 골반 쪽을 향하는 자세
- 다리의 ROM(관절운동범위)은 몸의 중심과 동작을 안정시키기에 편안한 한도 내에서 동작 취하기
- 골반에서 다리를 꺾어 올리는 자세(다리가 동작을 수행하는 동안 골반은 고정시킬 것)
- 수술 후 3~6개월 환자가 동작 수행 시 아래쪽 다리는 골반으로부터 쭉 뻗어서 발의 측면이 매트에 닿도록 함으로써 아래쪽 다리를 운동시킬 수 있어요.
- 수술 후 6개월 이상 환자가 동작 수행 시 필요에 따라 무릎을 구부려서 다리를 짧게 움직일 수 있어요.
- 머리를 받친 팔을 골반과 어깨와 나란히 위치시키는 자세

이렇게 하면 안돼요(Be aware of...prevent)

- 허리뼈를 (과도하게 늘이면서) 구부러지게 하는 자세
- 무릎이 과도하게 늘어나는 자세
- 다리의 각 동작 수행 시 몸통이 흔들리거나 움직이는 자세
- 몸의 중심을 잃는 자세
- 매트 뒤쪽 가장자리를 맞추어 양쪽 골반과 양 어깨가 반듯하게 놓이지 않은 자세

알아두기(Note)

상기 나열한 권장사항 및 주의사항은 본 장에서 설명할 롱-레버 시리즈 동작 모두에 적용된다.

업 앤 다운 (Up and Down)

운동 시기 : 수술 후 6주~3개월 환자
적용 부위 : 무릎과 엉덩관절
장소 : 엉덩관절 높이의 높은 매트

동작 설명(Instructions)

- 가장 적절한 준비자세를 취한다(265~266쪽 참고).
- 복근을 바짝 당겨 준다.
- 위쪽 다리를 요가 블럭 위에 올려 놓음으로써 동작을 시작한다*(a)*.
- 위쪽 다리를 골반 높이까지 들어 올리며 발끝은 앞쪽을 향한다*(b)*. 다리를 매트에서 45° 상방을 향하는 위치까지 들어 올리며 발등은 수직을 유지한다. 천천히 다리를 내려 준비자세로 돌아온다*(c)*. 다리를 들어 올렸다가 내릴 때 근육을 사용한다.

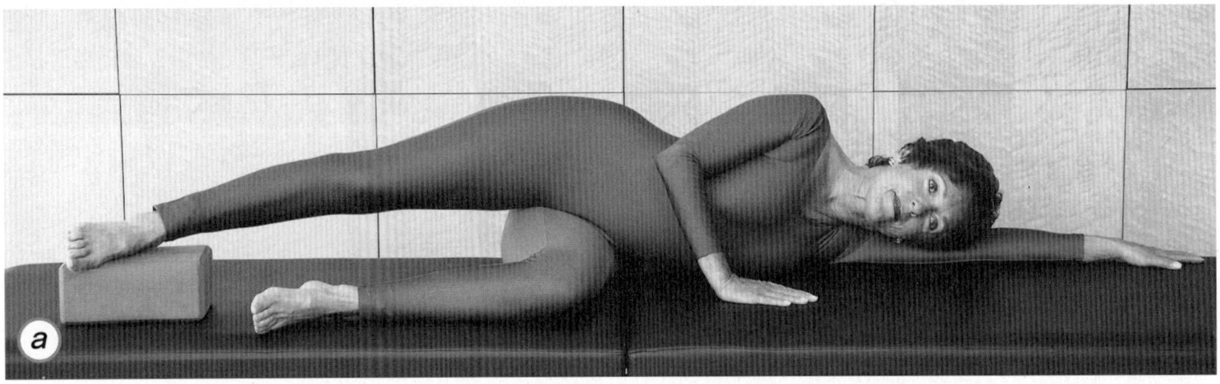

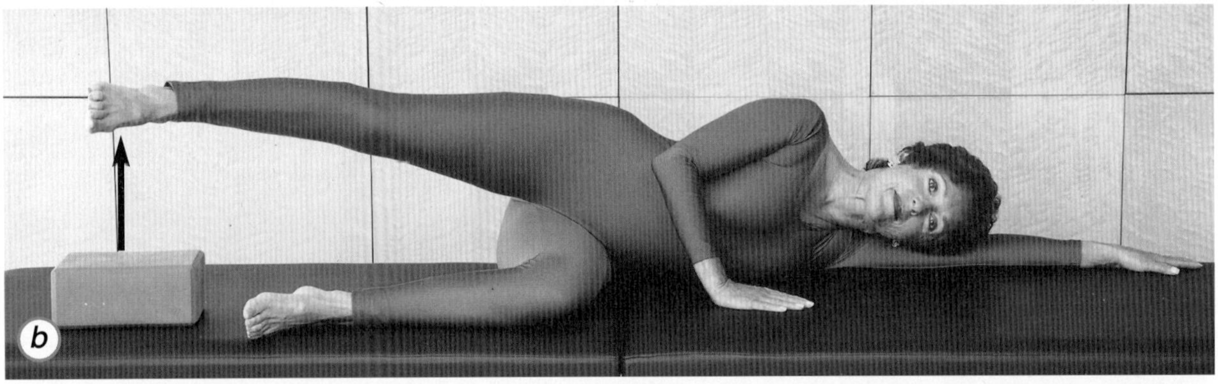

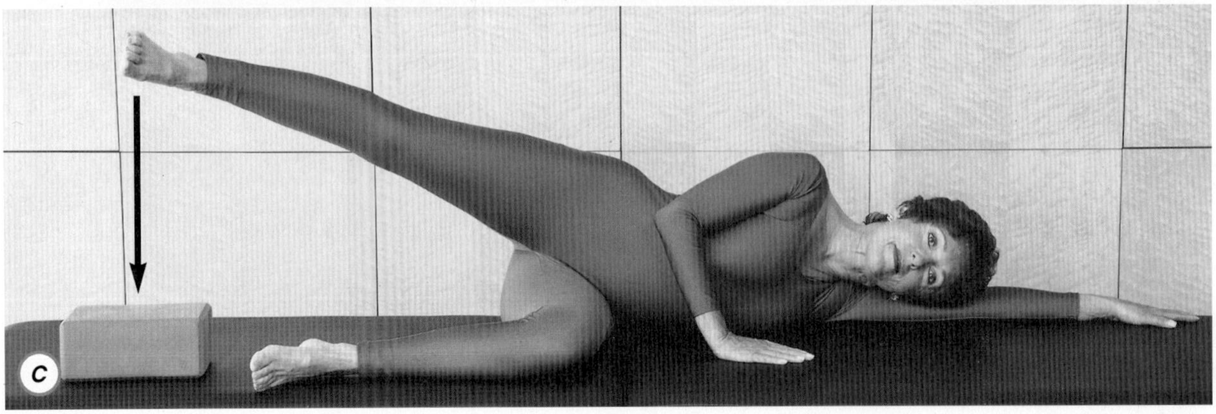

- 들숨과 날숨을 규칙적으로 호흡한다.
- 다섯 번 반복하고 나서 반대방향으로 동작을 수행한다. 다리를 올렸다 내리기를 다섯 번 반복한다.
- 동작 수행 시 몸의 고정된 자세를 유지한다. 발끝은 앞쪽 벽을 향하도록 쭉 편다.
- **무릎**(knee)과 **엉덩관절**(hip): 다리를 수평으로 유지하여 무릎과 발끝이 수평이 되도록 한다. 무릎은 자연스러운 자세를 취한다. 발끝이 발 바깥으로 돌아가지 않도록 한다. 골반이 몸의 중심선에서 벗어나지 않도록 한다.

옵션(Option)

지지를 강화하기 위해서 또는 몸의 중심을 유지하기 위해서 수건이나 작은 소프트볼을 이용한다.

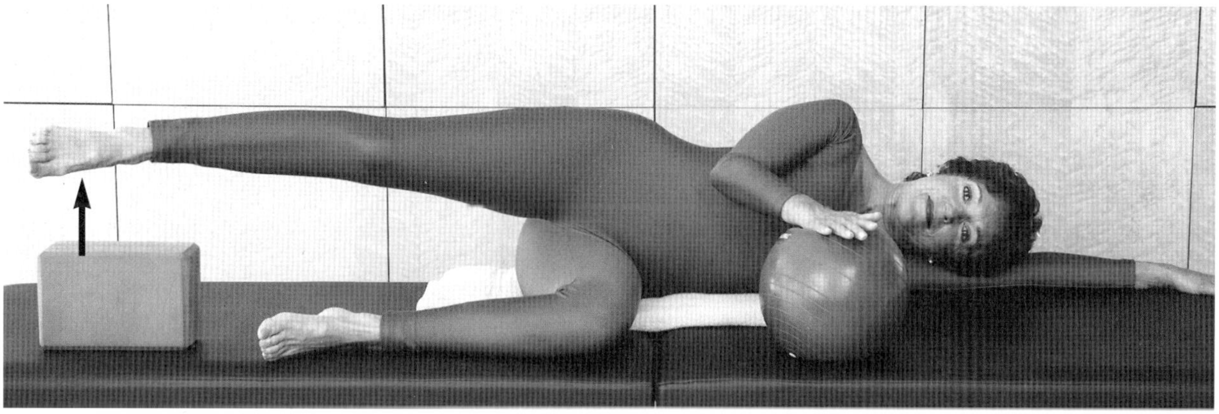

(계속)

업 앤 다운 (Up and Down)

운동 시기 : 수술 후 3~6개월 및 6개월 이상의 환자
적용 부위 : 무릎과 엉덩관절
장소 : 바닥 매트 또는 높은 매트; 필요에 따라 6개월 미만의 무릎 및 엉덩관절 치환술 환자를 위해서는 높은 매트 사용

동작 설명(Instructions)

- 가장 적절한 준비자세를 선택하여 취한다(265~269쪽 참고).
- 위쪽 다리를 골반 높이까지 들어 올리고 발끝을 편다*(a)*. 다리를 편 채로 들어 올려서 자세를 유지한다*(b)*. 발등을 굽히면서 다리를 낮추어 준비자세로 돌아온다. 다리를 들었다 내릴 때 다리근육의 당김을 유지한다.
- 들숨과 날숨을 규칙적으로 호흡한다.
- 다리를 들어 올렸다 내리기를 8번 반복한다. 반대쪽 다리로 똑같이 여덟 번 반복한다.
- 동작 수행 시 몸은 고정된 자세를 유지한다. 발끝은 앞쪽 벽을 향하도록 한다.
- **무릎**(knee)과 **엉덩관절**(hip): 무릎과 발가락이 동일 선상에 있도록 다리를 일직선으로 편다. 발등이 바깥을 향하지 않도록 한다. 무릎은 자연스러운 자세를 취한다.

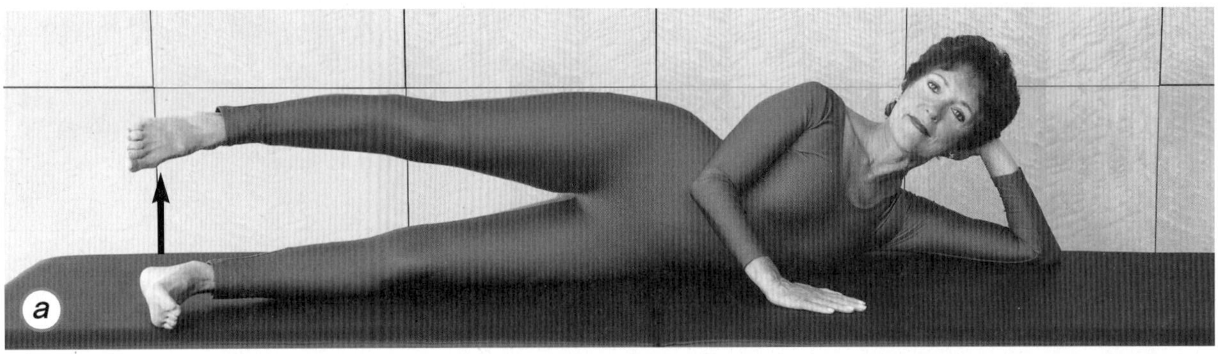

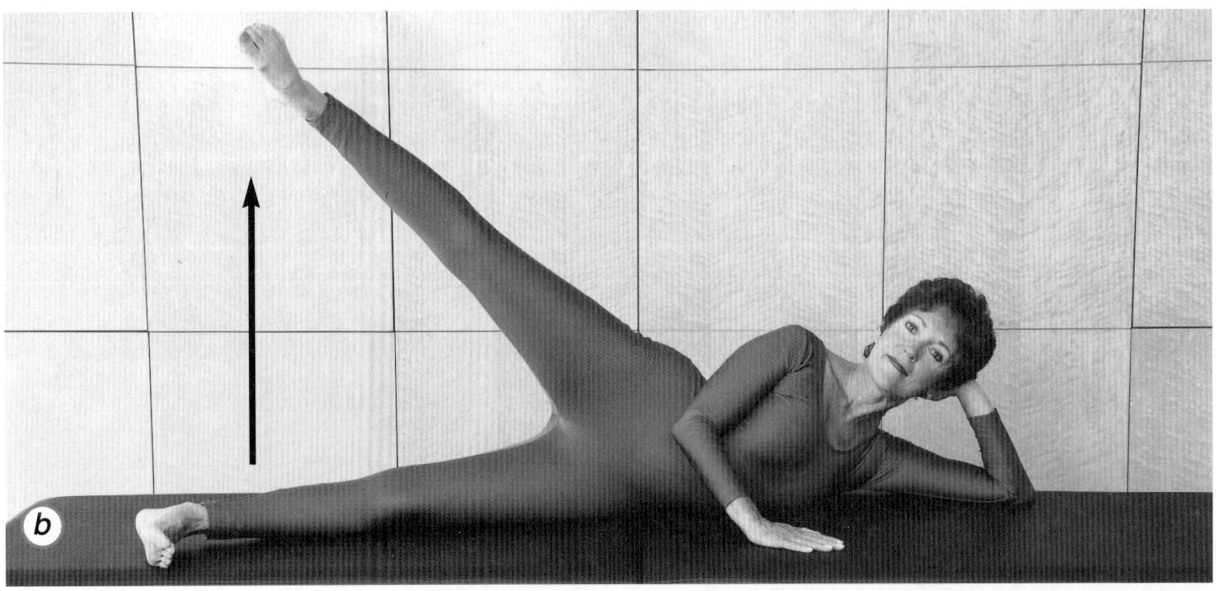

옵션(Option)

1. 양손을 머리 뒤에 받친다.

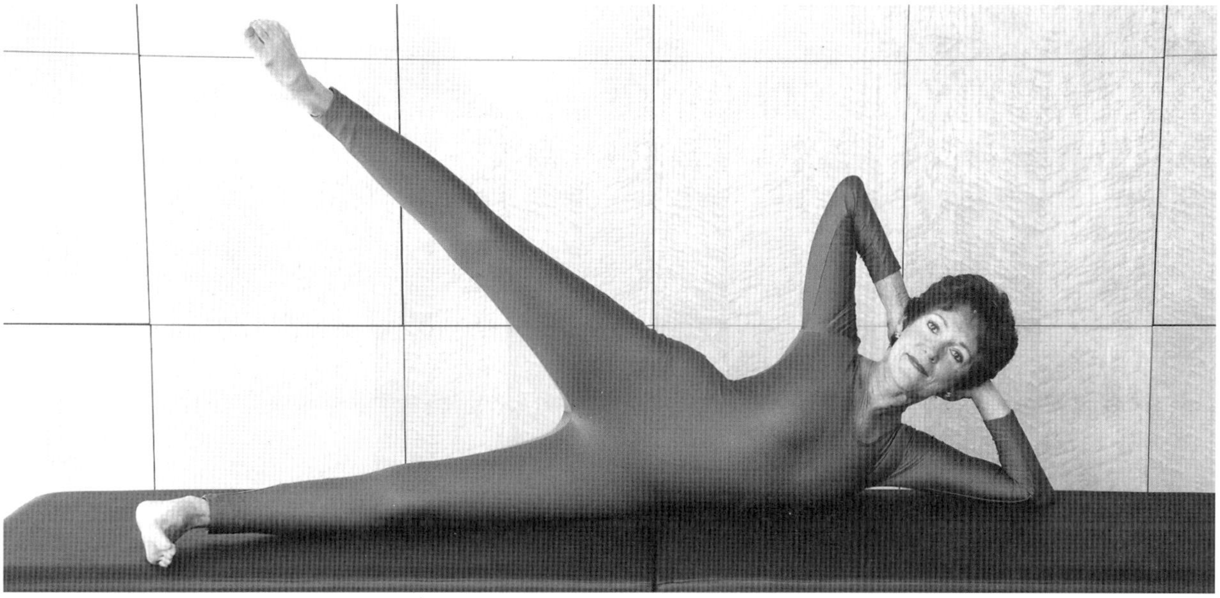

2. 발등을 살짝 바깥 방향으로 향한 채 다리를 올린 자세에서 손은 필라테스 링 위에 놓는다.

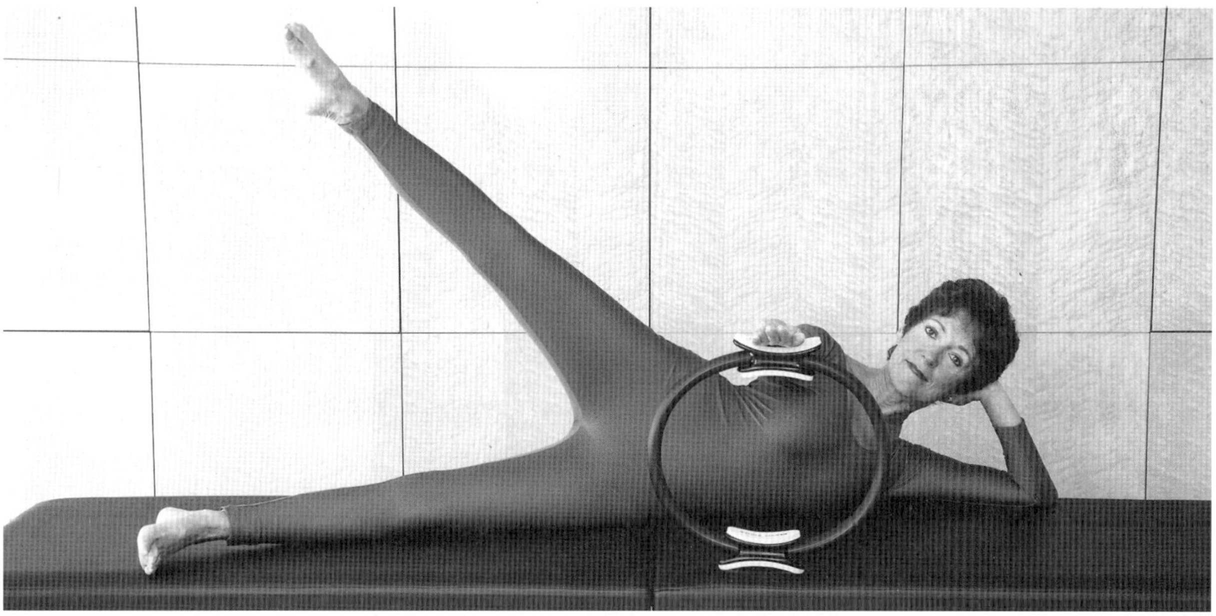

주요 활성 근육(Primary muscles activated)

복근, 큰볼기근, 중간볼기근, 작은볼기근, 넙다리곧은근, 넙다리빗근, 넙다리근막긴장근, 두덩근, 큰모음근, 긴모음근, 짧은모음근, 두덩정강근, 장딴지근, 넙다리두갈래근, 반막모양근, 반힘줄모양근, 안쪽넓은근, 가쪽넓은근, 중간넓은근, 발목관절굽힘근, 발목관절폄근, 오금근, 발바닥근, 가자미근, 뒤정강근, 앞정강근

프론트 앤 백 (Front and Back)

운동 시기 : 수술 후 6주~3개월 환자
적용 부위 : 무릎과 엉덩관절
장소 : 엉덩관절 높이의 높은 매트

동작 설명(Instructions)

- 가장 적절한 준비자세를 선택하여 취한다(265~266쪽 참고).
- 위쪽 다리를 골반 높이로 들어 올리되 무릎은 45°~90° 사이로 구부린 채 발은 편안한 자세를 취하여 다리를 짧게 움직인다*(a)*. 동작을 수행하는 동안 무릎은 구부린 채로 유지한다. 숨을 들이쉬며 동작을 취하는 다리를 골반 앞으로 90°가 되도록 구부린다*(b)*. 숨을 내쉬면서 다리를 구부린 상태에서 아래로 다시 뻗어준다. 이때 다리가 골반 높이를 유지하도록 한다*(c)*. 구부린 다리를 앞으로 가져와서 다시 준비자세를 취한다*(d)*.
- 들숨과 날숨을 규칙적으로 호흡한다.
- 6번에서 8번 반복한다.
- 동작 수행 시 몸은 고정시킨 채 자세를 유지한다. 다리 동작 시에 상체가 움직인다면 ROM(관절운동범위)을 감소시킨다.
- **무릎**(knee)과 **엉덩관절**(hip): 다리를 수평으로 유지시킨다. 골반은 몸의 중앙에서 벗어나지 않도록 한다. 대퇴부를 골반 높이로 유지하기 위해 필요한 경우 수건, 베개, 패드 등을 다리 사이에 끼운다.
- 동작 사이에 다리 휴식을 취하기 위해 요가 블럭이나 원통을 사용할 수 있다.

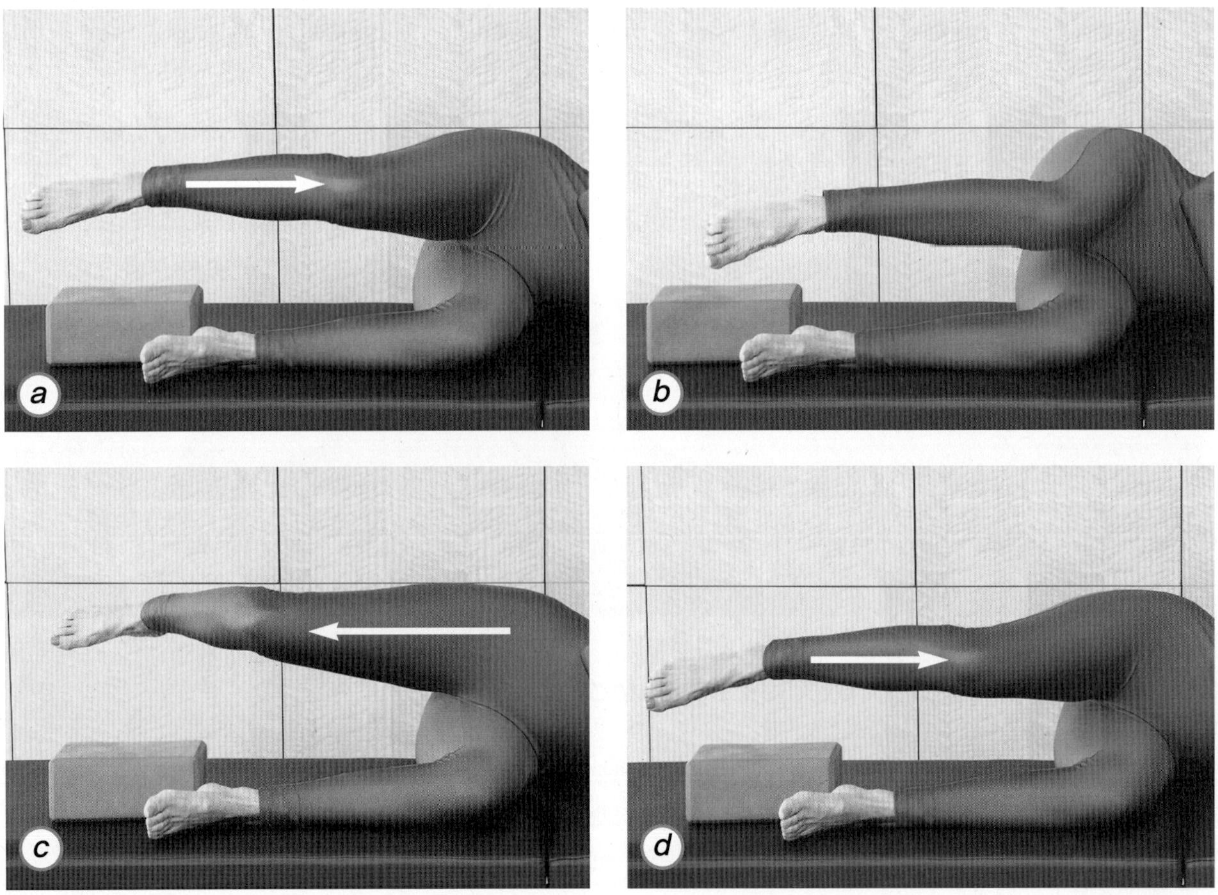

옵션(Option)

다리를 골반 높이까지 들어 올릴 때 동작을 수행하는 다리를 골반에서 쭉 펴서 길게 뻗은 채로 움직일 수 있다. 숨을 들이쉬며 골반을 중심으로 다리를 90° 이내로 굽혀 준다. 숨을 내쉬면서 다리를 다시 펴서 몸통과 일직선이 되는 원래 자세로 돌아온다.

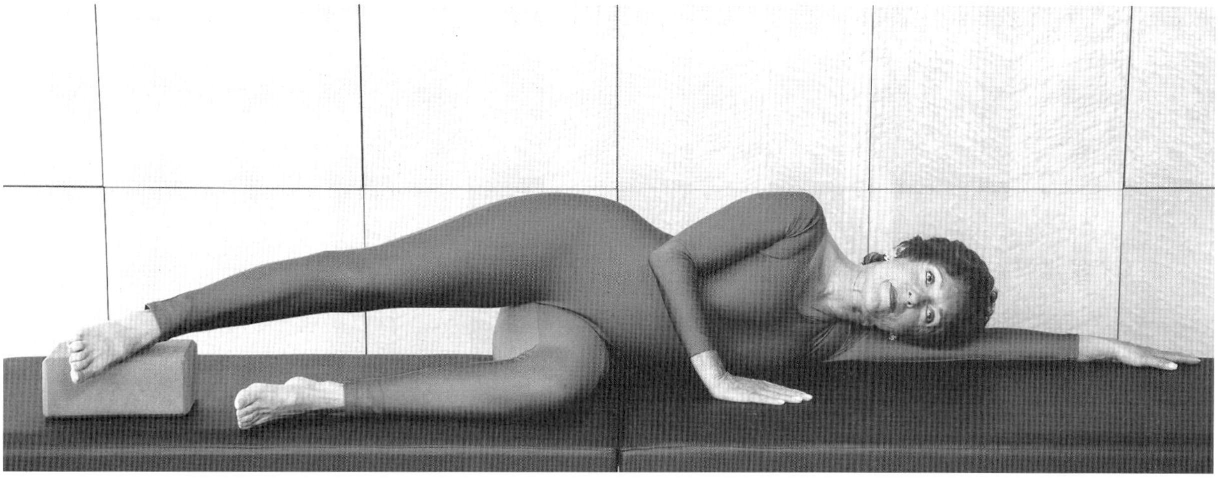

(계속)

프론트 앤 백 (Front and Back)

운동 시기 : 수술 후 3~6개월 및 6개월 이상의 환자
적용 부위 : 무릎과 엉덩관절
장소 : 바닥 매트 또는 높은 매트; 필요에 따라 무릎 및 엉덩관절 치환술 환자를 위해서는 높은 매트 사용

동작 설명(Instructions)

- 가장 적절한 자세를 찾아 취한다(267~268쪽 참고).
- 위쪽 다리를 골반 높이로 들어 올리고 발등은 구부린다. 숨을 들이쉬며 골반을 중심으로 동작을 수행하는 다리를 배꼽을 향해 들어 올린다. 필요한 경우, 작은 소프트볼로 손을 받치고 수건으로 허리 부위를 받친다.
- 숨을 들이쉬며 발끝을 펴서 동작을 수행하는 다리를 아래쪽에 고정된 다리 뒤로 이동시킨다. 이때 이동하는 다리는 골반 높이를 유지하며 쭉 펴되 발등이 바깥을 향하지 않도록 한다. 다리를 쭉 뻗는다. 다리를 앞에서 뒤로 움직일 때 골반 높이를 계속 유지한다.
- 발등을 구부리고 다리를 앞으로 2번 뻗어 준다(다리를 2번 앞으로 찬다). 그리고 나서 발등을 펴고 다리를 뒤로 뻗을 수 있는 만큼 뻗어 준다. 이때 몸통은 고정시킨다.
- 들숨과 날숨을 규칙적으로 호흡한다.
- 여덟 번에서 열 번 반복한다.
- 전체 동작을 수행하는 동안 다리 높이는 동일하게 유지한다.
- 몸통은 매우 안정적으로 고정된 자세를 유지한다. 다리를 움직일 때 몸이 흔들린다면 ROM(관절운동범위)을 감소시킨다.
- **무릎**(knee)과 **엉덩관절**(hip) : 다리를 수평으로 유지하며 발끝은 구부려서 무릎과 직각이 되도록 한다. 무릎은 살짝 구부린다. 다리를 짧게 움직이기 위해서 필요한 경우에는 동작을 수행하는 다리를 굽힌다.

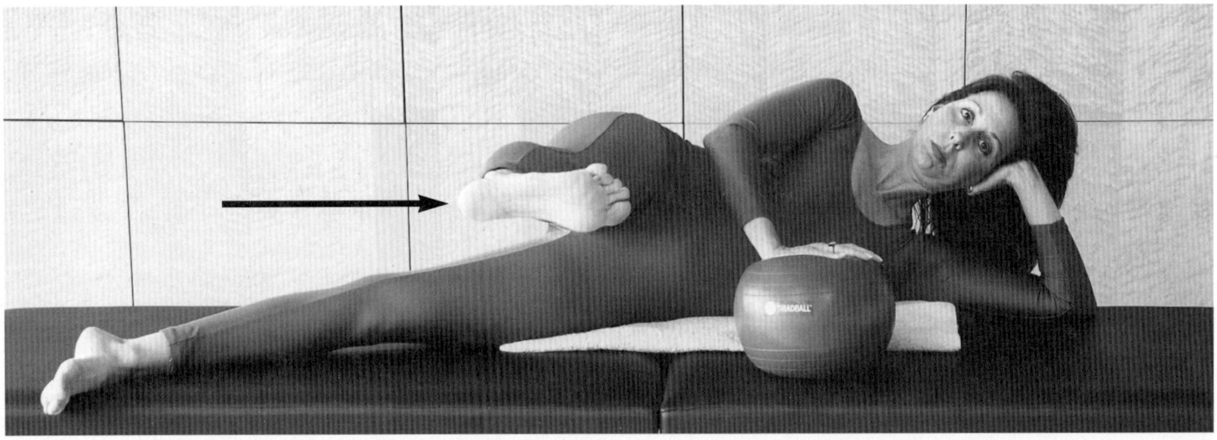

옵션(Option)

1. 프론트 앤 백 동작을 수행 시에는 아래쪽 다리가 매트 위에 일직선으로 펴지도록 둔다. 머리를 아래팔로 받치고 필요한 경우 허리 아래 수건을 받친다.

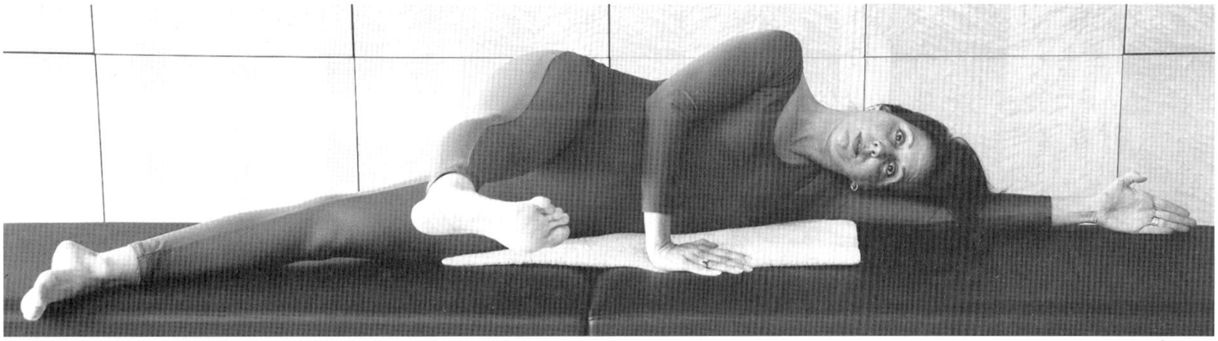

2. 프론트 앤 백 동작을 수행하는 동안 아래쪽 다리를 구부린 채로 둔다. 아래팔로 머리를 받치고 손은 소프트볼 위에 올린 채 아래로 누른다. 필요한 경우 허리 밑에 수건을 받친다.

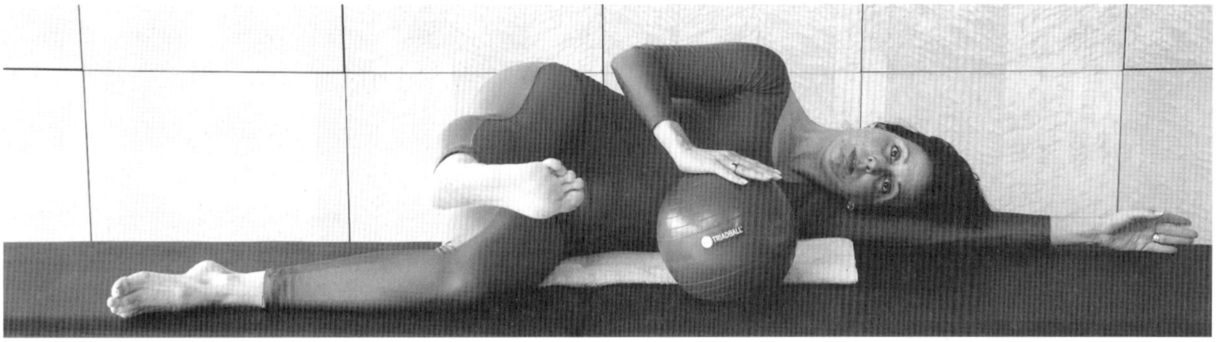

3. 프론트 앤 백 동작을 수행하는 동안 필라테스 링을 사용할 수 있다. 이때 손바닥을 편 채로 한 손을 링 위에 올려두고, 어깨가 귀에 붙지 않도록 떨어뜨린 자세를 취한다.

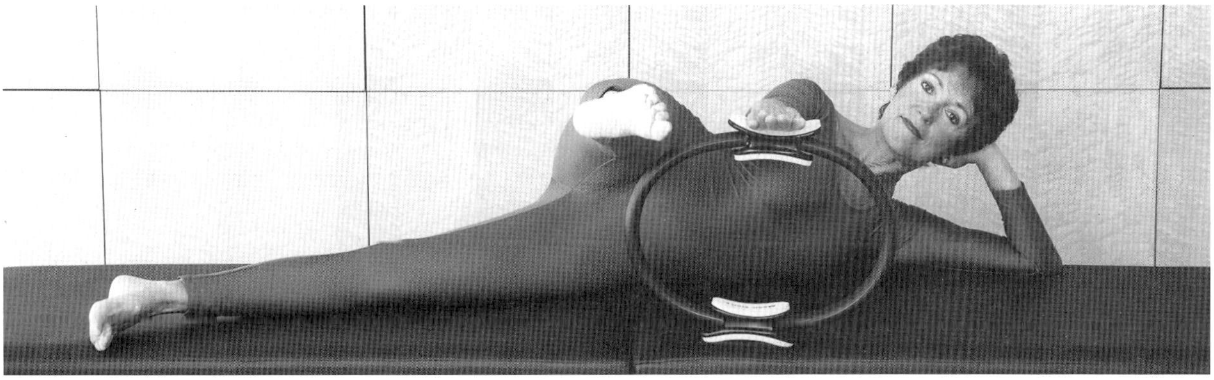

주요 활성 근육(Primary muscles activated)

복근, 넙다리곧은근, 넙다리빗근, 두덩근, 엉덩허리근, 큰볼기근, 중간볼기근, 넙다리두갈래근, 반힘줄모양근, 반막모양근, 넙다리근막긴장근, 큰모음근, 긴모음근, 짧은모음근, 두덩정강근, 오금근, 장딴지근, 발바닥근, 중간넓은근, 안쪽넓은근, 가쪽넓은근, 궁둥구멍근, 가자미근, 앞정강근, 뒤정강근

리틀 서클 (Little Circle)

운동 시기 : 수술 후 6주~3개월 환자
적용 부위 : 무릎과 엉덩관절
장소 : 엉덩관절 높이의 높은 매트

동작 설명(Instructions)

- 가장 적절한 자세를 골라 취한다(265~266쪽).
- 복근을 바짝 당겨 준다.
- 위쪽 다리를 골반 높이로 들어 올리고 발끝을 편다. 발끝으로 작은 원을 그려 준다. 원의 꼭대기를 기준으로 동작에 힘을 준다.
- 원을 그릴 때 다리 바깥쪽부터 시작한다.
- 원을 그리는 방향을 바꿔 가며 다섯 번 반복한다.
- 동작을 수행하는 동안 상체는 고정된 자세를 유지한다. 발끝을 편 자세를 유지한다.
- **무릎**(knee)**과 엉덩관절**(hip): 다리는 수평을 유지하되 발등은 무릎과 직각이 되도록 구부린다. 무릎은 살짝 굽힌 채로 자연스러운 자세를 취한다. 골반이 몸의 중앙에서 벗어나지 않도록 한다.

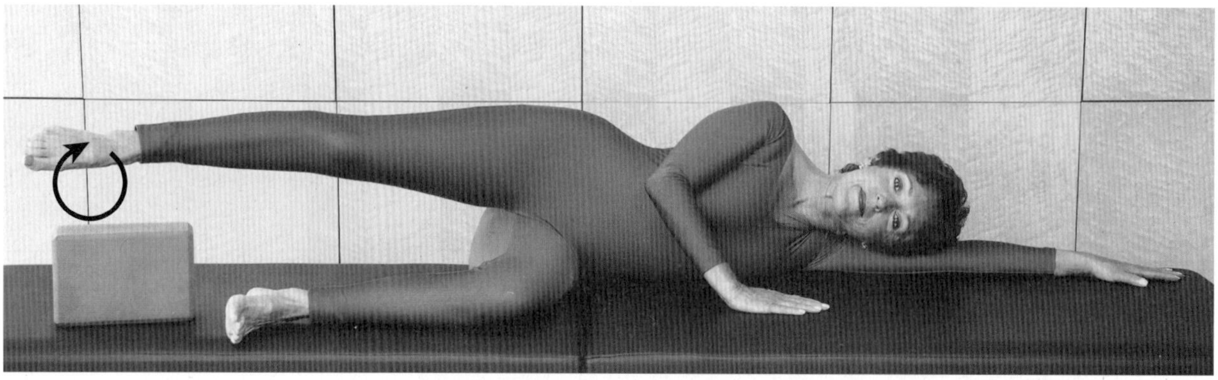

옵션(Option)

몸의 중심을 유지하기 위해 한 손을 작은 소프트볼 위에 올려두고 편안하게 수건을 받친다.

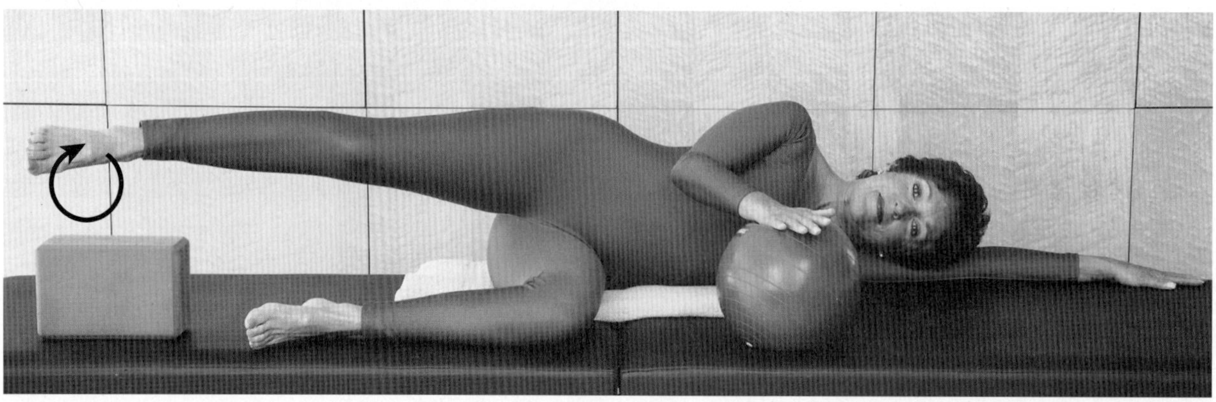

리틀 서클 (LITTLE CIRCLE)

운동 시기 : 수술 후 3~6개월 및 6개월 이상 환자
적용 부위 : 무릎과 엉덩관절
장소 : 바닥 매트 또는 높은 매트; 필요에 따라 무릎 및 엉덩관절 치환술 환자를 위해서는 높은 매트 사용

동작 설명(Instructions)

- 가장 적절한 준비자세를 찾아 취한다(267~268쪽 참고).
- 복근을 바짝 당겨 준다.
- 위쪽 다리를 골반 높이까지 들어 올리고 발끝을 편다. 발끝으로 작은 원을 그려준다. 원의 꼭대기에서 동작에 힘을 준다. 한 손은 매트를 짚거나*(a)* 또는 양손을 머리 뒤에 갖다 댈 수 있다*(b)*.

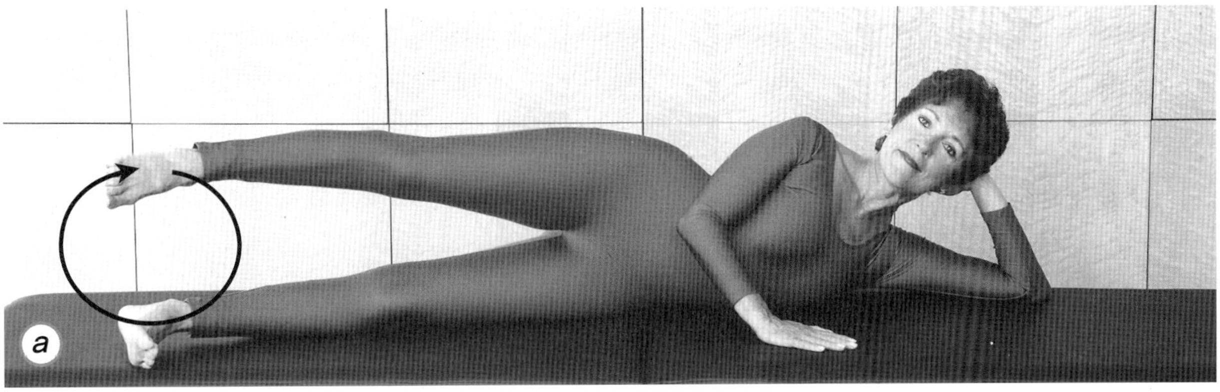

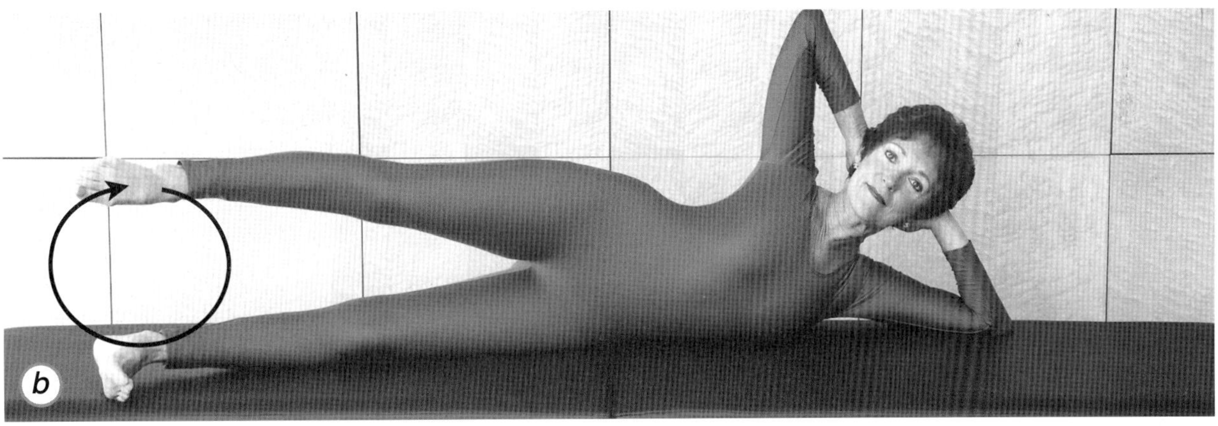

(계속)

- 바깥쪽부터 원을 그린다.
- 반대 방향으로 원을 그려 준다.
- 들숨과 날숨을 규칙적으로 호흡한다.
- 각 방향의 동작을 여덟 번에서 열 번 반복한다.
- 동작을 수행하는 동안 상체는 고정된 채로 유지한다. 다리를 뻗을 때 발등은 직각이 되게 한다.
- **무릎**(knee)과 **엉덩관절**(hip): 다리는 수평을 유지한다. 이때 발등을 구부려 무릎과 직각이 되도록 한다. 무릎은 자연스러운 자세를 유지한다.

주요 활성 근육(Primary muscles activated)

복근, 넙다리곧은근, 엉덩허리근, 넙다리빗근, 두덩근, 두덩정강근, 넙다리두갈래근, 반힘줄모양근, 반막모양근, 중간볼기근, 넙다리근막긴장근, 작은볼기근, 큰볼기근, 큰모음근, 긴모음근, 짧은모음근, 중간넓은근, 안쪽넓은근, 가쪽넓은근, 뒤정강근, 장딴지근, 가자미근, 발바닥근

디-서클 (D-Circle)

제한 사항 : 무릎 또는 골반 동작은 수술 후 6주 이내 환자에게 부적합함(디-서클 동작은 수술 후 3개월 미만인 경우 수행하지 말 것)

운동 시기 : 수술 후 3~6개월 및 6개월 이상의 환자

적용 부위 : 무릎과 엉덩관절

장소 : 바닥 매트 또는 높은 매트; 필요에 따라 무릎 및 엉덩관절 치환술 환자를 위해서는 높은 매트 사용

동작 설명(Instructions)

- 가장 적절한 자세를 찾아서 취한다(267~268쪽 참고). 이 동작은 그림 *(a)*에서처럼 필라테스 링과 함께 수행할 수 있다.
- 위쪽 다리를 골반 높이보다 높게 들어 올려 최대한 높게 자세를 유지한다. 발등을 편다*(b)*. 반원을 크게 그리며 다리를 앞쪽으로 뻗는다*(c)*. 다시 원래 위치로 돌아온다*(d)*. 이 동작을 반복한다.
  마치 알파벳 D자를 그리듯이 동작을 수행한다.
- 들숨과 날숨을 규칙적으로 호흡한다.
- 각 동작을 다섯 번 반복한다.
- 동작을 수행하는 동안 몸통은 고정된 자세를 유지한다. 다리를 펼 때 발등은 굽힌 채로 유지한다.
- **무릎**(knee)과 **엉덩관절**(hip) 다리는 수평을 유지한다. 무릎과 발끝이 다리와 일직선상에 놓이도록 한다. 무릎은 살짝 구부린다.

(계속)

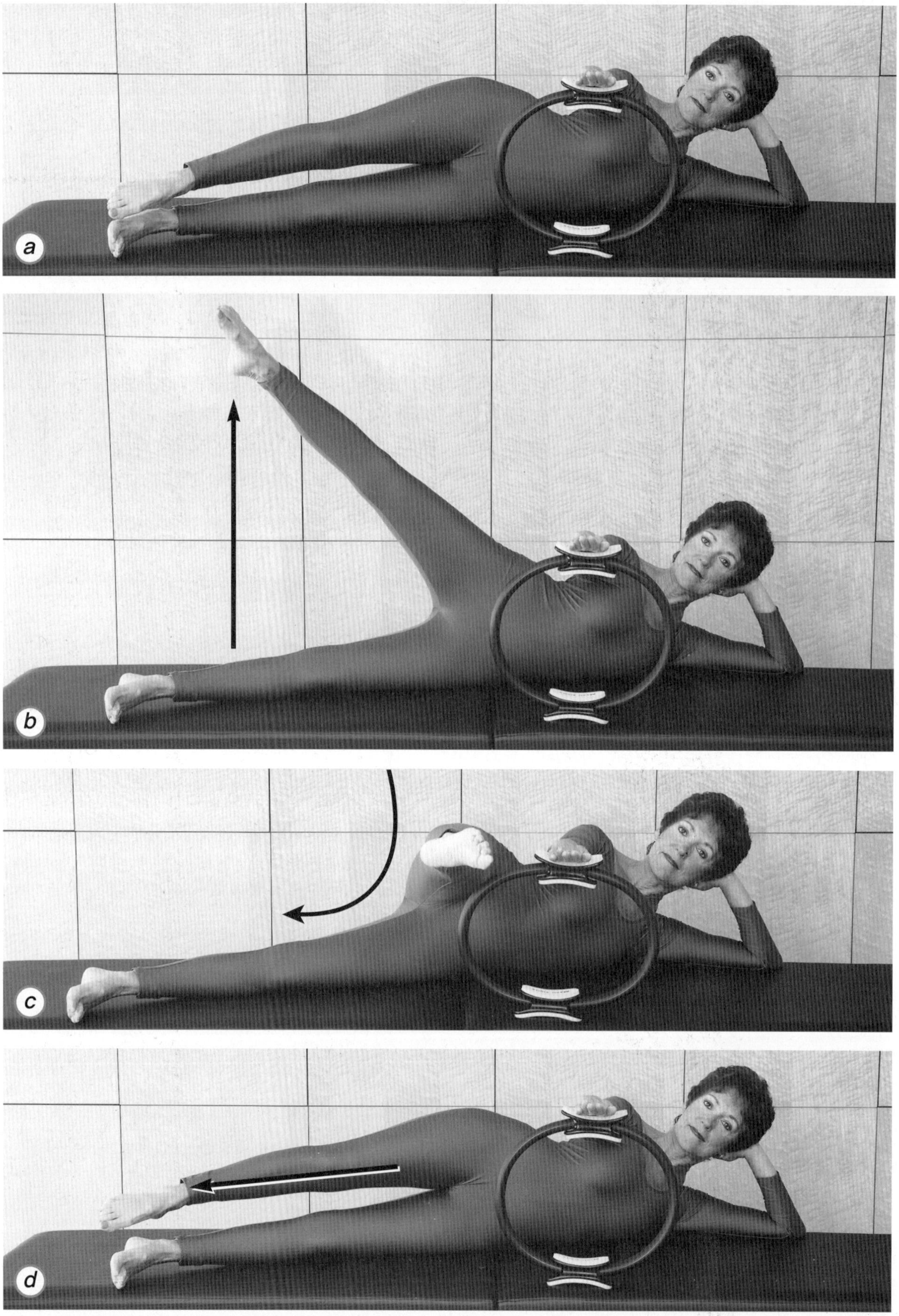
a
b
c
d

주요 활성 근육(Primary muscles activated)

복근, 넙다리곧은근, 엉덩허리근, 넙다리빗근, 두덩근, 두덩정강근, 넙다리두갈래근, 반힘줄모양근, 반막모양근, 중간볼기근, 넙다리근막긴장근, 작은볼기근, 큰볼기근, 큰모음근, 긴모음근, 짧은모음근, 중간넓은근, 안쪽넓은근, 가쪽넓은근, 뒤정강근, 장딴지근, 가자미근, 발바닥근

인터널 앤 익스터널 로테이션 (Internal and External Rotation)

운동 시기 : 수술 후 6주~3개월 환자
적용 부위 : 무릎과 엉덩관절
장소 : 엉덩관절 높이의 높은 매트

동작 설명(Instructions)

- 가장 적절한 준비자세를 선택하여 취한다(265-266쪽 참고)
- 복근을 바짝 당겨 준다.
- 위쪽 다리를 골반 높이로 들어 올리고 발끝은 구부린다*(a)*. 발등, 발목, 무릎, 골반을 차례대로 바깥쪽으로 돌려서 발끝이 천장을 향하도록 한다*(b)*. 골반, 무릎, 발목, 발등 순서대로 원래의 수평 자세로 돌아온다. 동작을 수행하는 동안 발뒤꿈치 바깥으로 힘이 들어가게 된다.

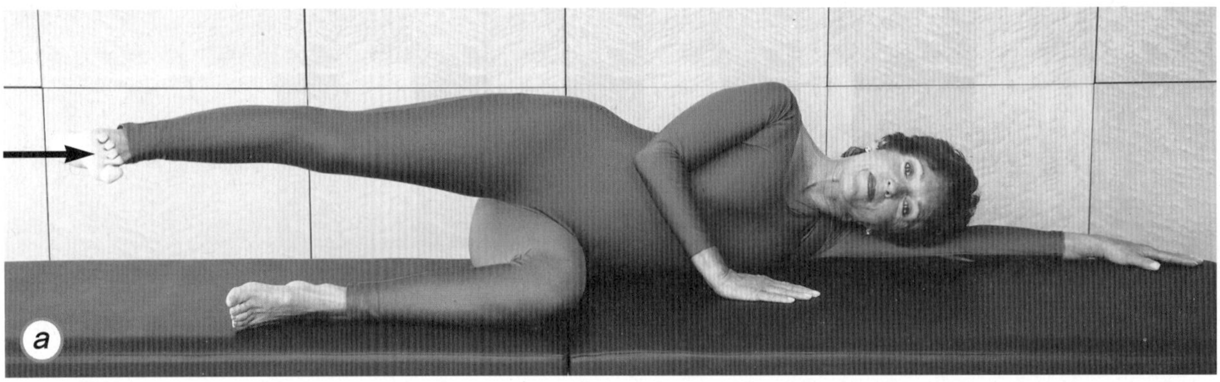
a

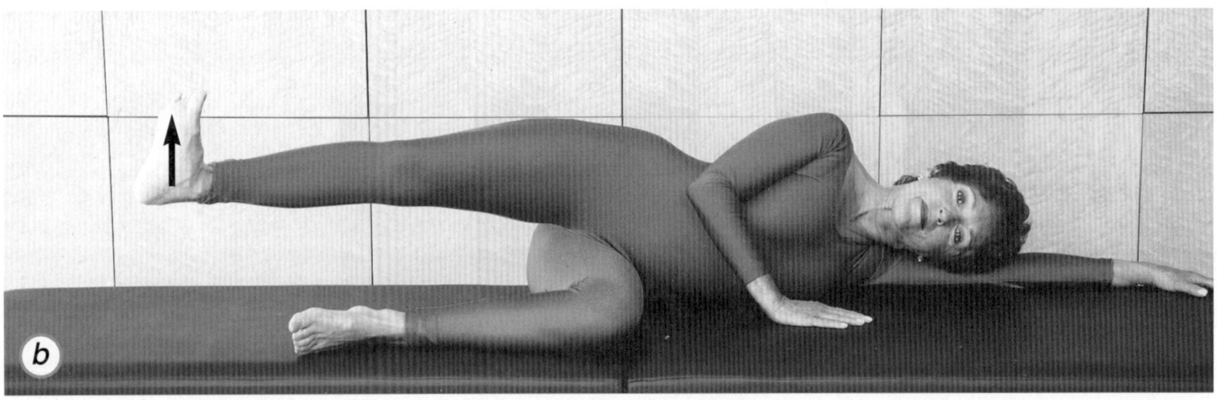
b

- 들숨과 날숨을 규칙적으로 호흡한다.
- 다섯 번 반복한다.
- 동작을 수행하는 동안 상체는 고정된 자세를 유지하고 복근을 사용한다.
- **무릎**(knee)과 **엉덩관절**(hip): 다리는 수평을 유지하고 무릎과 발끝이 다리와 일직선 상에 놓여 있는 자세에서 동작을 시작한다. 무릎은 살짝 구부린다. 골반이 몸의 중앙선에서 벗어나지 않도록 한다. 동작 사이에 휴식을 취하기 위해 필요한 경우, 요가 블럭, 원통, 연습용 베개를 다리 사이에 끼운다.
- **엉덩관절**(hip): 골반이 바깥쪽으로 20° 이상 돌아가지 않도록 한다.

인터널 앤 익스터널 로테이션 (INTERNAL AND EXTERNAL ROTATION)

운동 시기 : 수술 후 3~6개월 및 6개월 이상의 환자
적용 부위 : 무릎과 엉덩관절
장소 : 바닥 매트 또는 높은 매트; 필요에 따라 무릎 및 엉덩관절 치환술 환자를 위해서는 높은 매트 사용

동작 설명(Instructions)

- 가장 적절한 자세를 선택하여 취한다(267-268쪽 참고).
- 복근을 바싹 당겨 준다.
- 위쪽 다리를 골반 높이로 들어 올리고 발등은 구부린다*(a)*. 발등, 발목, 무릎, 골반 순서로 바깥쪽으로 돌려 주어 발끝이 천장을 향하도록 한다*(b)*. 골반, 무릎, 발목, 발등 순서로 다시 원래 위치를 지나 아래쪽으로 돌려주어*(c)* 발끝이 바닥을 향하도록 한다*(d)*. 동작을 수행하는 동안 뒤꿈치 바깥쪽으로 힘이 주어지게 된다.
- 들숨과 날숨을 규칙적으로 호흡한다.
- 여덟 번 반복한다.
- 동작을 수행하는 동안 상체는 고정된 자세를 유지하고 복근을 사용한다.
- **무릎**(knee): 다리를 수평으로 유지한 채 무릎을 펴고 발등은 굽힌 자세를 취한 후 동작을 시작한다. 무릎은 살짝 구부린다.
- **엉덩관절**(hip): 동작을 수행하는 동안 무릎은 살짝 구부린다. 병상 6개월 미만의 환자는 다리를 바깥쪽과 안쪽으로 회전시킬 때 각도가 20°를 넘지 않도록 하고, 병상 6개월 이상의 환자는 30°를 넘지 않도록 한다.

(계속)

인터널 앤 익스터널 로테이션 (Internal and External Rotation) *(계속)*

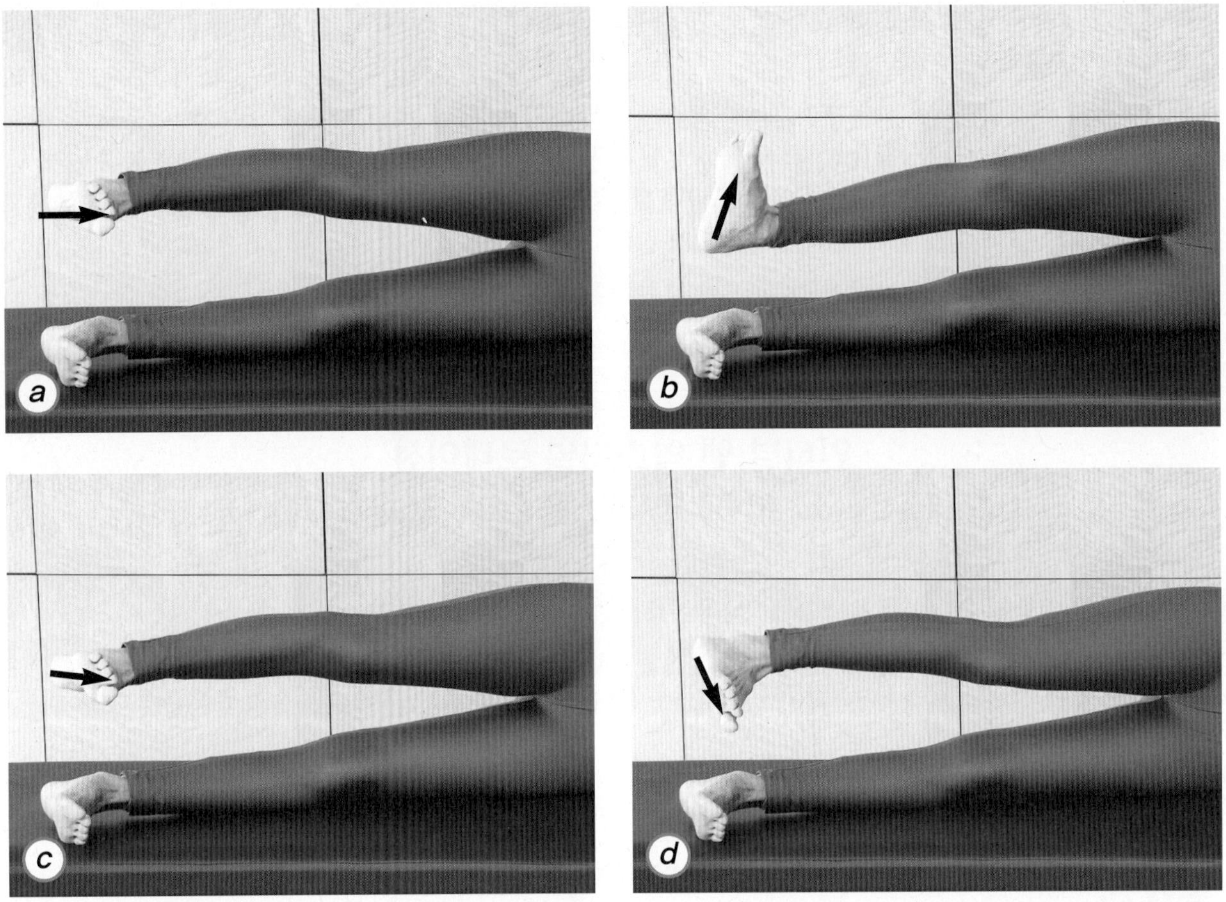

옵션(Option)

다리 회전 동작을 수행하는 동안 머리는 아래팔을 베고 눕거나 또는 위쪽 팔을 매트 위나 머리 뒤로 받칠 수 있다. 동작 전체에 걸쳐 골반에서부터 다리를 쭉 펴고 허리가 매트 위로 살짝 들어 올려진 자세를 유지한다.

주요 활성 근육(Primary muscles activated)

복근, 넙다리곧은근, 엉덩허리근, 중간볼기근, 넙다리근막긴장근, 작은볼기근, 큰볼기근, 넙다리빗근, 큰모음근, 긴모음근, 짧은모음근, 궁둥구멍근, 위쌍동이근, 아래쌍동이근, 내폐쇄근, 외폐쇄근, 대퇴방형근, 두덩근, 두덩정강근, 안쪽넓은근, 중간넓은근, 가쪽넓은근, 앞정강근, 뒤넙다리근 스트레치 됨(넙다리두갈래근, 반힘줄모양근, 반막모양근)

자전거 (Bicycle)

제한 사항 : 무릎 또는 골반 동작은 수술 후 6주~3개월 환자에게 부적합함
운동 시기 : 수술 후 3~6개월 및 6개월 이상의 환자
적용 부위 : 무릎과 엉덩관절
장소 : 바닥 매트 또는 높은 매트; 필요에 따라 무릎 및 엉덩관절 치환술 환자를 위해서는 높은 매트 사용

동작 설명(Instructions)

- 가장 적절한 자세를 선택하여 취한다(267–268쪽 참고).
- 복근을 바짝 당겨 준다.
- 위쪽 다리를 골반 높이로 들어 올린다. 다리를 앞쪽으로 이동시켜 허리 부근까지 오게 한 후 그 자세를 유지한다*(a)*. 무릎을 최대한 가슴 쪽으로 굽혀서 끌어당긴다*(b)*. 이 자세를 유지하며 다리를 펴는 자세를 취할 준비를 한다. 다리 아래쪽이 벽을 향하도록 하여 발이 엉덩이 쪽에 위치하도록 한다*(c–d)*. 다리를 뒤쪽으로 벽을 향해 당겨 준다*(e)*. 다리를 곧게 펴서 다시 앞쪽으로 이동시킨다*(a)*. 이 동작을 반복한다. (이 책에 실린 사진에서는 다리를 약 110° 정도 앞쪽으로 끌어당긴 자세를 보여주고 있다.)
- 순서는 다음과 같다: 무릎을 펴서 앞쪽으로, 무릎을 굽히고, 뒤꿈치가 엉덩이에 닿도록, 다리를 뒤쪽으로 당기고, 다리를 완전히 앞쪽으로 이동시킨다.
- 순서를 거꾸로 반복한다. 즉, 무릎을 굽힌 채로 다리를 뒤쪽으로 당겨준 상태에서 동작을 시작한다. 순서는 다음과 같다: 뒤꿈치가 엉덩이에 닿은 상태에서, 무릎을 당겨주고, 무릎을 편 채 앞쪽으로, 다리를 완전히 뒤쪽으로 이동시킨다.
- 들숨과 날숨을 규칙적으로 호흡한다.
- 각 방향으로 동작을 네 번씩 반복한다.
- 동작을 수행하는 동안 상체는 고정된 자세를 유지한다. 상체가 움직이는 경우에는 ROM(관절운동범위)을 낮춰 준다. 다리를 펼 때는 발끝까지 쭉 편다.
- **무릎**(knee): 무릎은 최대한 굽히되 다리를 당겨 주는 자세를 취할 시에 무릎이 과도하게 늘어나지 않도록 주의한다.
- **엉덩관절**(hip): 동작 수행 시 다리가 몸의 중앙선을 벗어나 바닥으로 떨어지지 않도록 주의한다. 동작을 시작할 때 앞쪽으로 움직이는 다리는 허리까지만 오도록 한다. 무릎을 가슴 쪽으로 당기는 동작을 할 때 골반의 각도는 수술 후 6개월 미만 환자는 110°, 수술 후 6개월 이상의 환자는 115°가 되도록 한다. 다리를 뻗을 때 몸의 중앙선에서 살짝 뒤쪽으로 향하도록 하며, 이때 다리가 바깥쪽으로 돌아가지 않도록 한다.
- 다리를 원래 위치로 펴서 이동시킬 때 무릎이나 골반이 바깥쪽으로 틀어지지 않아야 한다.

옵션(Option)

상체를 고정시킨 채로 동작의 난이도를 높이기 위해서 손을 공 위에 고정시키거나 머리 뒤에 위치시킨다.

(계속)

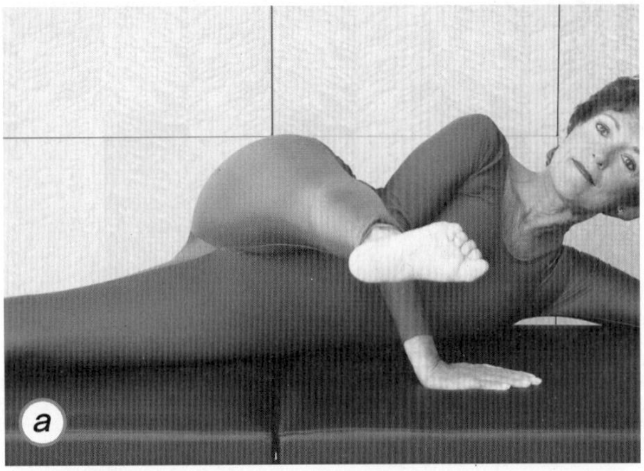

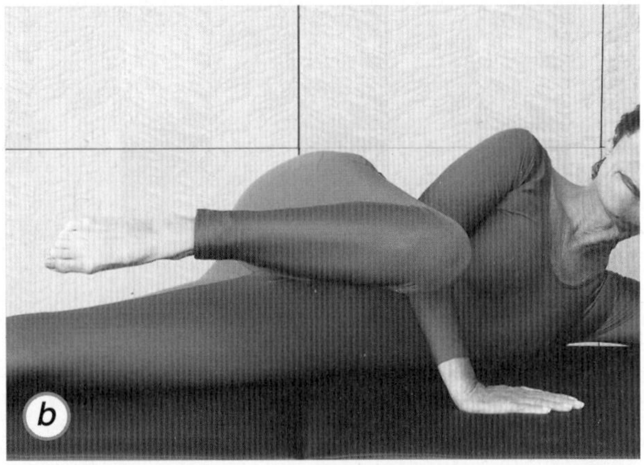

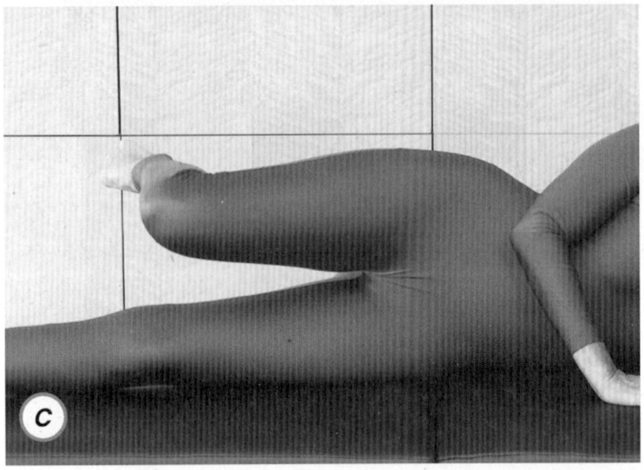

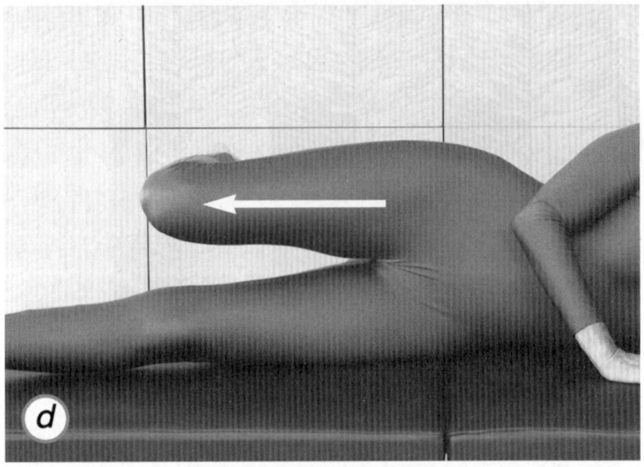

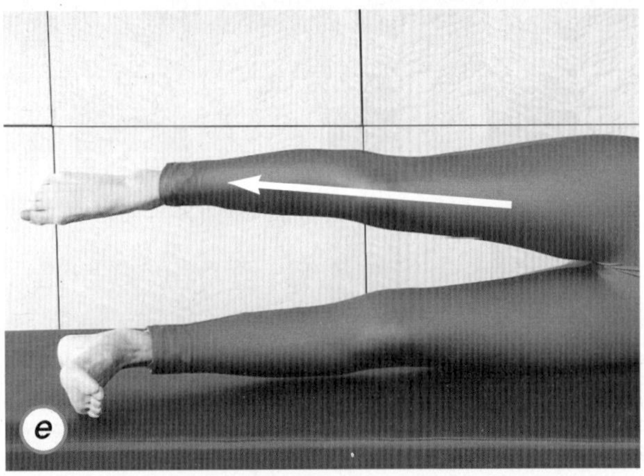

주요 활성 근육(Primary muscles activated)

복근, 넙다리곧은근, 안쪽넓은근, 가쪽넓은근, 중간넓은근, 넙다리빗근, 두덩근, 엉덩허리근, 큰볼기근, 중간볼기근, 작은볼기근, 넙다리두갈래근, 반힘줄모양근, 반막모양근, 두덩정강근, 오금근, 장딴지근, 발바닥근, 넙다리근막긴장근, 큰모음근, 긴모음근, 짧은모음근, 궁둥구멍근, 발목관절폄근, 뒤정강근, 가자미근

가위자세 (Scissors)

제한 사항 : 무릎과 엉덩관절 동작은 수술 후 6주~3개월 환자에게 부적당함
운동 시기 : 수술 후 3~6개월 및 6개월 이상의 환자
적용 부위 : 무릎과 엉덩관절
장소 : 바닥 매트 또는 높은 매트; 필요에 따라 무릎 및 엉덩관절 치환술 환자를 위해서는 높은 매트 사용

동작 설명(Instructions)

- 가장 적절한 자세를 선택하여 취한다(267–268쪽 참고).
- 양다리를 몸의 중앙선 쪽으로 당기되 앞쪽으로 25° 이상의 각도를 유지한다.
- 복근을 바짝 당겨 준다.
- 위쪽 다리를 골반 높이까지 들어 올리고 발끝을 편다. 위쪽 다리는 뒤로 향하고 아래쪽 다리는 앞을 향하도록 골반을 중심으로 서로 반대 방향으로 이동시킨다. 동작을 천천히 통제하면서 양다리가 마치 가위질을 하듯이 또는 스위치를 작동하듯이 공기를 가르도록 움직인다(*a–b*).

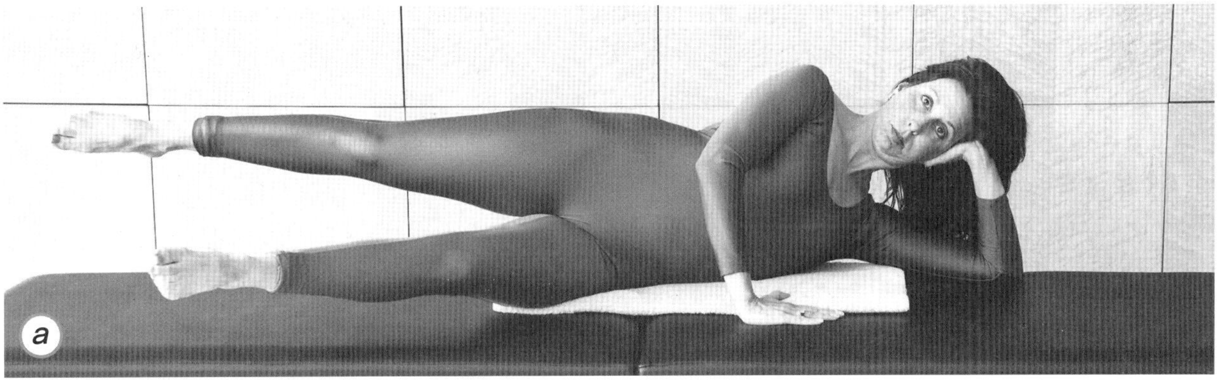
a

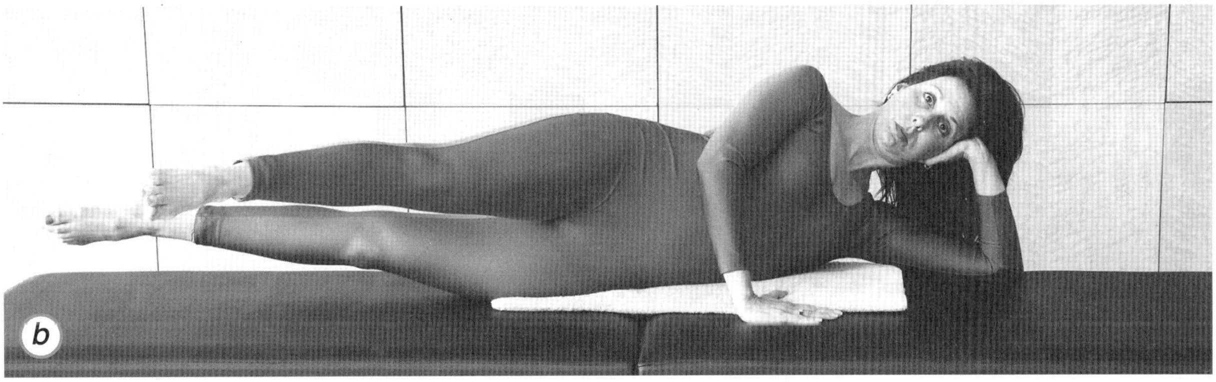
b

(계속)

- 들숨과 날숨을 규칙적으로 호흡한다.
- 각 방향으로 여덟 번 반복한다.
- 몸통을 고정시킨 자세를 유지하며 복근을 사용한다. 다리를 일직선으로 펼 때는 발끝까지 힘을 주어 쭉 편다. 머리 끝을 당기는 느낌과 동시에 발끝으로 당기는 느낌을 함께 생각한다.
- **무릎**(knee): 무릎은 자연스러운 자세를 유지한다. 양다리를 펼 때 무릎을 5~10° 굽힌다고 생각한다.
- **엉덩관절**(hip): 동작은 최대한 작게, 천천히, 그리고 통제된 상태에서 수행한다. 허리 아래에 패드나 수건을 받친다. 다리는 수평 상태에서 골반 높이를 유지한다. 다리가 몸의 중앙선에서 약간 뒤쪽으로 향하도록 뻗어주되, 무릎은 자연스럽게 유지하고 다리가 바깥쪽으로 돌아가지 않도록 한다.

옵션(Option)

가위 동작은 머리를 한쪽 팔에 기댄 채로 또는 위쪽 팔로 매트를 짚거나 한 손을 머리 뒤에 받친 채 수행할 수 있다. 동작을 수행하면서 다리는 골반부터 일직선으로 쭉 펴고 허리가 매트 위로 살짝 들리는 느낌으로 자세를 취한다.

주요 활성 근육(Primary muscles activated)

복근, 넙다리곧은근, 넙다리빗근, 두덩근, 엉덩허리근, 큰볼기근, 중간볼기근, 넙다리두갈래근, 반힘줄모양근, 반막모양근, 큰모음근, 긴모음근, 짧은모음근, 두덩정강근, 안쪽넓은근, 가쪽넓은근, 중간넓은근, 넙다리근막긴장근, 뒤정강근, 장딴지근, 발바닥근, 가자미근

패러렐 레그 리프트 (Parallel Leg Lift)

제한 사항 : 무릎 또는 골반 동작은 수술 후 6주 환자에게 부적합함
운동 시기 : 수술 후 3~6개월 및 6개월 이상의 환자
적용 부위 : 무릎과 엉덩관절
장소 : 바닥 매트 또는 높은 매트; 필요에 따라 무릎 및 엉덩관절 치환술 환자를 위해서는 높은 매트 사용

동작 설명(Instructions)

- 가장 적절한 자세를 선택하여 취한다(267–268쪽 참고).
- 양다리를 가운데로 모아서 최소한 25° 각도로 앞쪽으로 뻗는다.
- 복근을 바짝 당겨 준다.
- 위쪽 다리를 골반 높이까지 들어 올리고 발끝은 뻗어 준다. 아래쪽 다리를 위쪽 다리와 만나도록 들어 올린다. 양다리를 모아서 몸의 중앙선에 오도록 한다. 양다리를 함께 올렸다 내리기를 반복하며 이때 양다리가 매트에 닿지 않도록 주의한다*(a–b)*. 들어 올릴 때는 천천히, 내릴 때는 다리 근육을 사용한다.

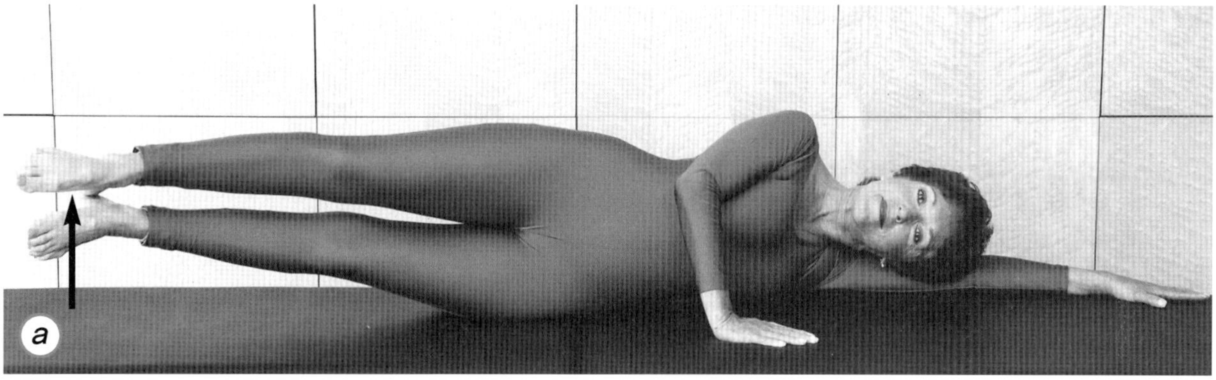

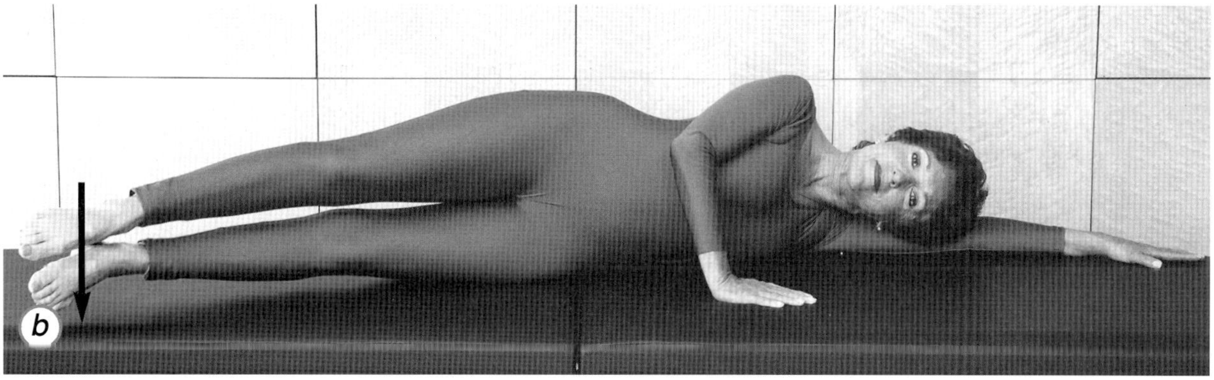

(계속)

- 들숨과 날숨을 규칙적으로 호흡한다.
- 여덟 번 반복한다.
- 몸통은 고정된 자세를 유지하고 복근을 사용한다. 다리를 펼 때는 발끝까지 쭉 편다.
- **무릎**(knee): 무릎은 살짝 구부린 채로 유지한다.
- **엉덩관절**(hip): 필요한 경우 허리 아래에 패드나 수건을 받친다. 다리는 수평으로 유지한다.

옵션(Option)

다리 평행하게 들어올리기 동작을 수행할 때 머리는 아래팔로 받치거나 또는 한쪽 팔로 매트를 짚어 몸을 지지할 수 있고, 아니면 한 손을 머리 뒤에 위치시킬 수 있다. 다리를 일직선으로 펴는 동작을 수행하는 동안 허리가 매트 위로 살짝 들리는 느낌으로 자세를 취한다.

주요 활성 근육(Primary muscles activated)

복근, 넙다리곧은근, 엉덩허리근, 안쪽넓은근, 가쪽넓은근, 중간넓은근, 큰볼기근, 중간볼기근, 작은볼기근, 넙다리근막긴장근, 두덩근, 넙다리빗근, 큰모음근, 긴모음근, 짧은모음근, 두덩정강근, 두덩근, 장딴지근, 가자미근, 발목관절 폄근, 발바닥근, 뒤정강근

리프트, 리프트, 로우어, 로우어 (Lift, Lift, Lower, Lower)

제한 사항 : 무릎 또는 골반 동작은 수술 후 6주차 환자에게 부적합함
운동 시기 : 수술 후 3~6개월 및 6개월 이상 환자
적용 부위 : 무릎과 엉덩관절
장소 : 바닥 매트 또는 높은 매트; 필요에 따라 무릎 및 엉덩관절 치환술 환자를 위해서는 높은 매트 사용

동작 설명(Instructions)

- 가장 적절한 자세를 선택하여 취한다(267–268쪽 참고).
- 양다리를 몸의 가운데로 모아서 최소한 25°의 각도로 앞을 향해 뻗는다*(a)*.
- 복근을 바짝 당겨 준다.
- 위쪽 다리를 골반 높이로 들어 올리고 발끝을 편다*(b)*. 아래쪽 다리를 들어 올려서 위쪽 다리와 만나도록 한다*(c)*. 양다리를 모아서 몸의 중앙에 위치하도록 한다.
- 아래쪽 다리를 밑으로 내리고*(d)*, 그다음 위쪽 다리도 아래로 내려 준다(e). 위쪽 다리를 위로 올리고 나서 아래쪽 다리를 위쪽 다리와 맞붙도록 올린다.
- 올리고, 올리고, 내리고, 내리고의 순서로 동작을 수행한다. 동작을 수행하는 동안 양다리는 매트에서 몇 센티미터(몇 인치) 정도 뜬 상태를 유지한다.
- 들숨과 날숨을 규칙적으로 호흡한다.
- 여덟 번 반복한다.
- 몸통은 고정된 자세를 유지하고 복근을 사용한다. 다리를 펼 때는 발끝까지 쭉 편다.
- **무릎**(knee): 무릎은 살짝 구부린다.
- **엉덩관절**(hip): 매트 위 허리 부분에 패드를 받치고, 양다리는 수평을 유지한다.

(계속)

리프트, 리프트, 로우어, 로우어(Lift, Lift, Lower, Lower) *(계속)*

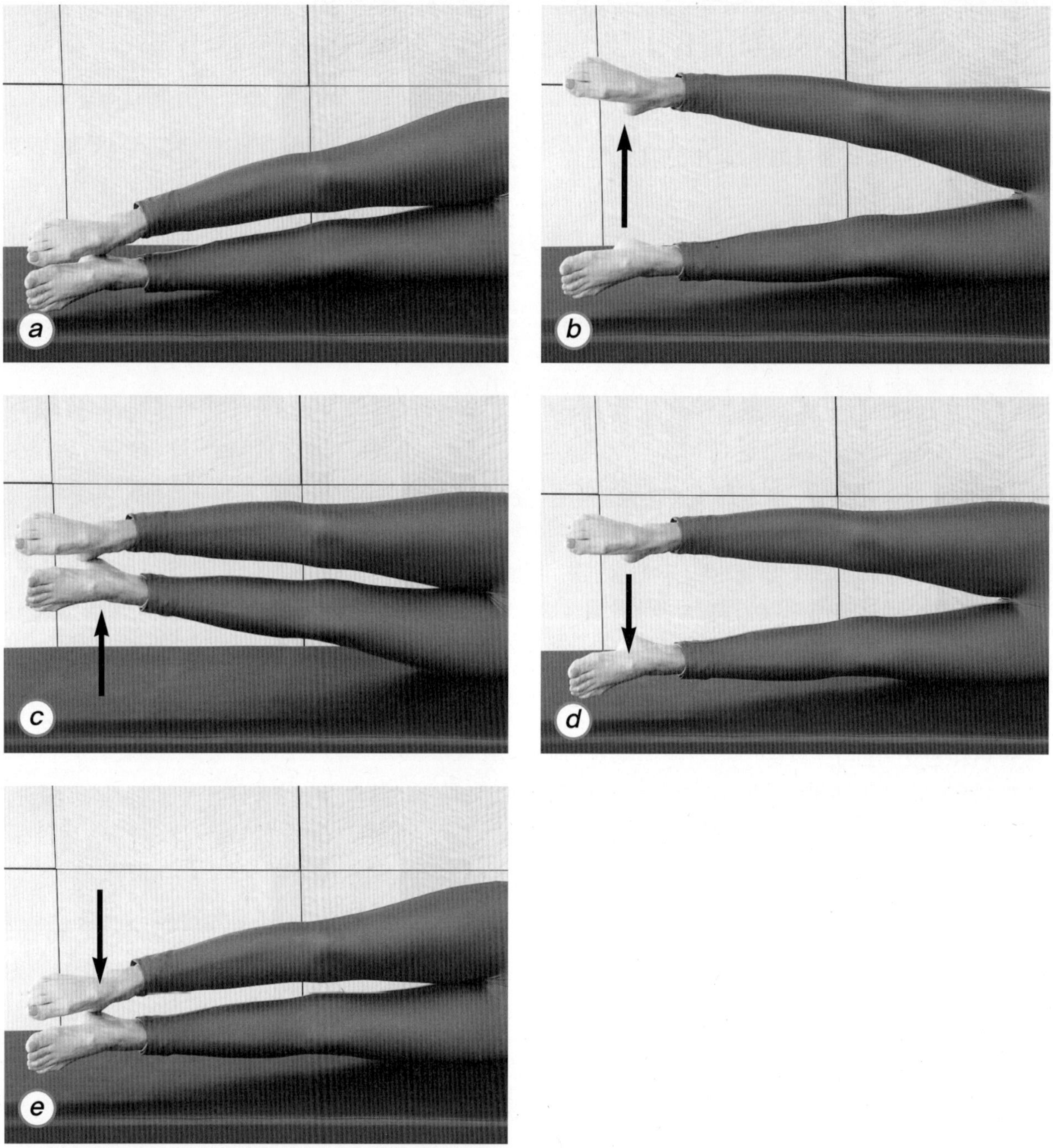

옵션(Option)

1. 위쪽 다리를 골반 높이까지 들어 올리고 발끝은 쭉 편다. 아래쪽 다리가 위쪽 다리와 맞닿도록 들어 올린다. 양다리를 몸의 중앙으로 모은다. 위쪽 다리를 고정시킨 채로 아래쪽 다리를 들어 올렸다 내린다. 위쪽 다리에 맞닿을 때까지 올렸다가 다시 내리기를 여덟 번 반복한다.
2. 위쪽 다리를 골반 높이까지 들어 올리고 발끝을 쭉 편다. 아래쪽 다리를 위쪽 다리와 닿을 때까지 들어 올린다. 양다리를 몸의 중앙으로 모은다. 아래쪽 다리를 고정시킨 채로 위쪽 다리를 들었다가 내리기를 반복한다. 이 동작은 난이도가 높은 동작이다.
3. 왼쪽, 왼쪽, 아래로, 아래로 동작과 그 변형동작을 수행할 때에 아래쪽 팔로 머리를 받치거나 위쪽 팔로 매트를 짚을 수 있거나 또는 한 손을 머리 뒤로 위치시킬 수 있다. 다리를 일직선으로 펴는 동작을 수행할 때는 허리가 매트 위로 살짝 뜨는 느낌으로 자세를 잡는다.

주요 활성 근육(Primary muscles activated)

복근, 넙다리곧은근, 엉덩허리근, 안쪽넓은근, 가쪽넓은근, 중간넓은근, 큰볼기근, 중간볼기근, 작은볼기근, 넙다리근막긴장근, 두덩근, 장딴지근, 가자미근, 발목관절폄근, 발바닥근, 뒤정강근

90° 롱-레그 들어올리기와 90° 롱-레그 서클 (90° Long-Leg Lift and 90° Long-Leg Circle)

제한 사항 : 무릎 또는 골반 동작은 수술 후 6주~3개월 또는 3~6개월 환자에게 부적합함
운동 시기 : 수술 후 6개월 이상의 환자
적용 부위 : 무릎과 엉덩관절
장소 : 바닥 매트 또는 필요에 따라 높은 매트

90° 롱-레그 들어올리기 동작의 순서 (Instruction for 90° long-leg lift)

- 가장 적절한 준비자세를 선택하여 취한다(267-268쪽 참고)
- 아래쪽 다리를 직각으로 구부리고, 위쪽 다리는 상체와 일직선이 되도록 편다*(a)*. 위쪽 다리를 앞쪽을 향해 뻗어 주되 아래쪽에 구부린 다리의 허벅지와 일직선 상에 놓이도록 한다; 위쪽 다리가 바닥에서 수평이 되도록 유지한다. 다리를 골반부터 쭉 뻗어서 골반, 무릎, 발목이 일직선 상에 놓이도록 하고 발등은 직각으로 구부린다*(b)*. 엉덩이 뒤쪽 근육을 사용하여 이 자세를 유지한다. 엉덩이 뒤쪽으로 끌어당기는 힘과 발끝으로 당기는 힘을 동시에 느낀다.
- 복근을 바짝 당겨 준다.
- 위쪽 다리를 6-8인치(15-20cm) 정도 올렸다가 내린다. 동작은 작게, 주의를 집중해서 수행한다*(c-d)*.

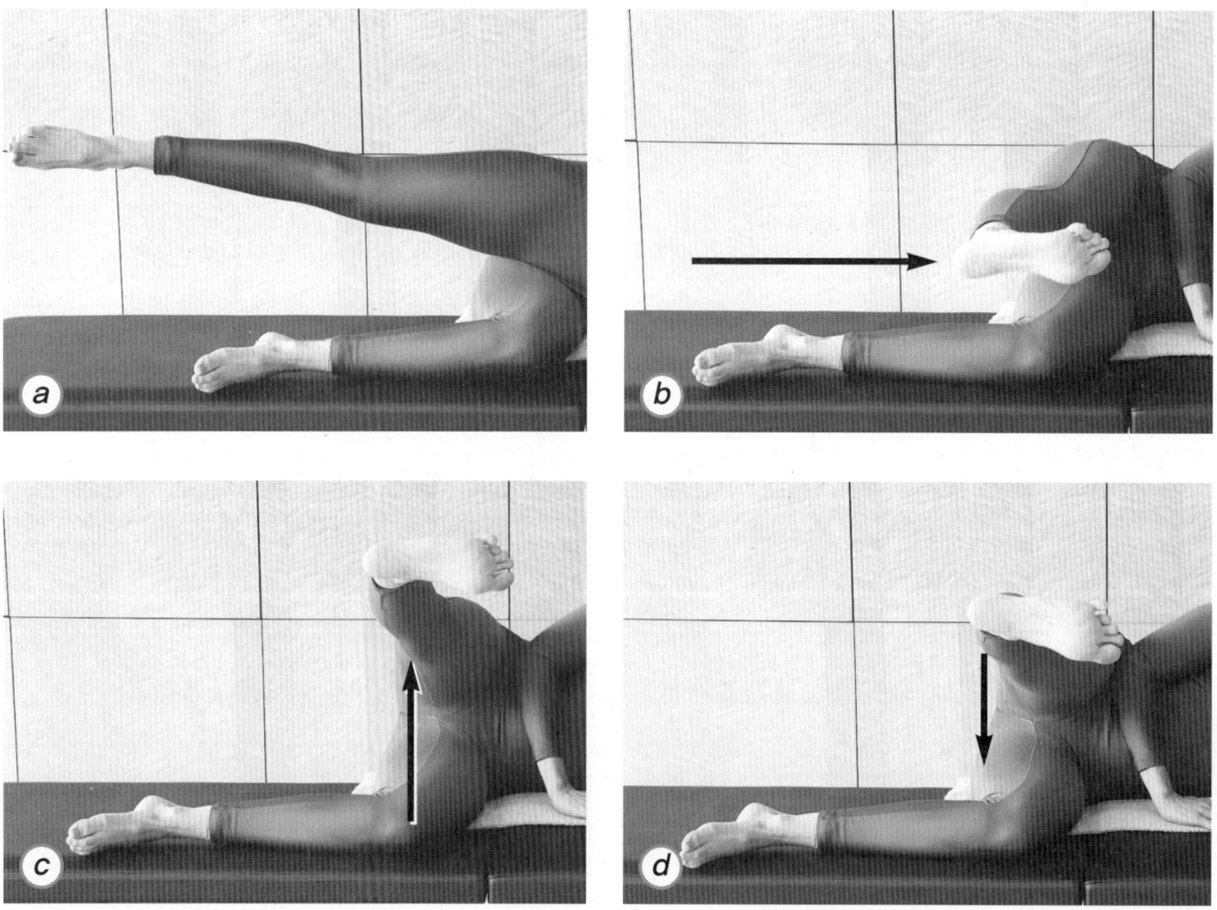

■ 들숨과 날숨을 규칙적으로 호흡한다.
■ 여덟 번 반복한다.
■ 동작을 수행하는 다리 근육이 심하게 당긴다면 필요에 따라 무릎을 구부린다.

90° 롱-레그 서클 동작의 순서(Instruction for 90° long-leg circle)

■ 가장 적절한 준비자세를 취한다(267-268쪽 참고)
■ 아래쪽 다리를 직각으로 구부려 놓아 둔 상태에서, 위쪽 다리를 몸의 앞쪽을 향해 일직선으로 뻗어 준다.
■ 뻗은 다리를 이용해 원을 그려주되, 원을 그리는 방향을 바꾸어 반복한다. 원은 작고 빠르게, 원의 꼭대기를 중심으로 그려 준다.
■ 들숨과 날숨을 규칙적으로 호흡한다.
■ 원을 그리는 방향을 바꾸어가며 각각 여덟 번 반복한다.
■ 동작을 수행하는 다리 근육에 가해지는 압박을 줄이기 위해 필요한 경우 무릎을 구부린다.

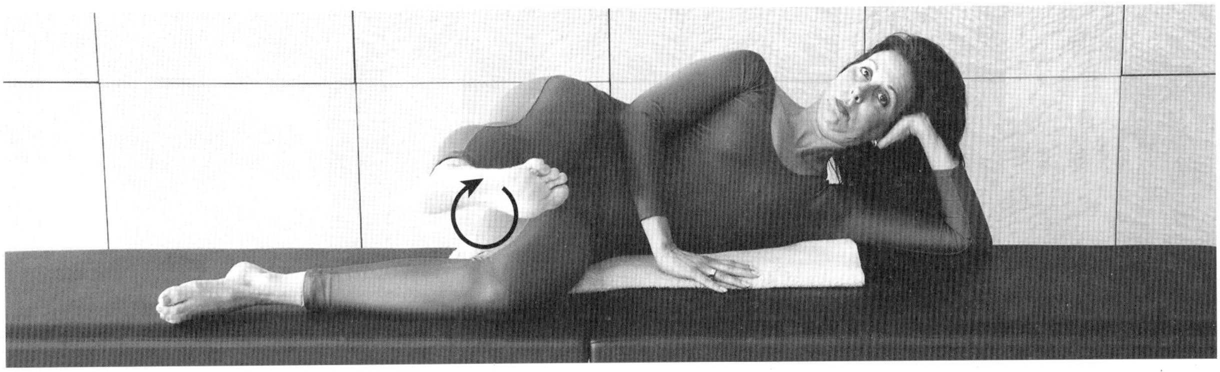

옵션(Option)

다리를 들었다가 내리고 나서 다시 일직선으로 앞을 향해 뻗어 준다. 이때 다리를 얼굴 쪽으로 바짝 당겨서 3-4인치(8-10cm) 앞에 위치시킨다. 그 후에 원래 위치로 되돌아간다. 순서는 들어올리기, 내리기, 앞쪽으로, 그리고 원래 자세로 이동시킨다. 여섯 번에서 여덟 번 반복한다.

주요 활성 근육(Primary muscles activated)

복근, 넙다리곧은근, 엉덩허리근, 넙다리빗근, 두덩근, 두덩정강근, 큰볼기근, 넙다리근막긴장근, 작은볼기근, 중간볼기근, 큰모음근, 긴모음근, 짧은모음근, 넙다리두갈래근, 반힘줄모양근, 반막모양근, 오금근, 장딴지근, 발바닥근, 안쪽넓은근, 중간넓은근, 가쪽넓은근, 궁둥구멍근, 앞정강근

인너-싸이 리프트와 인너-싸이 서클 (Inner-Thigh Lift and Inner-Thigh Circle)

운동 시기 : 수술 후 6주~3개월 환자
적용 부위 : 무릎과 엉덩관절
장소 : 엉덩관절 높이의 높은 매트

인너-싸이 리프트 동작의 순서(Instructions for inner-thigh lift)

- 매트 뒤쪽 가장자리 위로 골반과 어깨가 나란히 위치하도록 옆으로 눕는다. 골반을 중심으로 하여 양다리를 매트 앞쪽 모서리로 이동시킨다. 몸을 지탱하기 위해서 한쪽 손바닥을 펴서 가슴과 배꼽 사이에 6인치(15cm) 앞쪽으로 위치시킨다.
- 아래쪽 팔이나 패드, 또는 작은 소프트볼로 머리를 받친다.
- 위쪽 다리를 직각으로 구부려서 가슴으로부터 90° 이내가 되도록 끌어당긴다. 위쪽 다리 밑에 요가 블럭이나 작은 소프트볼, 단단한 베개를 사용해서 골반 높이가 유지되도록 받쳐 준다. 이때 다리가 무릎이나 골반 쪽으로 압박이 느껴지지 않도록 잘 지지되어야 한다. 아래쪽 다리를 쭉 펴서 매트 앞쪽 모서리를 향해 뻗어 준다.
- 복근을 바짝 당겨 준다.
- 아래쪽 다리를 몸의 중심을 향해 들어 올렸다가 내려 준다. 이때 발등은 편안한 상태를 유지한다*(a–b)*.
- 여섯 번 반복한다.
- 몸통은 고정된 자세를 유지한다. 다리를 펼 때는 일직선으로 쭉 편다.
- **무릎**(knee)과 **엉덩관절**(hip): 무릎은 살짝 구부린 채 필요한 경우 수건을 허리 밑에 받친다.

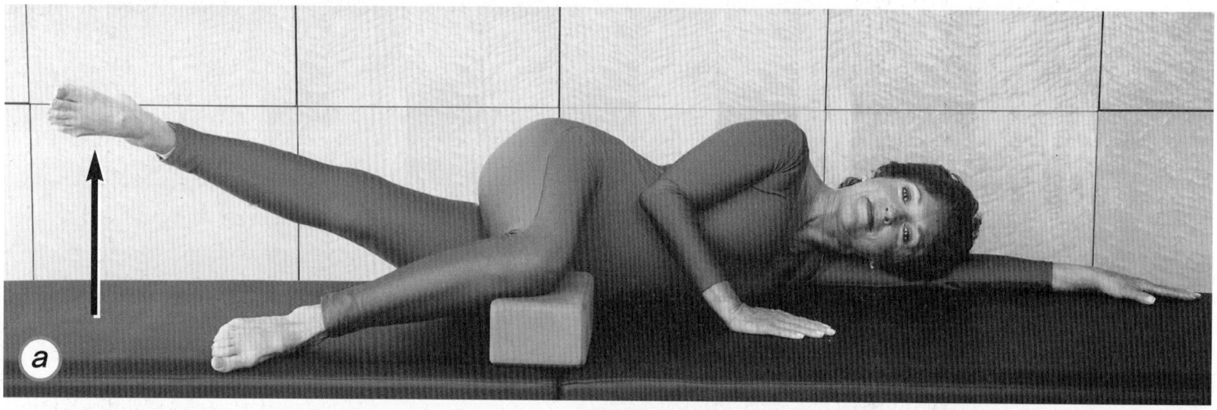

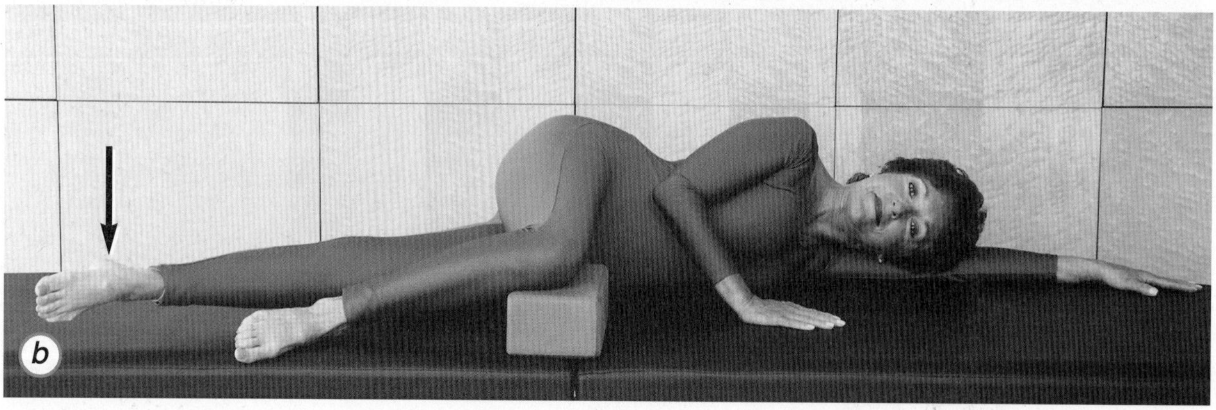

인너-싸이 서클 동작의 순서(Instructions for inner-thigh lift)

- 앞에서 설명한 인너-싸이 리프트 자세를 취해 준다.
- 아래쪽 다리를 골반 높이까지 들어 올려서 작은 원을 양방향으로 그린다. 발등은 자연스러운 자세를 취한다.
- 원의 그리는 방향을 달리 해서 여섯 번 반복한다.
- 몸통은 고정된 자세를 유지한다. 몸을 펼 때는 일직선으로 쭉 펴는 상상을 한다.

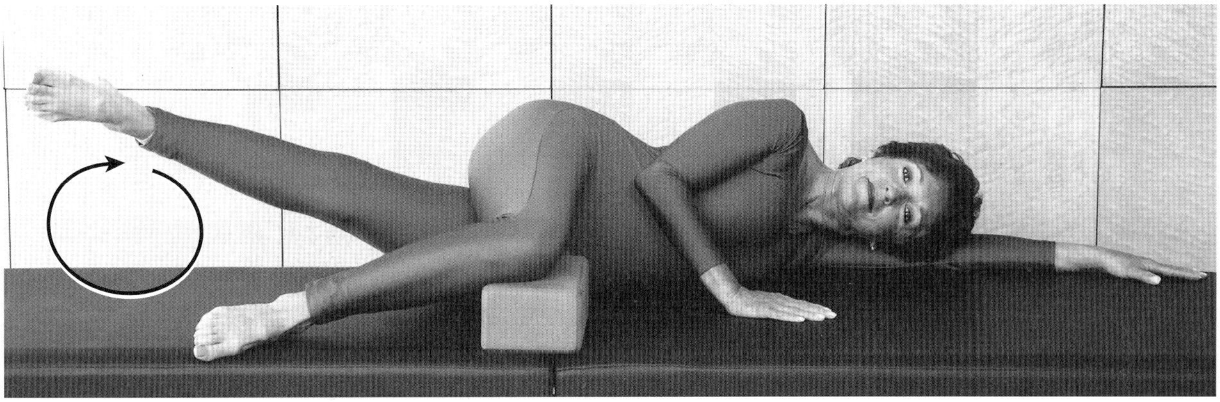

(계속)

인너-싸이 리프트와 인너-싸이 서클 (INNER-THIGH LIFT AND INNER-THIGH CIRCLE)

운동 시기 : 수술 후 3~6개월 및 6개월 이상의 환자
적용 부위 : 무릎과 엉덩관절
장소 : 바닥 매트 또는 높은 매트; 필요에 따라 무릎 및 엉덩관절 치환술 환자를 위해서는 높은 매트 사용

인너-싸이 리프트 동작의 순서(Instructions for inner-thigh lift)

- 매트 뒤쪽 가장자리 위로 골반과 어깨가 평평하도록 옆으로 눕는다. 골반을 중심으로 양다리를 매트 앞쪽 모서리를 향해 뻗는다. 몸을 지탱하기 위하여 한 손바닥을 펴서 가슴과 배꼽 사이 6인치(15cm) 앞쪽 바닥에 위치시킨다.
- 아래쪽 팔꿈치를 굽혀서 머리를 받친다. 허리가 매트에서 들리도록 당겨 준다.
- 위쪽 다리를 직각으로 구부려서 가슴 쪽으로 90° 이내로 끌어당긴다. 위쪽 다리 밑에 요가 블럭이나 작은 소프트볼, 단단한 베개 등을 사용해서 구부린 다리가 골반 높이로 유지되도록 받쳐 준다. 이때 다리가 무릎이나 골반 쪽으로 압력을 받지 않을 정도로 지지해 준다. 아래쪽 다리는 매트 앞쪽 모서리를 향해 쭉 뻗는다.
  - 사진 *(a)*에서는 작은 소프트볼 한 개를 사용하는 모습을 보여주고 있다.
  - 사진 *(b)*에서는 작은 소프트볼 두 개를 사용하는 모습을 보여주고 있다.
- 복근을 바짝 당겨 준다.
- 아래쪽 다리를 몸의 중심을 기준으로 들었다가 내린다. 발등은 편안하게 유지한다*(c)*.
- 열 번 반복한다.
- 몸통은 고정된 자세를 유지한다. 다리를 펼 때는 일직선으로 쭉 펴준다.

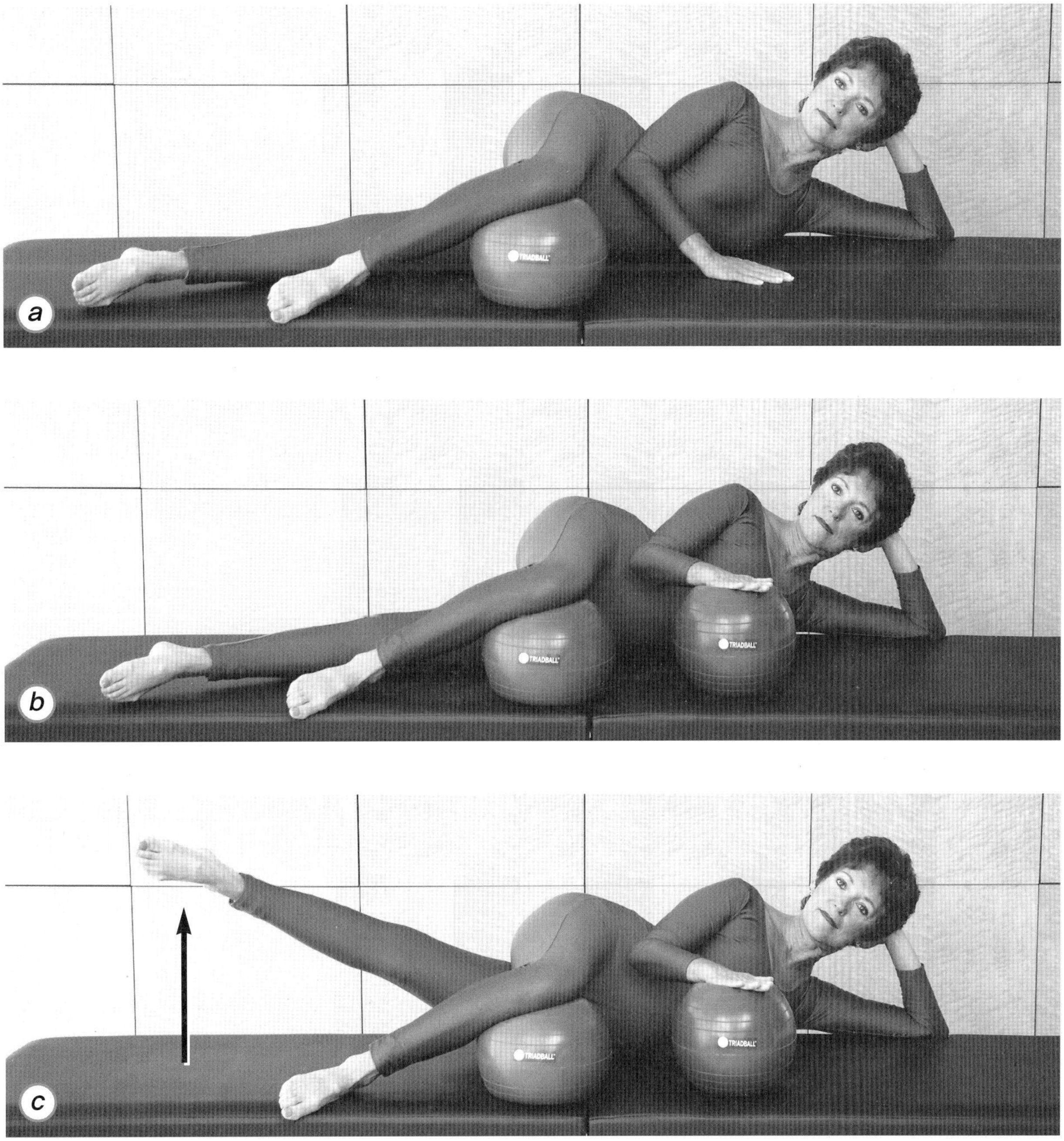

(계속)

인너-싸이 서클 동작의 순서(Instructions for inner-thigh circle)

- 앞에서 설명한 인너-싸이 리프트 자세를 취해 준다(298쪽 참고).
- 아래쪽 다리를 골반 높이로 들어 올려서 작은 원을 양방향으로 그려 준다. 발등은 편안한 자세로 유지한다.
- 원의 그리는 방향을 바꾸어 가며 여섯 번 반복한다.
- 몸통은 고정된 자세로 유지한다. 다리를 쭉 펼 때 발끝까지 곧게 뻗는다.

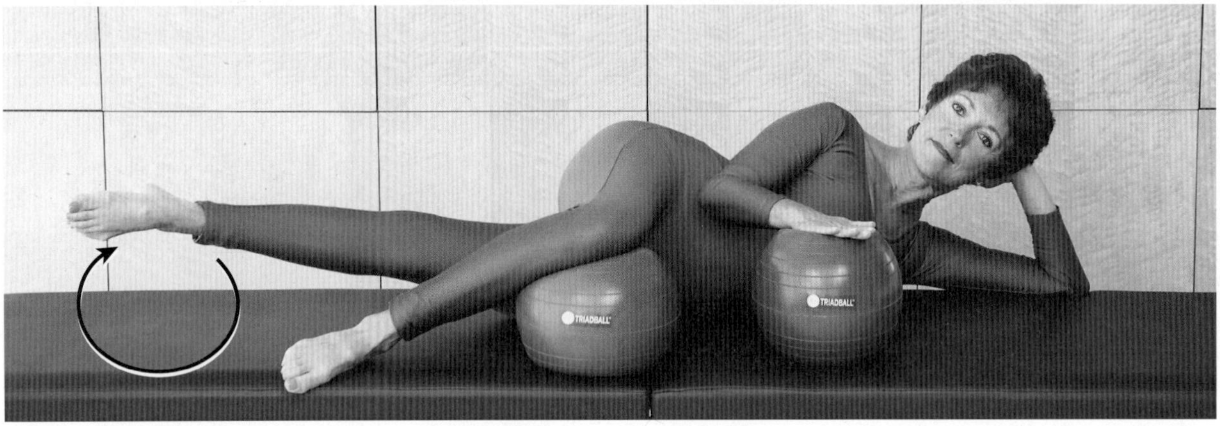

옵션(Option)

1. 싸이 리프트 동작에서는 아래쪽 다리를 앞쪽으로 6번 차는 동작을 한번 더 반복한다.
2. 싸이 리프트 동작에서 아래쪽 다리를 들어올려서 바닥에서 4-5인치(10-13 cm) 띄운 채로 허리 앞쪽을 향해 이동시켰다가 제자리로 되돌아온다. 이번에는 더 높이 들었다가 원래 위치로 되돌아온다. 순서는 앞쪽으로, 제자리로, 위로, 밑으로 이동시킨다. 여덟 번 반복한다.

주요 활성 근육(Primary muscles activated)

복근, 넙다리곧은근, 엉덩허리근, 넙다리빗근, 두덩근, 두덩정강근, 넙다리근막긴장근, 큰모음근, 긴모음근, 짧은모음근, 넙다리두갈래근, 반힘줄모양근, 반막모양근, 오금근, 장딴지근, 발바닥근, 안쪽넓은근, 중간넓은근, 가쪽넓은근

쇼트-레버 바디 포지션 자세
(Short-Lever Body Position Setup)

운동 시기 : 수술 후 6주~3개월 환자
적용 부위 : 무릎과 엉덩관절
장소 : 엉덩관절 높이의 높은 매트

동작 설명(Instructions)

- 매트 뒤쪽 가장자리에 맞추어 골반과 어깨를 평평하게 하여 옆으로 눕는다. 양다리를 구부려서 탁상 자세로 만든다. 이때 무릎은 골반과 일직선이 되도록 하고 다리 아래쪽은 매트 앞쪽 선을 따라 정렬한다.
  몸을 지탱하기 위해 위쪽 손바닥을 펴서 가슴과 배꼽 사이 6인치(15 cm) 앞쪽에 위치시킨다.
  손바닥으로 바닥을 눌러 준다.
- 머리 밑에 아래쪽 팔이나 패드, 볼을 받친다.
- 필요한 경우 무릎 사이에 작은 패드나 수건을 끼우면 편안해진다.
- 복근을 바짝 당겨서 허리와 매트 사이에 공간이 생기도록 자세를 취한다.
- **무릎**(knee): 양 무릎을 최대한 앞으로 당겨서 탁상에 앉은 자세를 눕힌 것처럼 모양을 취한다.
- 들숨과 날숨을 규칙적으로 호흡한다.

옵션(Option)

1. 양다리 사이 간격을 유지하기 위해 두꺼운 패드를 무릎 사이에 끼워 준다. 이때 무릎은 구부려서 최대한 골반 위치까지 바짝 끌어당긴다.

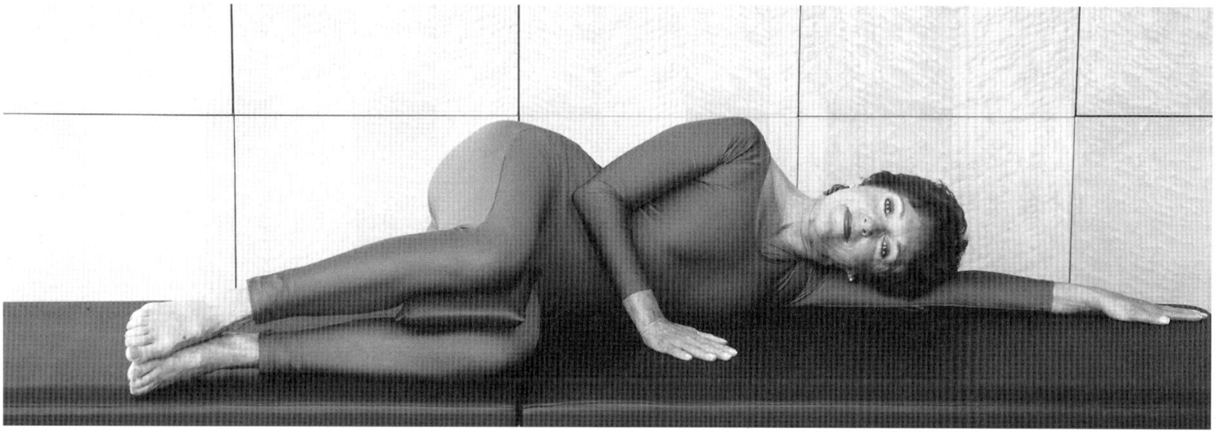

(계속)

쇼트-레버 바디 포지션 자세 (Short-Lever Body Position Setup) *(계속)*

2. 공을 사용해 베개처럼 머리를 받치고 무릎 사이에 패드를 끼워 넣는다.

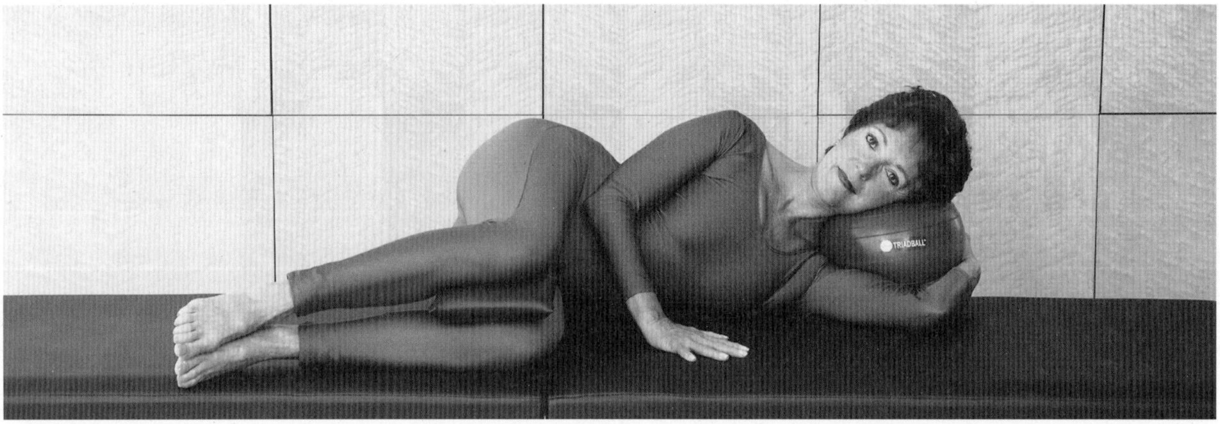

3. 패드를 무릎 사이에 끼우고 소프트볼을 여러 개 사용하여 자세를 편안하게 잡는다.

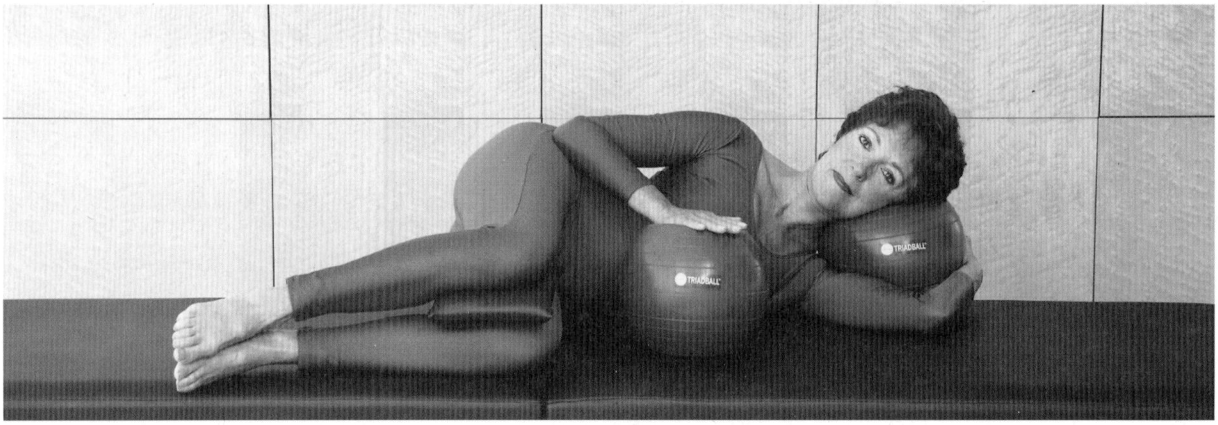

쇼트-레버 바디 포지션 자세 (SHORT-LEVER BODY POSITION SETUP)

운동 시기 : 수술 후 3~6개월 및 6개월 이상의 환자
적용 부위 : 무릎과 엉덩관절
장소 : 바닥 매트 또는 높은 매트; 필요에 따라 무릎 및 엉덩관절 치환술 환자를 위해서는 높은 매트 사용

동작 설명(Instructions)

- 매트 뒤쪽 가장자리를 따라서 골반과 어깨가 일직선이 되도록 옆으로 눕는다. 양다리를 모아서 매트 앞쪽 모서리를 향해 뻗는다. 양 무릎을 구부려서 양다리가 탁상 자세가 되도록 만든다. 이때 무릎은 골반과 일직선에 위치하고 무릎 아래는 매트 앞쪽 선을 따라 나란히 정렬한다. 몸을 지탱하기 위해서 위쪽 손바닥을 가슴과 배꼽 사이 매트 앞쪽에 6인치(15 cm) 간격을 두고 위치시킨다. 손바닥으로 바닥을 지탱한다.
- 팔을 굽혀 손바닥으로 머리를 지지한다.
- 복근을 바짝 당겨 준다.
- 들숨과 날숨을 규칙적으로 호흡한다.

옵션(Option)

1. 아래쪽 팔을 굽혀 손바닥으로 머리를 받친다.

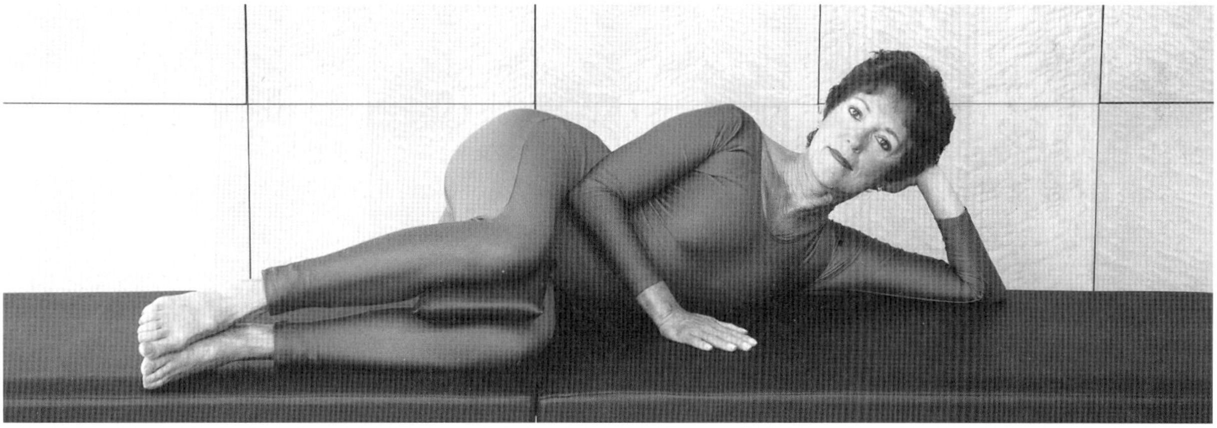

(계속)

쇼트-레버 바디 포지션 자세 (SHORT-LEVER BODY POSITION SETUP) *(계속)*

2. 아래쪽 팔을 굽혀 손바닥으로 머리를 받친 후에 위쪽 팔을 굽혀서 손을 머리 뒤에 위치시킨다.

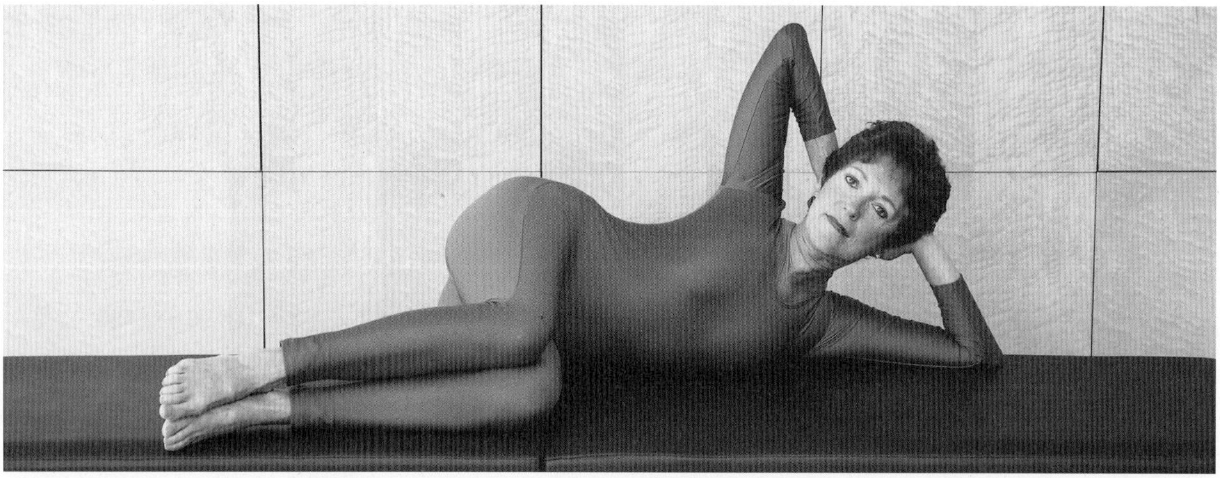

3. 위쪽 손을 볼 또는 필라테스 링 위에 놓은 채로 동작을 수행한다.

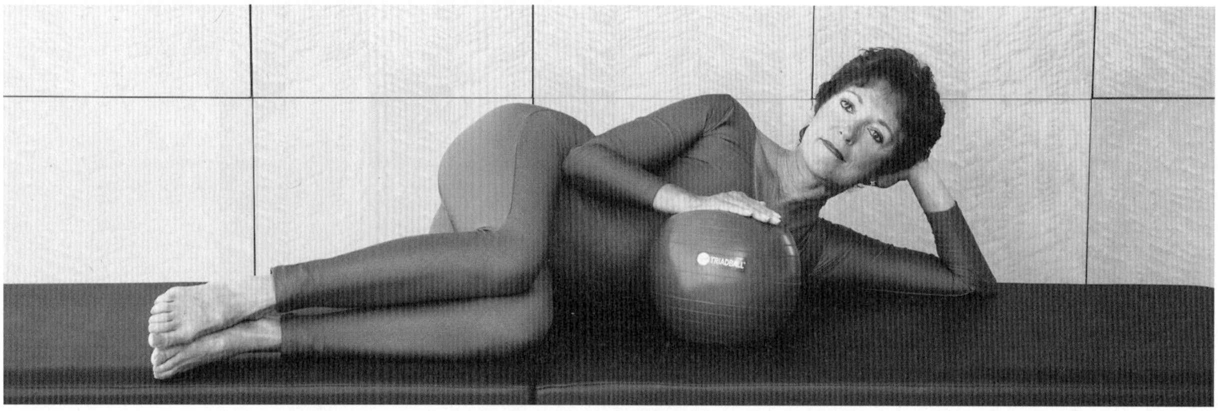

이렇게 하면 좋아요(Look for...encourage)

- 매트 뒤쪽 가장자리를 따라 골반과 어깨를 정렬하여 척추와 일직선이 되는 자세 (양쪽 골반과 양 어깨는 나란히)
- 머리를 받치는 아래쪽 팔이 어깨, 골반과 나란히 되는 자세
- 발 뒤꿈치가 무릎과 나란히 놓이는 자세
- 동작 수행 시 골반과 무릎이 반대 방향으로 당겨지는 듯한 자세
- 복근을 바짝 당겨 주는 자세
- 어깨 양끝이 골반을 향하는 자세
- 골반과 다리가 따로 움직이는 자세(다리가 동작을 수행하는 동안 골반은 고정시킬 것)

이렇게 하면 안돼요(Be aware of...prevent)

- 발 뒤꿈치가 무릎 뒤쪽으로 튀어나온 자세
- 골반이 몸의 중앙선에서 앞쪽으로 튀어나온 자세
- 동작 수행 시 몸의 중심을 잃는 자세
- 동작 수행 시 척주가 곧게 유지되지 않는 자세

알아두기(Note)

상기 열거한 권장사항과 주의사항은 본 장에서 설명하는 모든 쇼트-레버 시리즈 동작에 적용된다.

90° 벤트-니 리프트 앤 로우어와 90° 벤트-니 서클 (90° Bent-Knee Lift and Lower and 90° Bent-Knee Circle)

운동 시기 : 수술 후 6주~3개월 환자
적용 부위 : 무릎과 엉덩관절
장소 : 엉덩관절 높이의 높은 매트

90° 벤트-니 리프트 앤 로우어 동작의 순서 (Instructions for 90° bent-knee lift and lower)

- 가장 적절한 준비자세를 선택하여 취한다(303-304쪽 참고).
- 복근을 바짝 당겨 준다.
- 양다리를 옆으로 누운 탁상 자세로 만든다*(a)*. 위쪽 다리를 아래쪽 다리에서 4-6인치(10-15 cm) 위로 들어 올린다*(b)*. 그리고 나서 준비자세로 되돌아간다. 다리를 올렸다가 내릴 때 무릎과 발목이 같은 높이를 유지하도록 한다.
- 다리를 들어올릴 때 골반이 안정적으로 고정되는 높이까지만 올린다.
- 들숨과 날숨을 규칙적으로 호흡한다.
- 다리는 천천히 들어올렸다가 내리고 동작을 집중해서 수행한다.
- 여섯 번 반복한다.
- **무릎**(knee): 옆으로 누운 탁상 자세에서 무릎을 최대한 굽힌다. 양 무릎 사이에 두꺼운 패드를 끼운다.
- **엉덩관절**(hip): 무릎이 골반과 일직선이 되도록 하고, 동작 사이에 휴식을 취하기 위해서 무릎 사이에 패드나 수건, 베개 등을 끼운다.

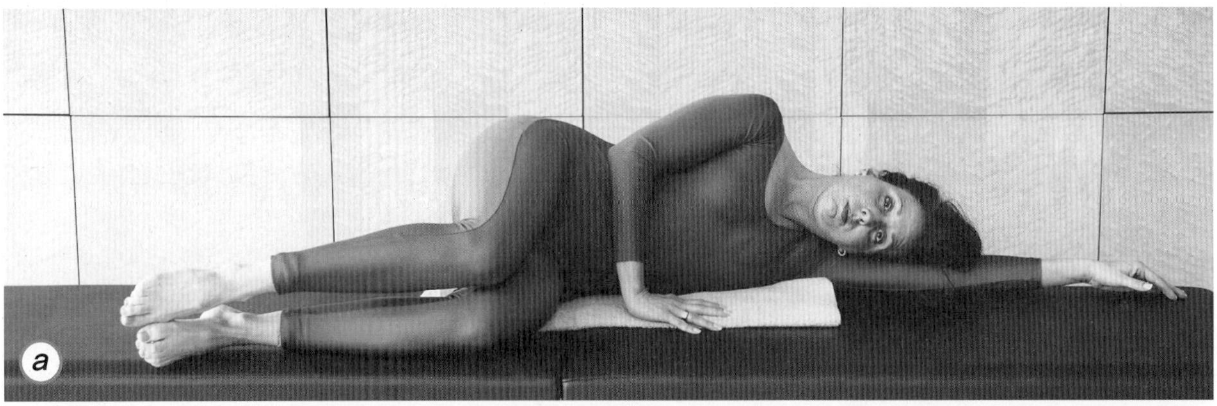

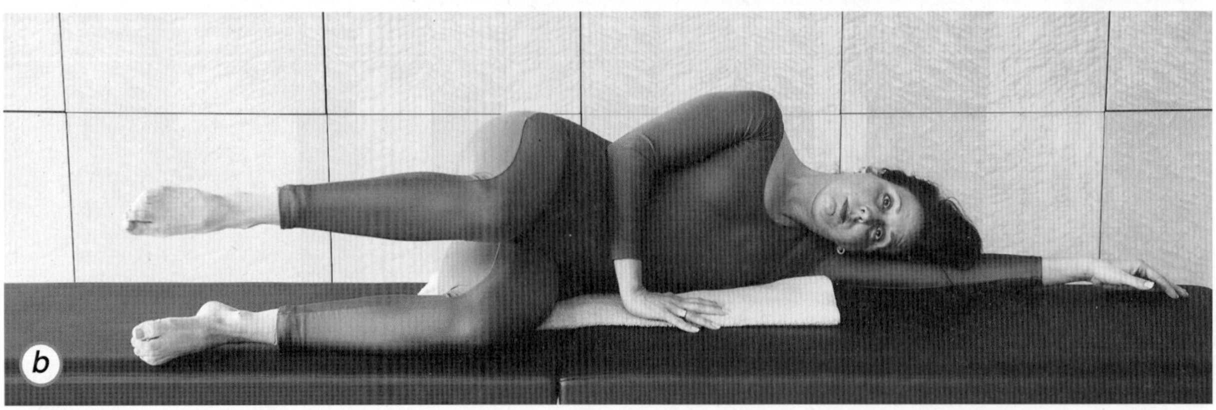

90˚ 벤트-니 서클 동작의 순서(Instructions for 90˚ bent-knee circle)

- 양다리를 옆으로 누운 탁상 자세로 만든 다음, 위쪽 다리를 아래쪽 다리와 평행한 상태에서 약간만 들어서 골반 높이까지 올린다.
- 들어 올린 다리로 작은 원을 그려 준다.
- 들숨과 날숨을 고르게 호흡한다.
- 골반을 중심축으로 하여 원을 그리되, 천천히 집중하여 동작을 수행한다.
- 여섯 번 반복한 후에 반대 방향으로 원을 그린다.
- **무릎**(knee): 옆으로 누운 탁상 자세를 한 상태에서 무릎은 최대한 가까이 끌어당겨 구부린다.
- **엉덩관절**(hip): 무릎은 골반과 일직선상에 놓이도록 하며, 동작 사이에 휴식을 취할 때에는 양 무릎 사이에 패드나 수건, 베개를 끼운다.

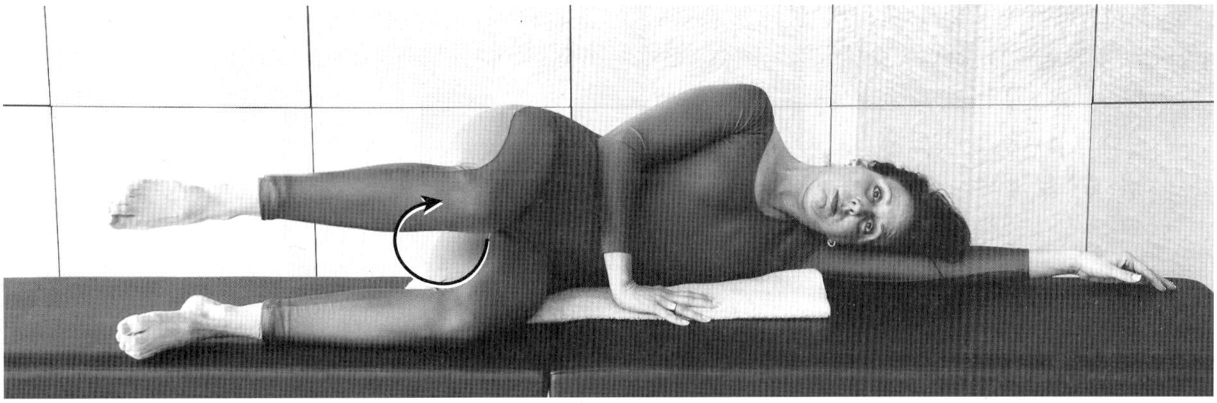

(계속)

90° 벤트-니 리프트 앤 로우어와 90° 벤트-니 서클 (90° BENT-KNEE LIFT AND LOWER AND 90° BENT-KNEE CIRCLE)

운동 시기 : 수술 후 3~6개월 및 6개월 이상의 환자
적용 부위 : 무릎과 엉덩관절
장소 : 바닥 매트 또는 높은 매트; 필요에 따라 무릎 및 엉덩관절 치환술 환자를 위해서는 높은 매트 사용

90° 벤트-니 리프트 앤 로우어 동작의 순서 (Instructions for 90° bent-knee lift and lower)

- 가장 적절한 준비자세를 취한다(305-306쪽 참고).
- 복근을 바짝 당겨 준다.
- 양다리를 구부려서 옆으로 누운 탁상 자세를 만든다*(a)*. 위쪽 다리를 아래쪽 다리와 평행하게 8인치(20cm) 들어 올렸다가 내린다*(b)*. 같은 동작을 반복하면서 위쪽 다리를 계속해서 움직인다. 다리를 올리고 내릴 때 무릎과 발목이 같은 높이를 유지하도록 주의한다.
- 다리를 올리는 동작 시 골반이 옆으로 고정된 자세가 유지되는 정도까지만 들어올린다.
- 들숨과 날숨을 규칙적으로 호흡한다.
- 열 번 반복한다.
- **무릎**(knee): 옆으로 누운 탁상 자세에서 최대한 무릎을 당겨 구부린 자세를 취한다.
- **엉덩관절**(hip): 무릎이 골반과 일직선 상에 오도록 한다.

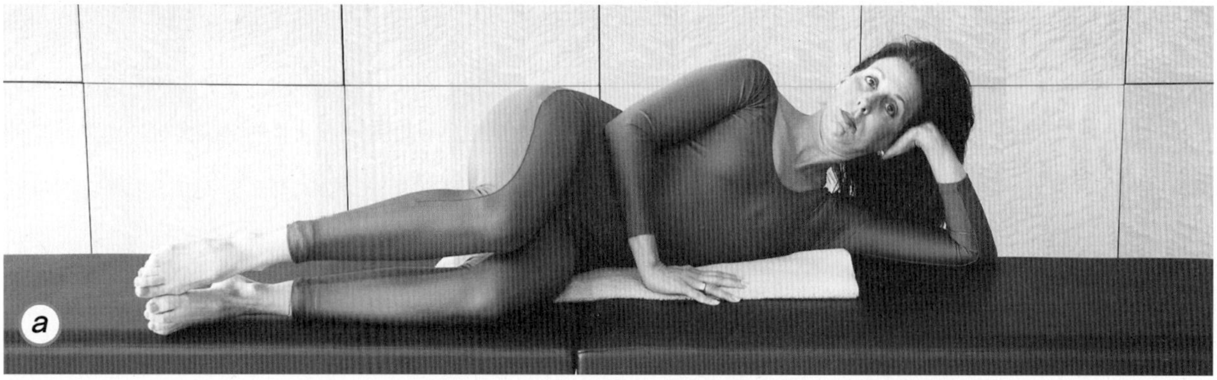

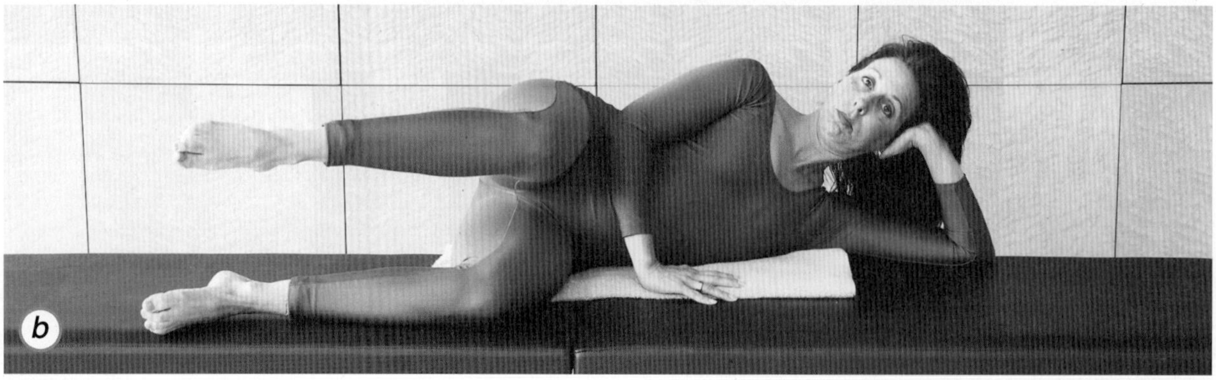

90° 벤트-니 서클 동작의 순서(Instructions for 90° bent-knee circle)

- 가장 적절한 준비자세를 취한다(305-306쪽 참고).
- 복근을 바짝 당겨 준다.
- 양다리를 옆으로 누운 탁상 자세로 만들어 준 다음, 위쪽 다리를 아래쪽 다리와 평행한 상태에서 골반 높이까지만 들어 올린다.
- 들어 올린 다리를 사용하여 접시 크기 만한 원을 그려 준다.
- 골반을 중심축으로 하여 원을 그린다.
- 여섯 번 반복한 후에 반대 방향으로 원을 그린다.

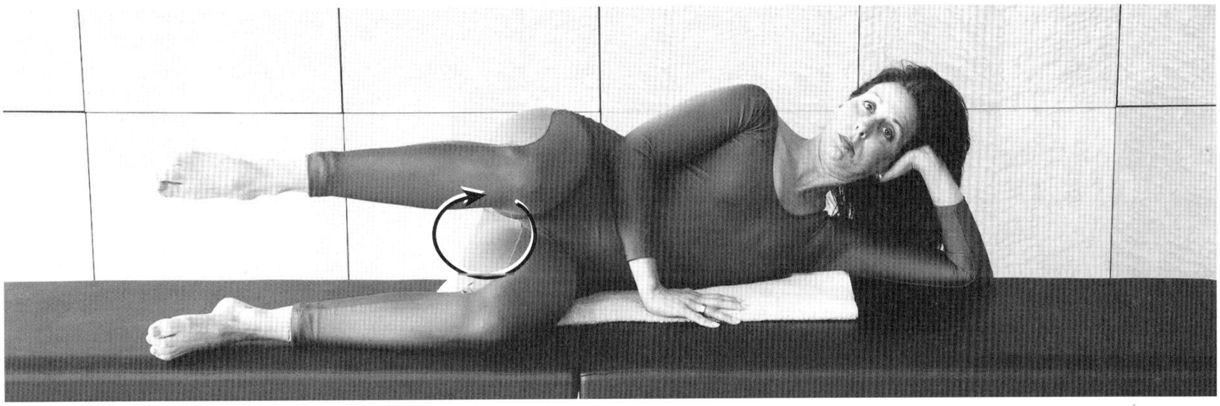

옵션(Option)

양다리로 옆으로 누운 탁상 자세를 만들어준 후에, 위쪽 다리가 아래쪽 다리와 평행인 상태에서 골반 높이까지만 들어 올린다. 무릎을 코를 향해 바짝 당겼다가 다시 제자리로 되돌아간다. 다리를 처음보다 높이 들었다가 제자리로 돌아간다. 순서는 위로, 당겼다가, 내리고, 더 높이 올렸다가, 제자리로 돌아가도록 한다. 6번에서 10번 반복한다.

주요 활성 근육(Primary muscles activated)

복근, 넙다리곧은근, 엉덩허리근, 넙다리빗근, 두덩근, 두덩정강근, 넙다리두갈래근, 반힘줄모양근, 반막모양근, 중간볼기근, 넙다리근막긴장근, 오금근, 장딴지근, 발바닥근, 작은볼기근, 큰볼기근, 큰모음근, 긴모음근, 짧은모음근, 궁둥구멍근

90° 벤트-니 터치 (90° Bent-Knee Touch)

운동 시기 : 수술 후 6주~3개월 환자
적용 부위 : 무릎과 엉덩관절
장소 : 엉덩관절 높이의 높은 매트

동작 설명(Instructions)

- 가장 적절한 준비자세를 취한다(303-304쪽 참고).
- 양다리를 옆으로 누운 탁상 자세로 취한 후에, 아래쪽 발의 안쪽이 위쪽 발의 안쪽과 맞붙도록 한다*(a)*. 양 발등을 몇 센티미터 정도 엉덩이 뒤쪽으로 젖힌다.
- 복근을 바짝 당겨 준다.
- 위쪽 무릎을 아래쪽 무릎 위로 최대한 멀리 몇 센티미터 정도 들어 올린다*(b)*. 그리고 나서 천천히 원래 자세로 다리를 내린다.

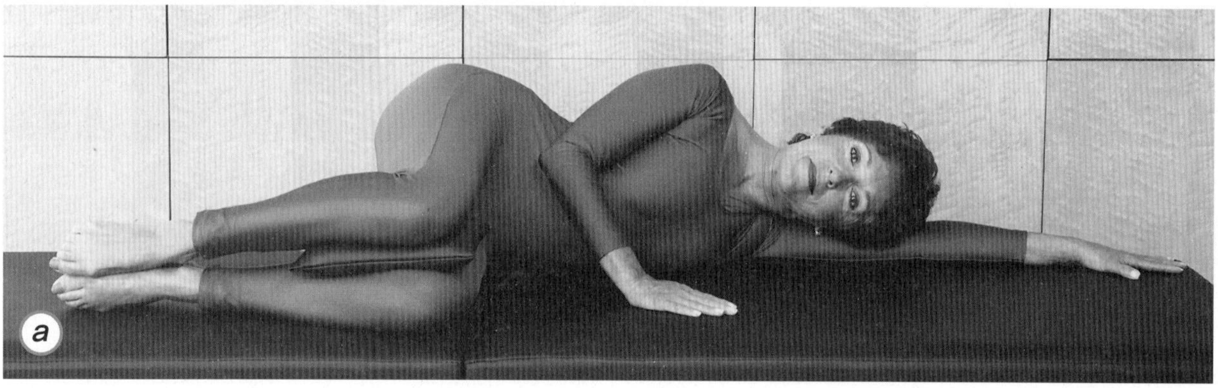
a

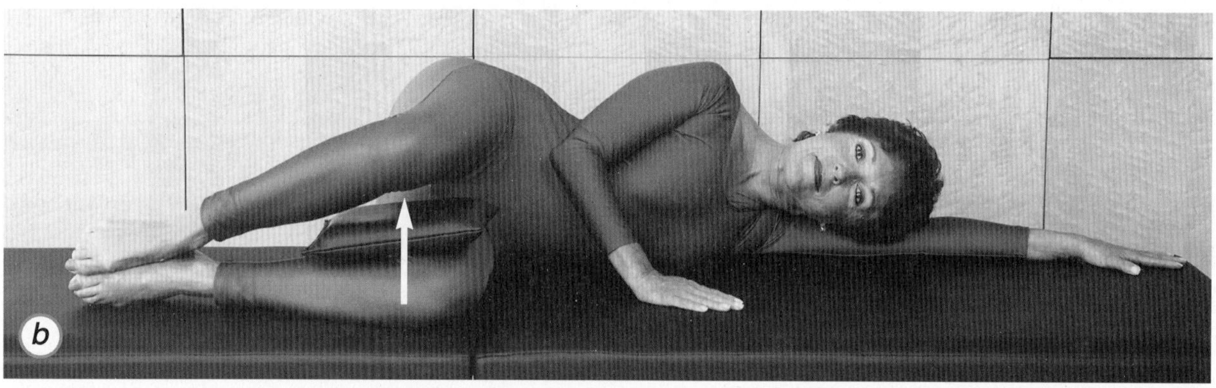
b

- 양 무릎을 떨어뜨렸다가 다시 붙인다. 이 동작을 수행하는 동안 양발의 안쪽이 서로 붙어 있어야 한다.
- 몸통은 고정시킨 자세로 유지한다. 무릎을 들어 올릴 때 골반 윗부분이 뒤쪽으로 빠지지 않도록 몸통과 일직선 상에 위치시킨다.
- 들숨과 날숨을 규칙적으로 호흡한다.
- 여섯 번 반복한다. 동작을 천천히 집중하여 수행한다.
- **무릎**(knee): 옆으로 누운 탁상 자세에서 양 무릎을 최대한 바짝 당겨서 구부린다.
- **엉덩관절**(hip): 필요한 경우 허리 밑에 수건을 받친다. 수술 후 6주~2개월 환자의 경우에는 ROM(관절운동범위)을 작게 유지시킨다. 다리를 바깥쪽으로 회전시킬 때의 각도는 우선 20°에서 시작한 후에 3개월이 지나면 최대 30°까지 늘리도록 한다.

(계속)

90° 벤트-니 터치 (90° Bent-Knee Touch)

운동 시기 : 수술 후 3~6개월 및 6개월 이상의 환자
적용 부위 : 무릎과 엉덩관절
장소 : 바닥 매트 또는 높은 매트; 필요에 따라 무릎 및 엉덩관절 치환술 환자를 위해서는 높은 매트 사용

동작 설명(Instructions)

- 가장 적절한 준비자세를 취한다(305-306쪽 참고).
- 양다리를 옆으로 누운 탁상 자세로 취한 후에, 아래쪽 발 안쪽을 위쪽 발 안쪽에 붙여 준다*(a)*. 양 발등을 몇 센티미터 정도 뒤쪽으로 젖힌다.
- 복근을 바짝 당겨 준다.
- 위쪽 무릎을 아래쪽 무릎에서 8-10인치(20-25cm) 위로 최대한 높이 들어 준다. 그리고 나서 천천히 다리를 내려 원래 위치로 돌아온다.

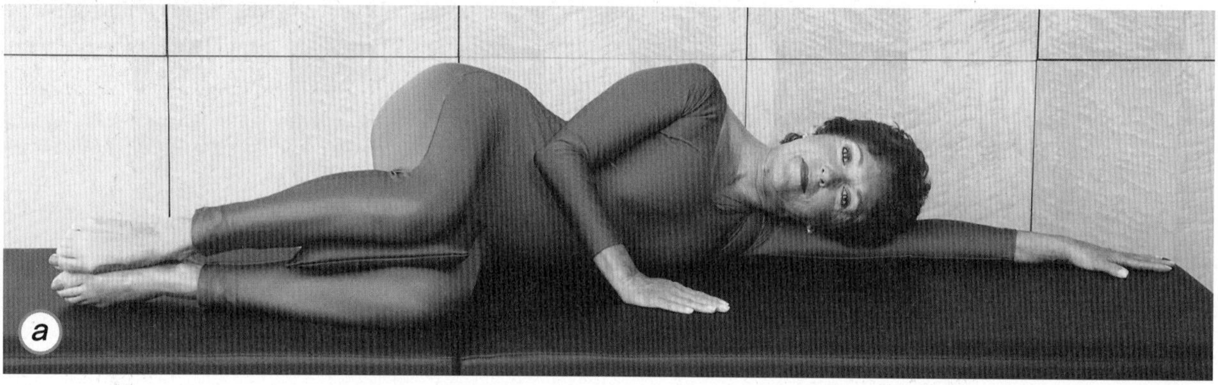

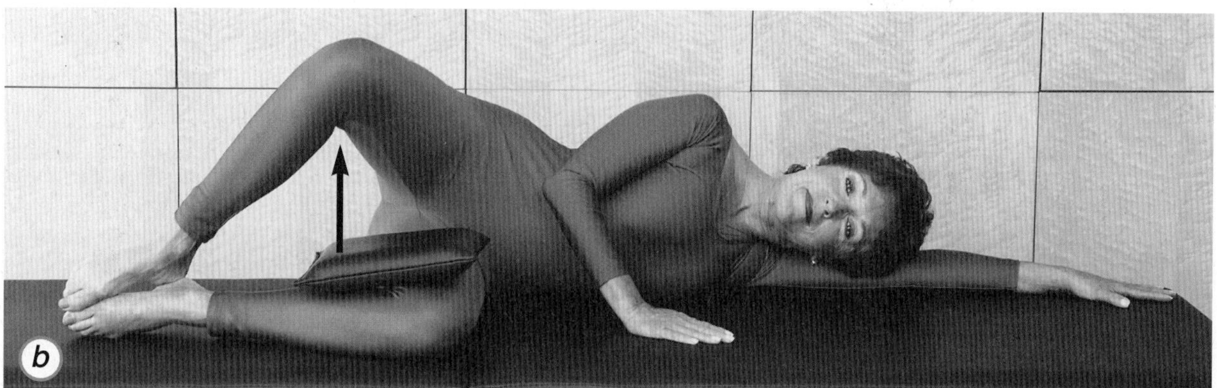

- 들숨과 날숨을 고르게 호흡한다.
- 열 번 반복한다. 이때 동작은 천천히 집중해서 수행한다.
- 양 무릎을 떨어뜨렸다가 붙이는 동작을 수행하는 동안에 양발은 안쪽을 서로 맞댄 채로 함께 움직인다.
- **엉덩관절**(hip): 바깥쪽으로 회전하는 각도가 최대 30°를 넘지 않도록 한다.
- 몸통은 고정된 자세를 유지한다. 무릎을 들어 올릴 때 골반 위쪽이 몸통과 같은 선상에서 벗어나 뒤쪽으로 빠지지 않도록 주의한다.

주요 활성 근육(Primary muscles activated)

복근, 넙다리곧은근, 엉덩허리근, 넙다리빗근, 두덩근, 두덩정강근, 넙다리두갈래근, 반힘줄모양근, 반막모양근, 중간볼기근, 넙다리근막긴장근, 오금근, 장딴지근, 발바닥근, 작은볼기근, 큰볼기근, 큰모음근, 긴모음근, 짧은모음근, 궁둥구멍근, 위쌍동이근 아래쌍동이근, 내폐쇄근, 내폐쇄근, 넙다리네모근

90° 벤트-니 로테이션 (90° Bent-Knee Rotation)

제한 사항 : 무릎과 엉덩관절 동작은 수술 후 6주~3개월 환자 또는 3~6개월 환자에게 부적합함
운동 시기 : 수술 후 6개월 이상의 환자
적용 부위 : 무릎과 엉덩관절
장소 : 바닥 매트 또는 필요에 따라 높은 매트

동작 설명(Instructions)

- 양다리를 옆으로 누운 탁상 자세로 취한 후에, 아래쪽 발의 안쪽을 위쪽 발의 안쪽에 붙인다. 양 발등을 뒤쪽으로 몇 센티미터 정도 젖힌다.
- 위쪽 무릎을 아래쪽 무릎에서 떨어뜨려 올린다*(a)*. 그리고 나서 무릎과 발의 위치를 동시에 바꾸어서 무릎을 아래로 붙이고 위쪽 발은 아래쪽 발에서 떨어지도록 들어 올린다*(b)*.
- 다시 위치를 바꾸어 무릎이 올라가고 발이 내려오도록 한다*(c)*.
- 들숨과 날숨을 규칙적으로 호흡한다.
- 동작은 천천히 집중해서 수행하며 다리 모양이 흐트러지지 않도록 주의한다.
- 여섯 번 반복한다.
- 순서는 발과 발이 맞닿게 한 후에 무릎과 무릎이 맞닿게 하는 식이다.
- **엉덩관절**(hip): 무릎 사이의 각도가 최대 30°를 넘지 않도록 한다.

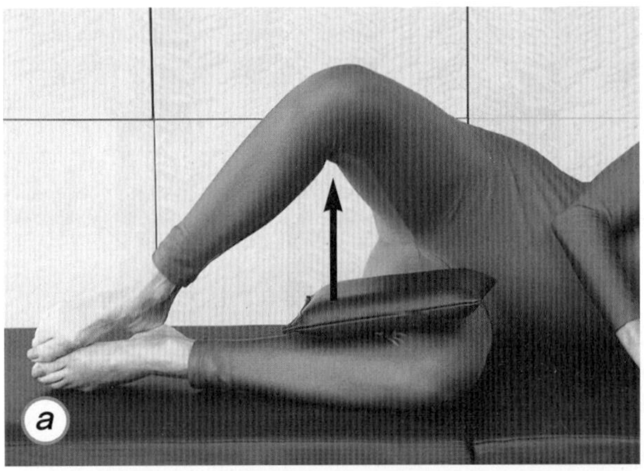
a

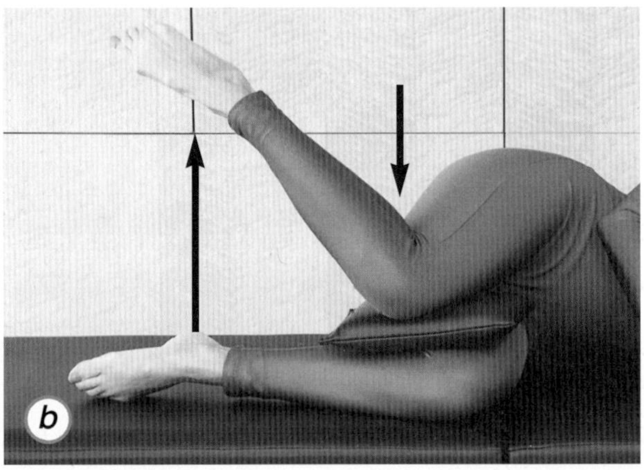
b

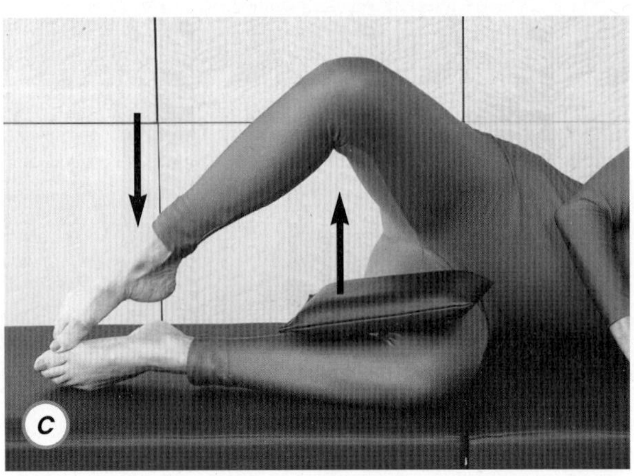
c

옵션(Option)

몸의 중심을 유지하기 위해서 위쪽 손 아래에 공을 받친다.

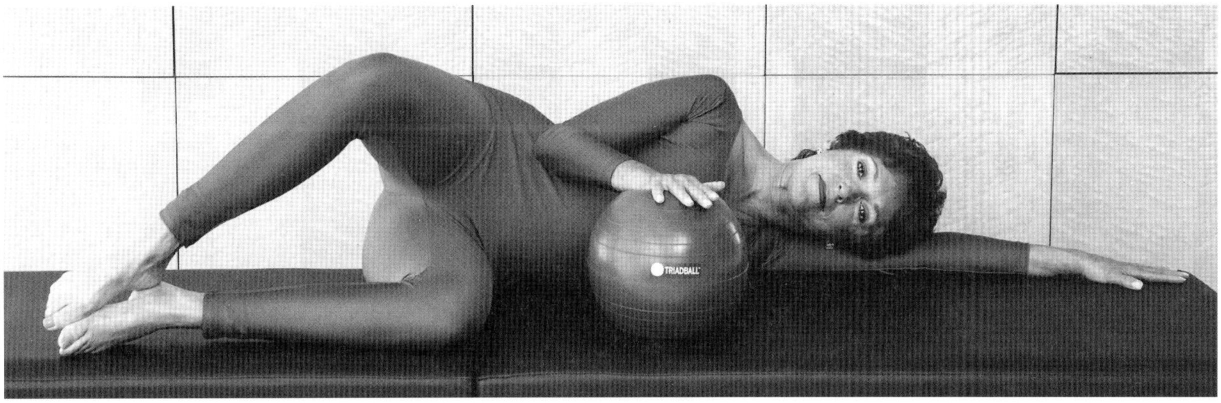

주요 활성 근육(Primary muscles activated)

복근, 넙다리곧은근, 엉덩허리근, 넙다리빗근, 두덩근, 두덩정강근, 넙다리두갈래근, 반힘줄모양근, 반막모양근, 중간볼기근, 넙다리근막긴장근, 오금근, 장딴지근, 발바닥근, 작은볼기근, 큰볼기근, 긴모음근, 짧은모음근, 큰모음근, 궁둥구멍근, 위쌍동이근, 아래쌍동이근, 내폐쇄근, 외폐쇄근, 넙다리네모근

chapter 7

필라테스 매트 프로그램 구성

Pilates Mat Program Sequences

본 장에서는 가능한 필라테스 구성과 필라테스 매트 프로그램 구성의 예시를 보여준다. 무릎 증후군 환자를 대상으로 하는 필라테스 구성의 예시에서는 족부 윤활낭염(pes bursitis) 환자를 고려하고 있고(족부 윤활낭염에 관한 정보가 궁금하다면 제2장, 20쪽 참고), 엉덩관절 증후군 환자를 대상으로 하는 필라테스 구성 예시에서는 돌기 윤활낭염(trochanteric bursitis) 환자를 고려하고 있다(돌기 윤활낭염에 관한 정보가 궁금하다면 제1장, 6쪽 참고). 추가적으로, 필라테스 매트 프로그램 구성의 완전한 예시가 두 종류로 분류되어 실려 있으며, 각각 인공관절 치환술 환자를 고려한 구성이다: 즉, 하나는 무릎 인공관절 치환술(TKA) 환자를, 다른 하나는 엉덩관절 인공관절 치환술(THA) 환자를 대상으로 하고 있다. 이처럼 각각의 인공관절 치환술 환자를 대상으로 프로그램을 구성하여 뼈관절염(osteoarthritis)에 효과적인 프로그램 구성을 보여주고 있으며, 수술 예비 프로그램 구성에서부터 수술 후 6개월 또는 그 이상 지난 환자를 위한 프로그램 구성에 이르기까지 단계적으로 예시를 보여준다.

필라테스 구성 예시 앞부분에 각각 적용 사례를 표시하여 환자의 연령, 성별, 증후군 및 수술 여부를 구체적으로 판단할 수 있게 하였다. 제시된 동작의 운동 횟수 및 수술 후 각 프로그램을 수행하기 위해 요구되는 기간 등이 적혀 있다. 그리고 나서 각 필라테스 프로그램을 구성하는 동작들이 제시된다. 이때 각 동작은 작은 크기의 사진으로 실려 있으며 그 밑에 페이지를 표시하여 각 동작의 완전한 설명을 찾아보기 쉽도록 배려하였다.

⚠ 모든 동작은 검증된 필라테스 지도자의 지도 하에 수술 담당의의 권고로 행해져야 합니다. 환자에게 필요한 사항, 금지사항, ROM(관절가동범위) 권고사항 등은 의사의 구체적 지시를 따라서 그에 맞게 적용되어야 합니다. 본 지침서는 뒤따르는 치료 계획에 따라 다양하게 이용될 수 있으며, 또한 치료 계획은 환자 개인의 필요와 담당의사의 판단에 기초하여 적용되어야 합니다.

족부 윤활낭염을 가진 무릎 환자
(Pes Bursitis of the Knee)

사례 시나리오: 오른쪽 무릎에 족부 윤활낭염이 있는 50세 여성이며, 일주일에 4회씩 시행한다. 이 환자는 약 두 달간 근력 운동 및 심폐 운동 프로그램을 수행한 경험이 있다. 필라테스 매트 운동은 처음이며 개인적으로 필라테스 지도를 받은 적은 없다.

운동 횟수: 25회

소요 시간: 50분

필라테스 예비 동작(Pre-Pilates Exercises)

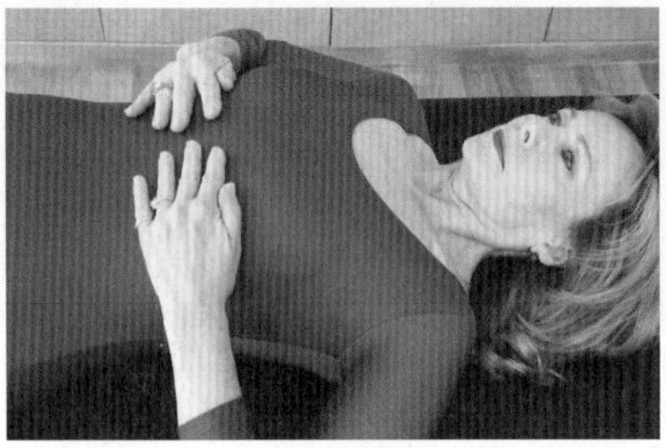

호흡하기(breathing)
39쪽

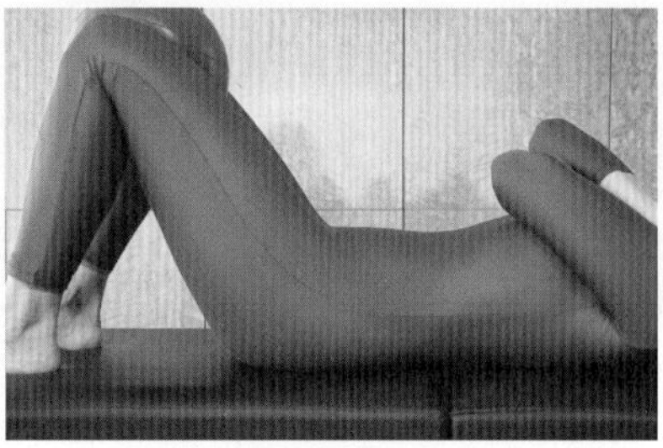

펠빅 컬(pelvic curl)
45쪽

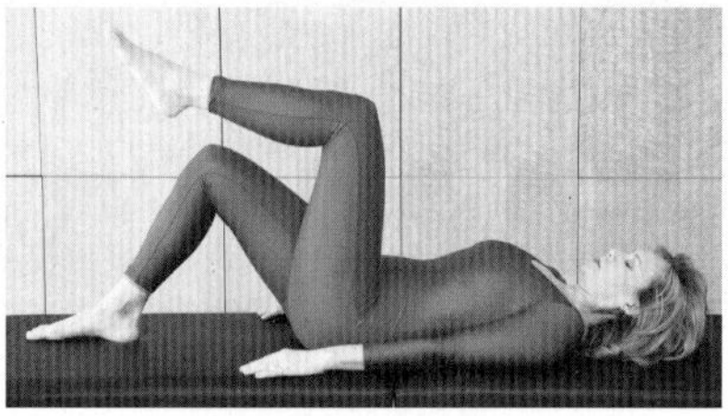

토우 탭(toe tap)
46쪽

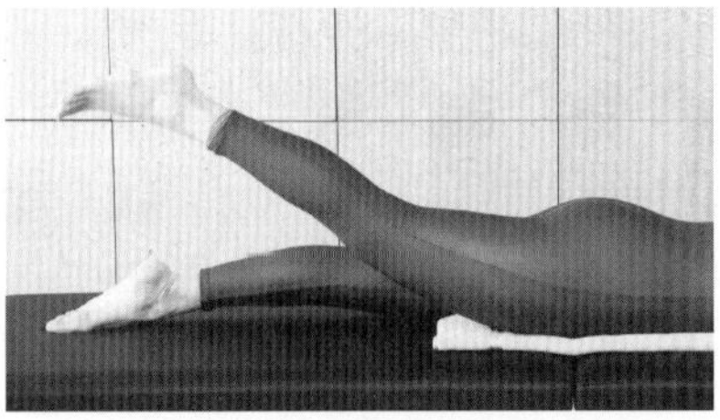

엎드려 다리 들기—방법 1.
(prone leg lift, version one)
56쪽

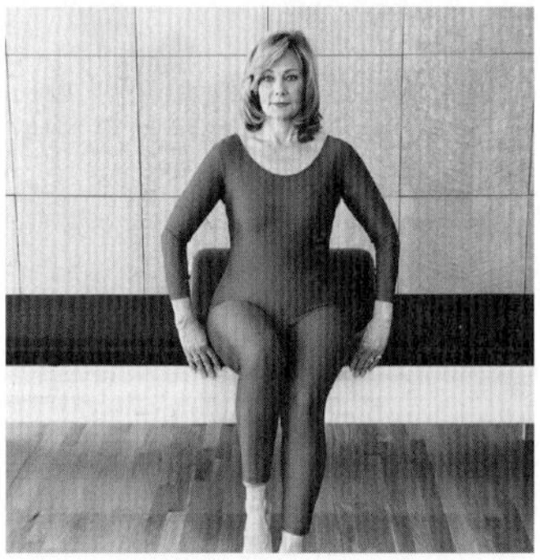

앉아서 무릎 들어올리기—방법 1
(sitting bent-knee lifts,
version one)
59쪽

필라테스 동작(Pilates Exercises)

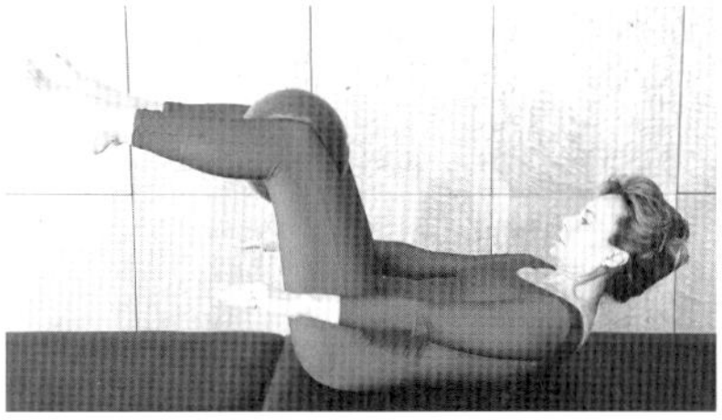

헌드레드(hundred)
135쪽

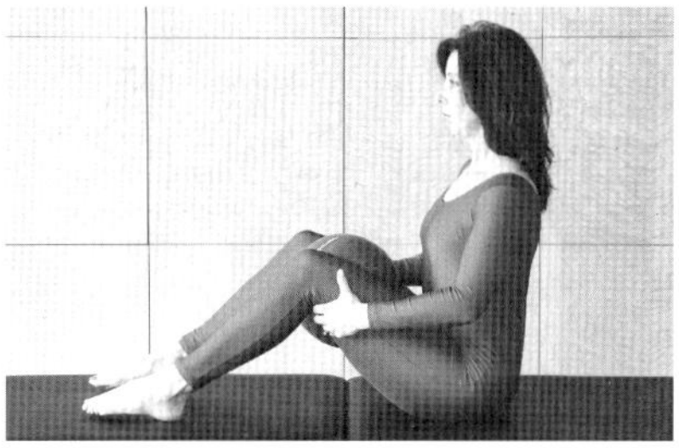

하프 롤-다운(half roll-down)
140쪽

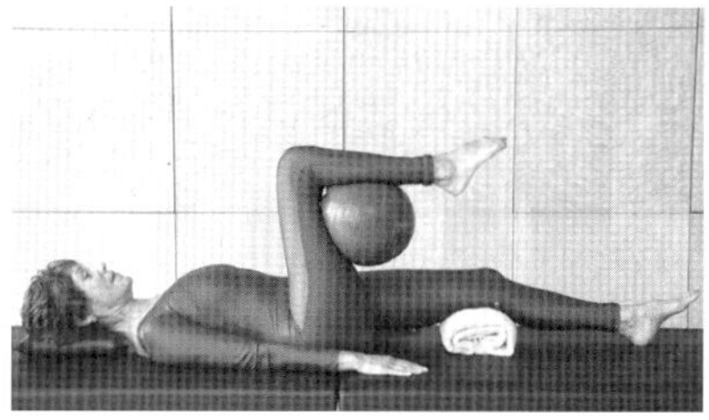

싱글-레그 서클(single-leg circle)
81쪽

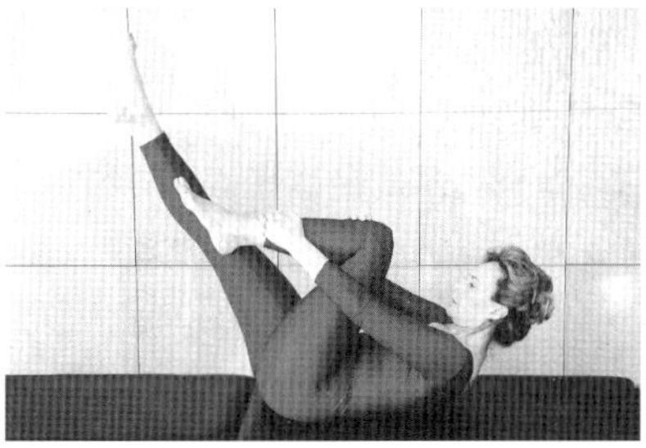

한쪽다리 스트레칭
(single-leg stretch)
160쪽

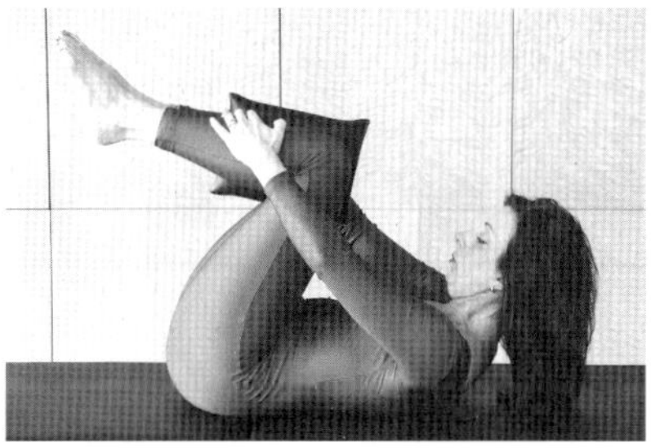

양쪽다리 스트레칭
(double-leg stretch)
163쪽

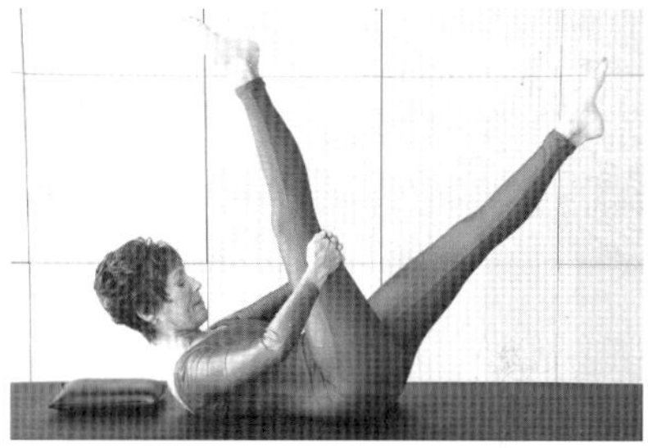

가위자세(scissors)
90쪽

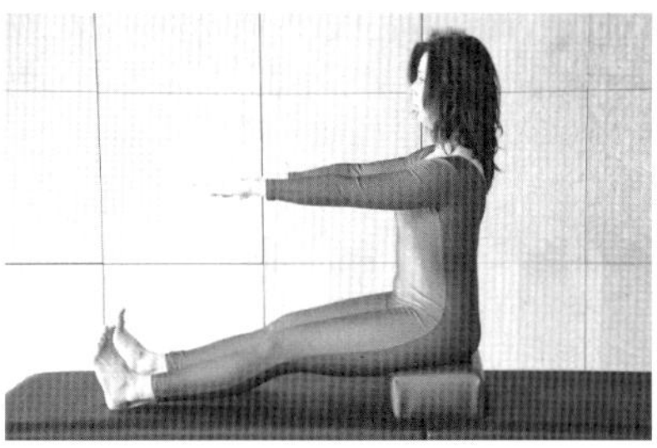

스파인 스트레치 포워드
(spine stretch forward)
104쪽

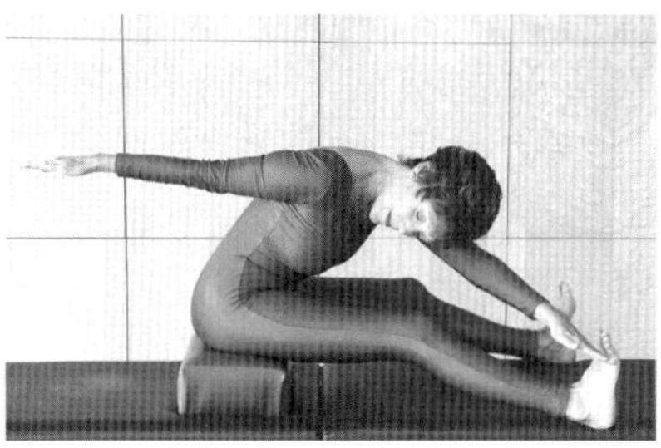

쏘(Saw)
107쪽

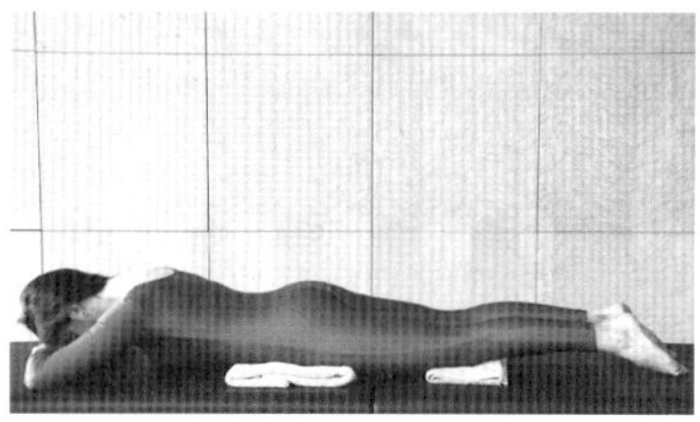

스완 준비운동(swan prep)
111쪽

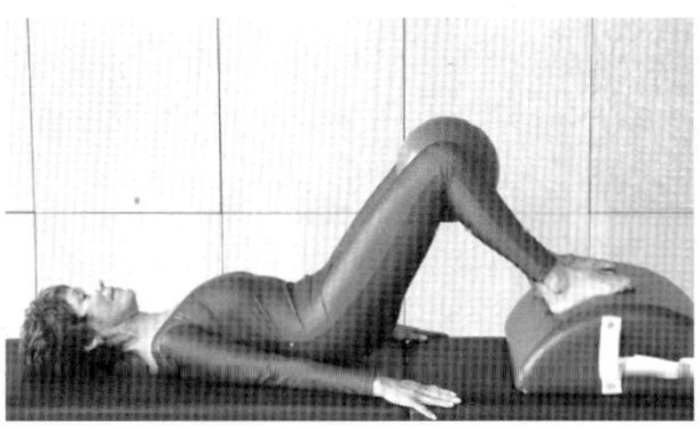

숄더 브릿지 (변형본)
(shoulder bridge-modified)
117쪽

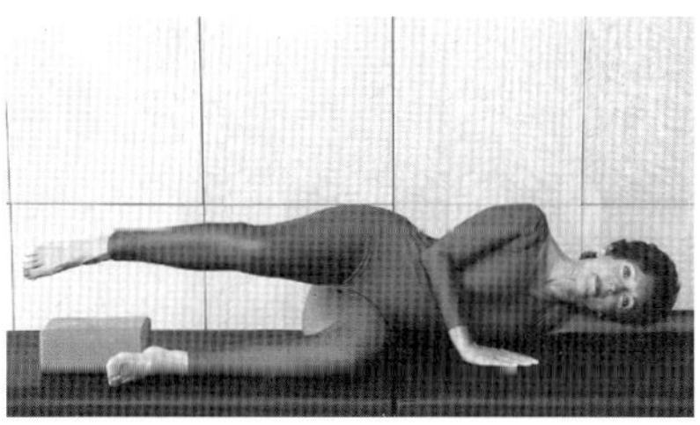

SKS, 프론트 앤 백
(front and back)
274쪽

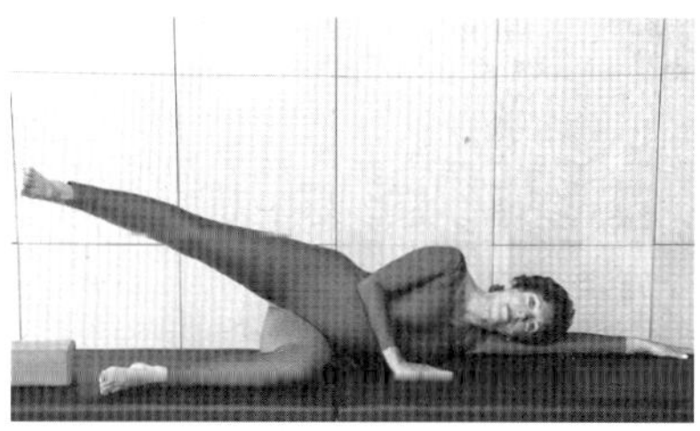

SKS, 업 앤 다운
(up and down)
270쪽

(계속)

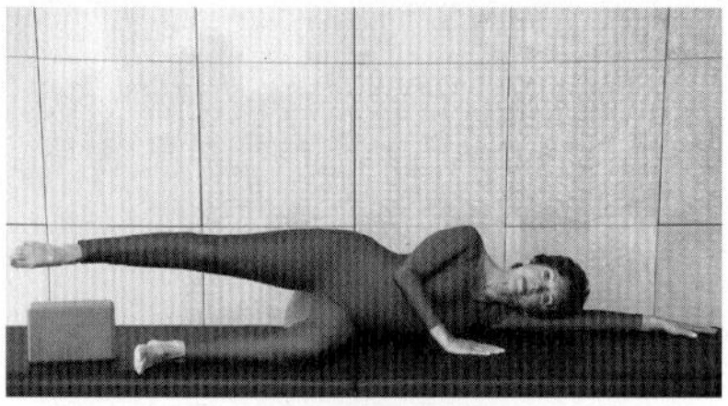

SKS, 리틀 서클
(little circle)
278쪽

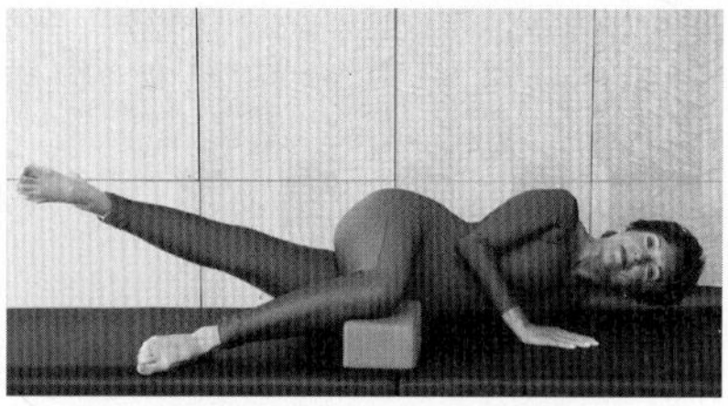

SKS, 인너-싸이 리프트와
인너-싸이 서클 (inner-thigh lift
and inner-thigh circle)
298쪽

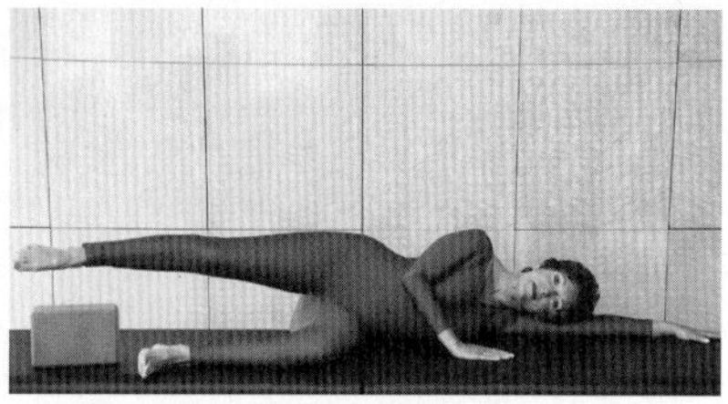

SKS, 인터널 앤 익스터널 로테이션
(internal and external rotation)
284쪽

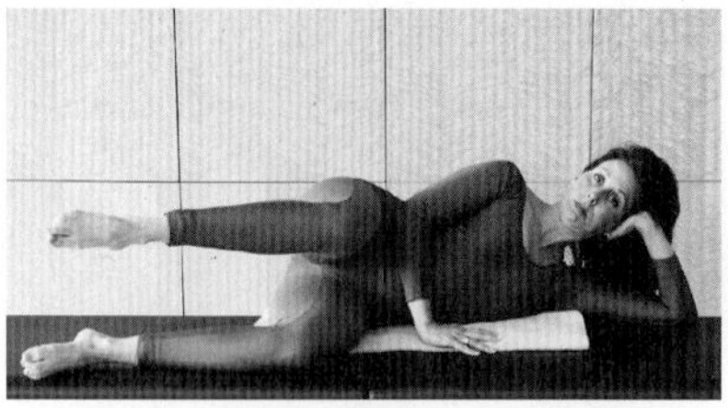

SKS, 90° 벤트-니 리프트
(bent-knee lift)
310쪽

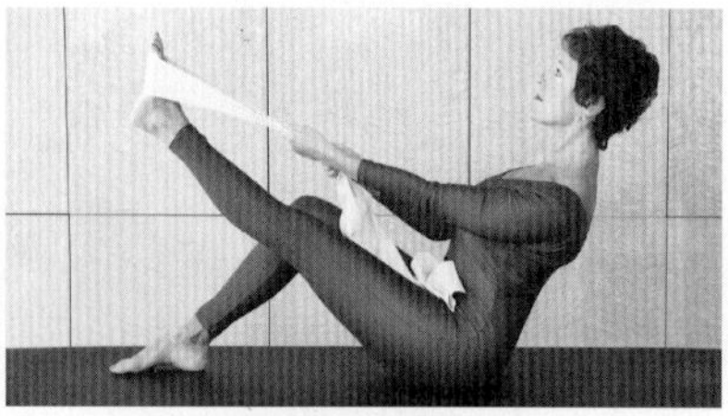

티저 준비운동 2
(teaser prep 2)
127쪽

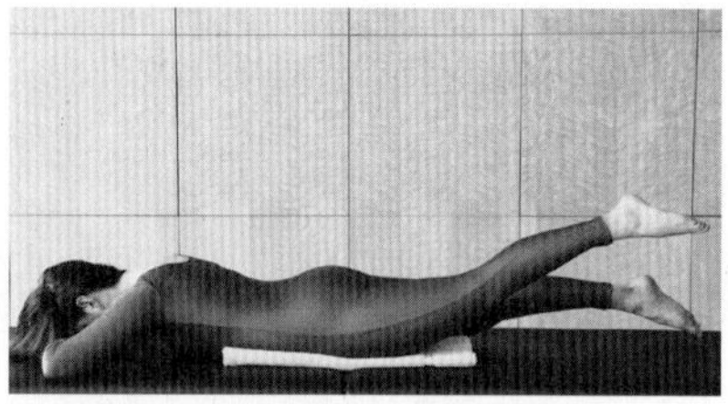

수영 준비자세
(swim prep)
239쪽

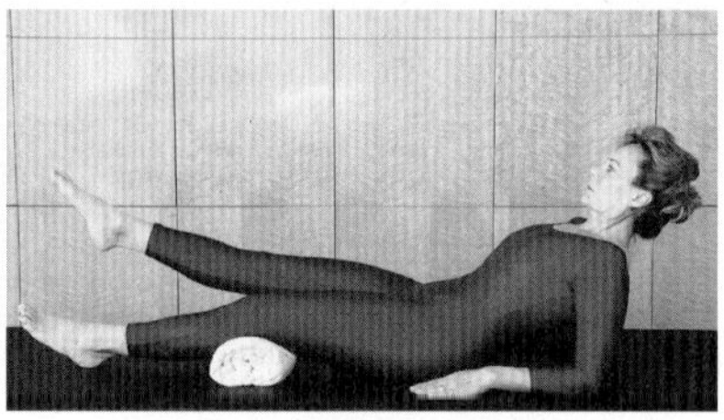

레그 풀 (변형본)
(leg pull-modified)
243쪽

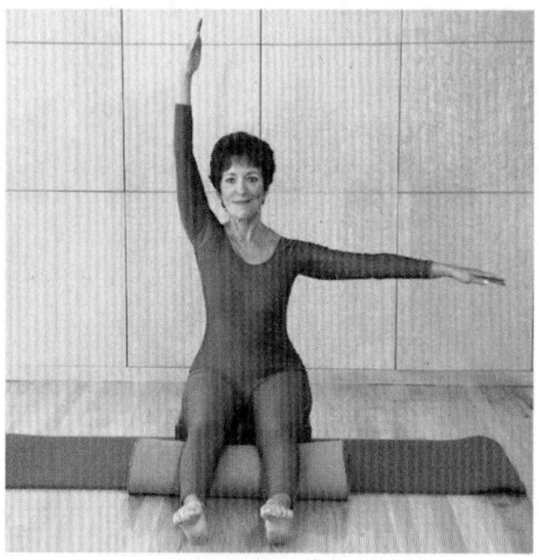

사이드 스트레치
(side stretch)
247쪽

무릎 인공관절 치환술(관절성형술)을 받은 환자: 필라테스 예비 프로그램 구성
〔Total Knee Replacement (Arthroplasty): Preoperative Program Sequence〕

사례 시나리오: 오른쪽 무릎에 뼈관절염이 있는 60세 남성이며, 걸을 때 통증이 있고 보조 지팡이를 사용한다. 이 환자는 무릎치환술을 8주 앞두고 있다. 무릎 인공관절 치환술 대비 과정으로서 특별히 고안된 필라테스 프로그램을 시작하고자 한다. 이 환자는 규칙적으로 운동을 해 왔다. 이 환자를 위한 프로그램에 포함된 누운 자세로 자전거타기 동작을 통해 심폐 기능을 강화하고, 상체 근력 강화 훈련은 주 3회 수행한다. 이전에 필라테스를 수행한 경험은 없다.

동작 횟수: 25회

소요 시간: 50분

필라테스 예비 동작(Pre-Pilates Exercises)

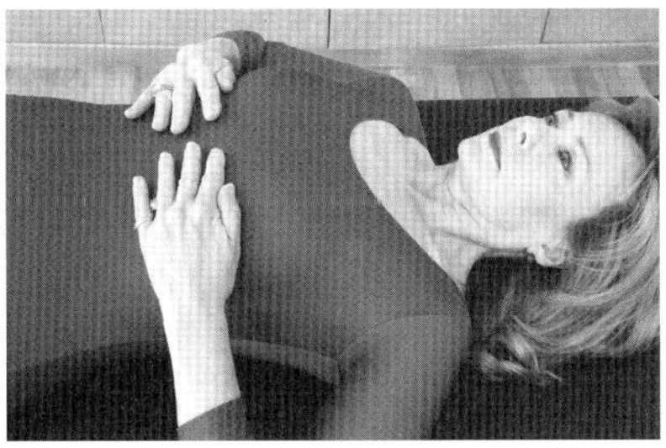

호흡하기(breathing)
39쪽

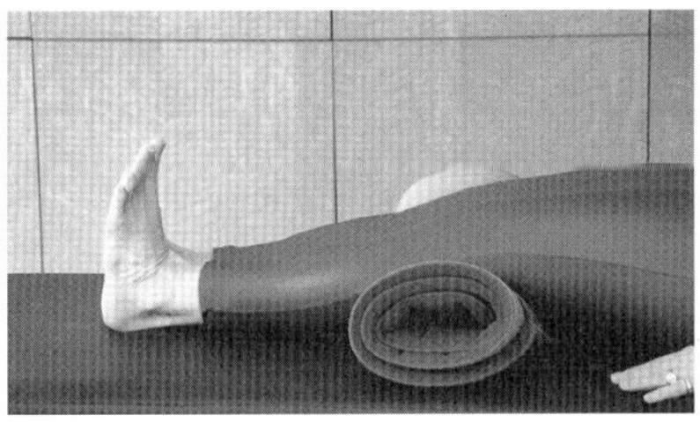

발목운동(ankle pump)
40쪽

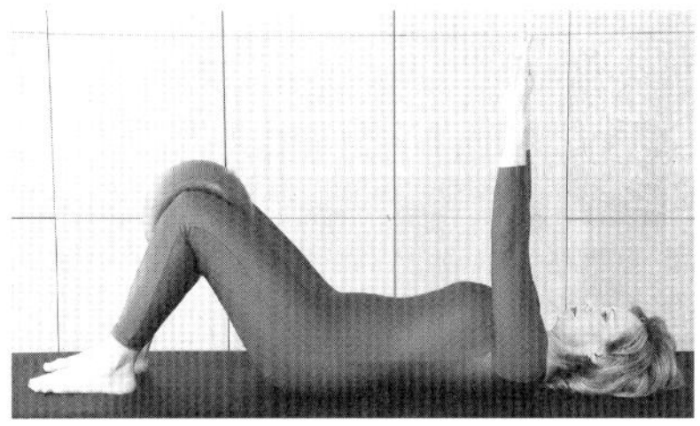

복근 가볍게 수축하기
(abdominal prcp)
48쪽

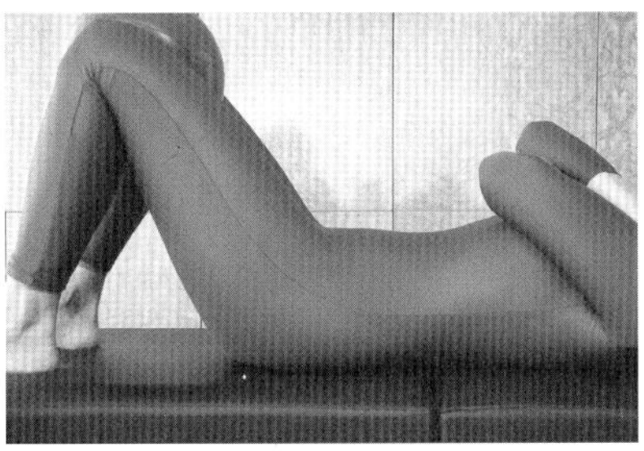

펠빅 컬
(pelvic curl)
45쪽

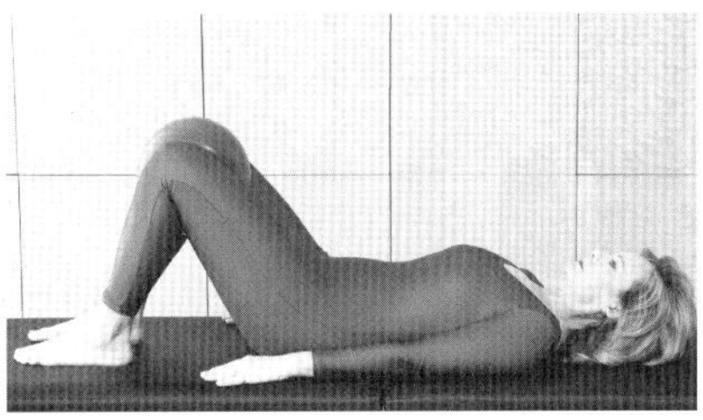

엉덩관절 안쪽근육 조이기
(adductor squeeze)
52쪽

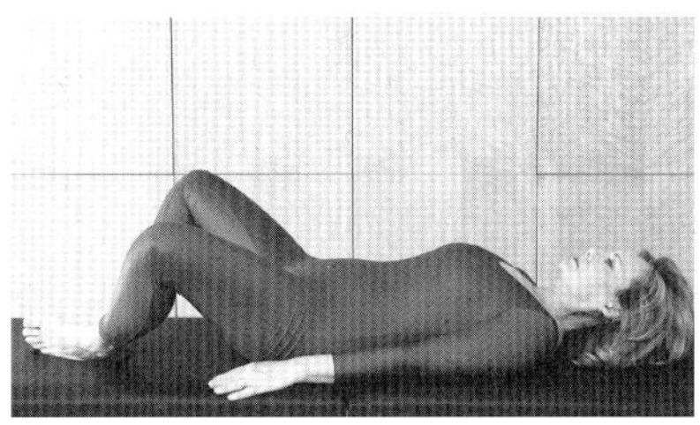

무릎 접기-방법 2
(knee fold, version two)
50쪽

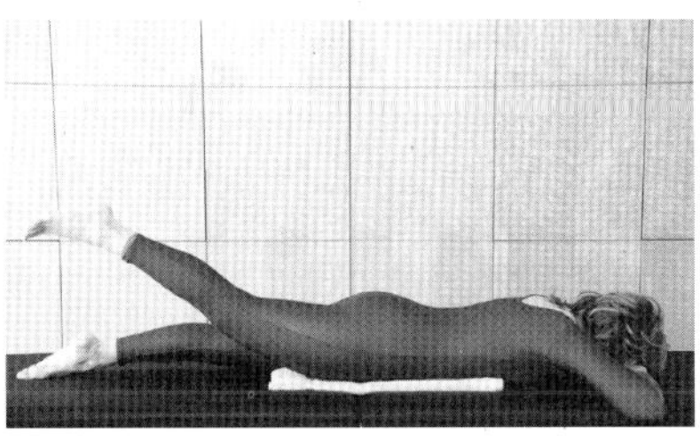

엎드려 다리 들기—방법 1
(prone leg lifts, version one)
56쪽

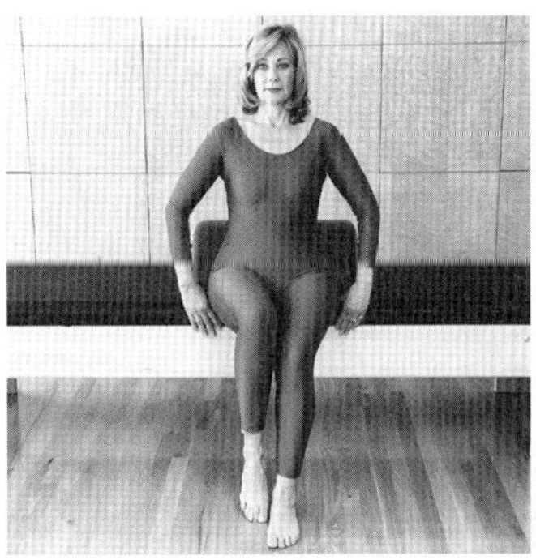

앉아서 무릎 들어올리기—방법 1
(Sitting bent-knee lifts, version one)
59쪽

(계속)

필라테스 동작(Pilates Exercises)

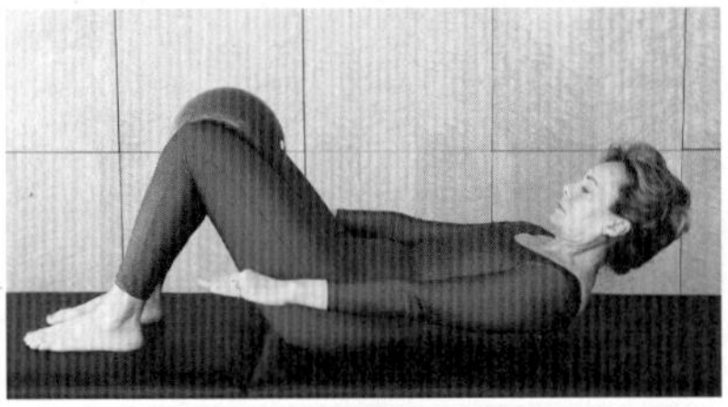

헌드레드(hundred)
69쪽

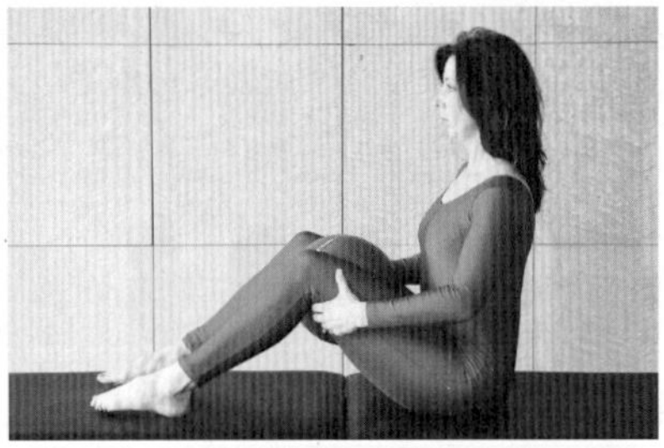

하프 롤-다운(half roll-down)
70쪽

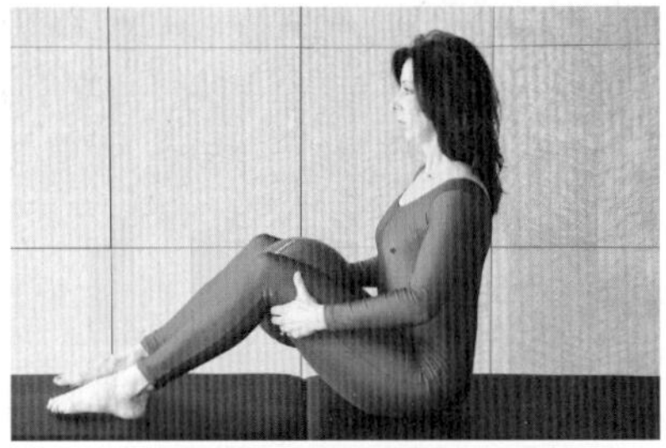

하프 롤-업(half roll-up)
75쪽

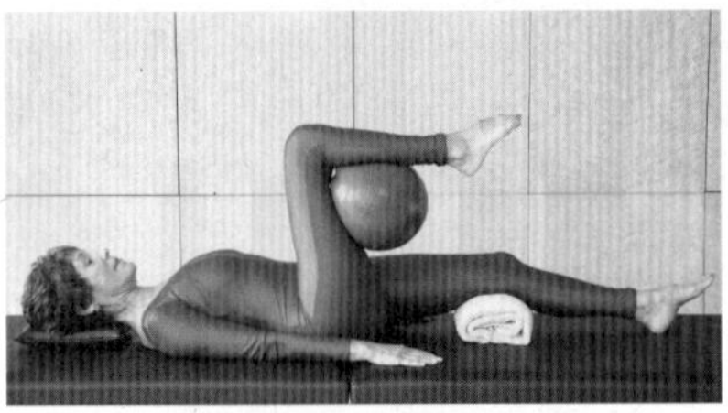

싱글-레그 서클
(single-leg circle)
81쪽

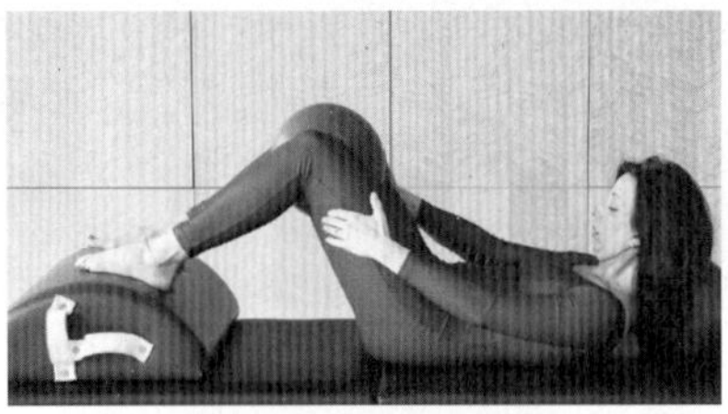

양쪽다리 스트레칭
(double-leg stretch)
87쪽

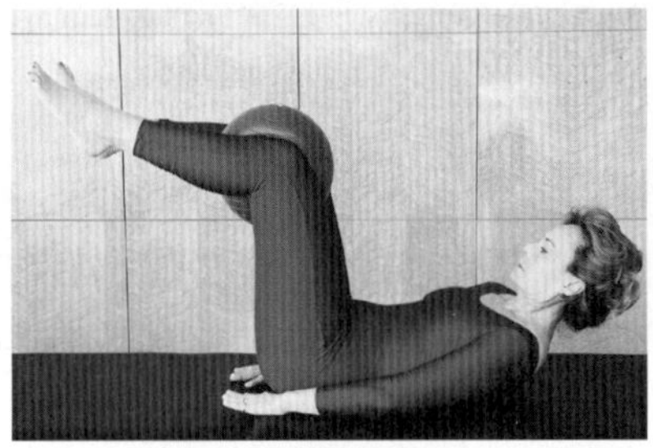

로우어 리프트
(lower lift)
95쪽

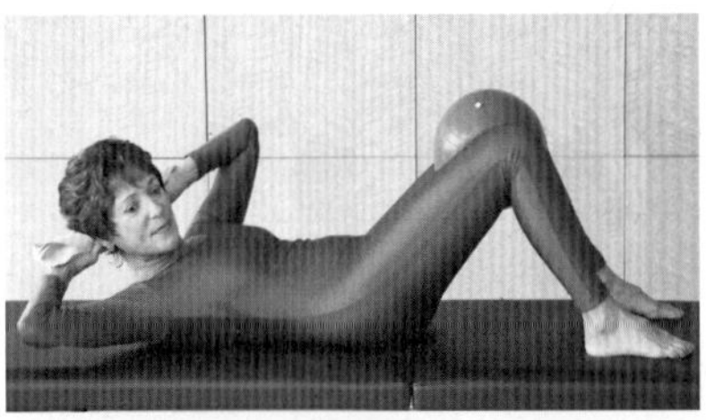

크리스크로즈(crisscross)
100쪽

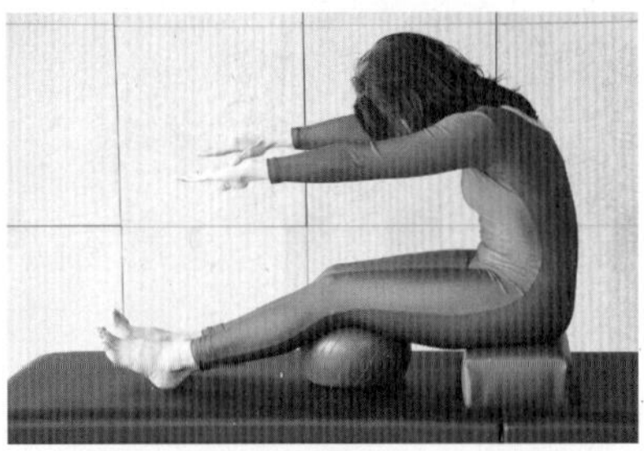

스파인 스트레치 포워드
(spine stretch forward)
105쪽

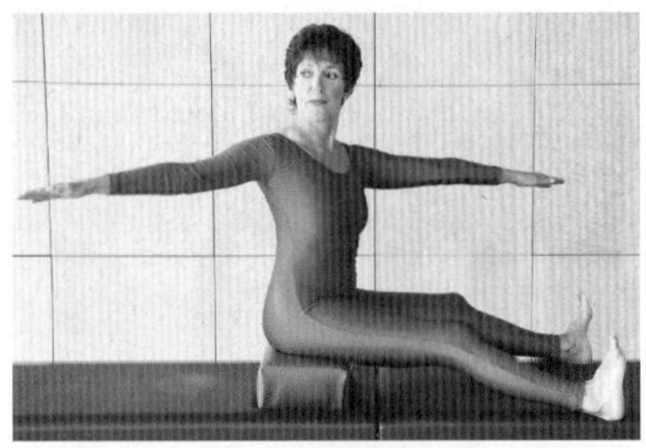

쏘(saw)
107쪽

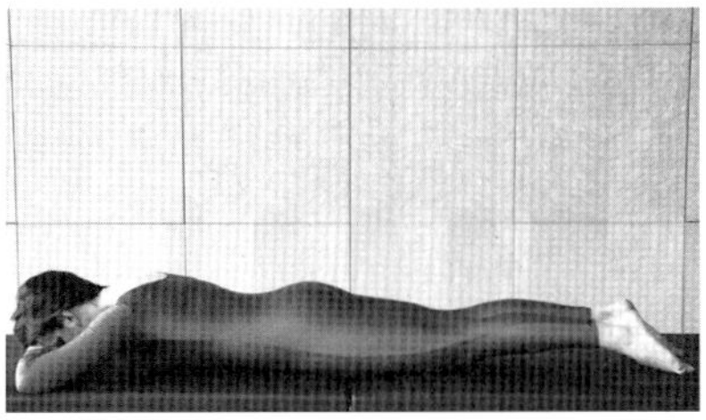

스완 준비운동
(swan prep)
110쪽

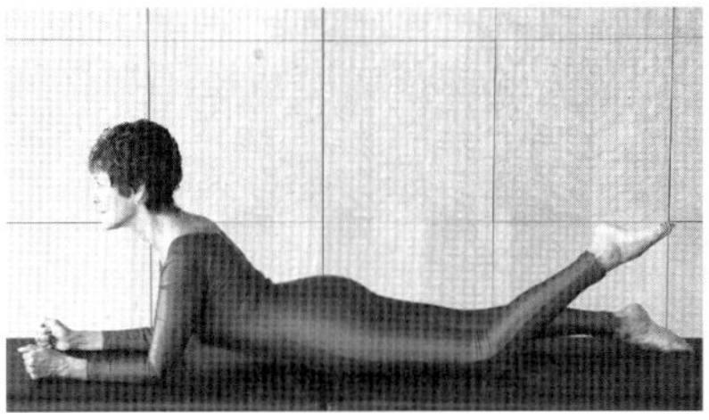

싱글-레그 킥
(single-leg kick)
113쪽

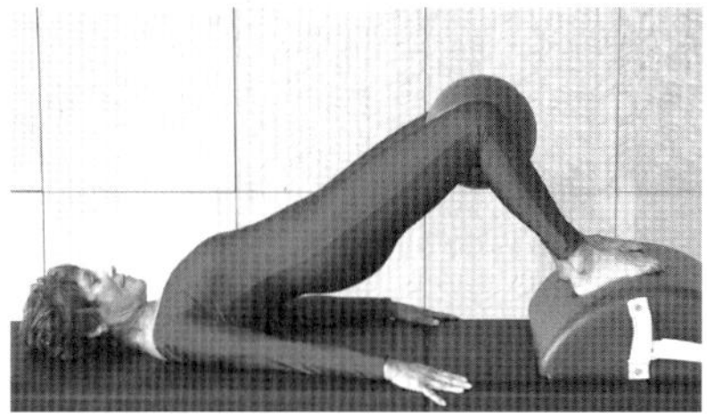

숄더 브릿지 (변형본)
(shoulder bridge-modified)
117쪽

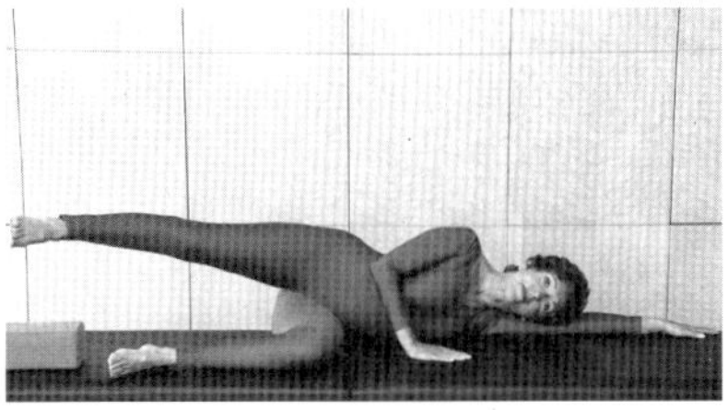

SKS, 업 앤 다운
(up and down)
270쪽

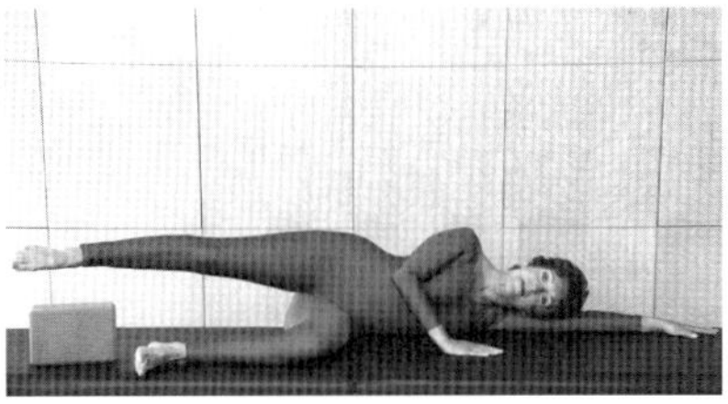

SKS, 리틀 서클
(little circle)
278쪽

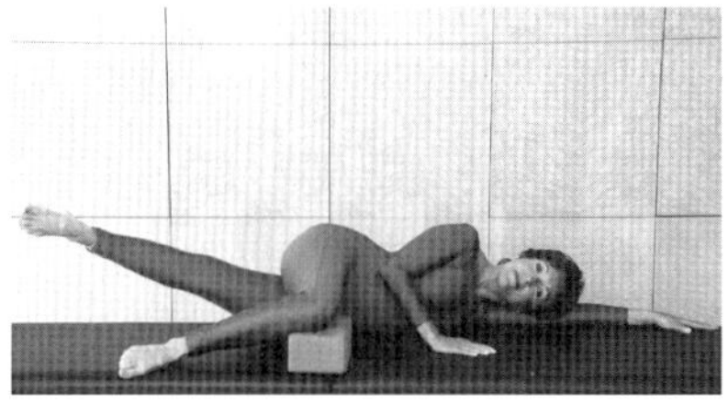

SKS, 인너-싸이 리프트
(inner-thigh lift)
298쪽

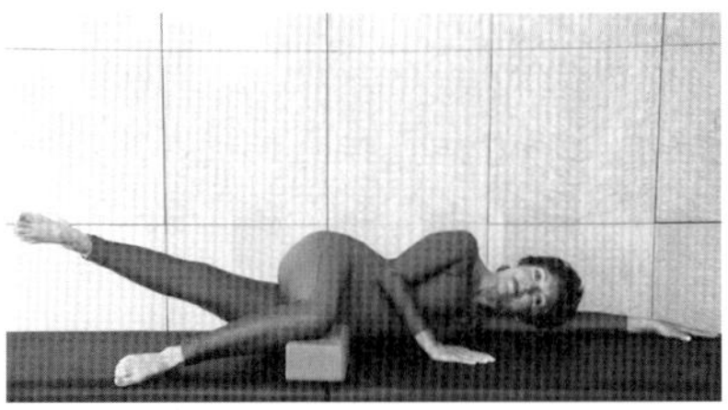

SKS, 인너-싸이 서클
(inner-thigh circle)
299쪽

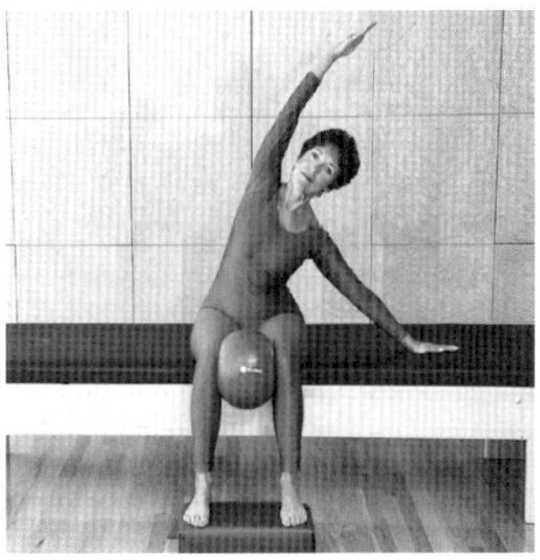

사이드 스트레치
(side stretch)
129쪽

무릎 인공관절 치환술 환자를 위한 프로그램 구성: 수술 후 6주 이상의 환자를 대상으로
〔Total knee replacement(Arthroplasty): Program Sequence for 6 Weeks Postop〕

사례 시나리오: 오른쪽 무릎에 뼈관절염을 앓고 있는 60세 남성이며, 무릎 인공관절 치환술을 받기 전에는 걸을 때 통증을 느끼고 보조 지팡이를 사용했었다. 이 환자는 무릎 인공관절 치환술을 받기 전에 8주 간의 필라테스 수술 예비 프로그램을 마친 경험이 있다. 수술받기 전에는 일주일에 3회 운동했었다. 현재 이 환자는 수술 수 6주가 지난 상태로 필라테스를 계속 수행할 준비가 되어 있다.

동작 횟수: 26회

소요 시간: 50분

필라테스 예비 동작(Pre-Pilates Exercises)

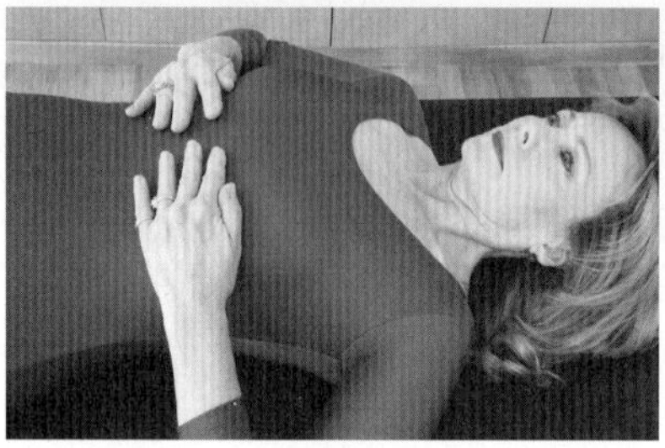

호흡하기(breathing)
39쪽

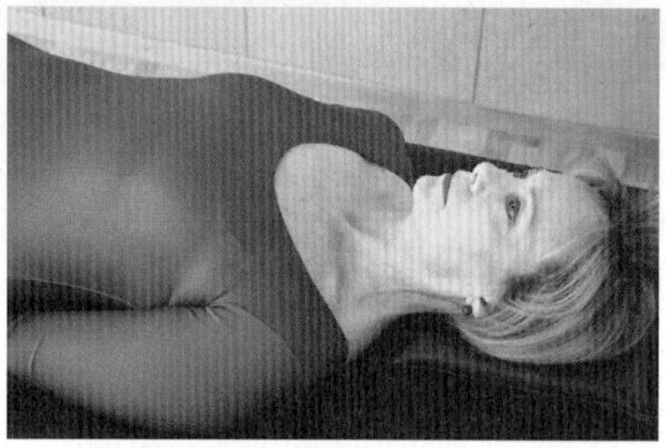

어깨 구르기(shoulder roll)
44쪽

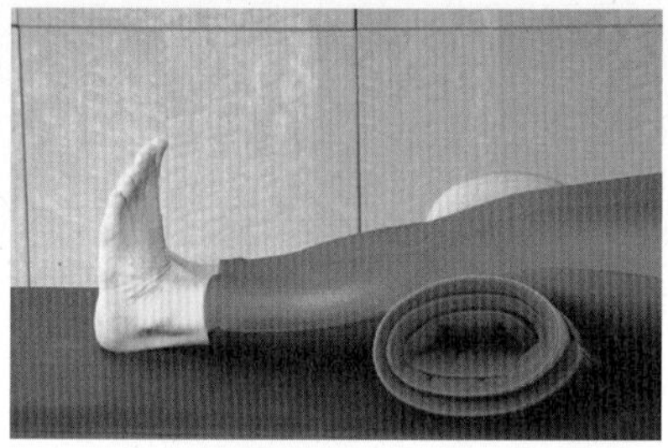

발목운동(ankle pump)
40쪽

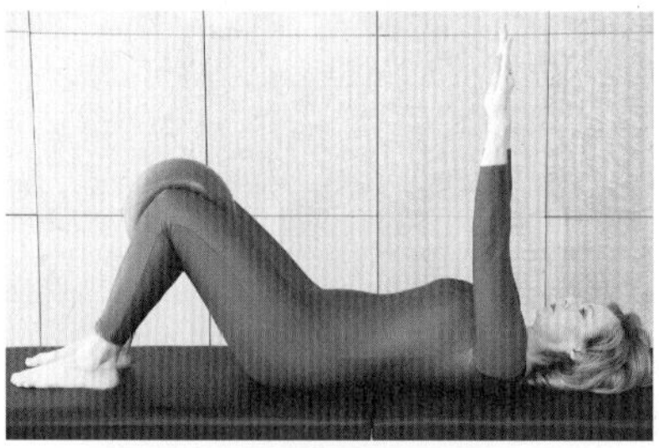

복근 가볍게 수축하기
(abdominal prep)
48쪽

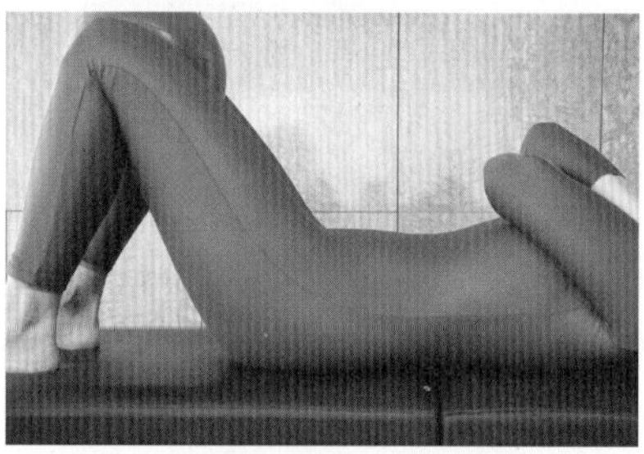

펠빅 컬(pelvic curl)
45쪽

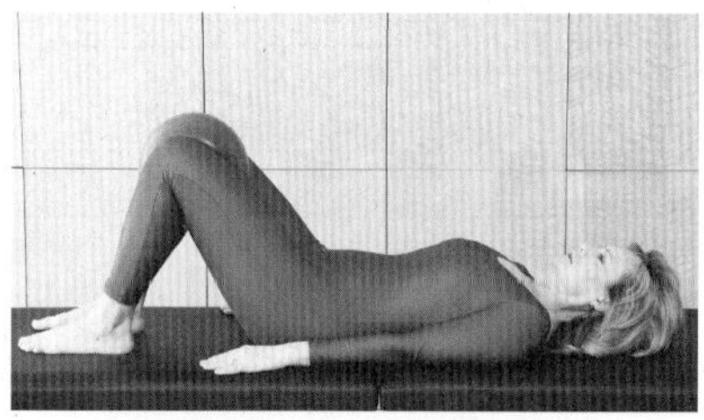

엉덩관절 안쪽근육 조이기
(adductor squeeze)
52쪽

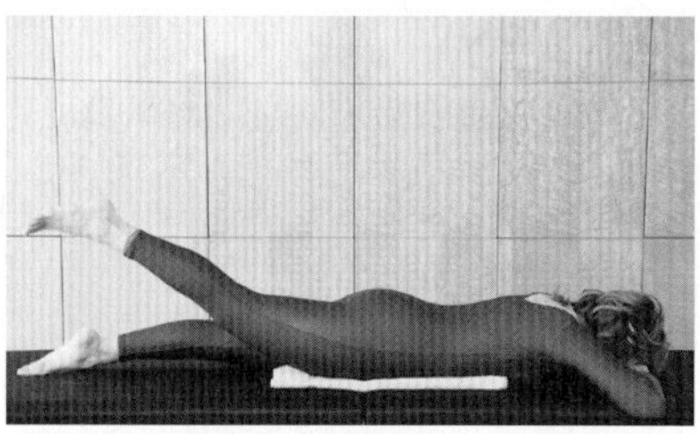

엎드려 다리 들기—방법 1
(prone leg lifts, version one)
56쪽

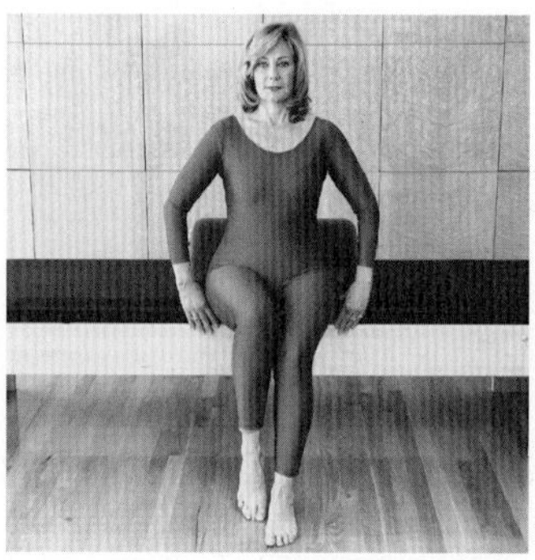

앉아서 무릎 들어올리기—방법 1
(sitting bent-knee lifts, version one)
59쪽

필라테스 동작(Pilates Exercises)

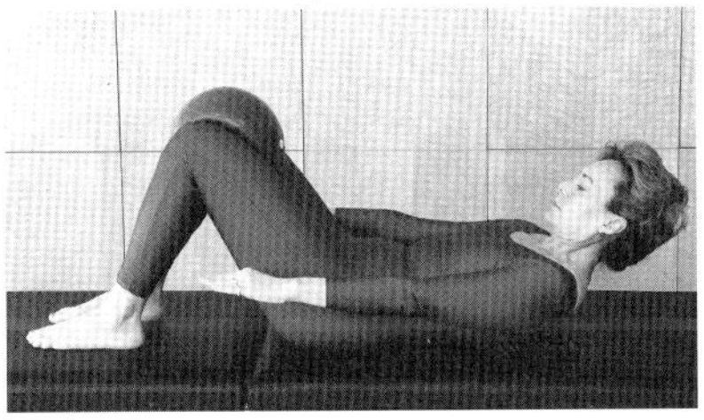

헌드레드(hundred)
69쪽

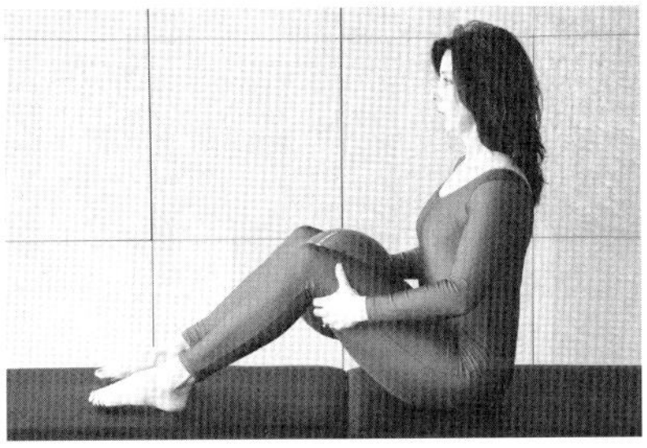

하프 롤-다운
(half roll-down)
70쪽

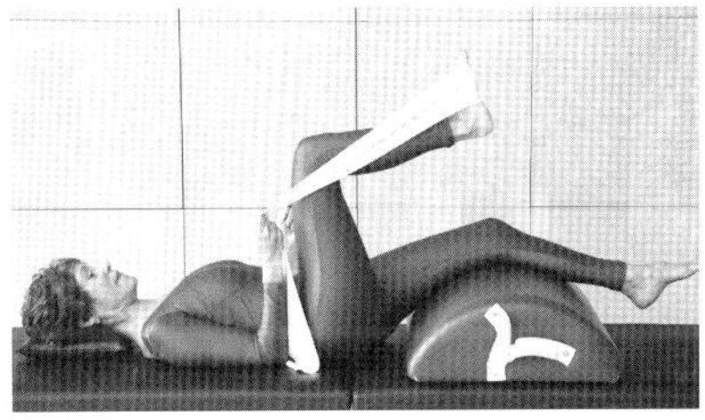

싱글-레그 서클
(single-leg circle)
80쪽

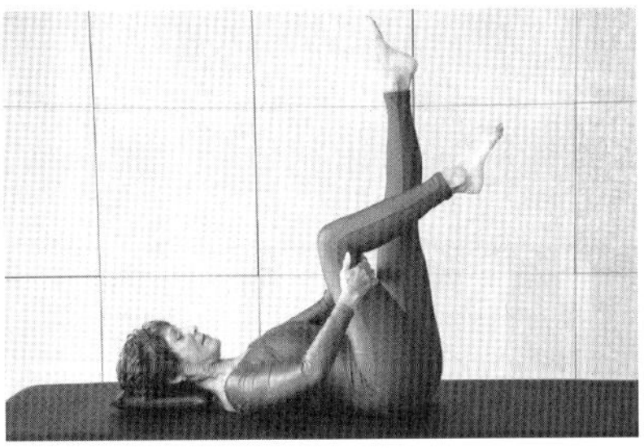

한쪽다리 스트레칭
(single-leg stretch)
83쪽

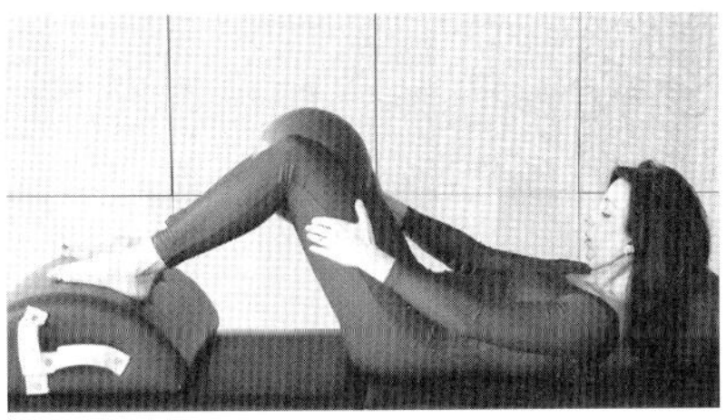

양쪽다리 스트레칭
(double-leg stretch)
87쪽

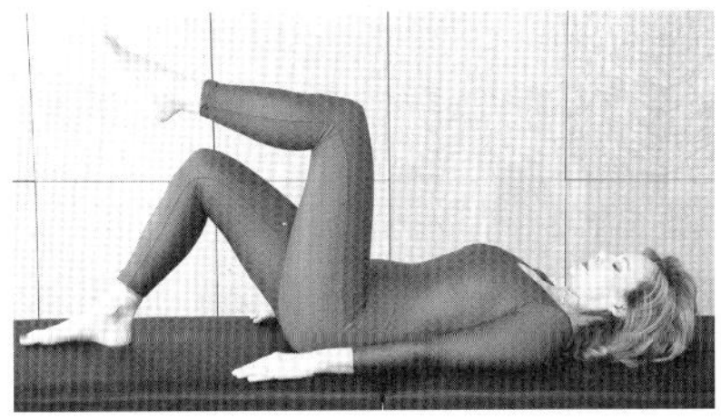

발끝 찍기-방법 1
(toe tap, version one)
46쪽

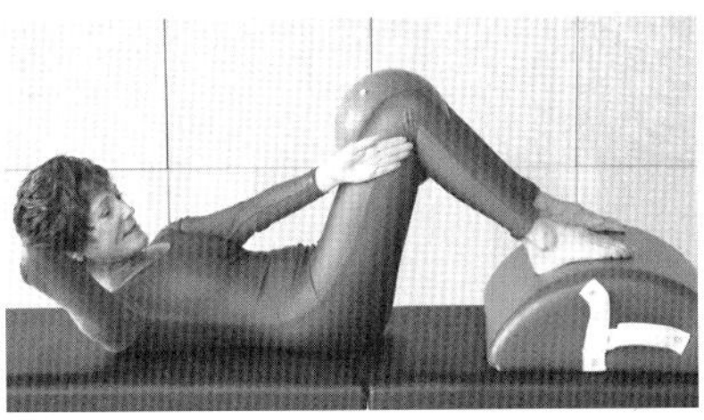

크리스크로즈
(crisscross)
98쪽

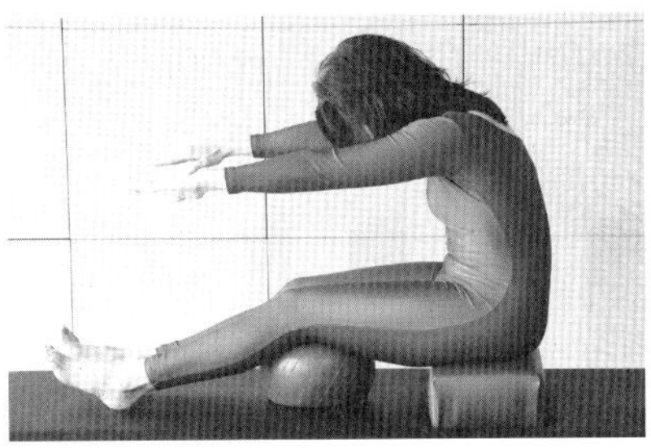

스파인 스트레치 포워드
(spine stretch forward)
105쪽

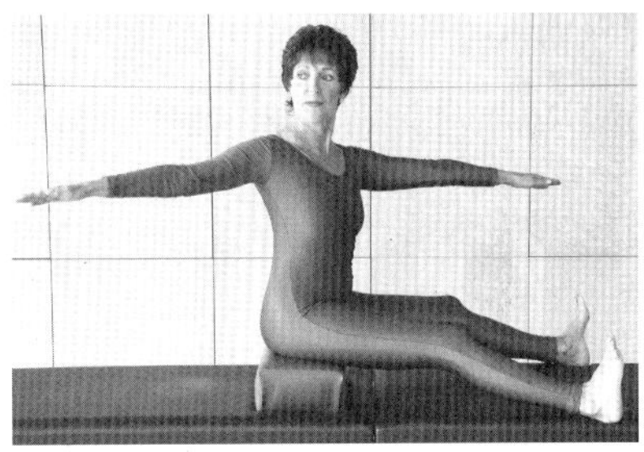

쏘(saw)
107쪽

(계속)

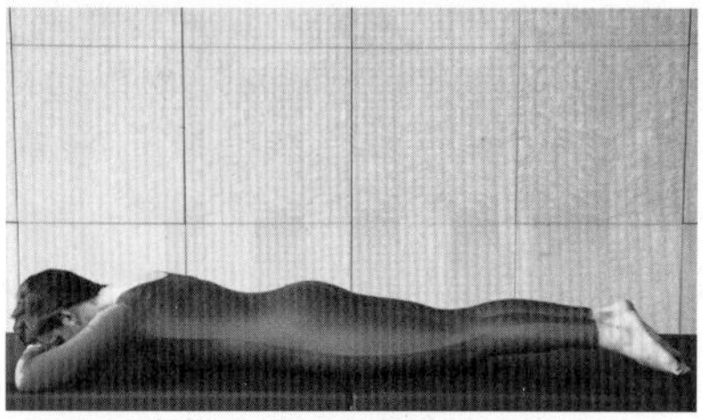

스완 준비운동
(swan prep)
110쪽

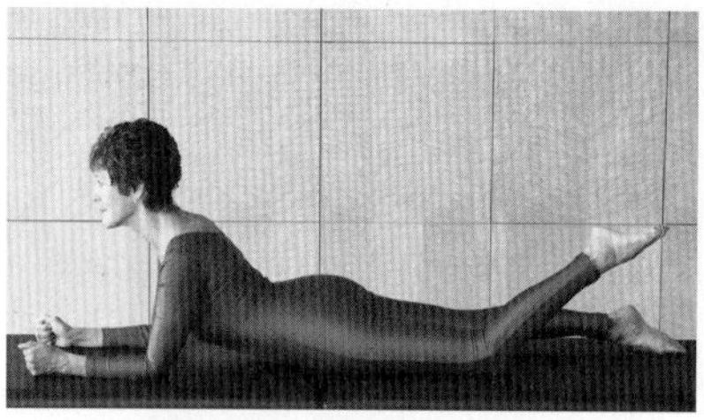

싱글-레그 킥
(single-leg kick)
113쪽

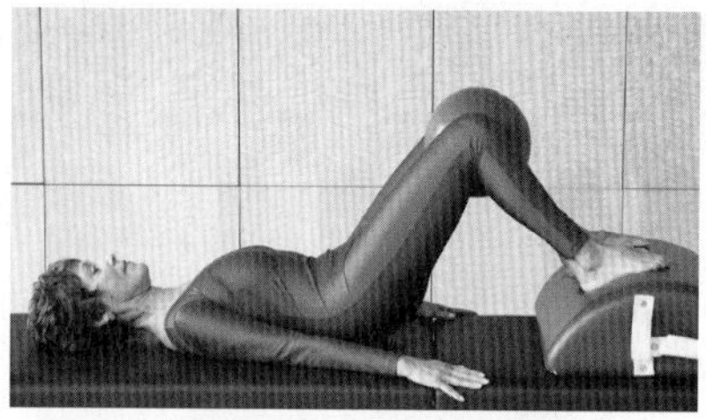

숄더 브릿지 (변형본)
(shoulder bridge-modified)
117쪽

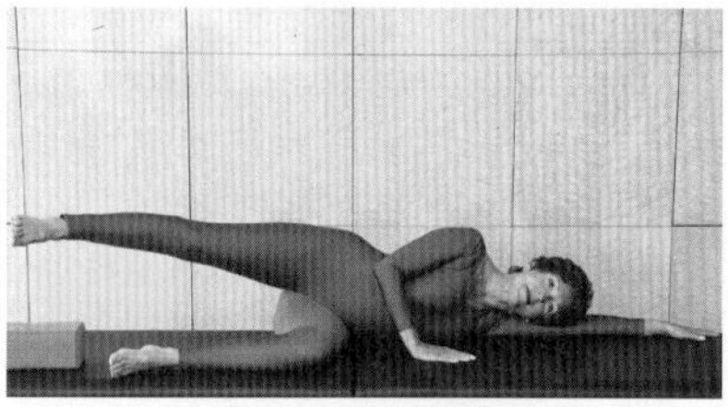

SKS, 업 앤 다운
(up and down)
270쪽

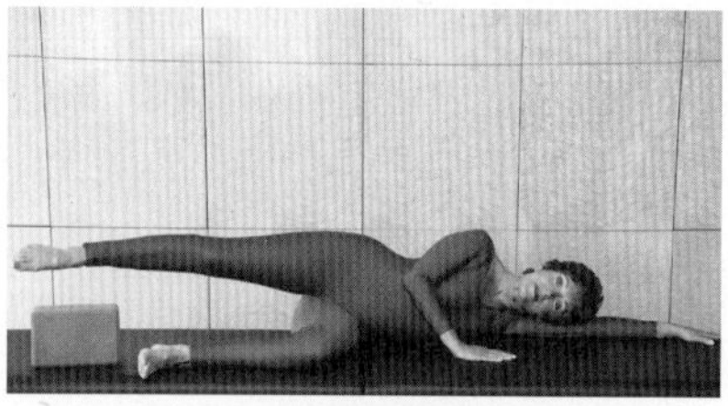

SKS, 리틀 서클
(little circle)
278쪽

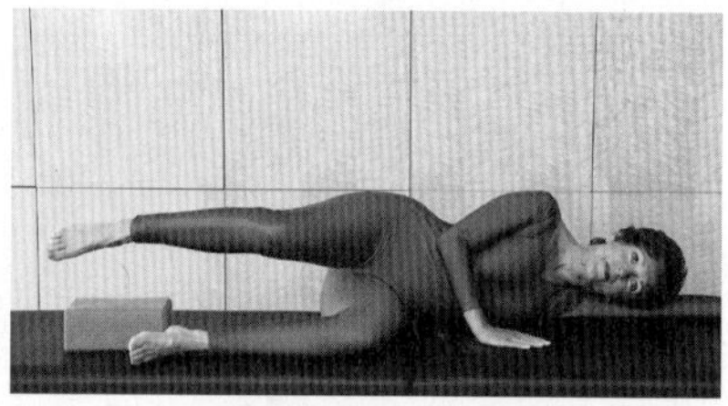

SKS, 프론트 앤 백
(front and back)
274쪽

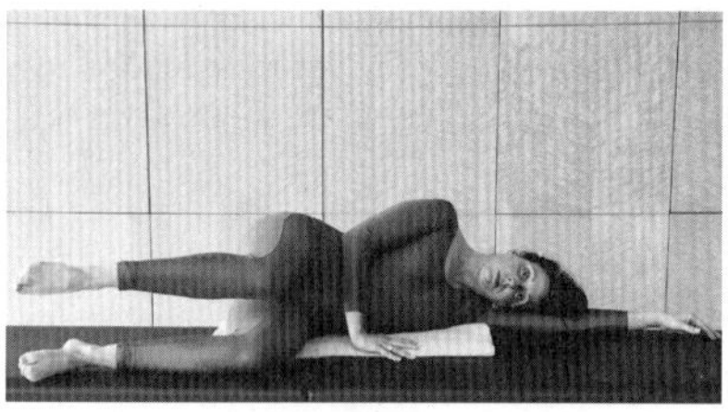

SKS, 90° 벤트-니 리프트 앤 로우어 (bent-knee lift and lower)
308쪽

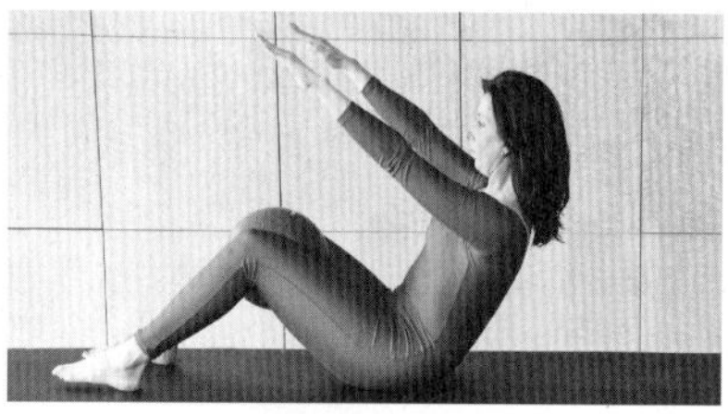

티저 준비운동 1
(teaser prep 1)
121쪽

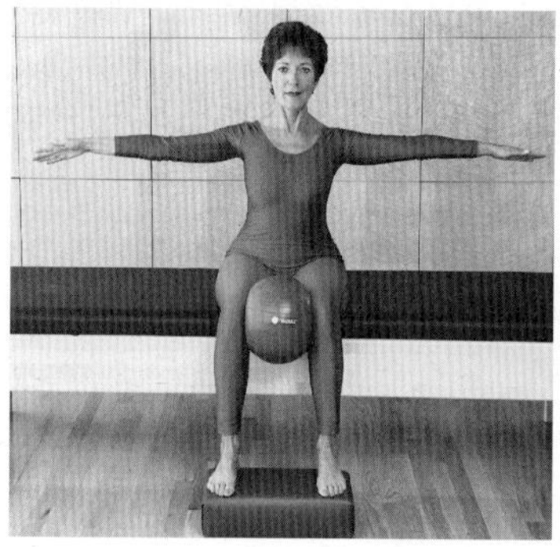

사이드 스트레치
(side stretch)
129쪽

무릎 인공관절 치환술(관절성형술) 환자를 위한 프로그램 구성: 수술 후 3개월 환자를 대상으로

〔Total Knee Replacement (Arthroplasty): Program Sequence for 3 Months Postop〕

사례 시나리오: 오른쪽 무릎에 뼈관절염을 앓고 있는 60세 남성이며, 무릎 인공관절 치환술을 받기 전에는 걸을 때 통증을 느끼며 보조 지팡이를 사용했었다. 무릎 인공관절 치환술에 대비하여 필라테스 수술 예비 그로그램을 매주 3회씩 8주간 수행했었다. 수술 후 6주가 되었을 때 이래로 필라테스 프로그램을 수행해 왔고, 현재 보다 강도를 높여 수술 수 3~6개월 환자를 위한 프로그램을 시작할 준비가 되어 있다.

운동 횟수: 31회

소요 시간: 50분

필라테스 예비 동작(Pre-Pilates Exercises)

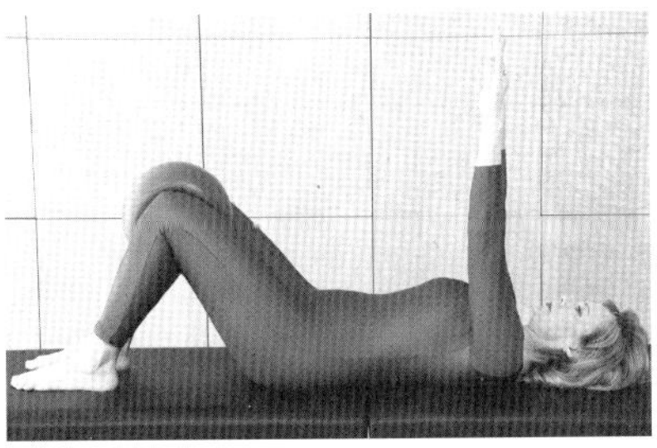

복근 가볍게 수축하기
(abdominal prep)
48쪽

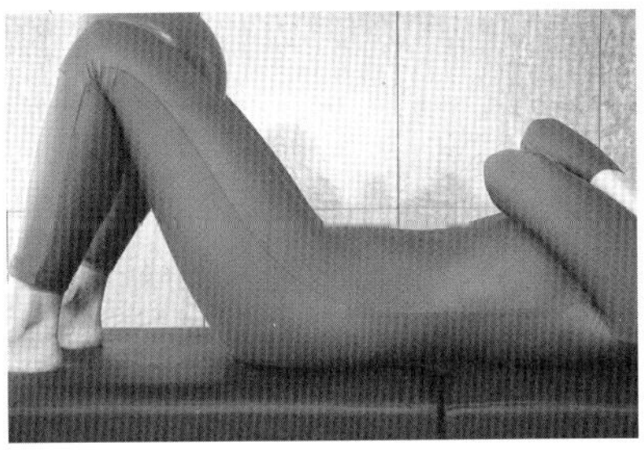

펠빅 컬
(pelvic curl)
45쪽

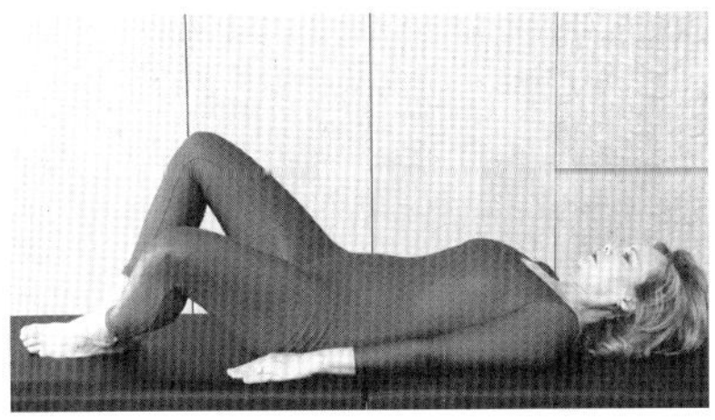

무릎 접기
(knee fold)
50쪽

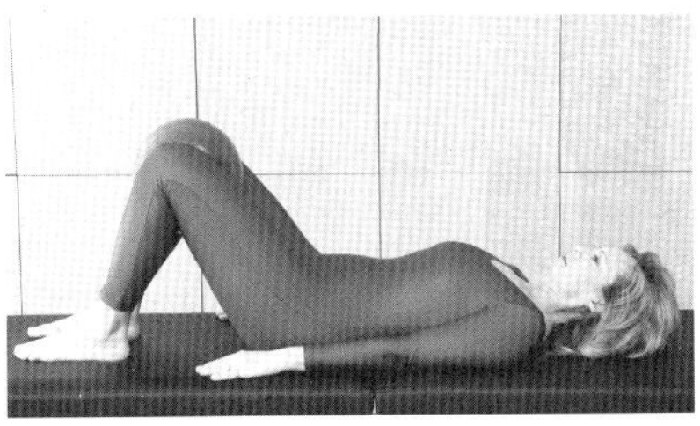

엉덩관절 안쪽근육 조이기
(adductor squeeze)
52쪽

(계속)

필라테스 동작(Pilates Exercises)

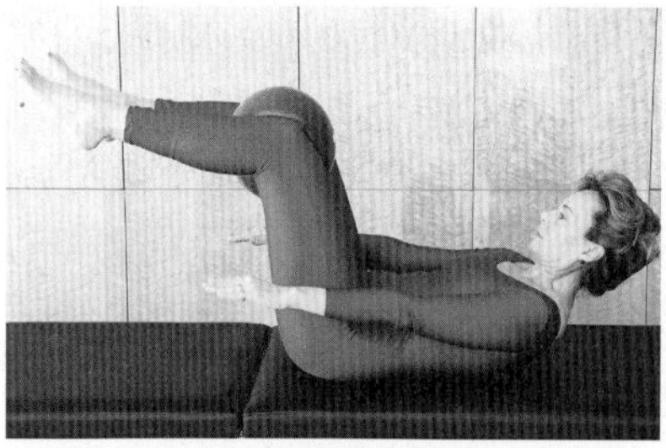

헌드레드(hundred)
135쪽

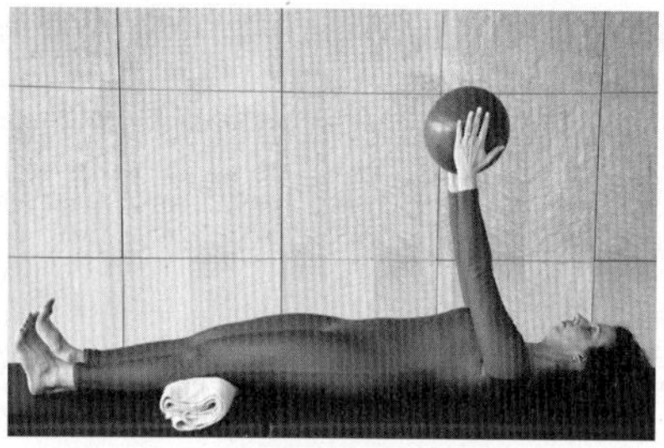

롤-업(roll-up)
145쪽

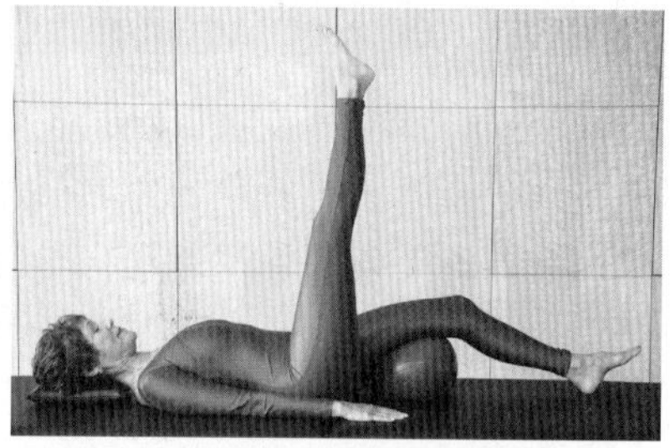

싱글-레그 서클
(single-leg circle)
152쪽

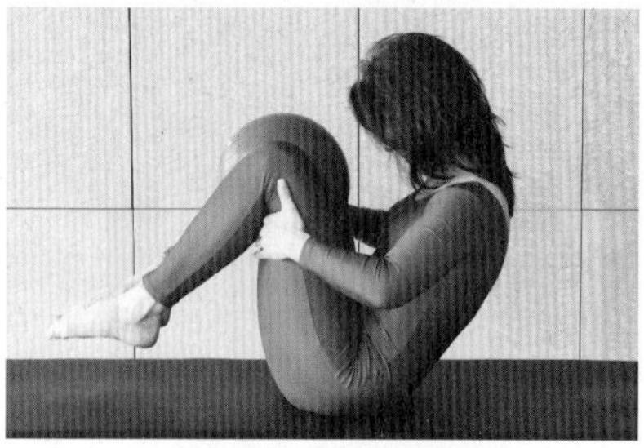

공처럼 구르기
(rolling like a ball)
156쪽

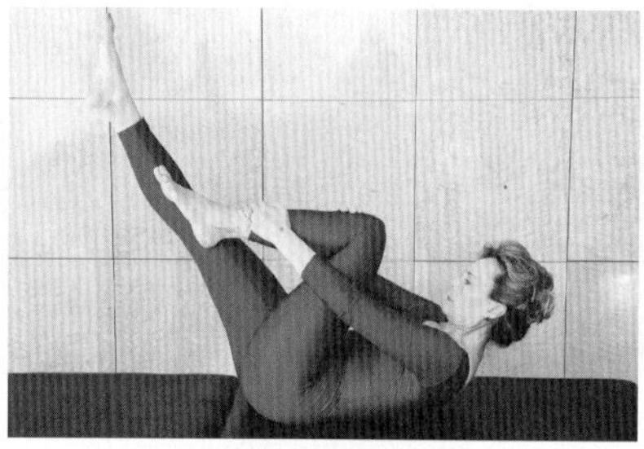

한쪽다리 스트레칭
(single-leg stretch)
160쪽

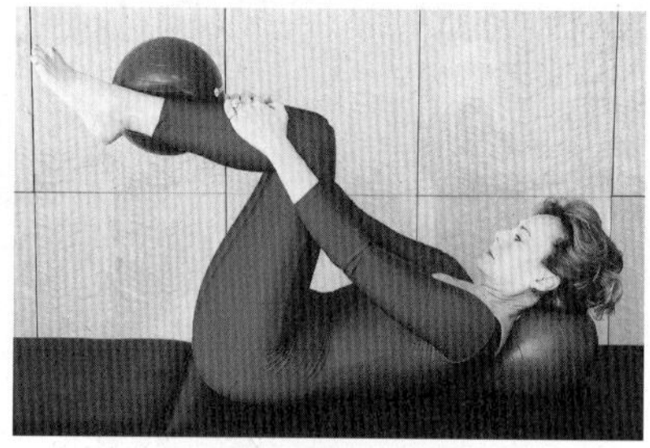

양쪽다리 스트레칭
(double-leg stretch)
165쪽

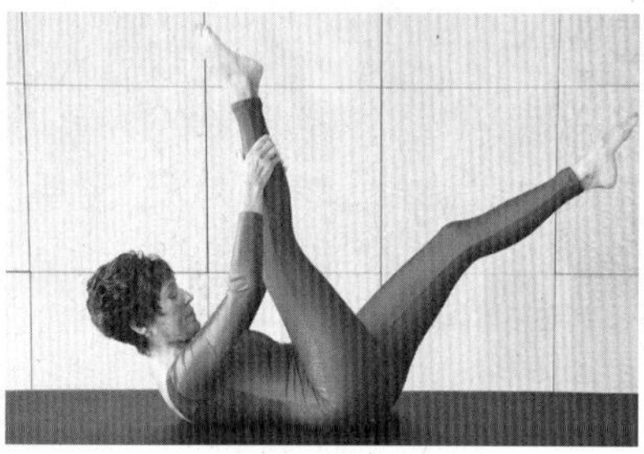

가위자세(scissors)
168쪽

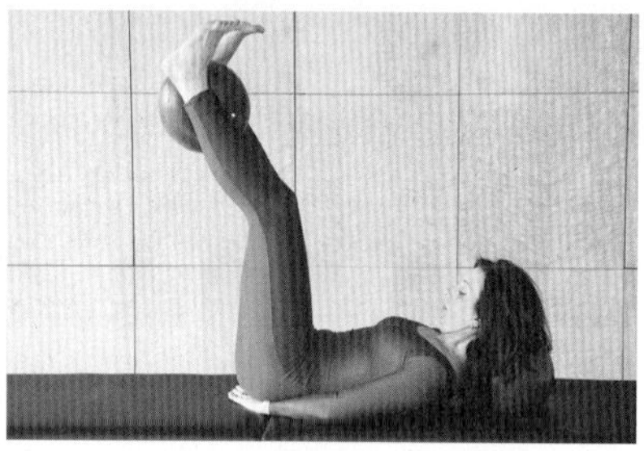

로우어 리프트(lower lift)
172쪽

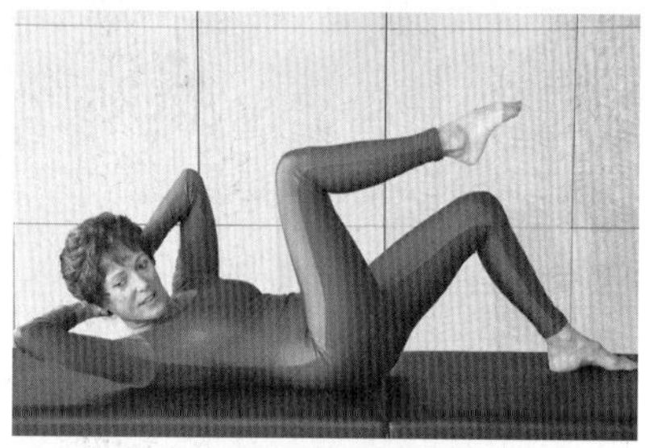

크리스크로즈,
수술 후 3~6개월 버전
(crisscross)
102쪽

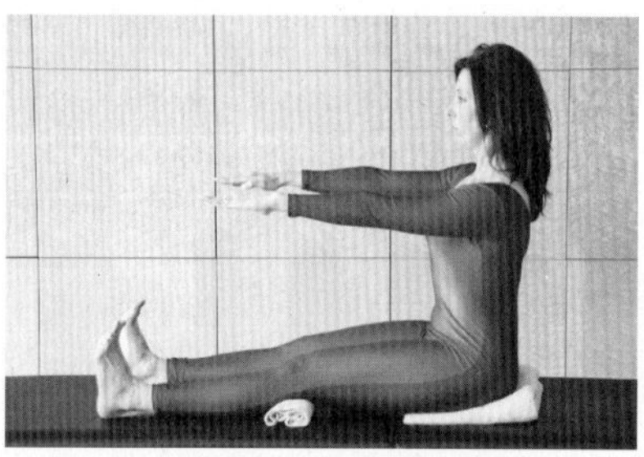

스파인 스트레치 포워드
(spine stretch forward)
177쪽

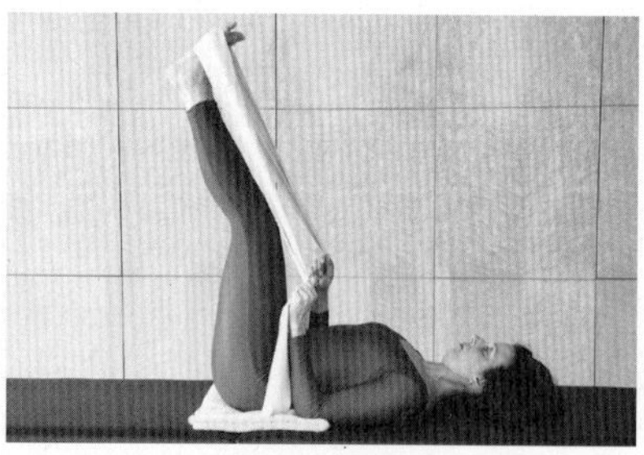

크로크스크류
(corkscrew)
183쪽

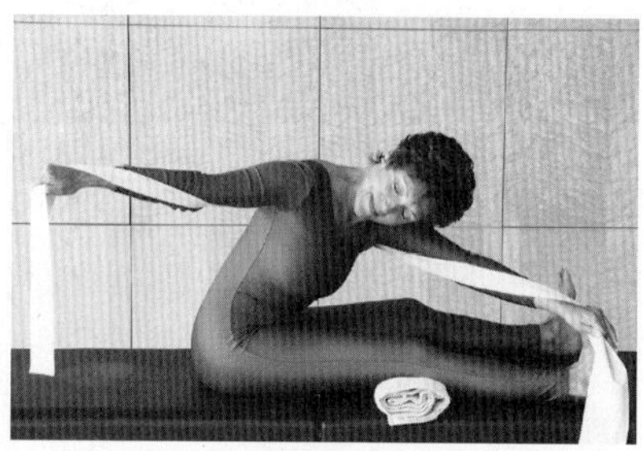

쏘(saw)
189쪽

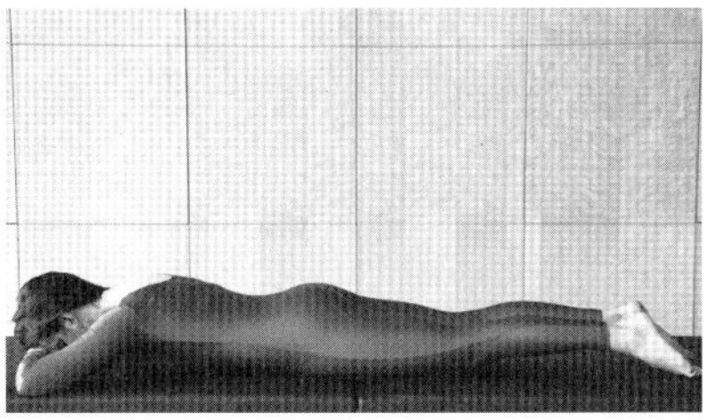

스완 준비운동
(swan prep)
191쪽

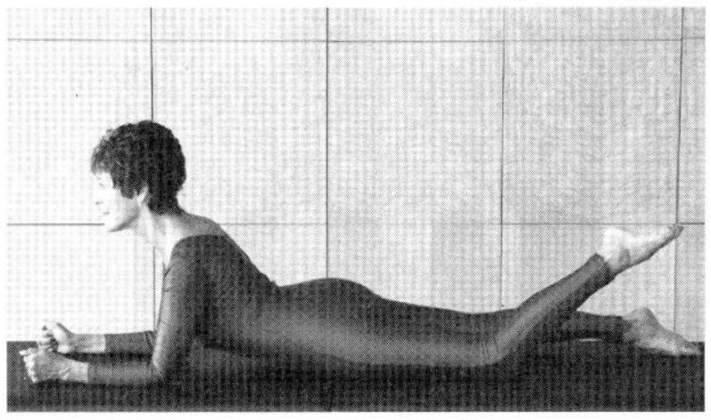

싱글-레그 킥,
수술 후 6주~3개월 버전
(single-leg kick)
113쪽

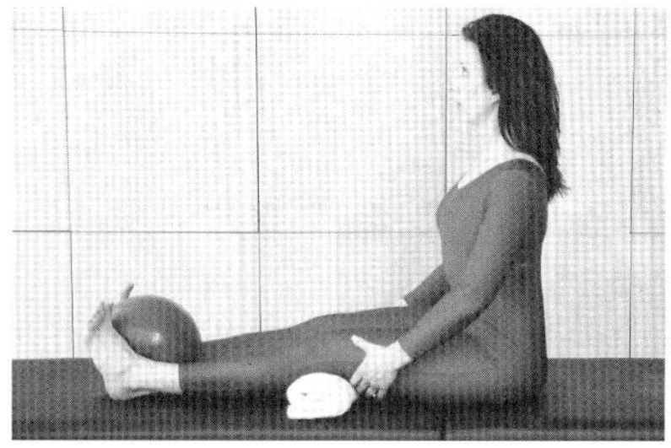

넥 풀 (변형본)
(neck pull-modified)
204쪽

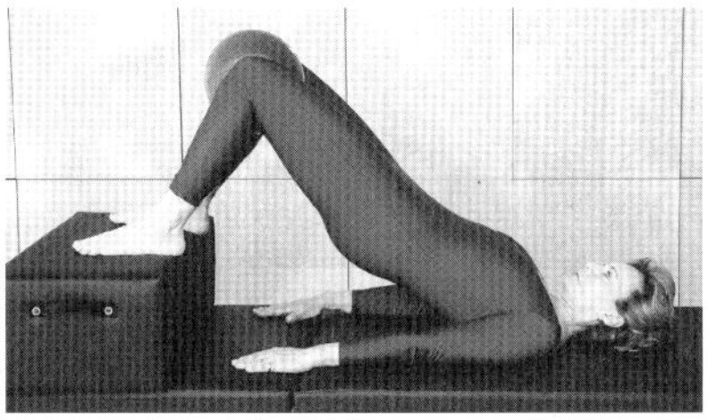

숄더 브릿지 (변형본)
(shoulder bridge-modified)
119쪽

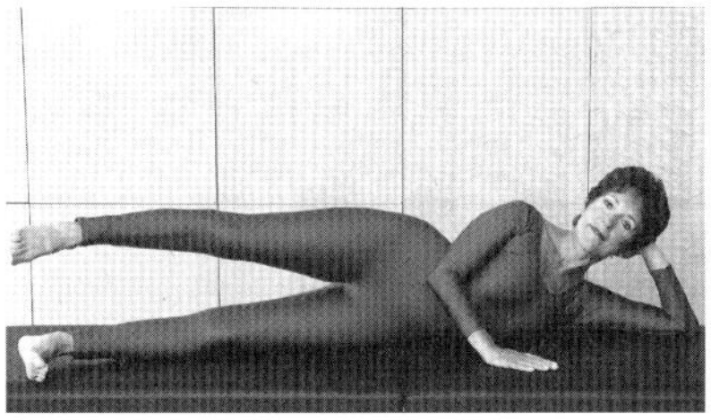

SKS, 업 앤 다운
(up and down)
272쪽

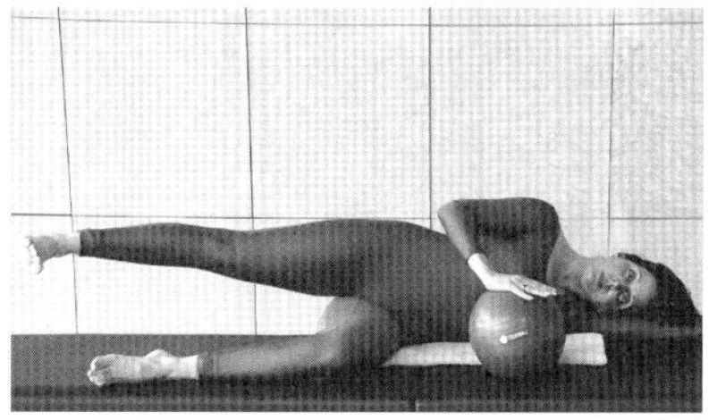

SKS, 프론트 앤 백
(front and back)
277쪽

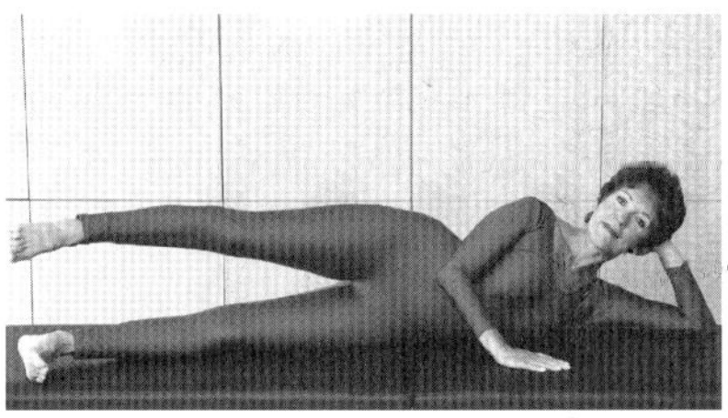

SKS, 리틀 서클
(little circle)
279쪽

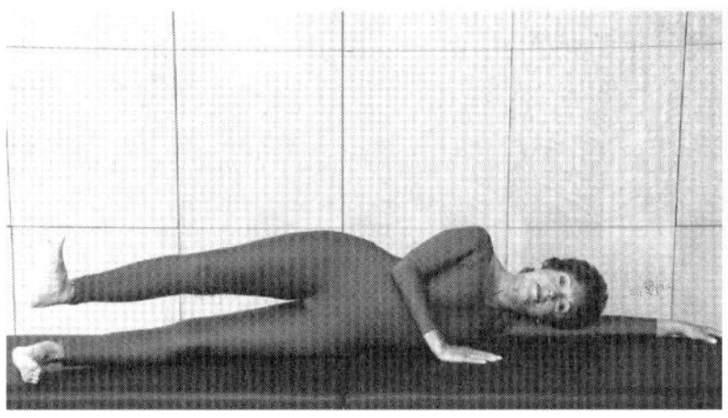

SKS, 인터널 앤 익스터널 로테이션,
수술 후 6주~3개월 버전
(internal and external rotation)
284쪽

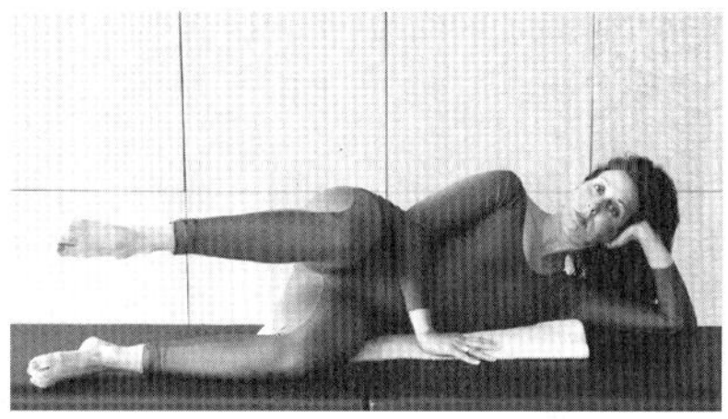

SKS, 90° 벤트-니 리프트 앤
로우어
(bent-knee lift and lower)
310쪽

(계속)

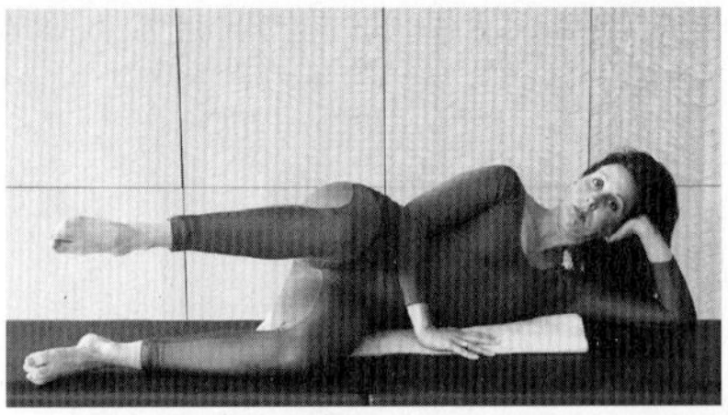

SKS, 90° 벤트-니 서클
(bent-knee circle)
311쪽

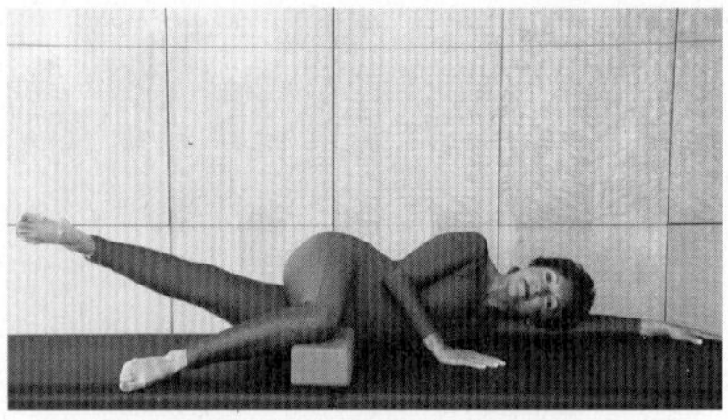

SKS, 인너-싸이 리프트
(inner-thigh lift)
298쪽

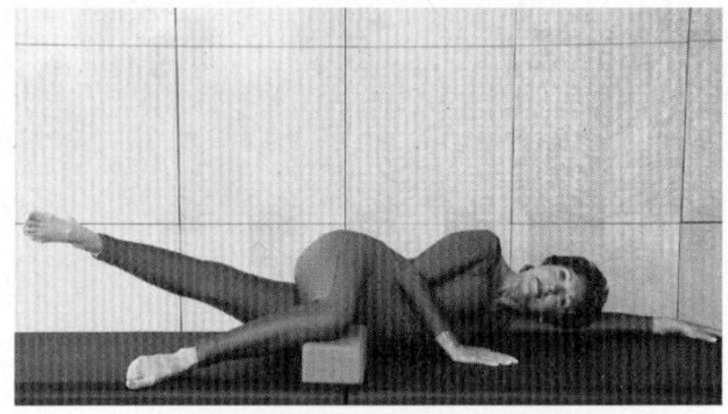

SKS, 인너-싸이 서클
(inner-thigh circle)
299쪽

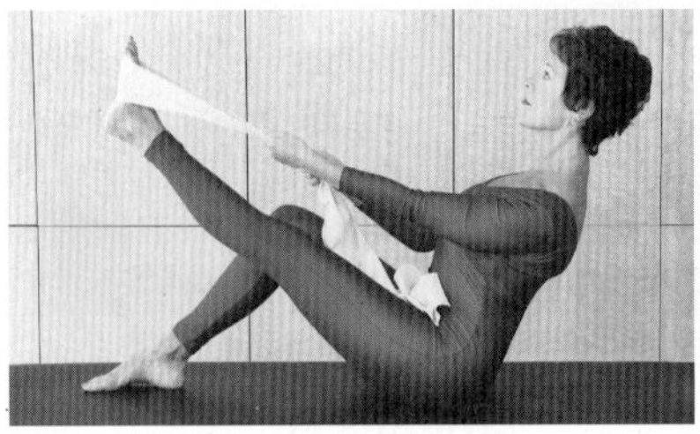

티저 준비운동 2
(teaser prep 2)
221쪽

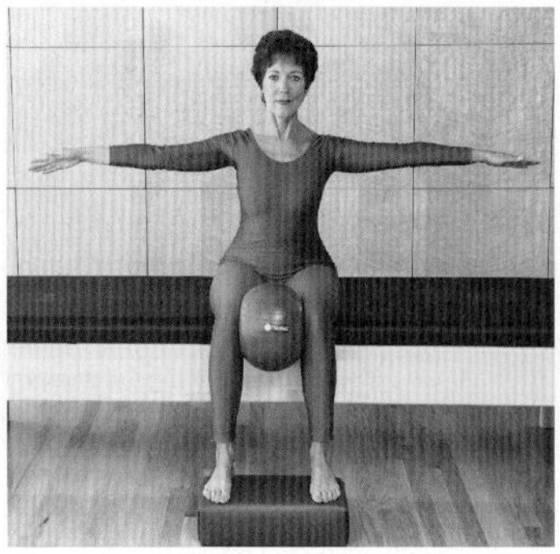

사이드 스트레치
(side stretch)
129쪽

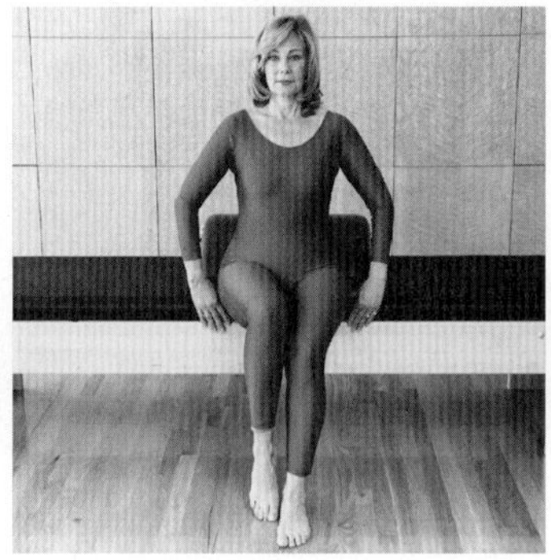

앉아서 무릎 들어올리기—방법 1
(sitting bent-knee lifts,
version one),
59쪽

무릎 인공관절 치환술 환자를 위한 필라테스 구성: 수술 후 6개월 환자를 대상으로

〔Total Knee replacement (Arthroplasty): Program Sequence for 6 Months Postop〕

사례 시나리오: 오른쪽 무릎에 뼈관절염을 앓고 있는 60세 남성이며, 무릎 인공관절 치환술을 받기 전에는 걸을 때 통증을 호소하며 보조 지팡이를 사용했었다. 무릎 인공관절 치환술에 대비하여 필라테스 수술 예비 프로그램을 8주간 소화하였다. 수술 후 6주가 지난 후부터는 필라테스 매트 프로그램을 수행해 왔고, 현재 보다 고난이도의 동작을 위해 수술 수 6개월 또는 그 이상의 환자를 대상으로 하는 프로그램을 시작할 준비가 되어 있다.

운동 횟수: 34회

소요 시간: 50분

필라테스 예비 동작(Pre-Pilates Exercises)

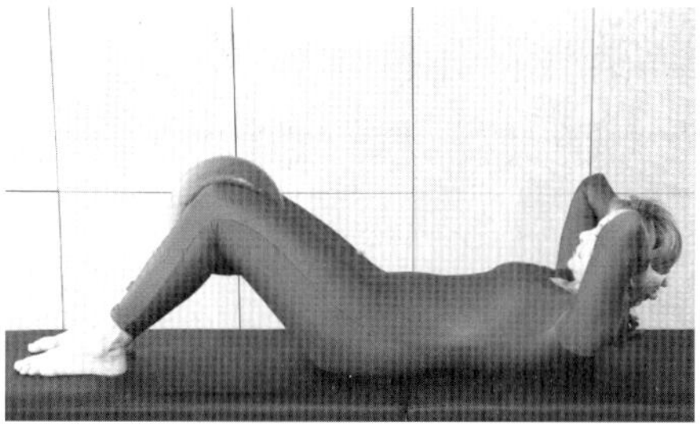

복근 가볍게 수축하기(abdominal prep)
48쪽

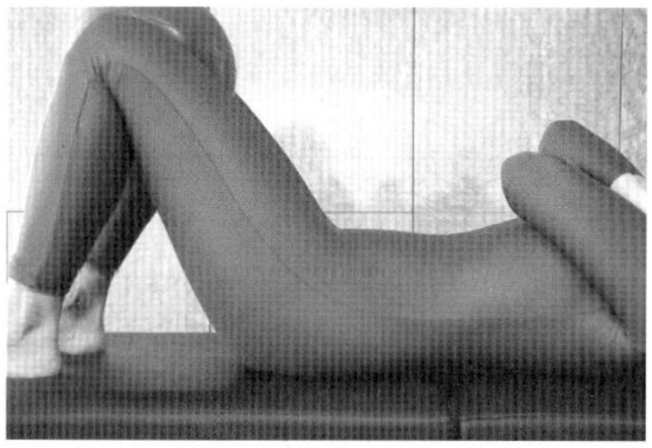

펠빅 컬(pelvic curl)
45쪽

필라테스 동작(Pilates Exercises)

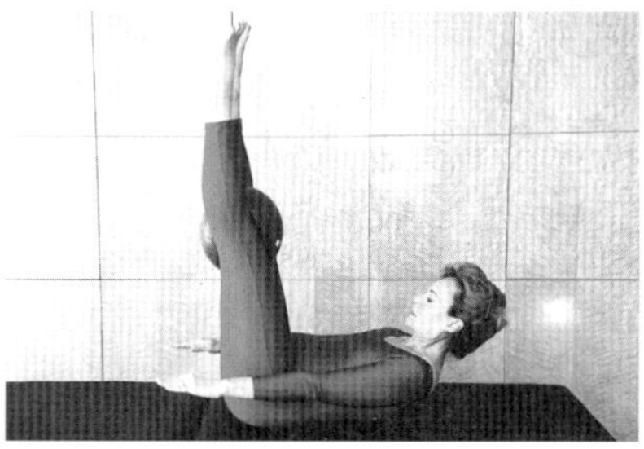

헌드레드(hundred)
137쪽

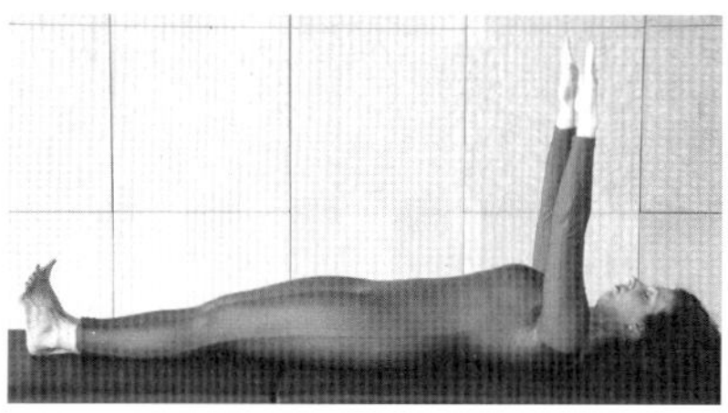

롤-업(roll-up)
147쪽

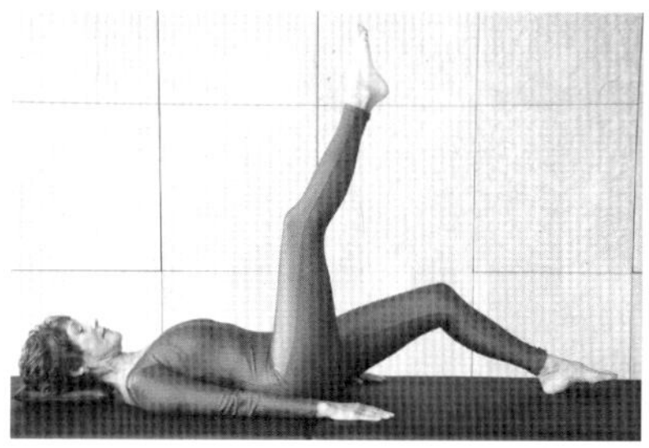

싱글-레그 서클, 수술 후 3~6개월 버전
(single-leg circle)
150쪽

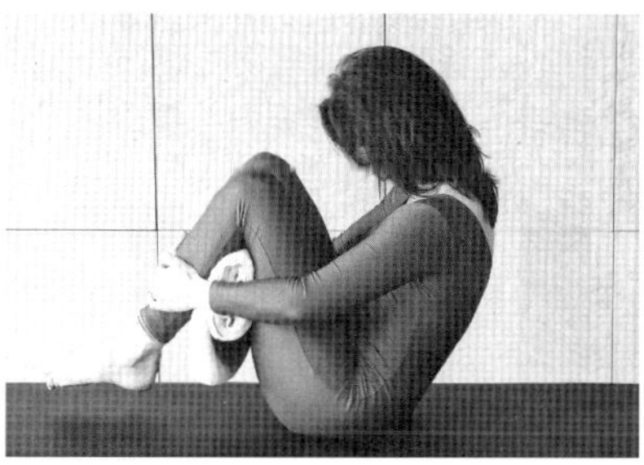

공처럼 구르기
(rolling like a ball)
158쪽

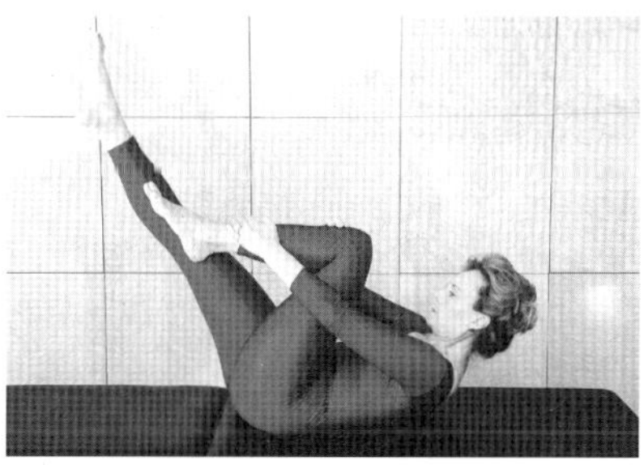

한쪽다리 스트레칭
(single-leg stretch)
160쪽

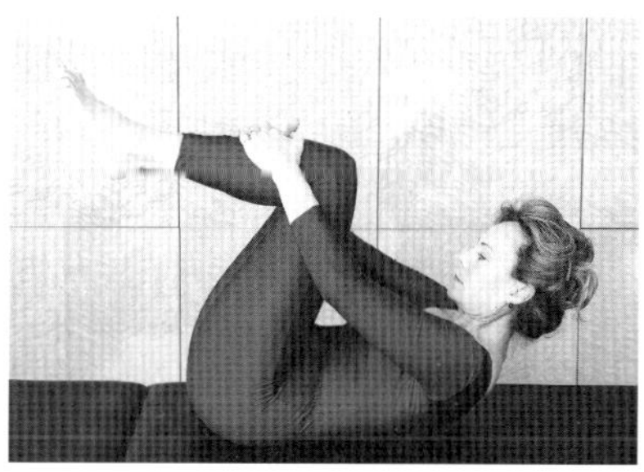

양쪽다리 스트레칭
(double-leg stretch)
166쪽

(계속)

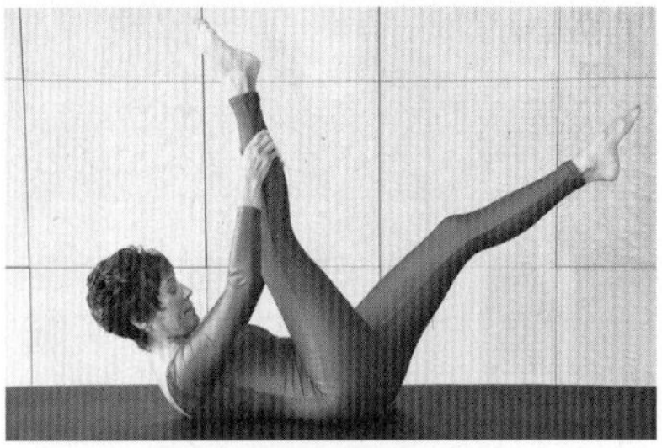

가위자세(scissors)
168쪽

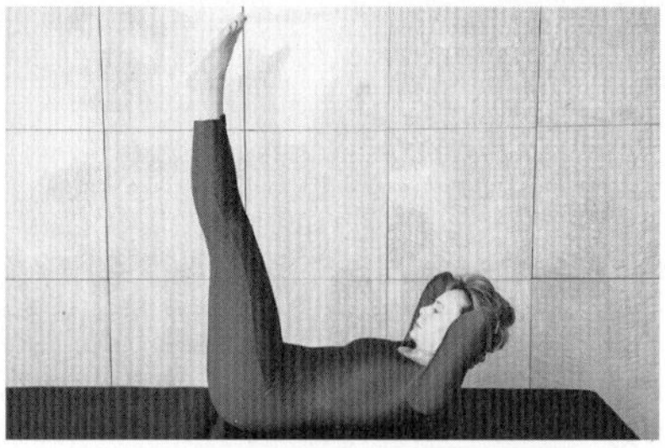

로우어 리프트(lower lift)
171쪽

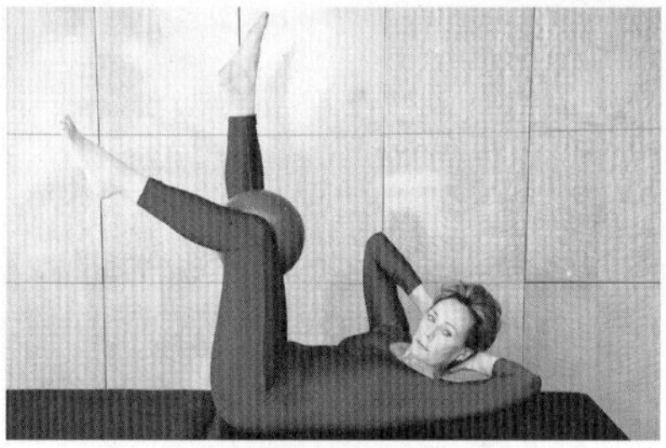

크리스크로즈(crisscross)
175쪽

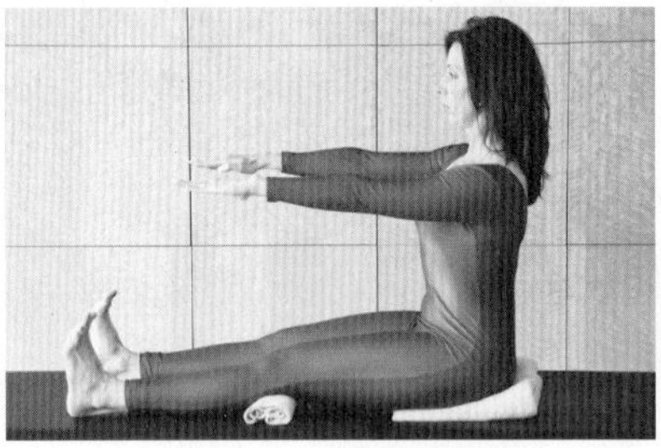

스파인 스트레치 포워드,
수술 후 3~6개월 버전
(spine stretch forward)
177쪽

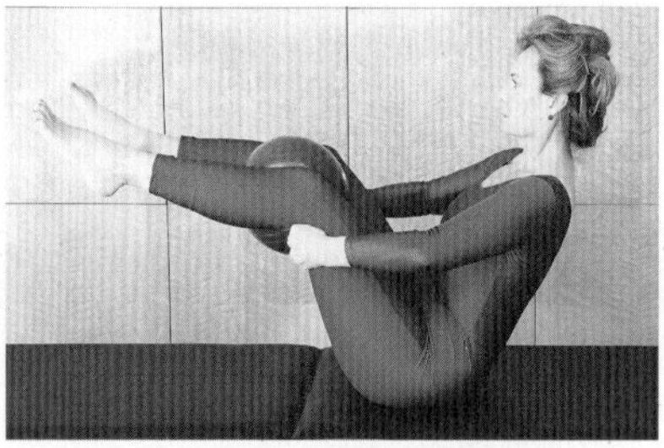

오픈-레그 로컬
(open-leg rocker)
179쪽

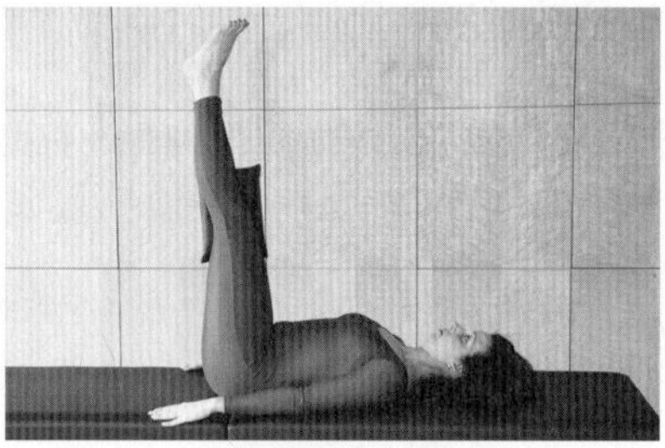

크로크스크류
(corkscrew)
183쪽

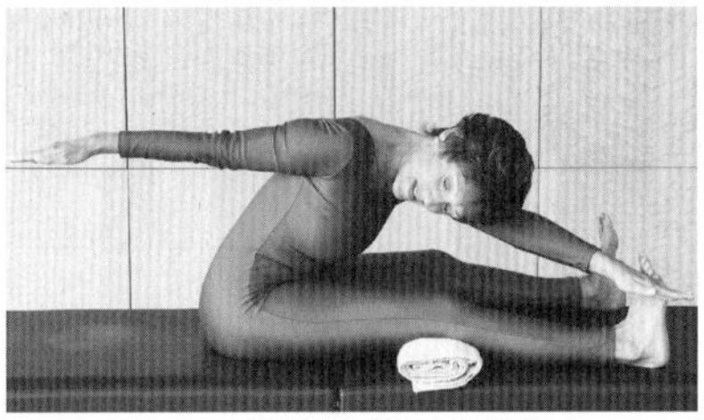

스완(swan)
189쪽

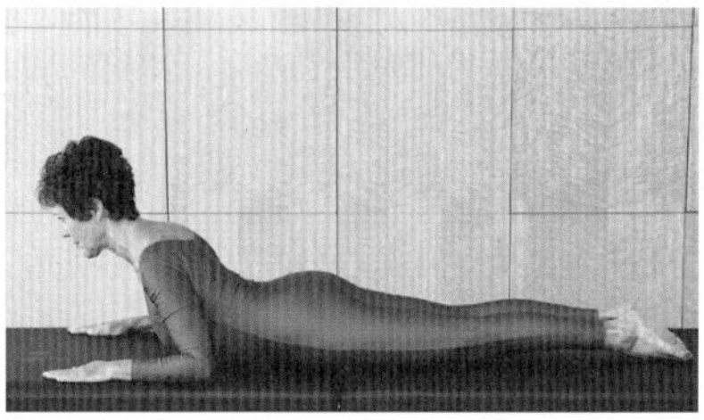

스완(swan)
195쪽

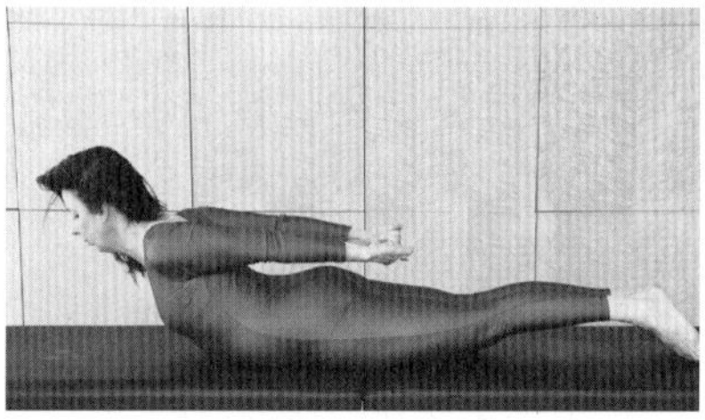

더블-레그 킥
(double-leg kick)
198쪽

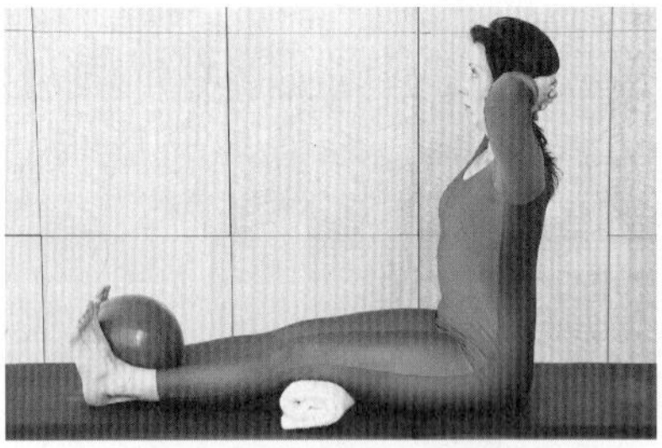

넥 풀(neck pull)
207쪽

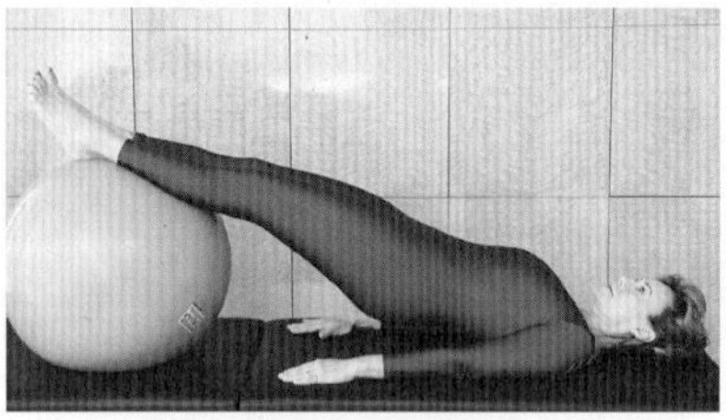

숄더 브릿지
(shoulder bridge)
214쪽

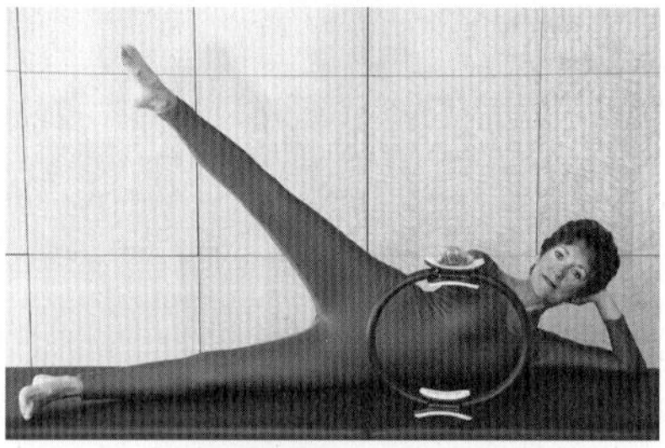

SKS, 업 앤 다운
(up and down)
273쪽

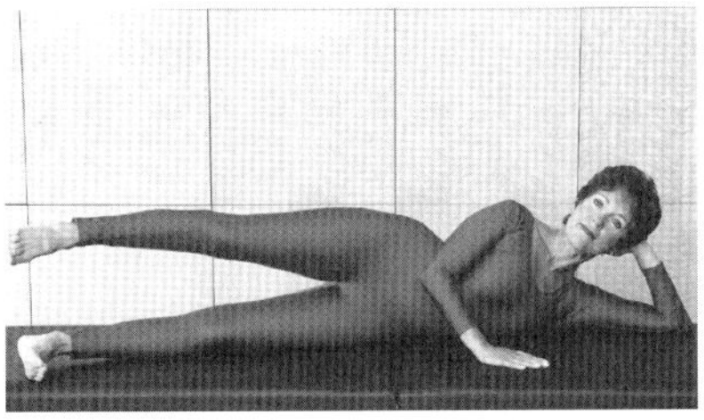

SKS, 리틀 서클(little circle)
279쪽

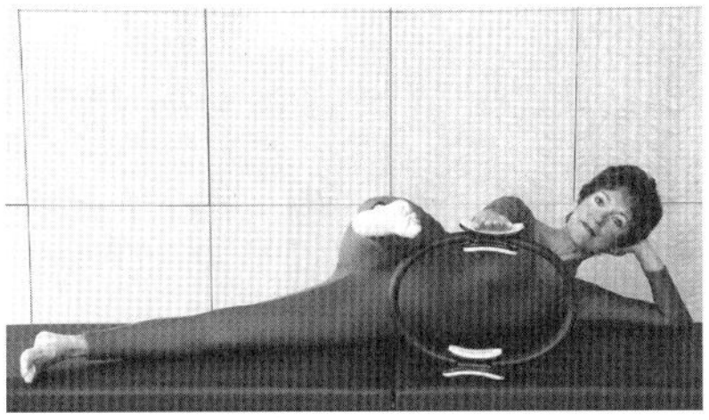

SKS, 디-서클(D-circle)
281쪽

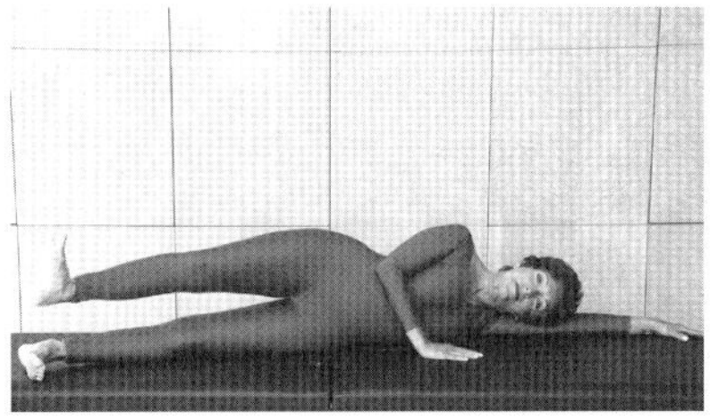

SKS, 인터널 앤 익스터널 로테이션, 약간 굽힌된 무릎
(internal and external rotation)
285쪽

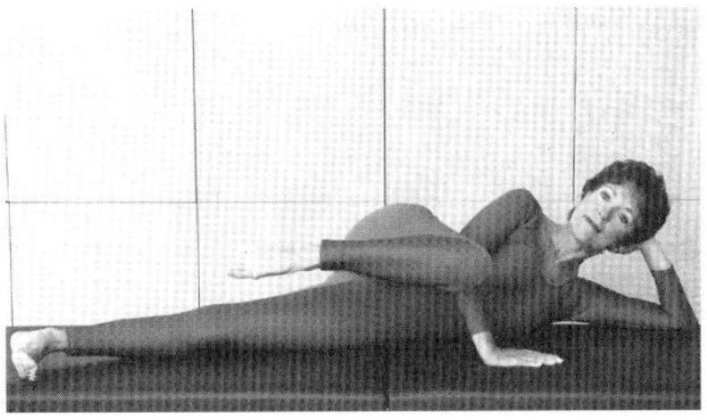

SKS, 자전거
(bicycle)
287쪽

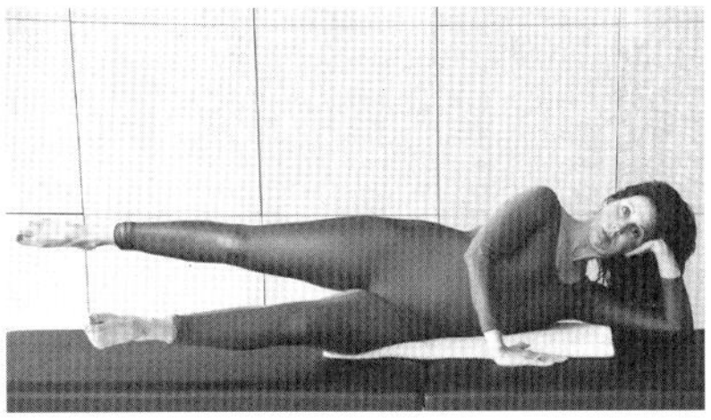

SKS, 가위자세
(scissors)
289쪽

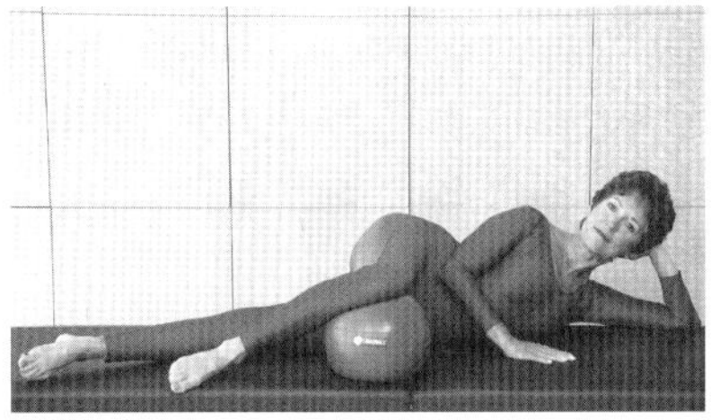

SKS, 인너-싸이 리프트
(inner-thigh lift)
300쪽

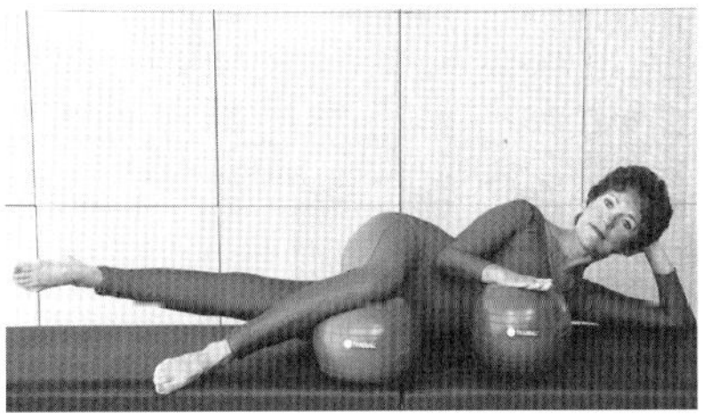

SKS, 인너-싸이 서클
(inner-thigh circle)
302쪽

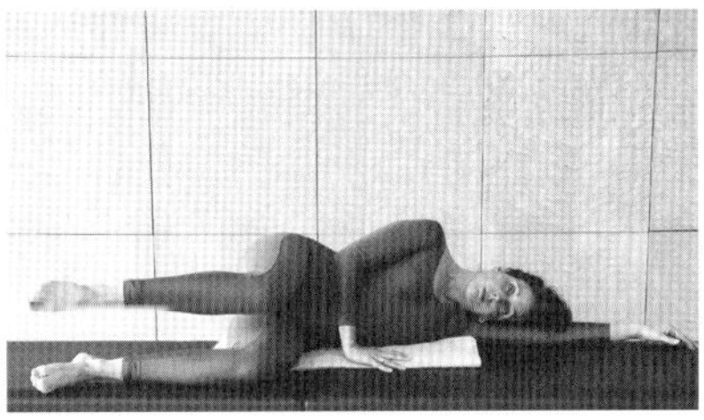

SKS, 90° 벤트-니 리프트 앤 로우어
(bent-knee lift and lower)
310쪽

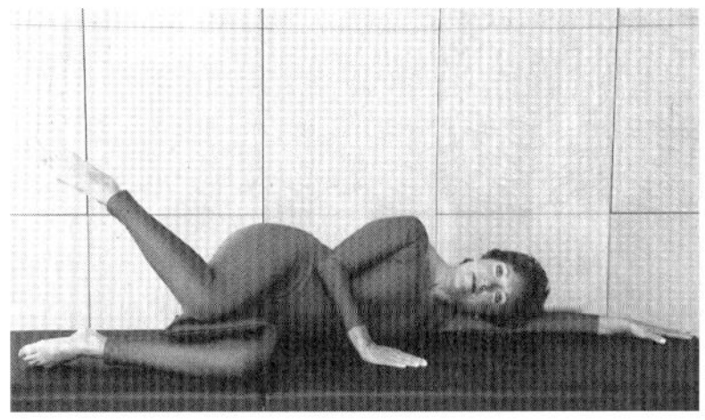

SKS, 90° 벤트-니 로테이션
(Bent-knee rotation)
316쪽

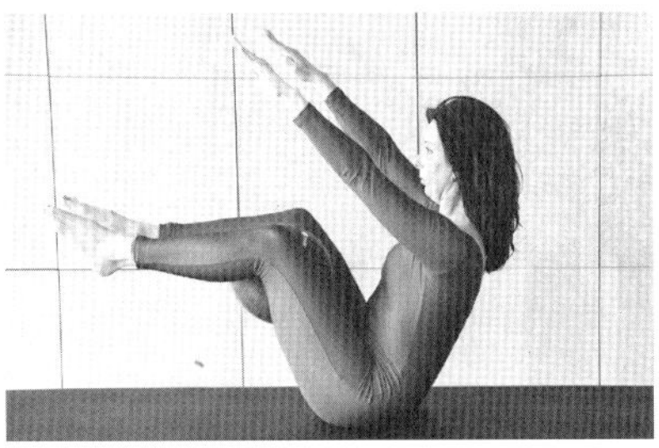

티저 1(teaser 1)
223쪽

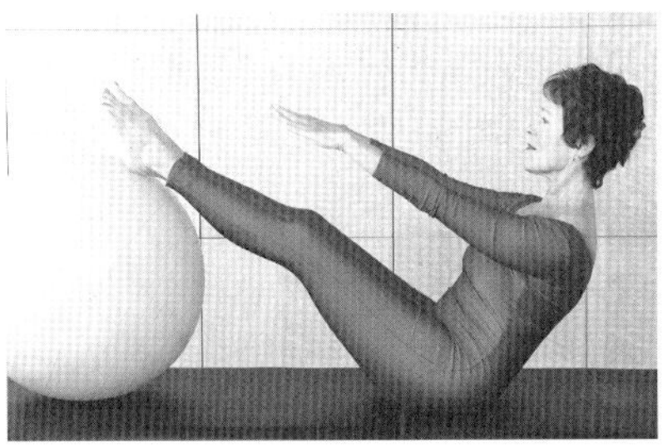

티저 2(teaser 2)
228쪽

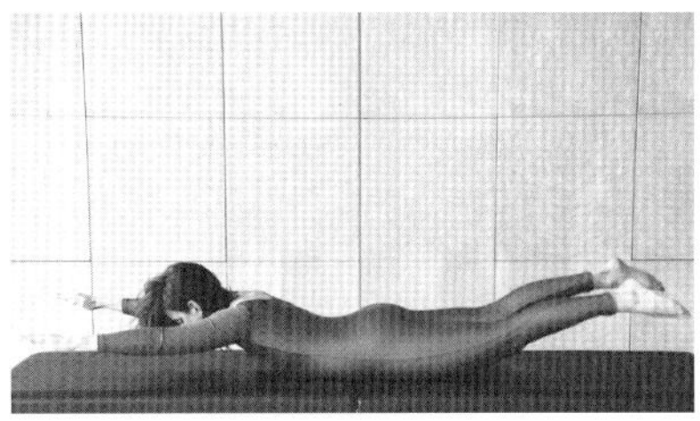

수영자세(swimming)
239쪽

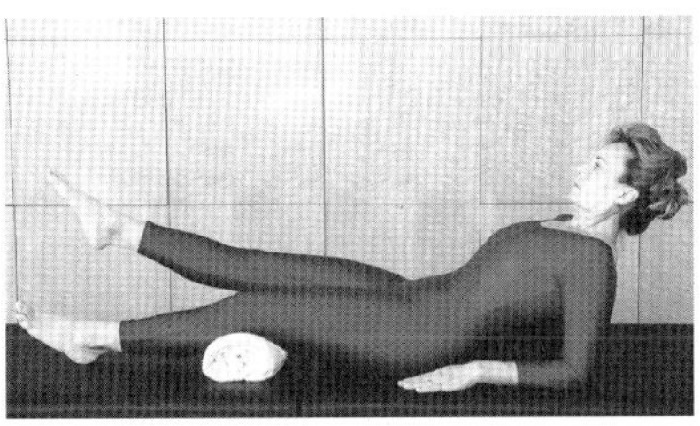

레그 풀 (변형본)
(leg pull—modified)
243쪽

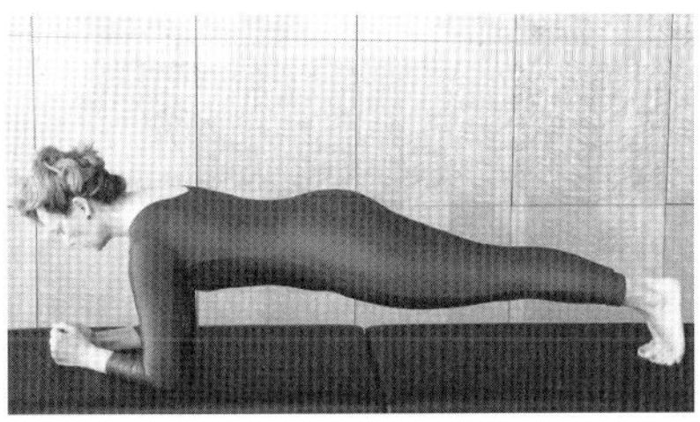

세라투스 푸쉬업 (변형본)
(serratus push-up—modified)
251쪽

돌기 윤활낭염이 있는 엉덩관절 장애 환자
(Trochanteric Bursitis of the Hip)

사례 시나리오: 왼쪽 엉덩관절에 돌기 윤활낭염을 앓고 있는 58세 여성이며, 심폐 운동 및 근력 운동을 매주 3회 수행한 경력이 있다. 필라테스 매트 강습을 매주 1회 약 1년간 받은 경험이 있으나, 강습을 받은 지 최소 6개월이 지난 상태이다. 이 환자는 필라테스 운동 프로그램을 다시 시작하기로 결정하였다.

운동 횟수: 30회

소요 시간: 50분

필라테스 예비 동작(Pre-Pilates Exercises)

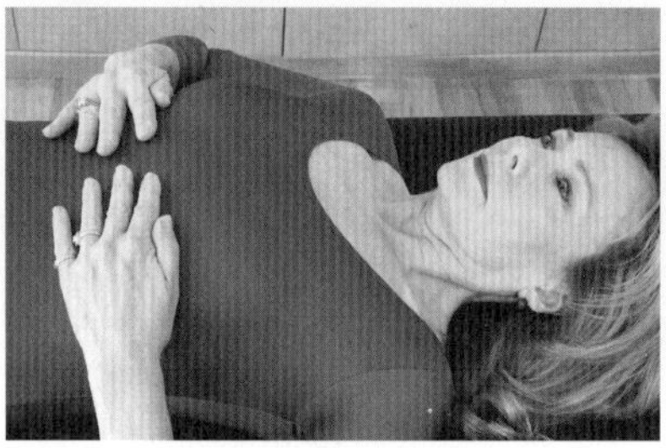

호흡하기(breathing)
39쪽

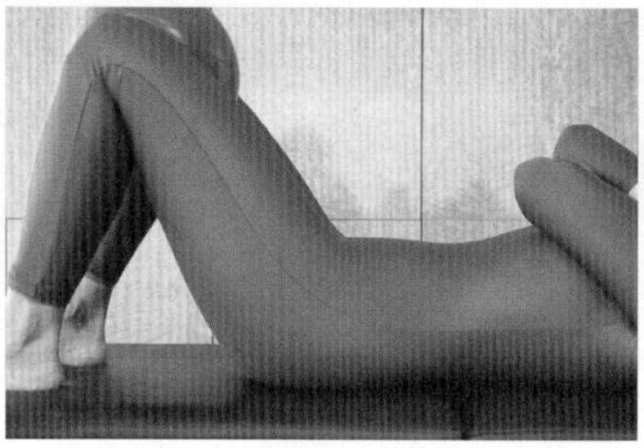

펠빅 컬(pelvic curl)
45쪽

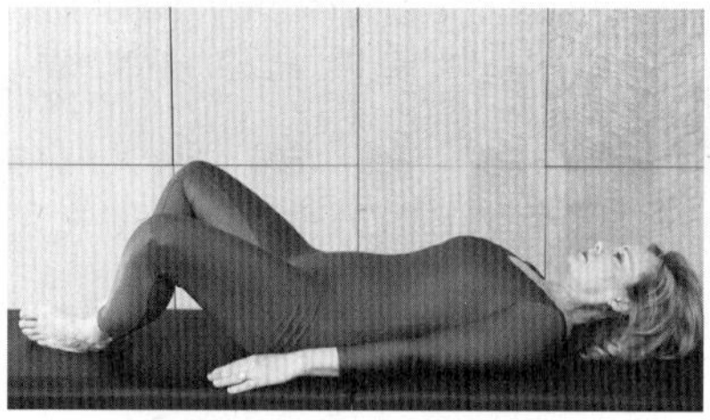

무릎 접기(knee fold)
50쪽

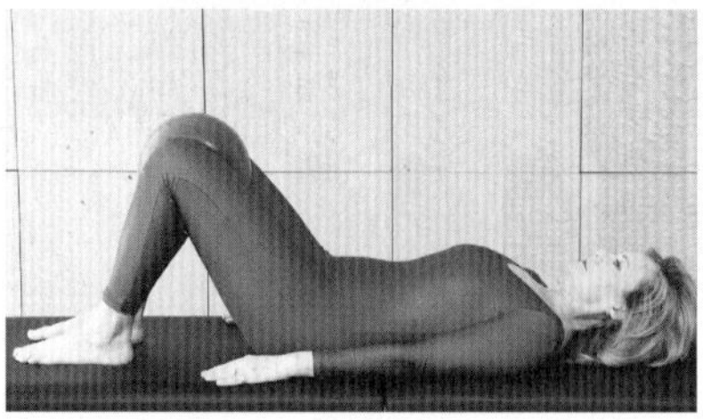

엉덩관절 안쪽근육 조이기
(adductor squeeze)
52쪽

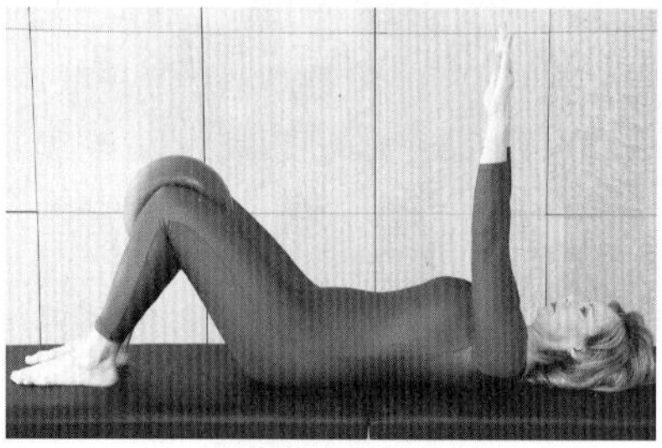

복근 가볍게 수축하기
(abdominal prep)
48쪽

필라테스 동작(Pilates Exercises)

사이드 킥 시리즈(SKS) 동작들을 수행함에 있어서, 수건이나 패드를 엉덩이 아래 받치는 것이 좋다.

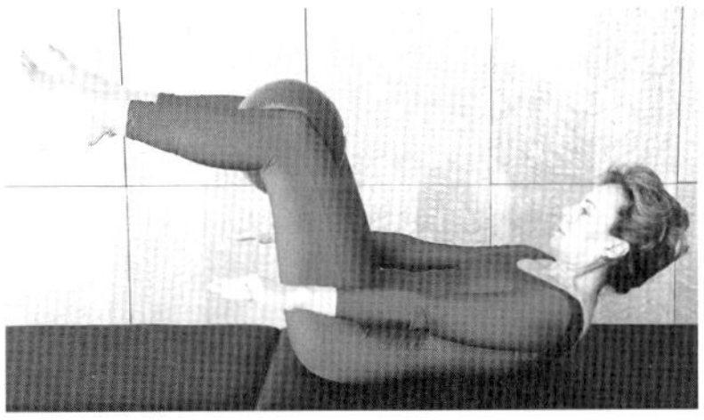
헌드레드(hundred)
135쪽

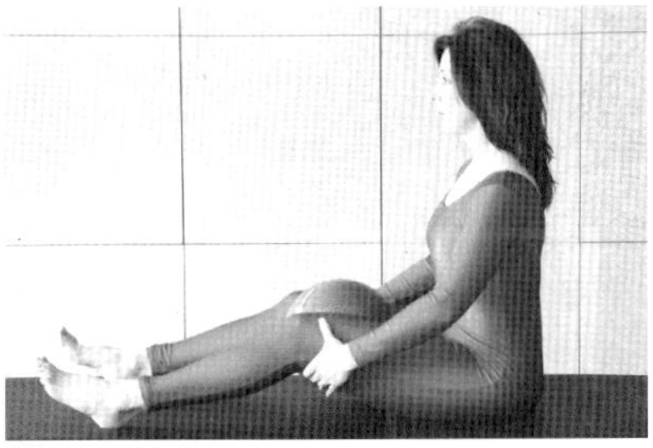
하프 롤-업(half roll-up)
77쪽

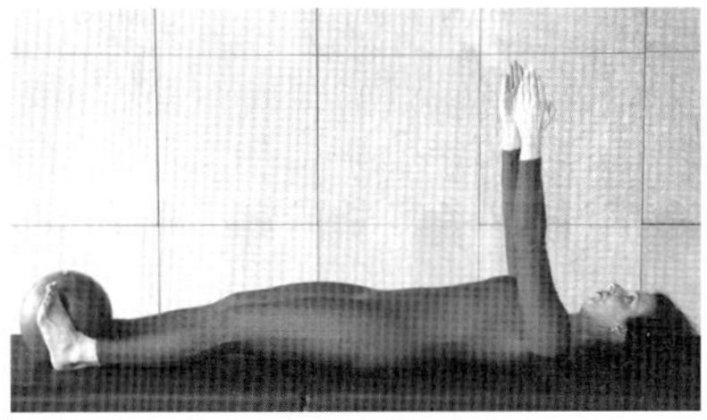
롤-업(roll-up)
143쪽

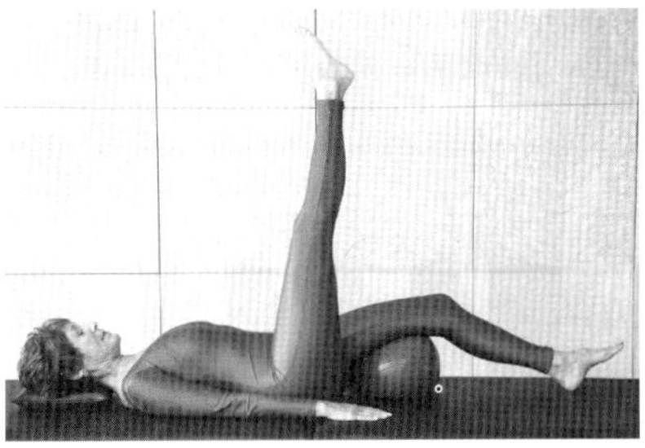
싱글-레그 서클
(single-leg circle)
152쪽

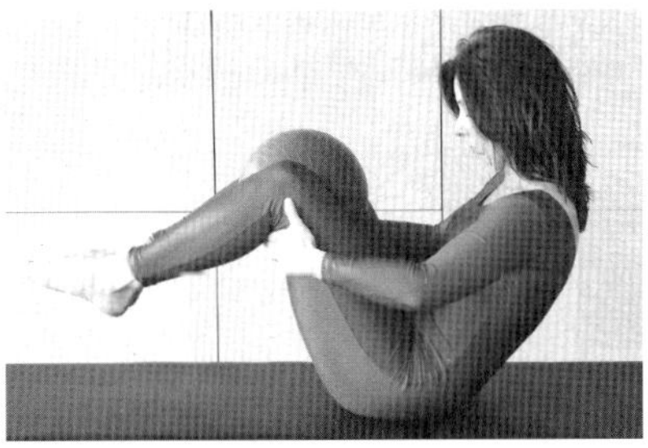
공처럼 구르기
(rolling like a ball)
159쪽

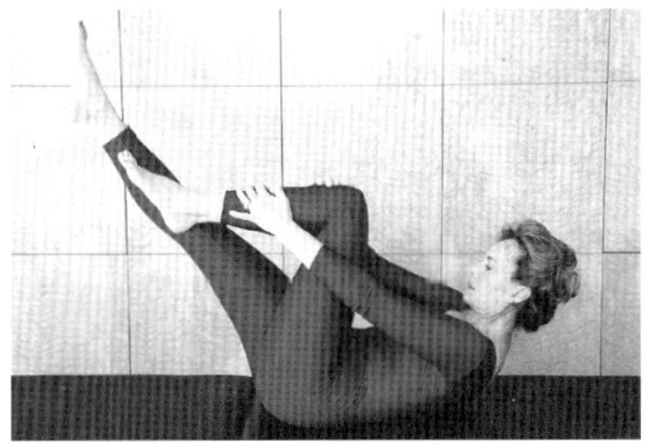
한쪽다리 스트레칭
(single-leg stretch)
160쪽

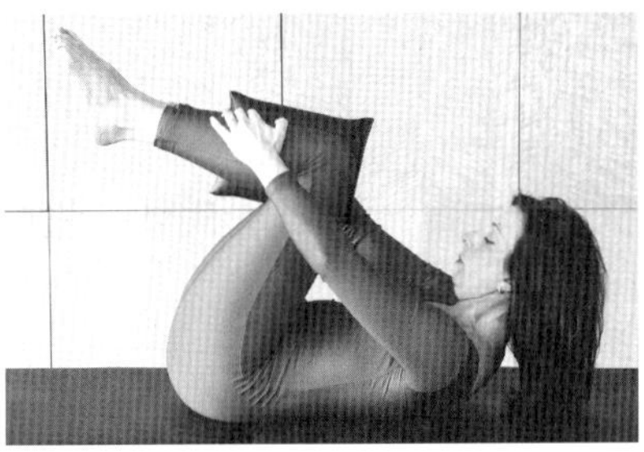
양쪽다리 스트레칭
(double-leg stretch)
163쪽

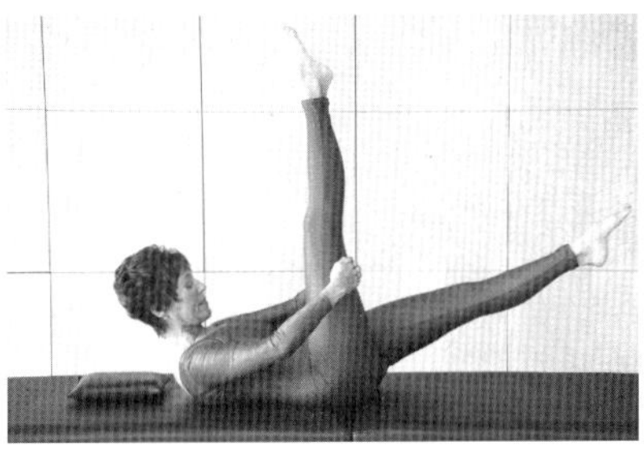
가위자세
(scissors)
90쪽

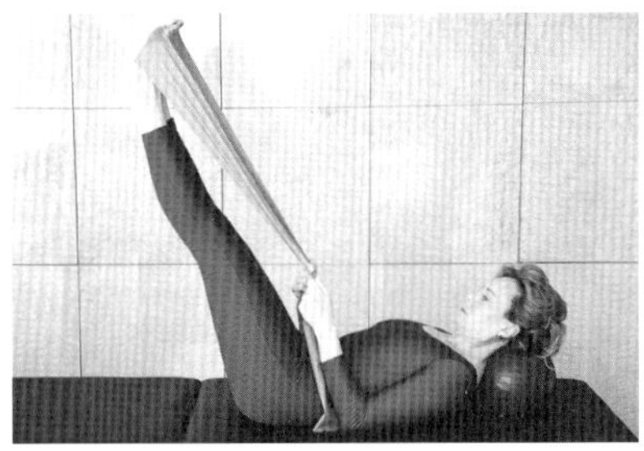
로우어 리프트
(lower lift)
172쪽

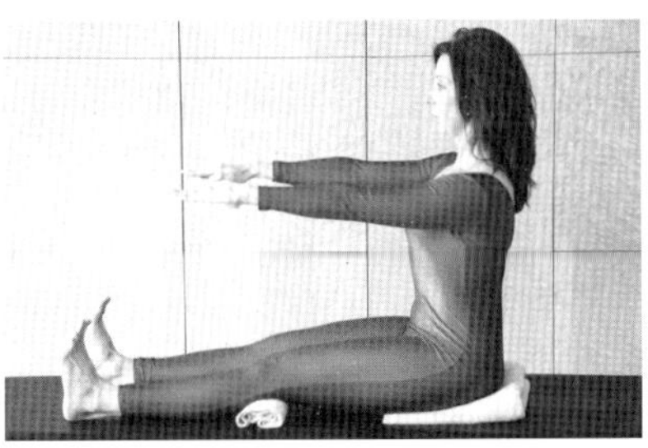
스파인 스트레치 포워드
(spine stretch forward),
177쪽

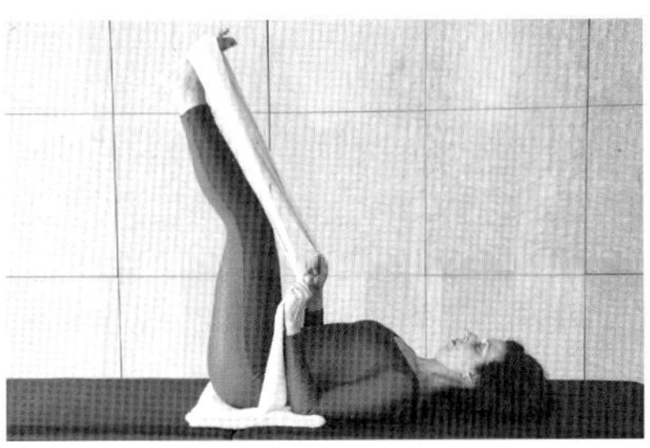
크로크스크류
(corkscrew)
183쪽

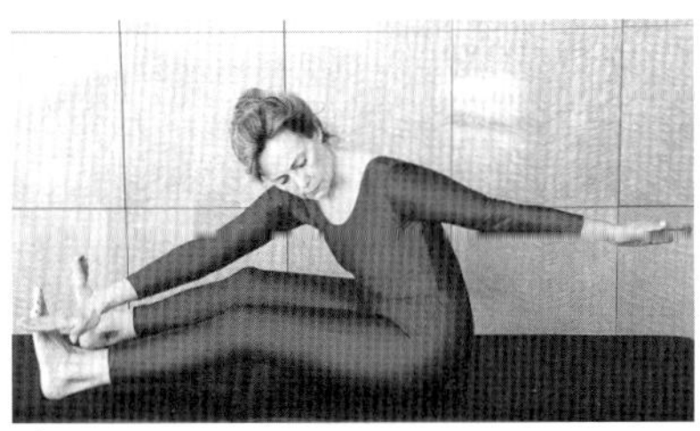
쏘(saw)
187쪽

(계속)

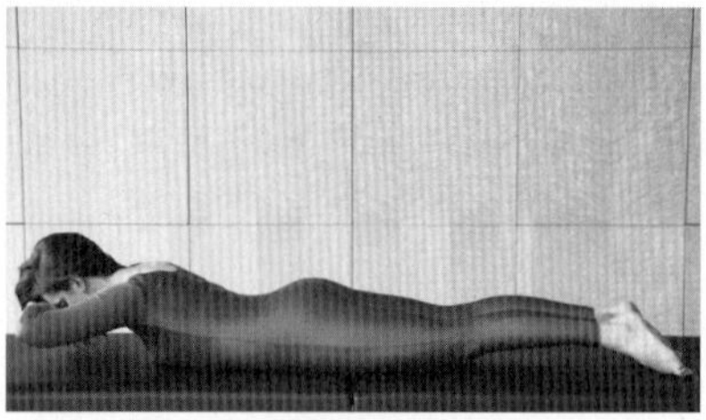

스완 준비운동
(swan prep)
191쪽

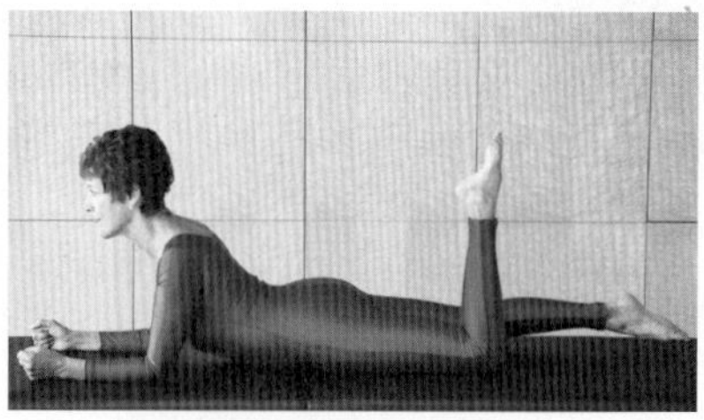

싱글-레그 킥
(single-leg kick)
196쪽

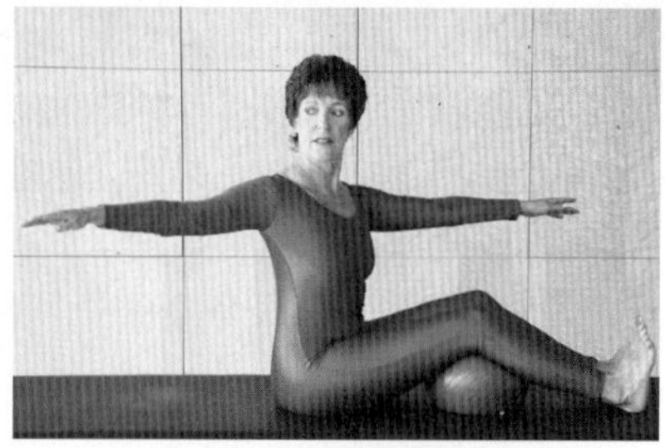

스파인 트위스트
(spine twist)
202쪽

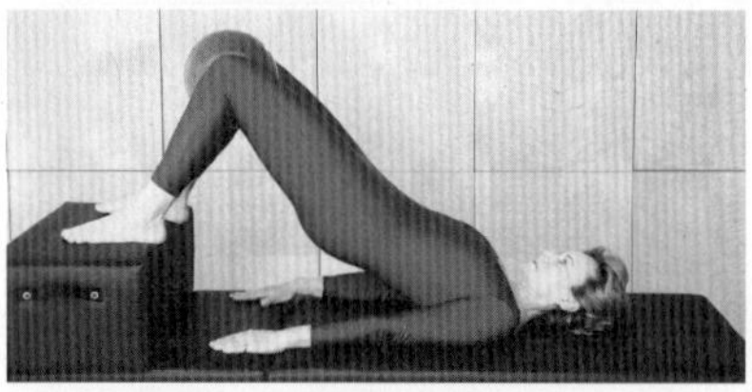

숄더 브릿지 (변형본)
(shoulder bridge-modified)
119쪽

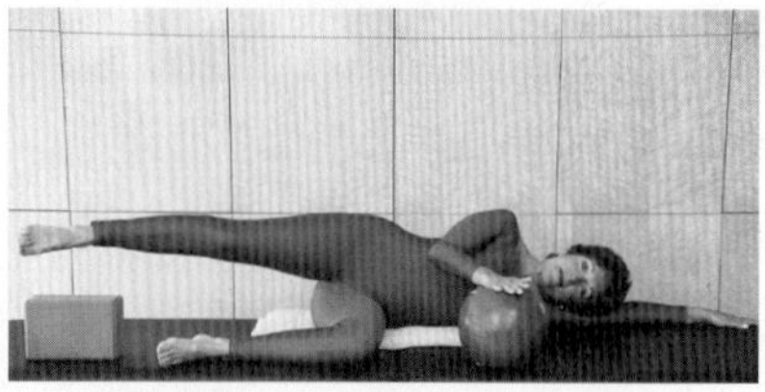

SKS, 업 앤 다운
(up and down)
270쪽

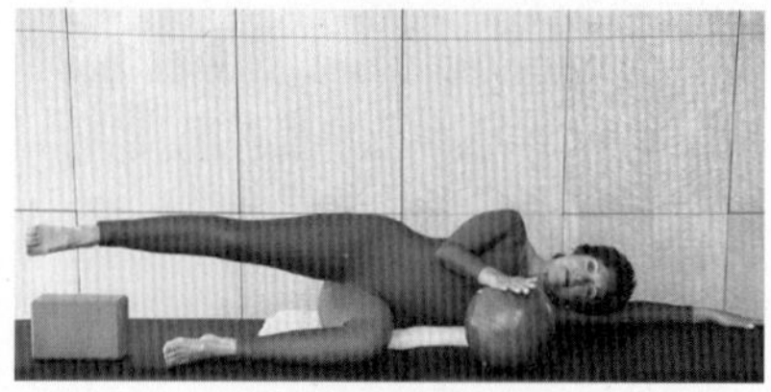

SKS, 리틀 서클
(little circle)
278쪽

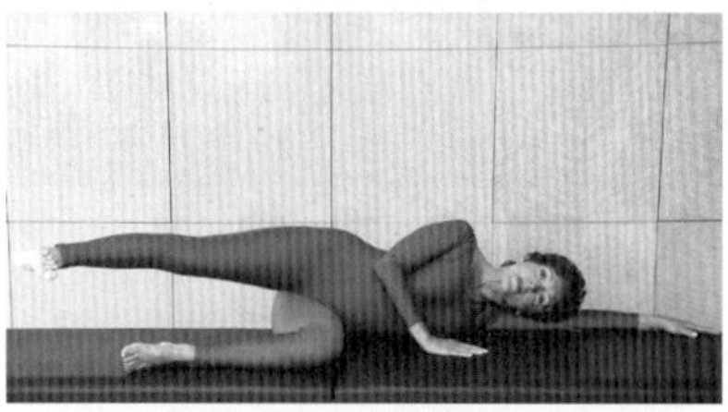

SKS, 인터널 앤 익스터널 로테이션,
엉덩관절 아래 타월
(internal and external rotation)
284쪽

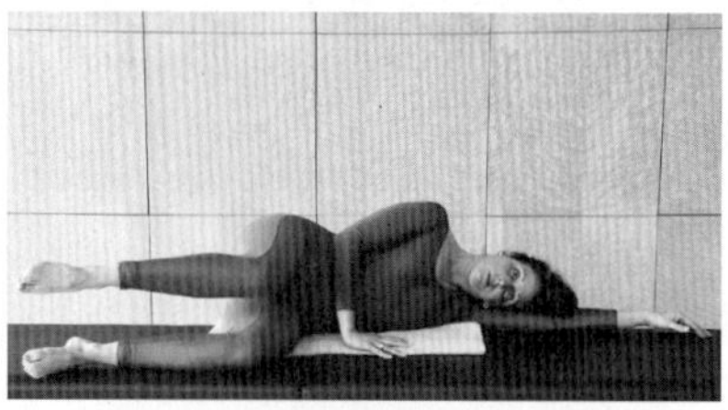

SKS, 90° 벤트-니 리프트
앤 로우어
(bent-knee lift and lower)
308쪽

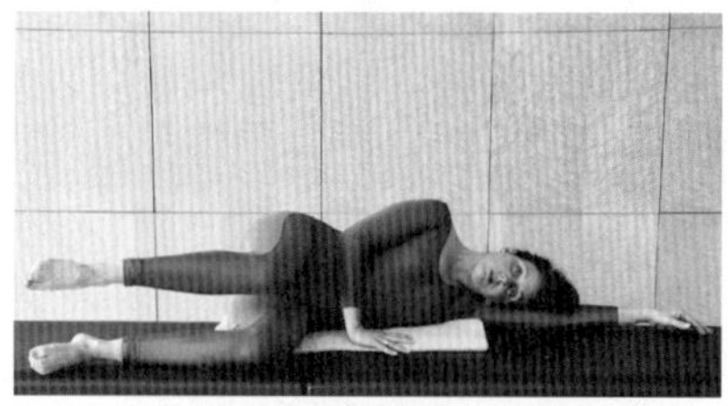

SKS, 90° 벤트-니 서클
(bent-knee circle)
309쪽

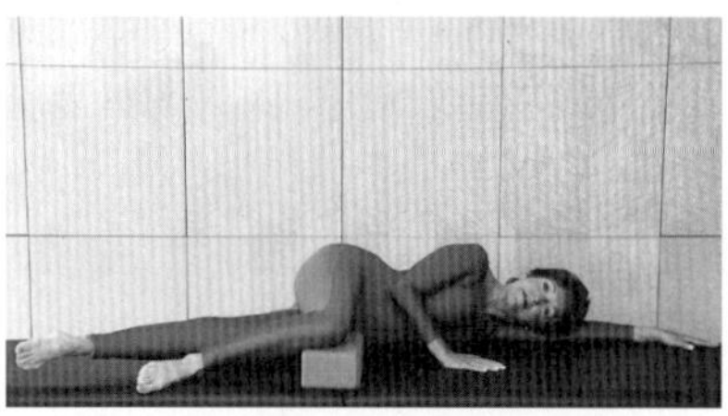

SKS, 인너-싸이 리프트,
엉덩관절 아래 타월
(inner-thigh lift)
298쪽

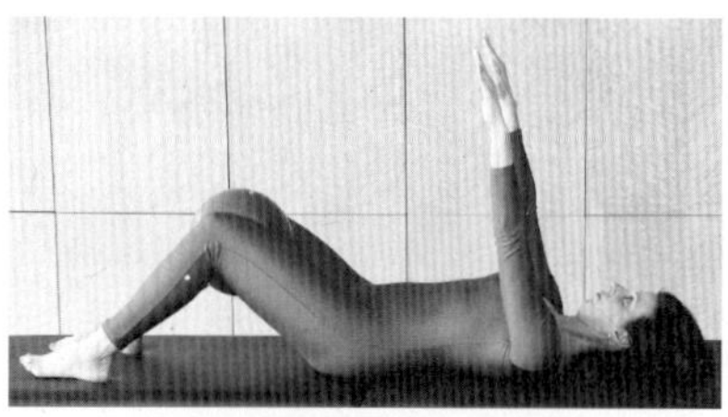

티저 준비운동 1
(teaser prep 1)
217쪽

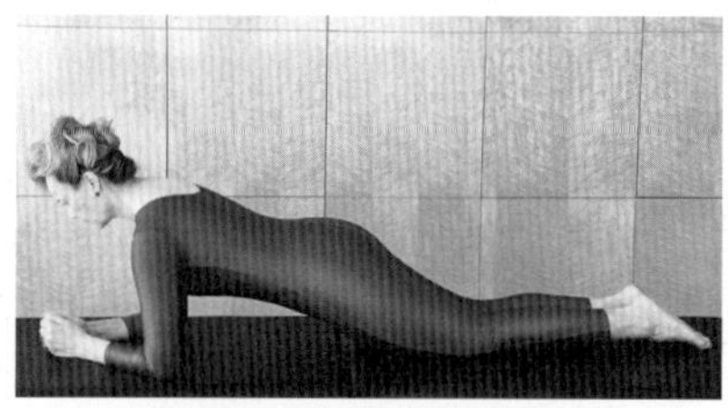

세라투스 푸쉬업 (변형본)
(serratus push-up—modified)
251쪽

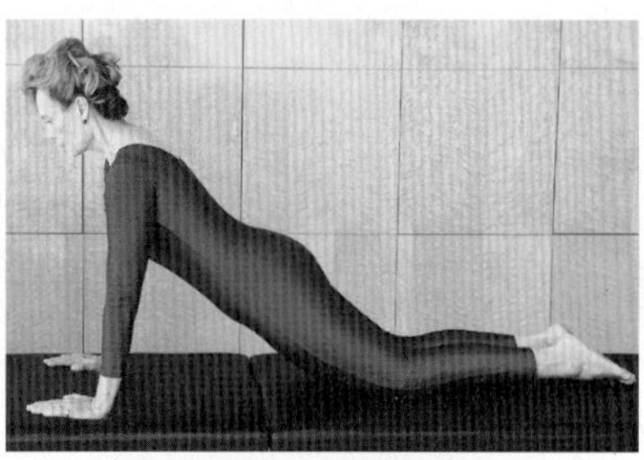

푸쉬업 (변형본)
(push-up—modified)
257쪽

엉덩관절 인공관절 치환술(관절성형술) 환자를 위한 프로그램 구성: 수술 예비 프로그램 구성
(Total Hip Replacement (Arthroplasty): Preoperative Program Sequence)

사례 시나리오: 엉덩관절에 뼈관절염을 앓고 있는 50세 여성이며, 걸을 때 통증을 호소하고 보조 지팡이를 사용한다. 엉덩관절 인공관절 치환술을 8주 후에 앞두고 있다. 엉덩관절 인공관절 치환술을 대비하는 과정으로서 필라테스 수술 예비 프로그램을 시작하고자 한다. 이 환자의 운동 프로그램에는 매주 2회의 근력 강화 운동과 가능한 많은 횟수의 누운 자세로 자전거 타기 동작이 포함되어 있다. 이 환자는 약 6개월 전에 필라테스 강습을 매주 1회씩 받은 경험이 있다.

운동 횟수: 28회

소요 시간: 50분

필라테스 예비 동작(Pre-Pilates Exercises)

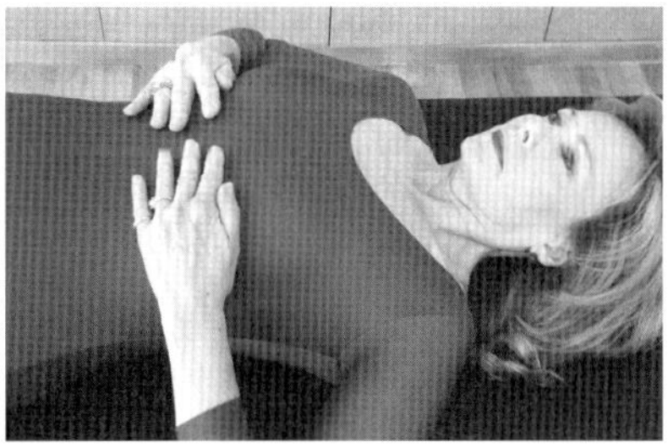
호흡하기
(breathing)
39쪽

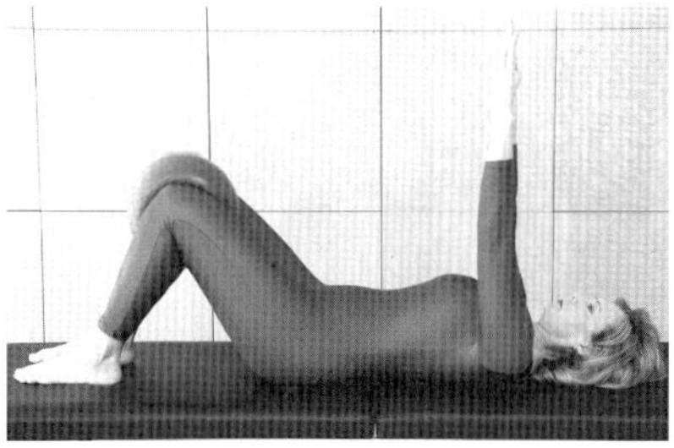
복근 가볍게 수축하기
(abdominal prep)
48쪽

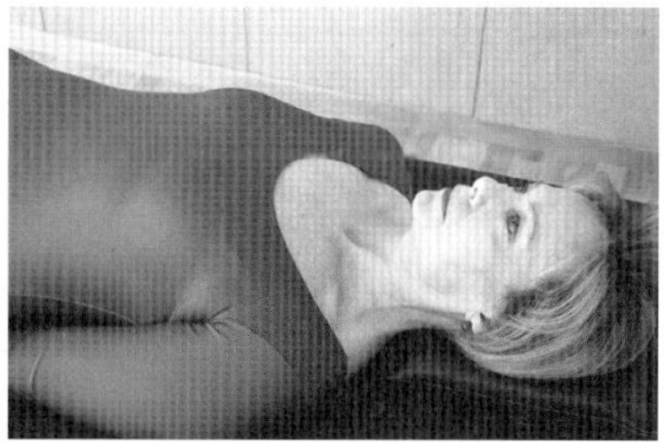
어깨 구르기
(shoulder roll)
44쪽

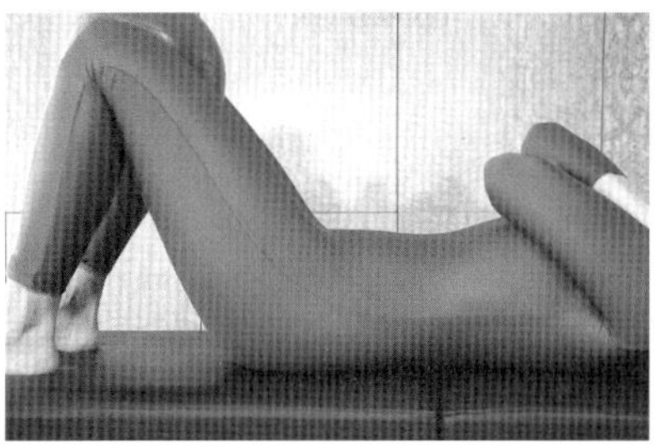
펠빅 컬
(pelvic curl)
45쪽

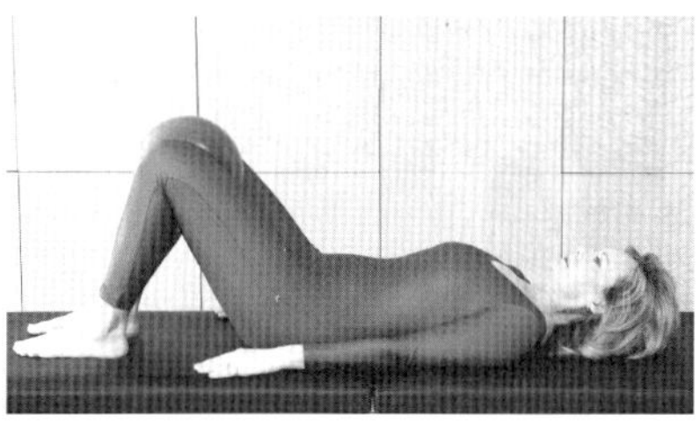
엉덩관절 안쪽근육 조이기
(adductor squeeze)
52쪽

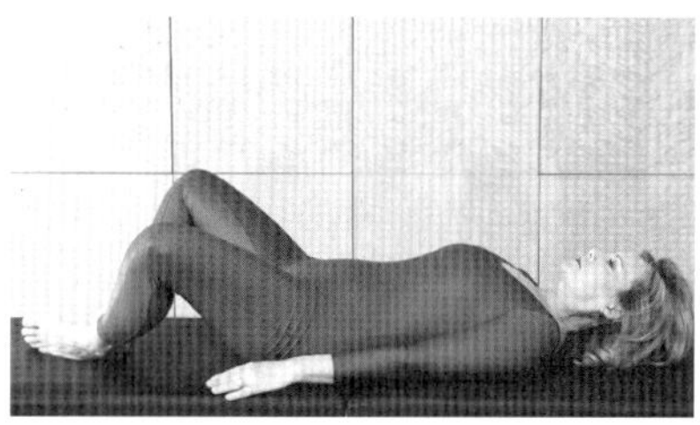
무릎 접기
(knee fold)
50쪽

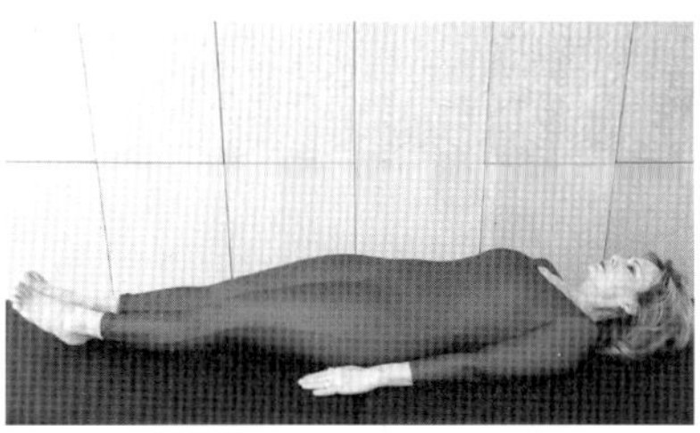
엉덩관절 벌리고 모으기
(abduction and adduction)
43쪽

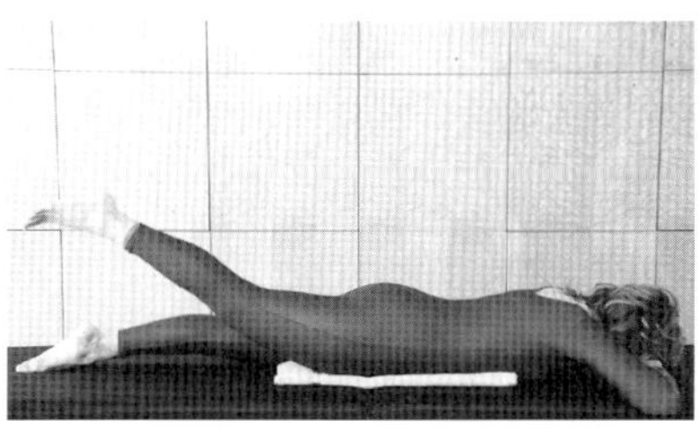
엎드려 다리 들기—방법 1
(prone leg lifts, version one)
56쪽

(계속)

필라테스 동작(Pilates Exercises)

사이드 킥 시리즈(SKS) 동작들을 수행함에 있어서, 수건이나 패드를 엉덩이 아래 받치는 것이 좋다.

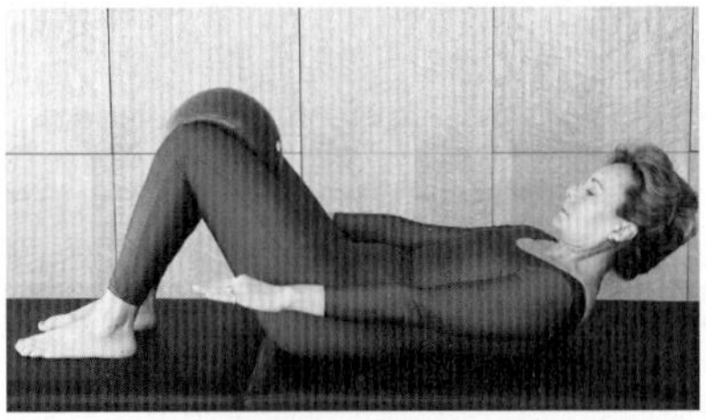

헌드레드(hundred)
69쪽

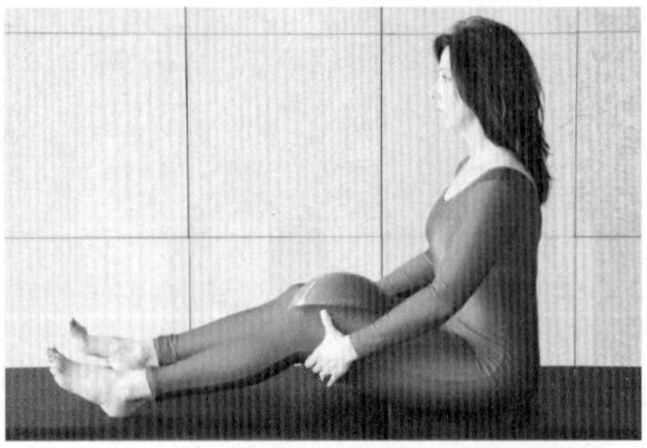

하프 롤-다운(half roll-down)
72쪽

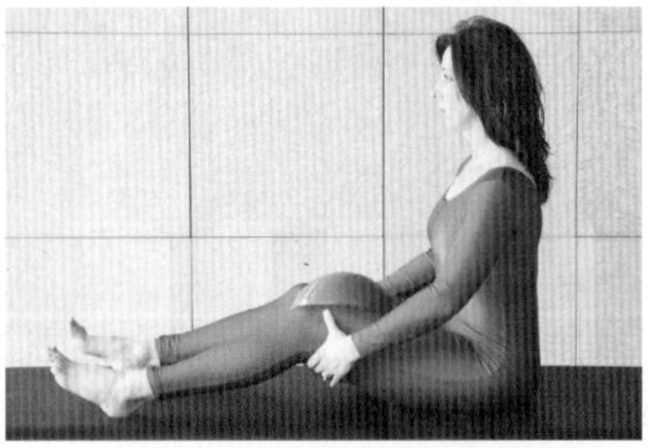

하프 롤-업(half roll-up)
77쪽

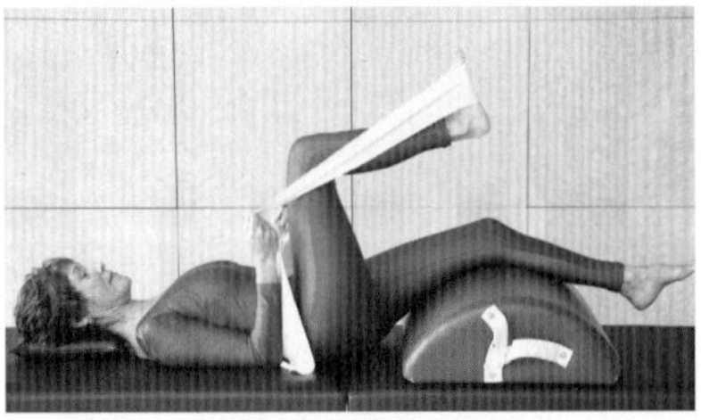

싱글-레그 서클
(single-leg circle)
80쪽

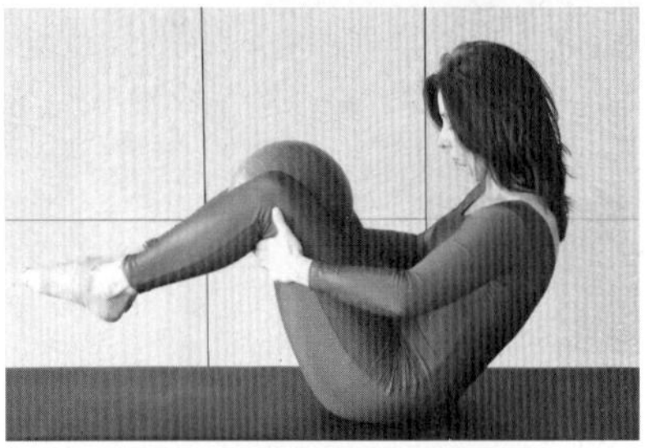

공처럼 구르기
(rolling like a ball)
159쪽

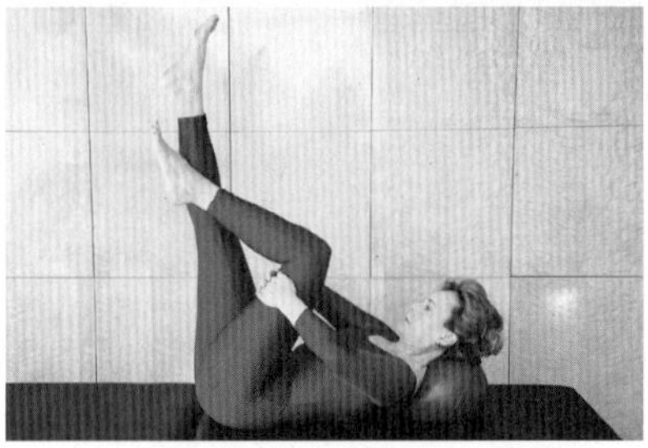

한쪽다리 스트레칭
(single-leg stretch)
84쪽

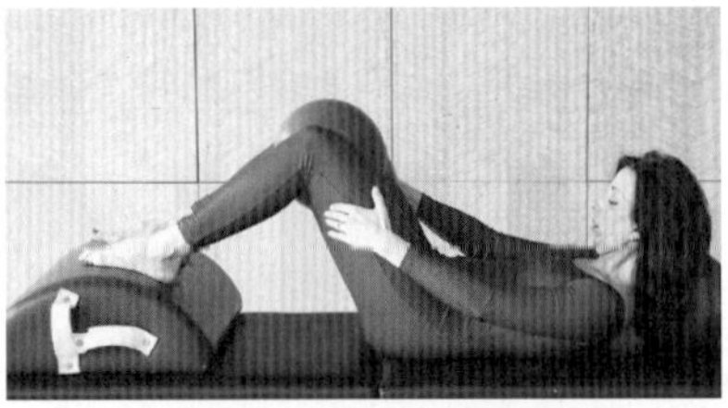

양쪽다리 스트레칭
(double-leg stretch)
87쪽

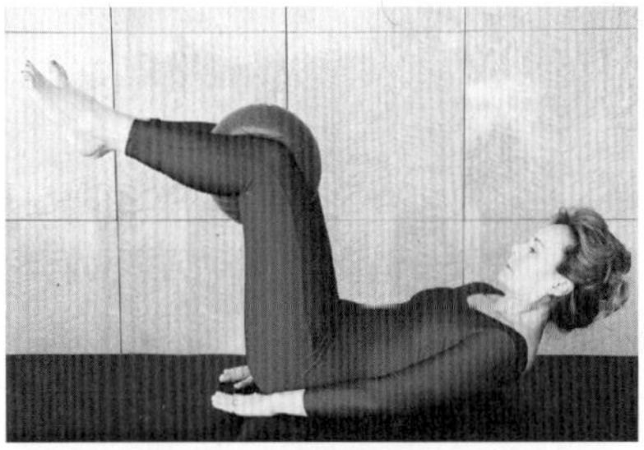

로우어 리프트
(lower lift)
95쪽

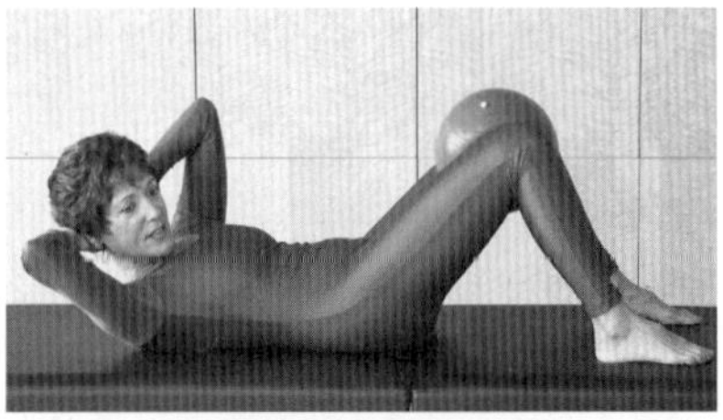

크리스크로즈
(crisscross)
99쪽

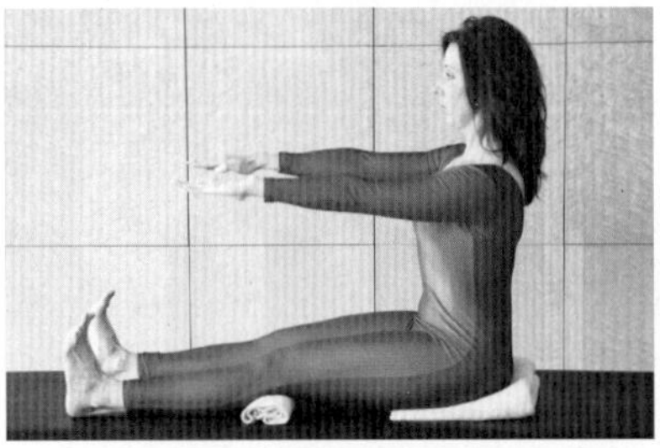

스파인 스트레치 포워드
(spine stretch forward)
177쪽

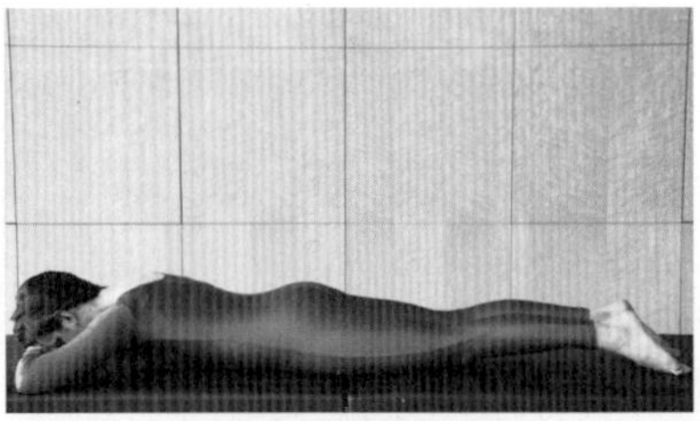

스완 준비운동
(swan prep)
191쪽

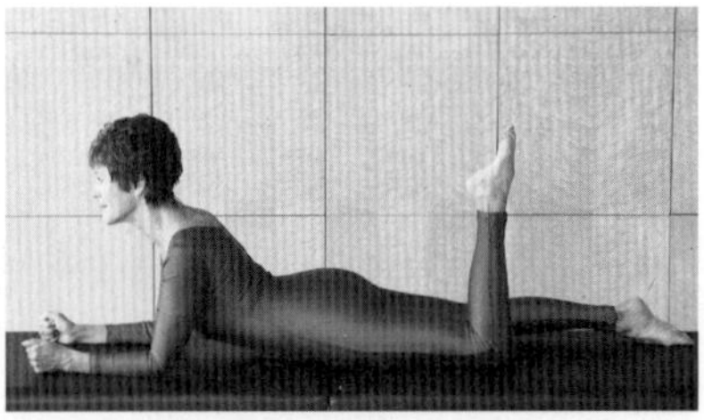

싱글-레그 킥
(single-leg kick)
196쪽

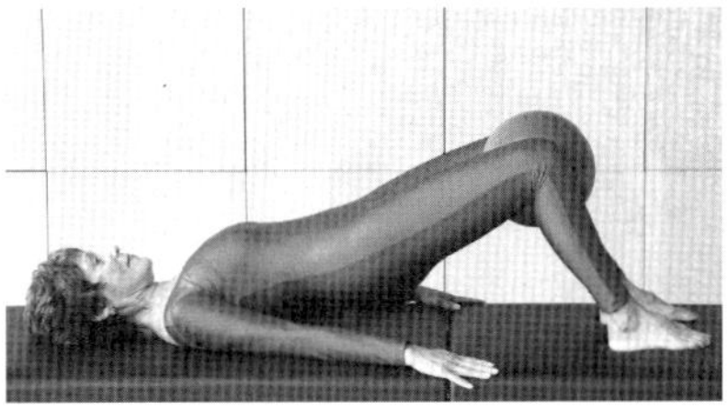

숄더 브릿지 (변형본)
(shoulder bridge-modified)
117쪽

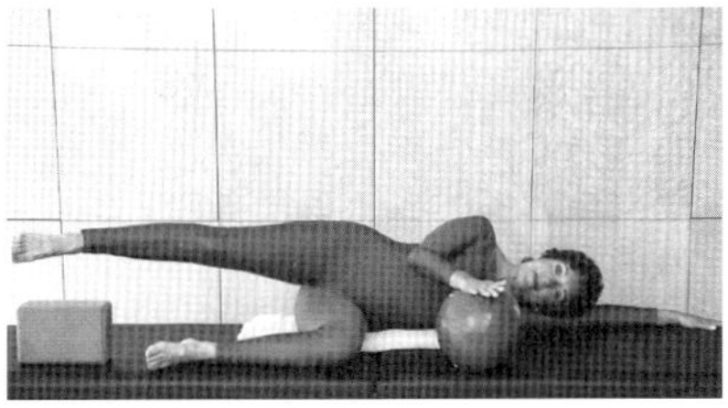

SKS, 업 앤 다운
(up and down)
271쪽

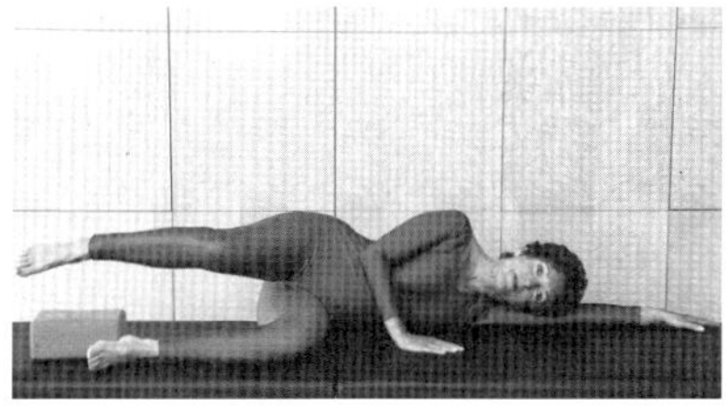

SKS, 프론트 앤 백
(front and back)
274쪽

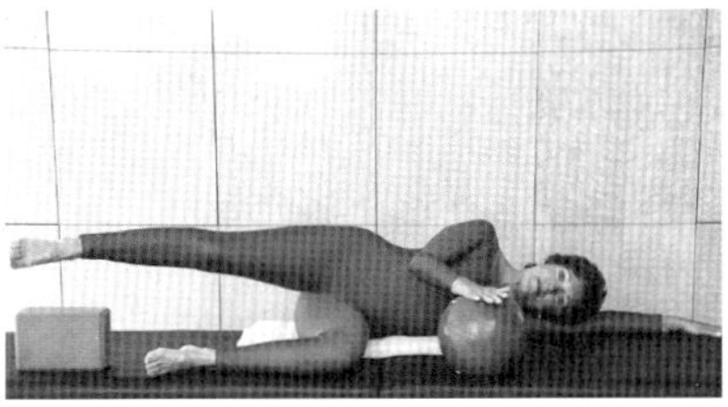

SKS, 리틀 서클
(little circle)
278쪽

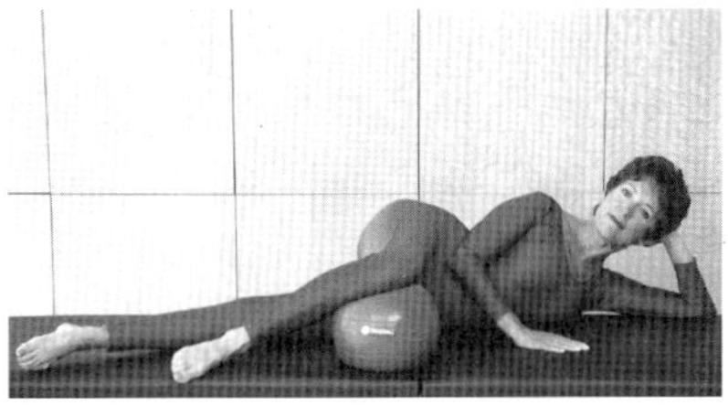

SKS, 인너-싸이 리프트
(inner-thigh lift)
300쪽

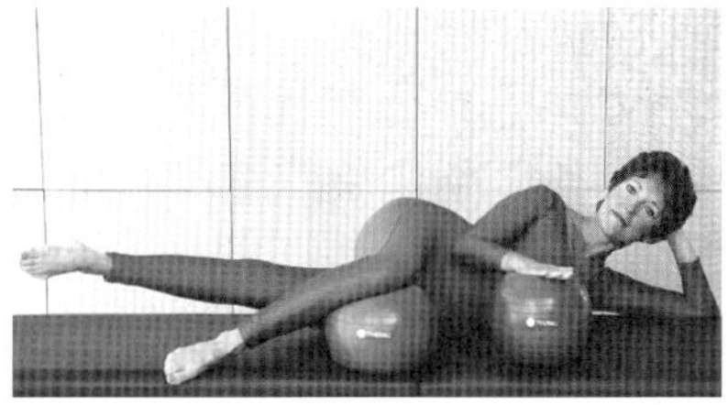

SKS, 인너-싸이 서클
(inner-thigh circle)
302쪽

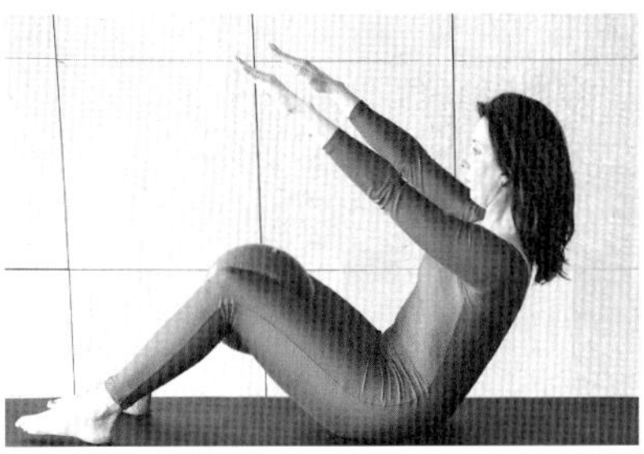

티저 준비운동 1
(teaser prep 1)
121쪽

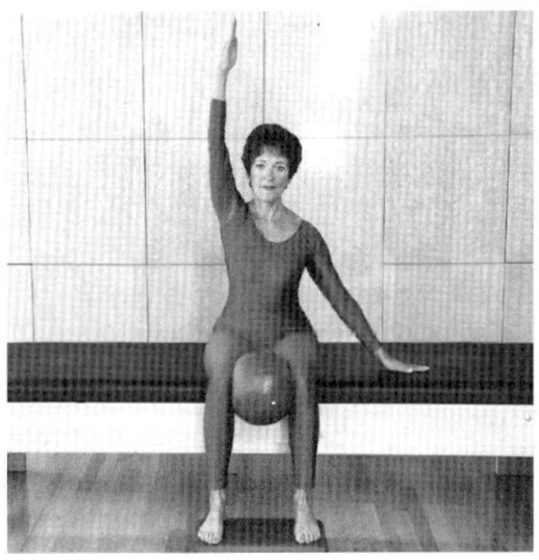

사이드 스트레치
(side stretch)
129쪽

엉덩관절 인공관절 치환술(관절성형술) 환자를 위한 프로그램 구성: 수술 후 6주 환자를 대상으로
(Total Hip Replacement (Arthroplasty): Program Sequence for 6 Weeks Postop)

사례 시나리오: 엉덩관절에 뼈관절염을 앓고 있는 50세 여성으로 엉덩관절 인공관절 치환술을 받았으며, 현재 수술 후 3~6개월 환자를 대상으로 고안된 필라테스 매트 프로그램을 수행할 준비가 되어 있다. 이 환자는 수술 전 매주 1회의 필라테스 수술 예비 프로그램을 수행하였었다.

운동 횟수: 29회

소요 시간: 50분

필라테스 예비 동작(Pre-Pilates Exercises)

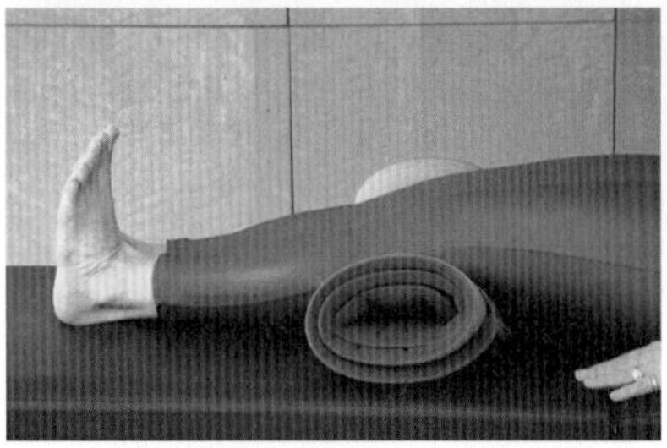

발목운동(ankle pump)
40쪽

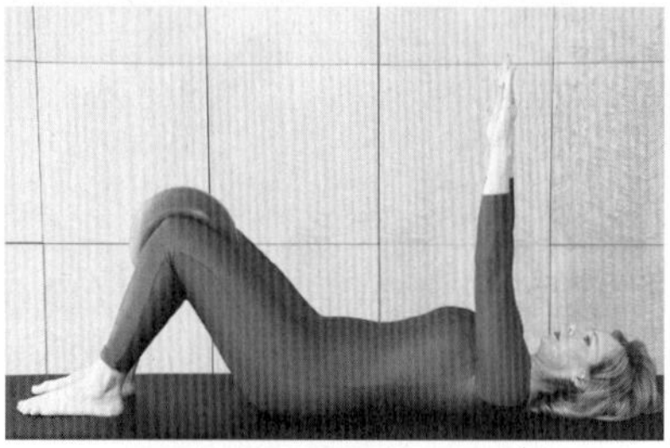

복근 가볍게 수축하기
(abdominal prep)
48쪽

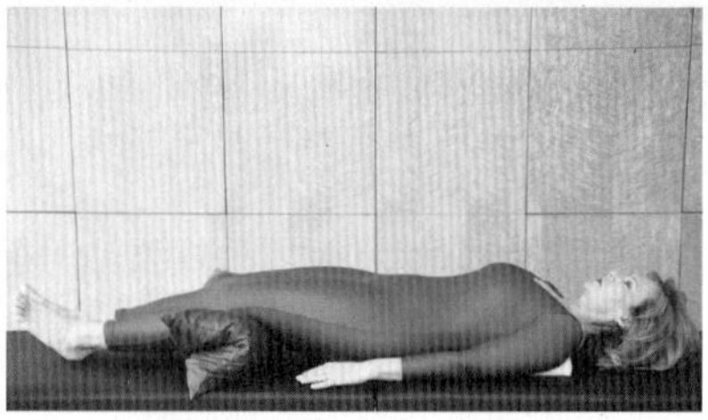

대퇴 앞 근육 수축하기
(quadriceps set)
41쪽

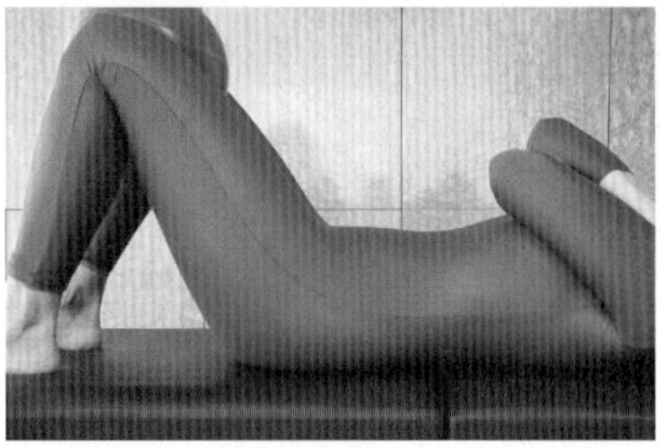

펠빅 컬
(pelvic curl)
45쪽

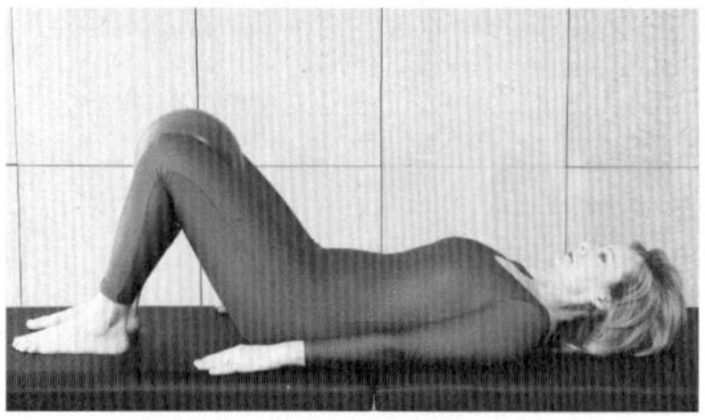

엉덩관절 안쪽근육 조이기
(adductor squeeze)
52쪽

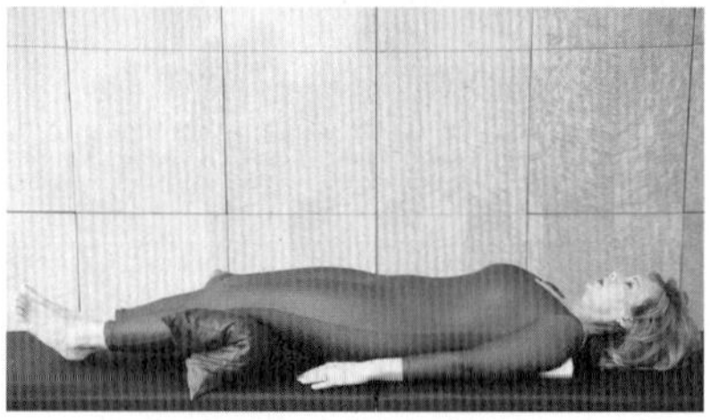

엉덩이근육 수축하기
(gluteal set)
42쪽

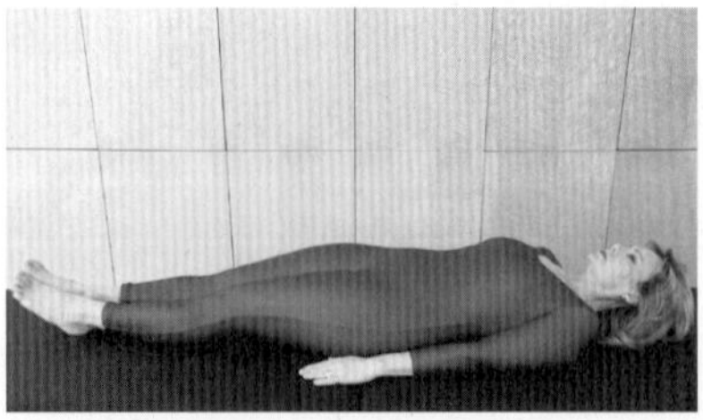

엉덩관절 벌리고 모으기
(abduction and adduction)
43쪽

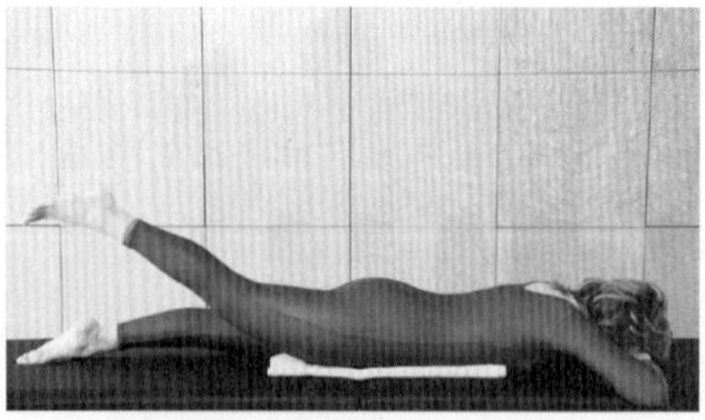

엎드려 다리 들기—방법 1
(prone leg lifts, version one)
56쪽

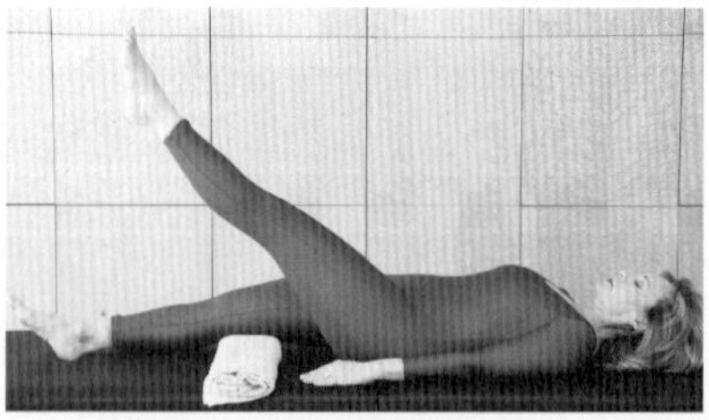

바로 누워 다리 들어올리기—방법 1
(supine leg lift, version one)
53쪽

필라테스 동작(Pilates Exercises)

사이드 킥 시리즈(SKS) 동작들을 수행함에 있어서, 수건이나 패드를 엉덩이 아래 받치는 것이 좋다.

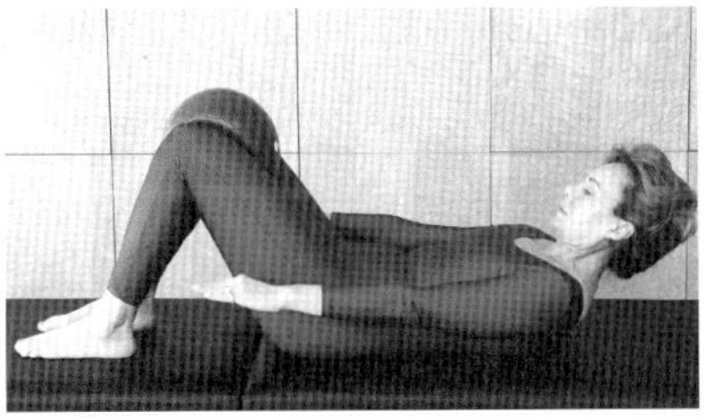

헌드레드(hundred)
69쪽

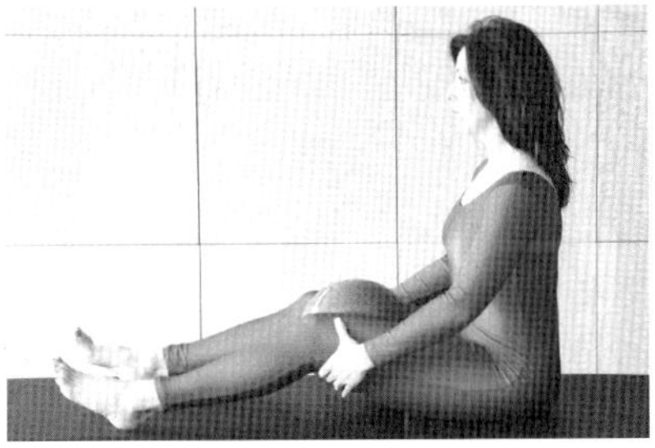

하프 롤-다운(half roll-down)
72쪽

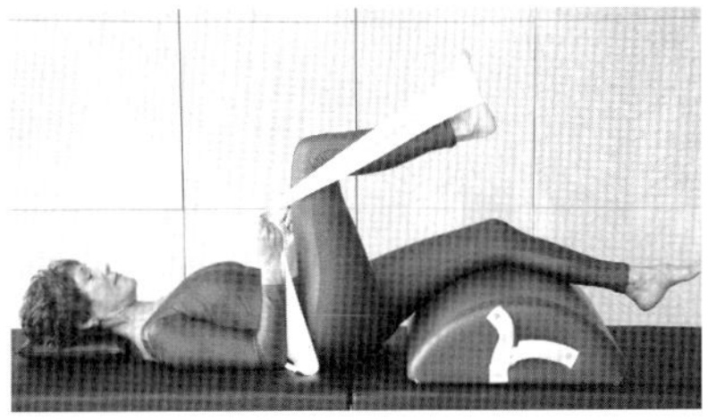

싱글-레그 서클(single-leg circle)
80쪽

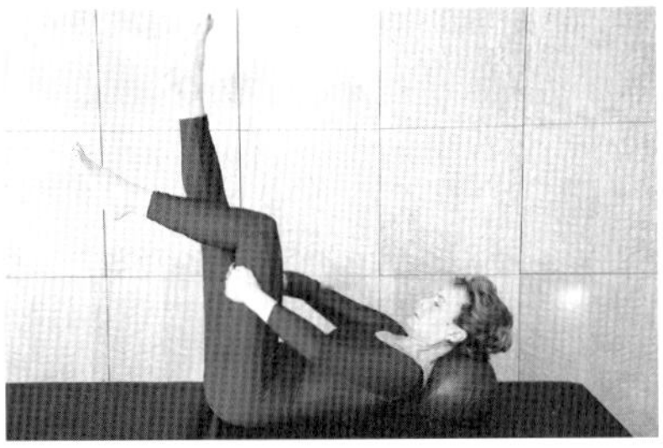

한쪽다리 스트레칭
(single-leg stretch)
84쪽

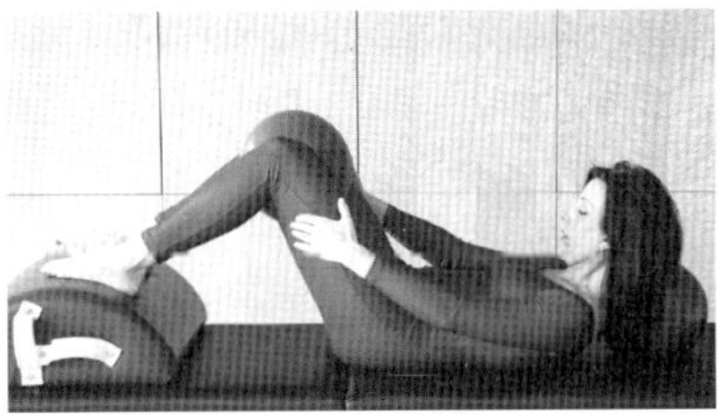

양쪽다리 스트레칭
(double-leg stretch)
87쪽

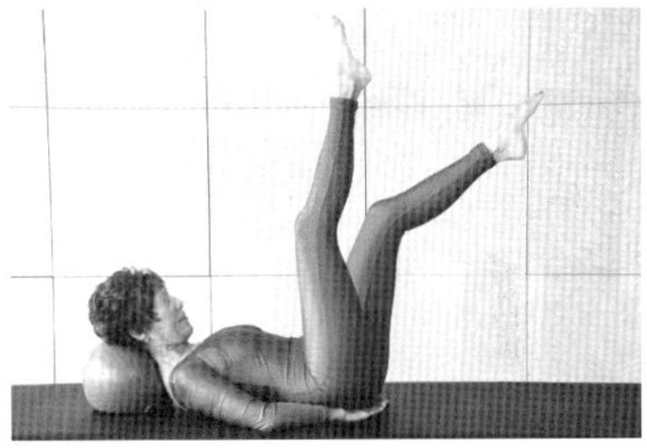

가위자세
(sccissors)
92쪽

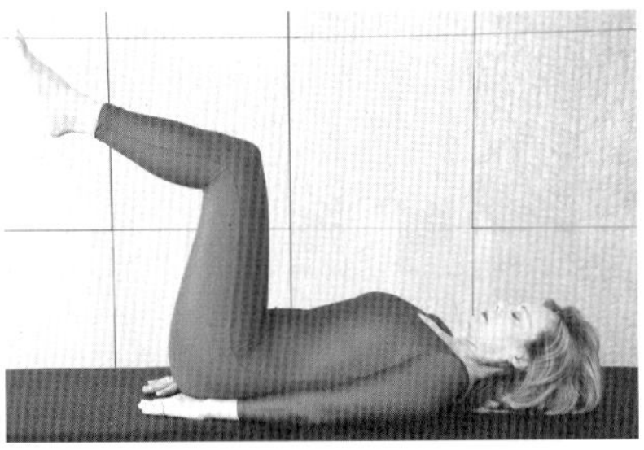

토우 탭
(toe tap)
47쪽

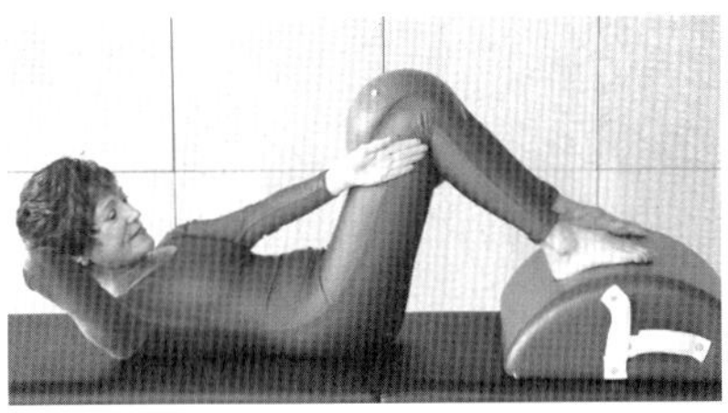

크리스크로즈
(crisscross)
98쪽

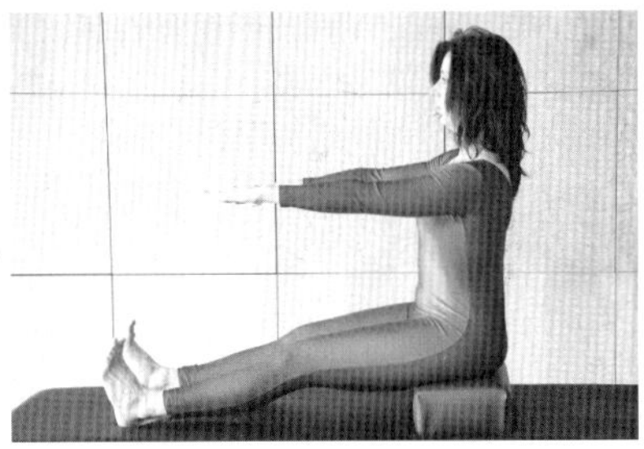

스파인 스트레치 포워드
(spine stretch forward)
104쪽

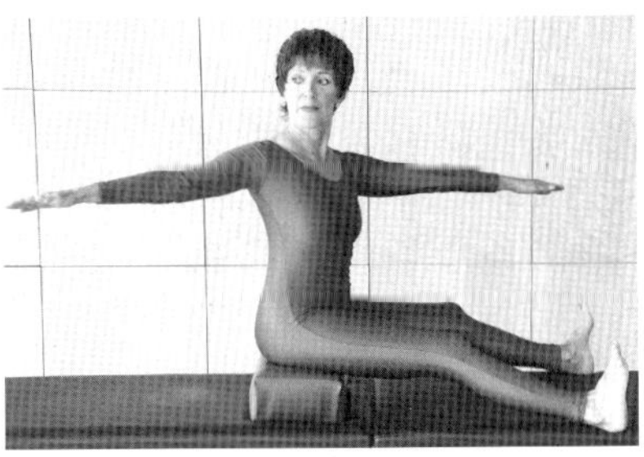

쏘(saw)
107쪽

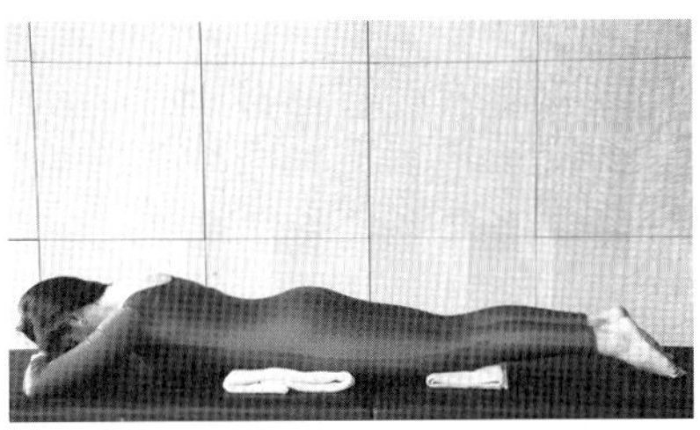

스완 준비운동
(swan prep)
111쪽

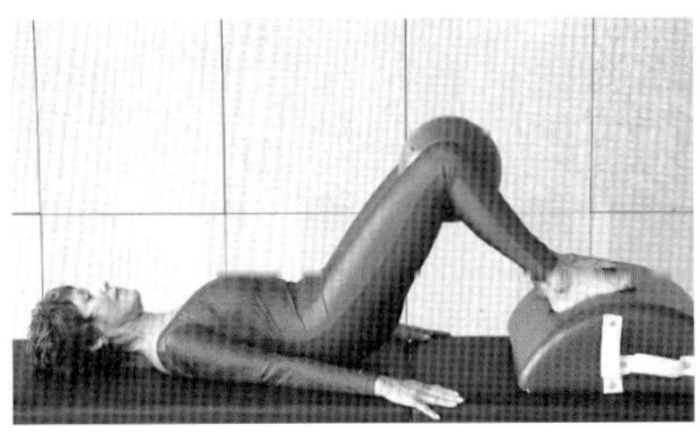

숄더 브릿지 (변형본), 허리 롤-업
(shoulder bridge-modified)
117쪽

(계속)

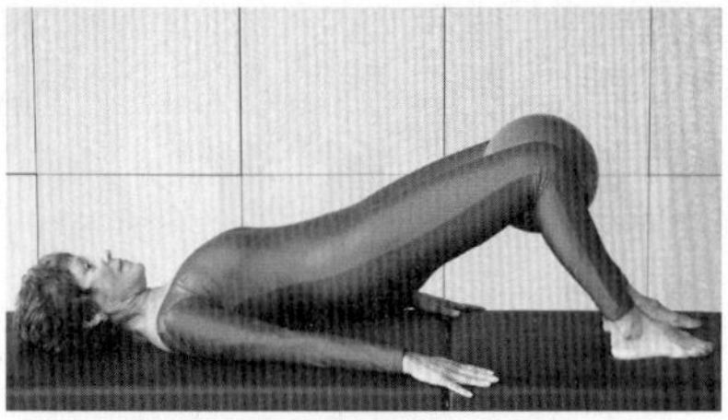

숄더 브릿지 (변형본), 어깨 롤-업
(shoulder bridge)
117쪽

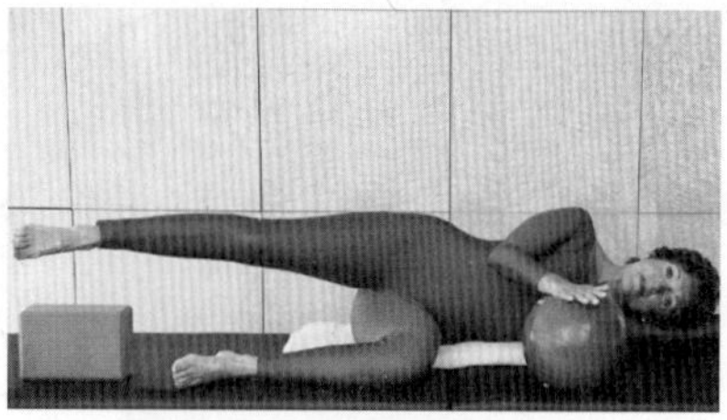

SKS, 업 앤 다운
(up and down)
270쪽

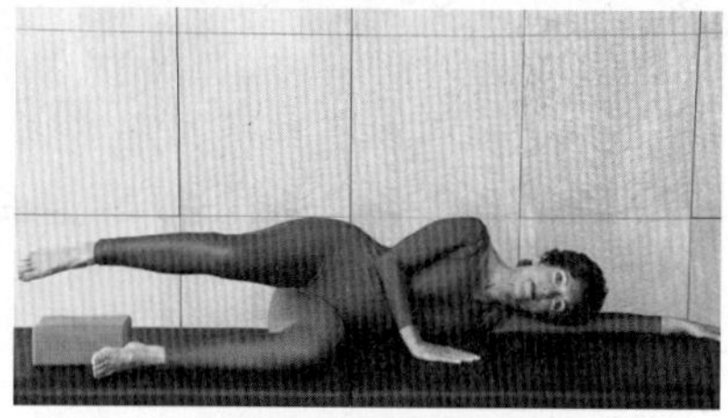

SKS, 프론트 앤 백
(front and back)
274쪽

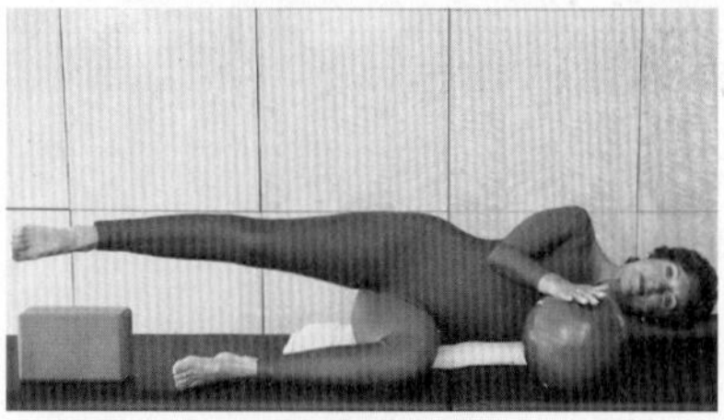

SKS, 리틀 서클
(little circle)
278쪽

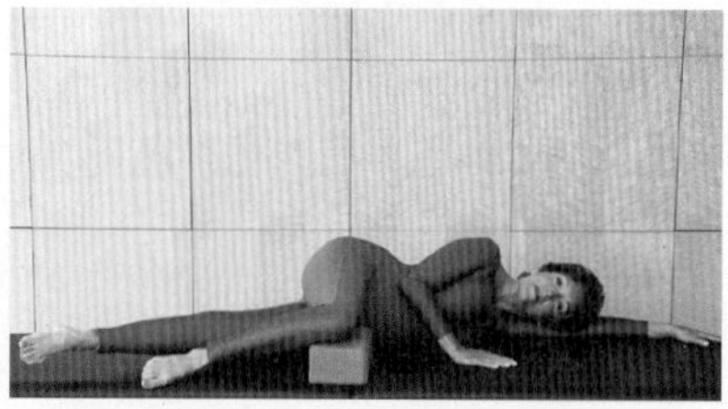

SKS, 인너-싸이 리프트
(inner-thigh lift)
298쪽

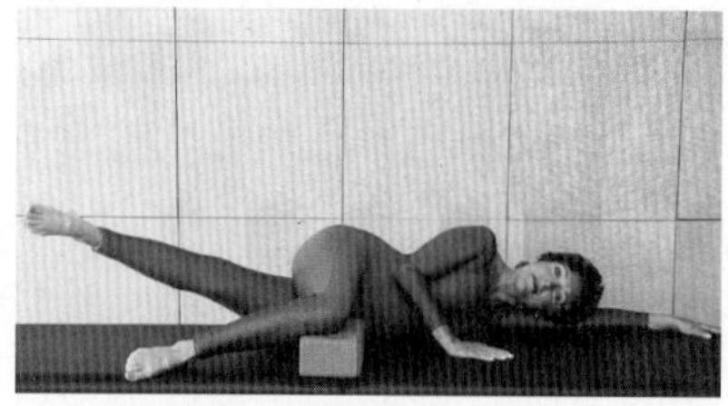

SKS, 인너-싸이 서클
(inner-thigh circle)
299쪽

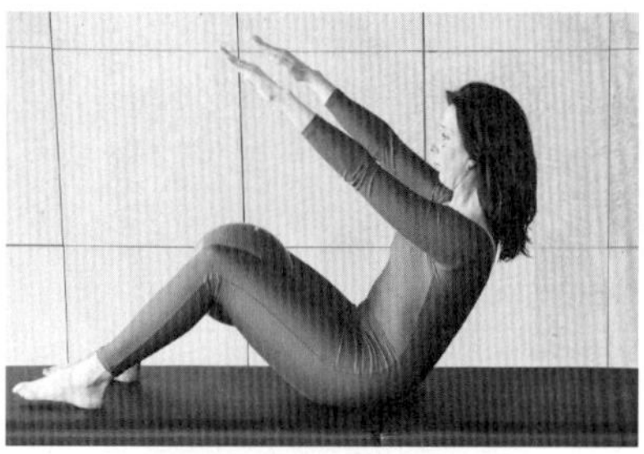

티저 준비운동 1
(teaser prep 1)
121쪽

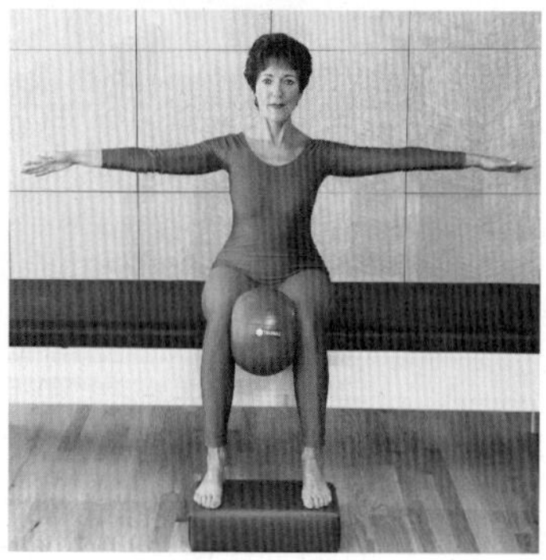

사이드 스트레치
(side stretch)
129쪽

엉덩관절 인공관절 치환술(관절성형술) 환자를 위한 프로그램 구성: 수술 후 3개월 환자를 대상으로

(Total Hip Replacement (Arthroplasty): Program Sequence for 3 Months Postop)

사례 시나리오: 3개월 전에 엉덩관절 인공관절 치환술을 받은 50세 여성으로서 뼈관절염을 앓고 있다. 현재 수술 후 3~6개월 환자를 대상으로 고안된 필라테스 매트 프로그램을 수행할 준비가 되어 있다. 이 환자는 필라테스 수술 예비 프로그램과 수술 후 6주~3개월 환자를 대상으로 하는 필라테스 매트 프로그램을 모두 마쳤다.

운동 횟수: 30회

소요 시간: 50분

필라테스 예비 동작(Pre-Pilates Exercises)

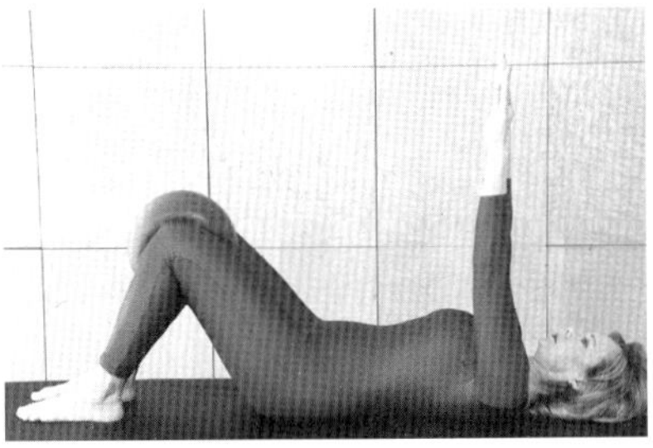

복근 가볍게 수축하기
(abdominal prcp)
48쪽

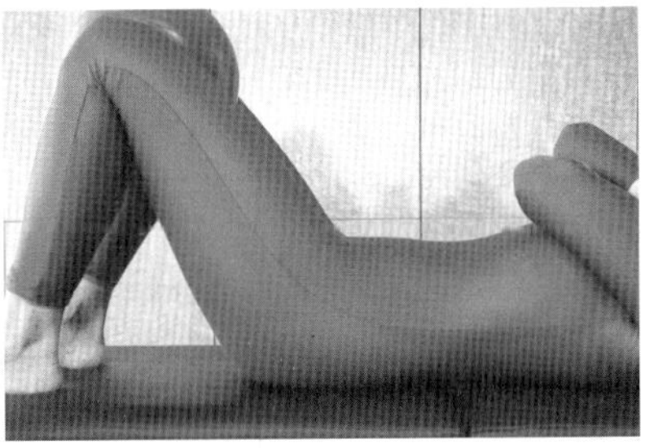

펠빅 컬
(pelvic curl)
45쪽

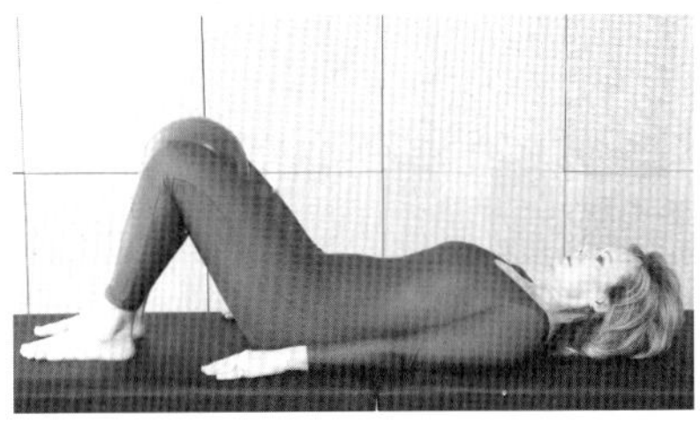

엉덩관절 안쪽근육 조이기
(adductor squeeze)
52쪽

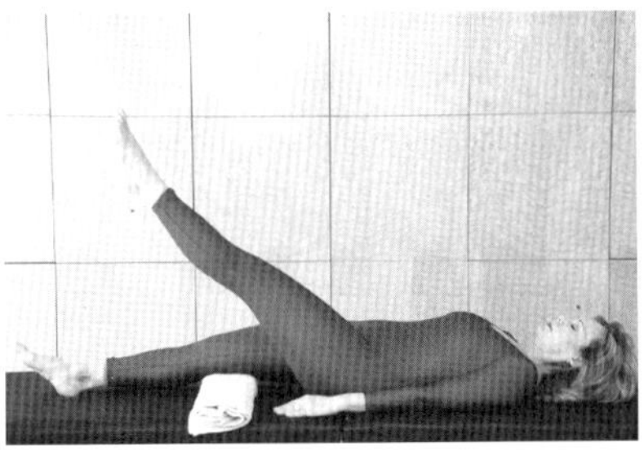

바로 누워 다리 들어올리기—방법 1
(supine leg lift, version one)
53쪽

(계속)

필라테스 동작(Pilates Exercises)

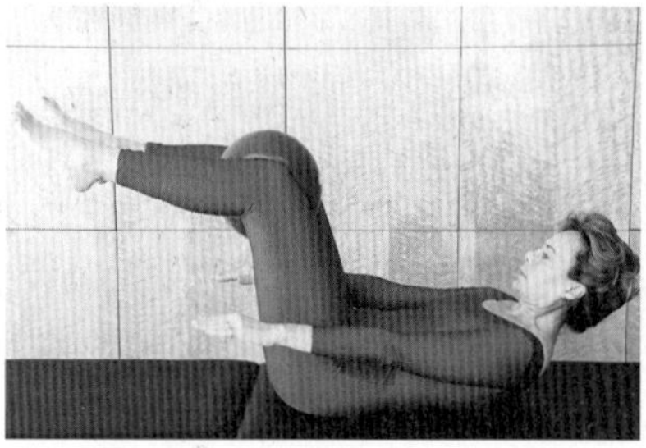

헌드레드(hundred)
135쪽

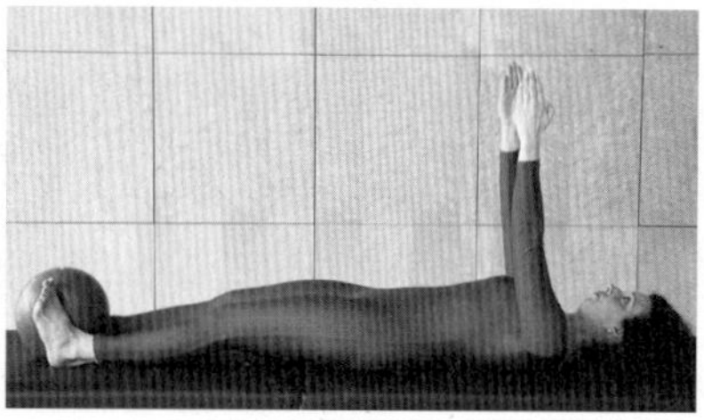

롤-업(roll-up)
143쪽

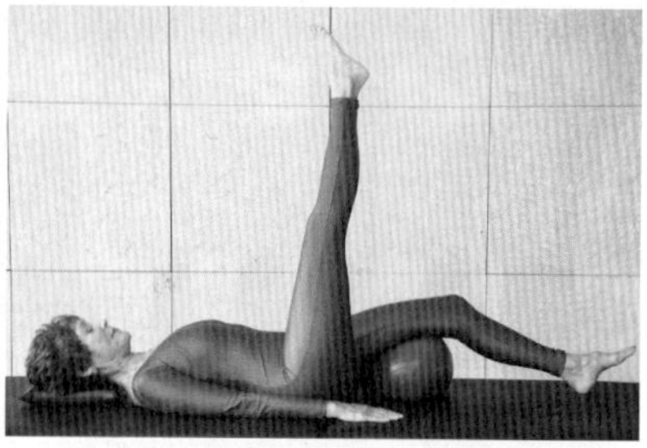

싱글-레그 서클
(single-leg circle)
152쪽

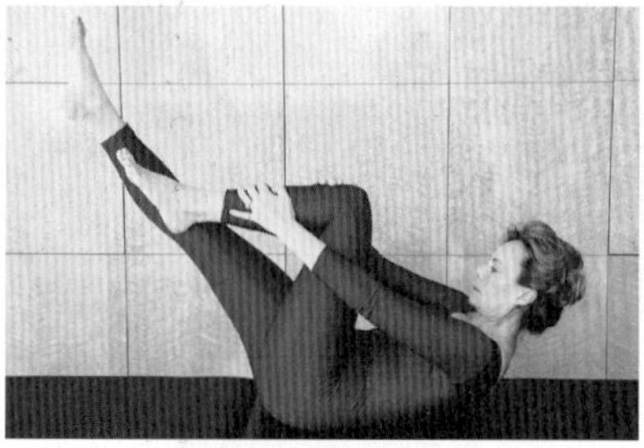

한쪽다리 스트레칭
(single-leg stretch)
160쪽

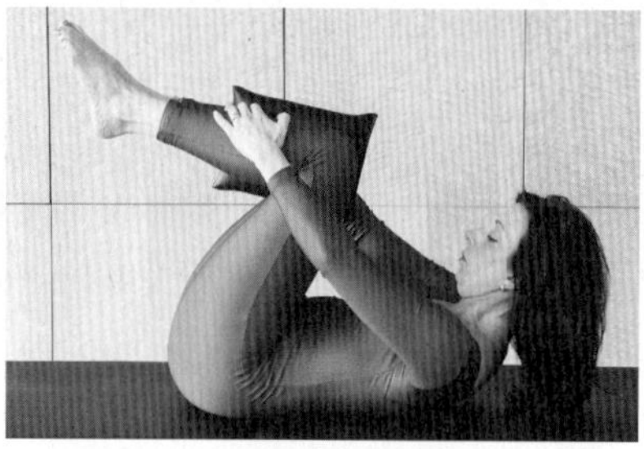

양쪽다리 스트레칭
(double-leg stretch)
163쪽

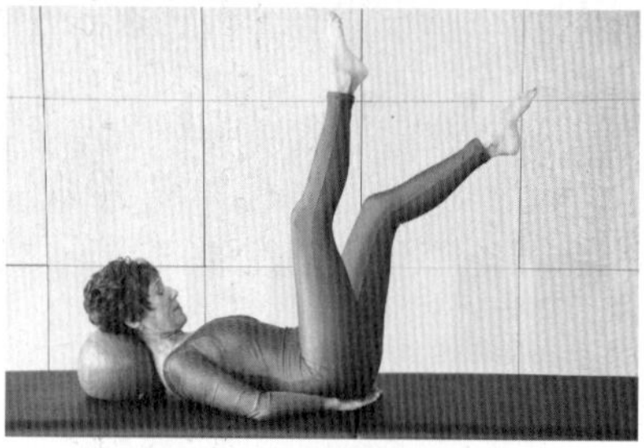

가위자세,
수술 후 6주에서 3개월 버전
(scissors)
92쪽

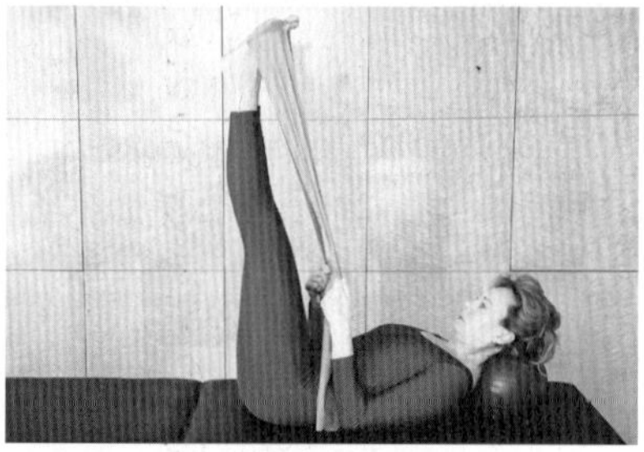

로우어 리프트
(lower lift)
172쪽

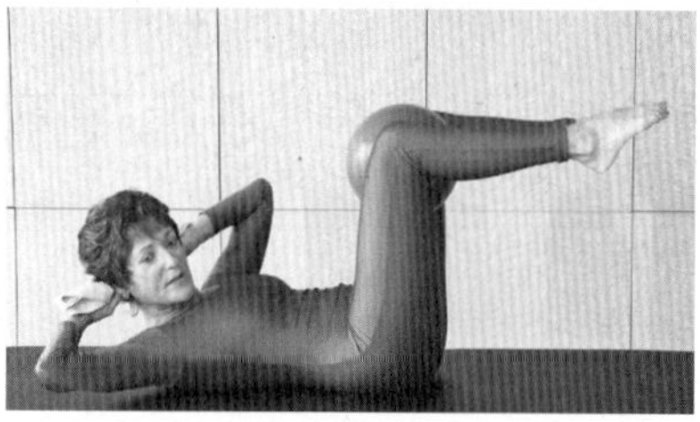

크리스크로즈,
수술 후 6주에서 3개월 버전
(crisscross)
101쪽

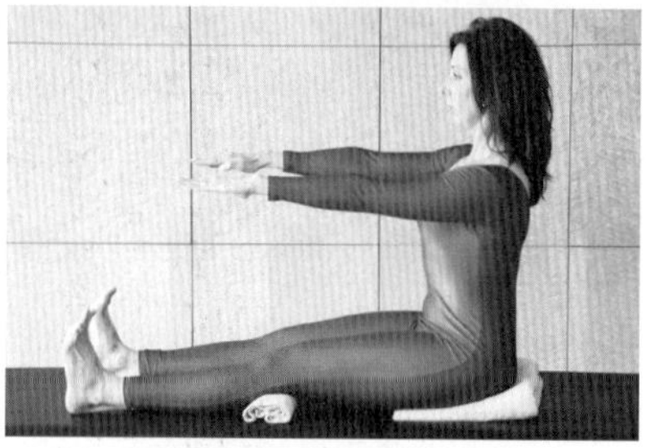

스파인 스트레치 포워드
(spine stretch forward)
177쪽

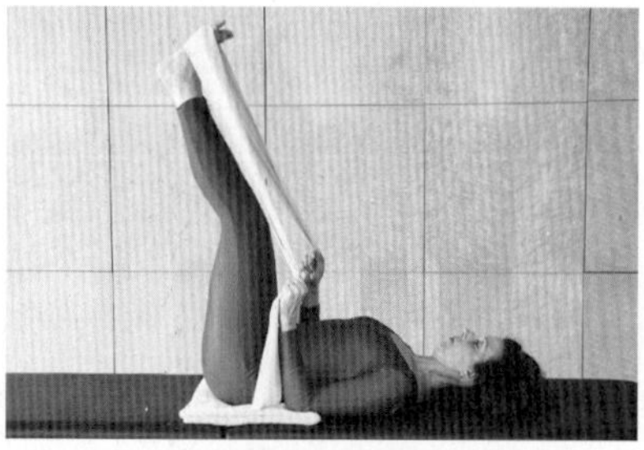

크로크스크류
(corkscrew)
183쪽

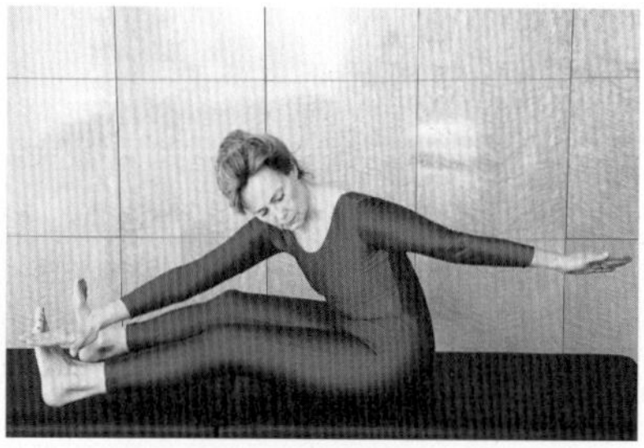

쏘(saw)
187쪽

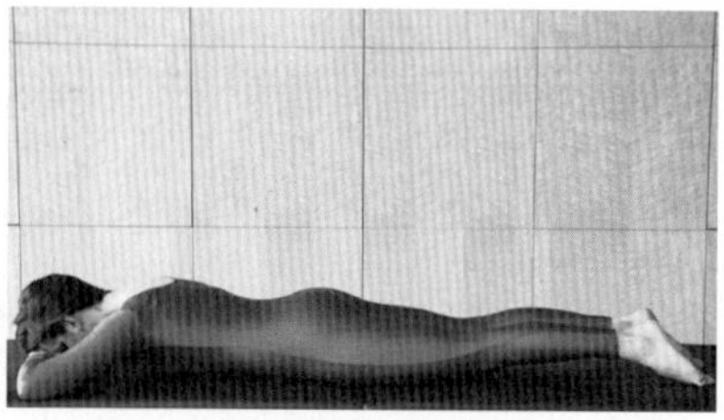

스완 준비운동
(swan prep)
191쪽

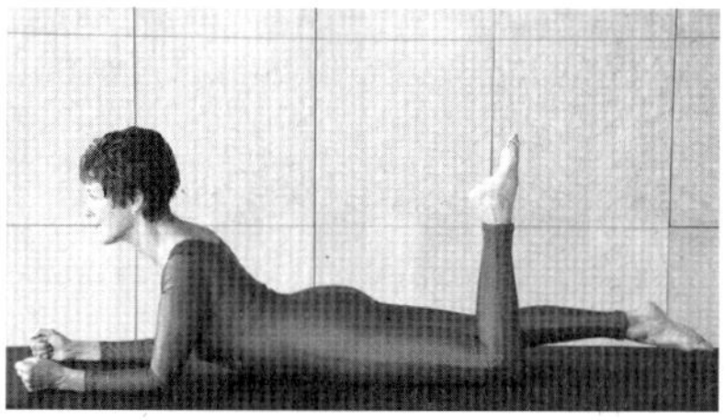

싱글-레그 킥
(single-leg kick)
196쪽

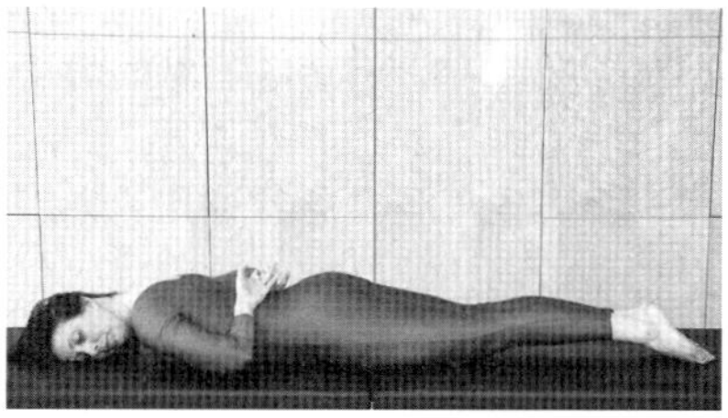

더블-레그 킥
(double-leg kick)
198쪽

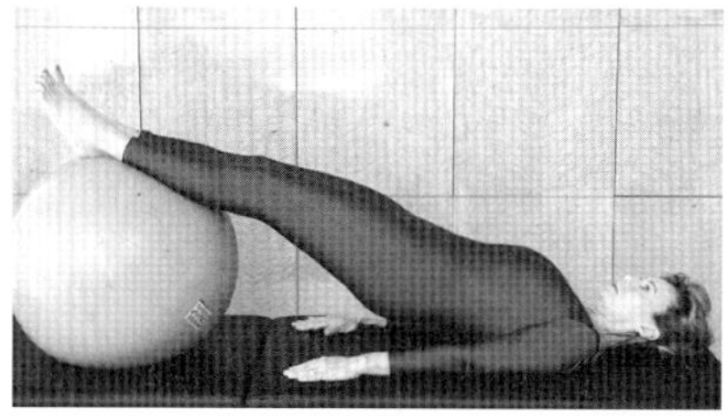

숄더 브릿지
(shoulder bridge)
214쪽

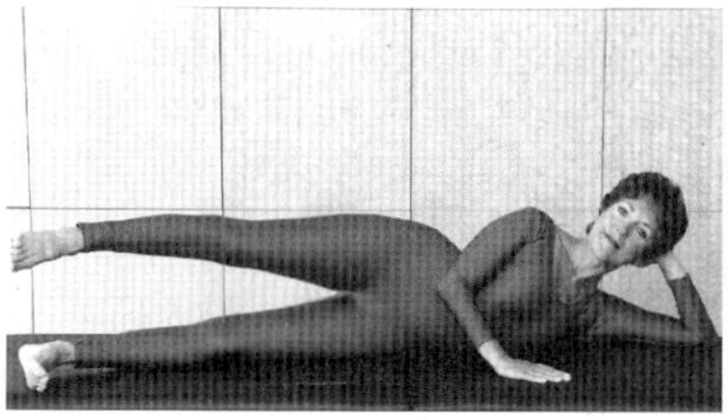

SKS, 업 앤 다운
(up and down)
272쪽

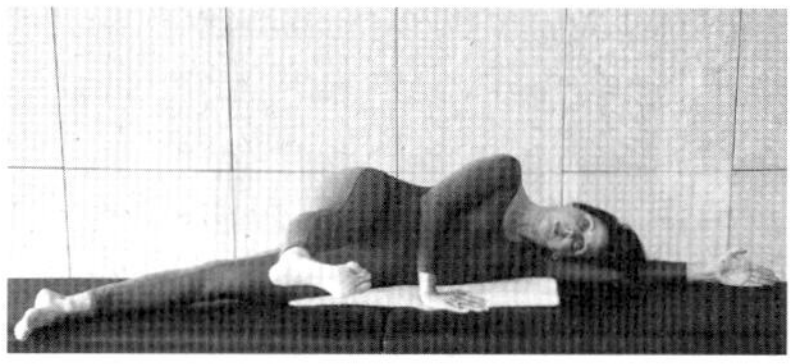

SKS, 프론트 앤 백
(front and back)
277쪽

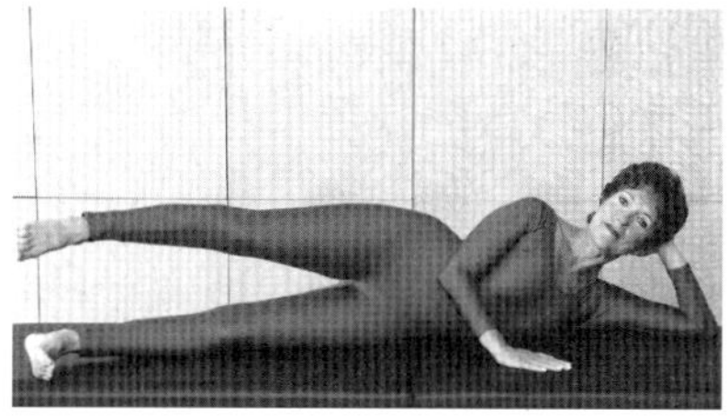

SKS, 리틀 서클
(little circle)
279쪽

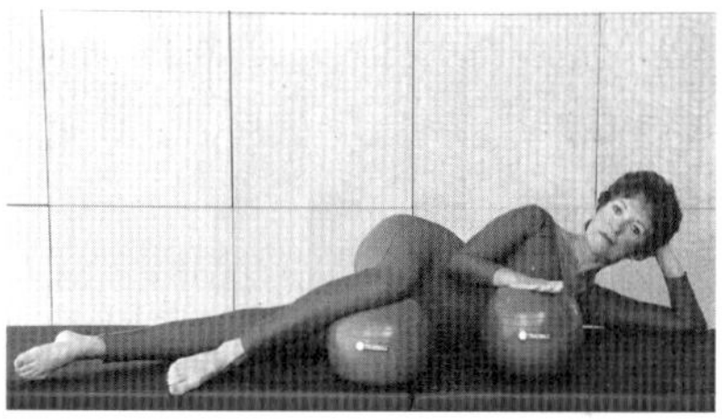

SKS, 인너-싸이 리프트 앤 서클
(inner-thigh lift and circle)
300쪽

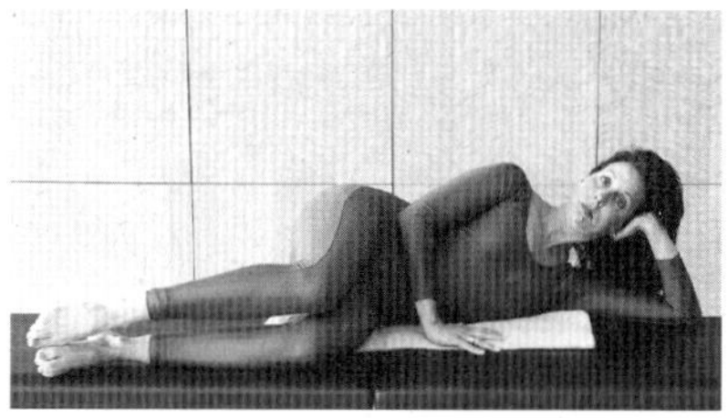

SKS, 90° 벤트-니 리프트 앤 로우어
(bent-knee lift and lower)
308쪽

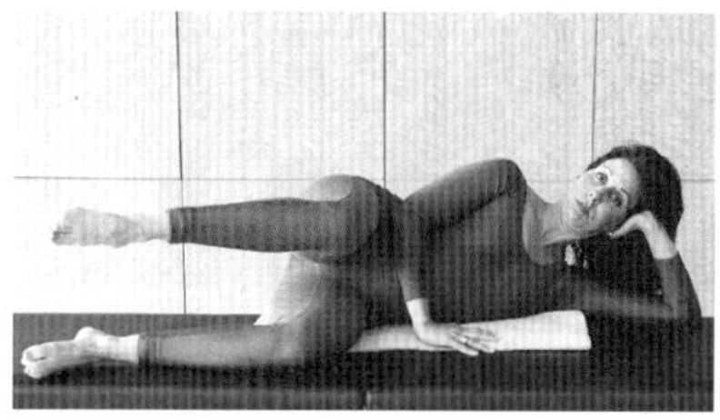

SKS, 90° 벤트-니 서클
(bent-knee circle)
309쪽

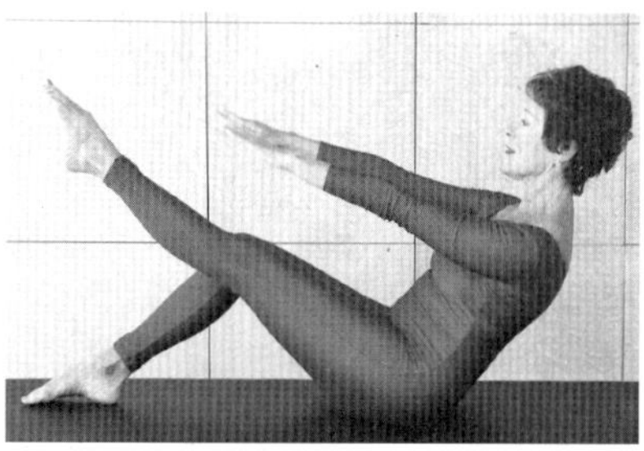

티저 준비운동 2
(teaser prep 2)
219쪽

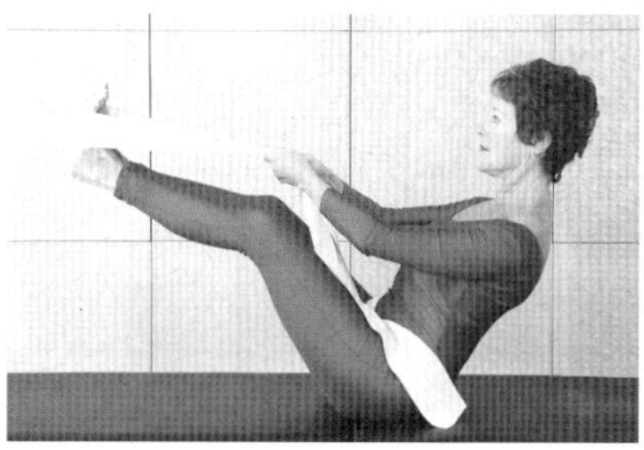

티저 2(teaser 2)
228쪽

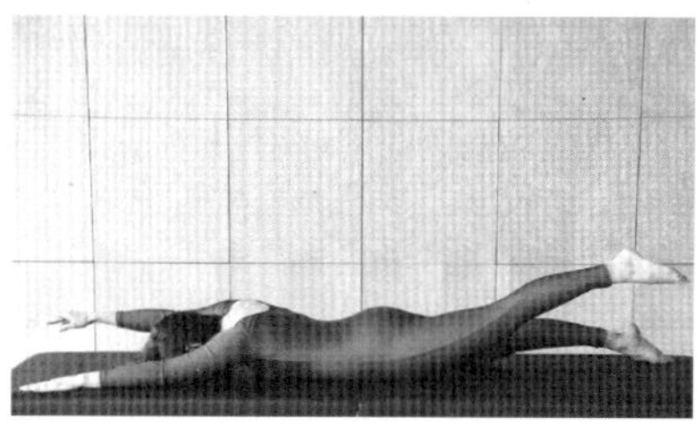

수영자세(swimming prep)
238쪽

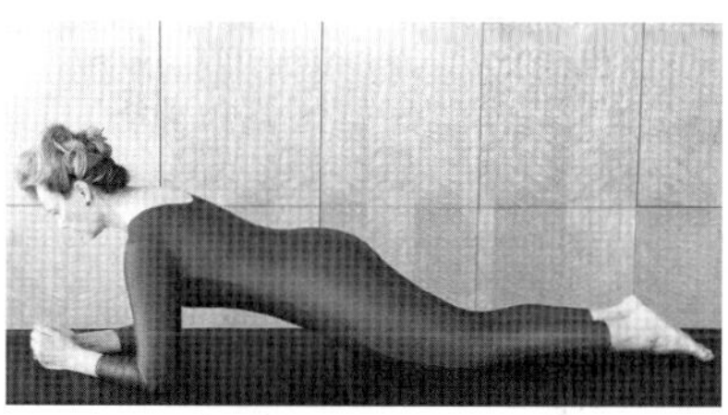

세라투스 푸쉬업 (변형본)
(serratus push-up—modified)
251쪽

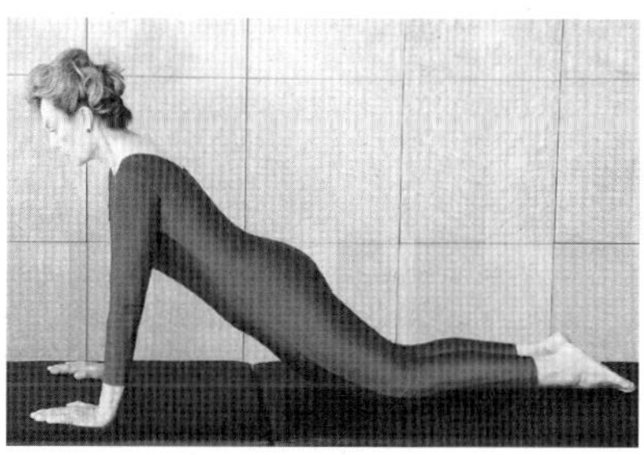

푸쉬업 (변형본)
(push-up—modified)
257쪽

엉덩관절 인공관절 치환술(관절성형술) 환자를 대상으로 하는 프로그램 구성: 수술 후 6개월 환자를 대상으로

(Total Hip Replacement (Arthroplasty): Program Sequence for 6 Months Postop)

사례 시나리오: 6개월 전에 엉덩관절 인공관절 치환술을 받은 50세 여성으로 뼈관절염을 앓고 있다. 현재보다 고난이도의 필라테스 매트 동작을 수행할 준비가 되어 있으며, 수술 후 6개월 환자를 대상으로 고안된 필라테스 매트 프로그램을 수행하고자 한다. 이 환자는 수술 전 매주 3회씩 필라테스 운동을 했었고, 수술 후 6개월이 지난 후부터 계속 필라테스 운동을 수행해 왔다.

운동 횟수: 38회

소요 시간: 50분

필라테스 예비 동작(Pre-Pilates Exercises)

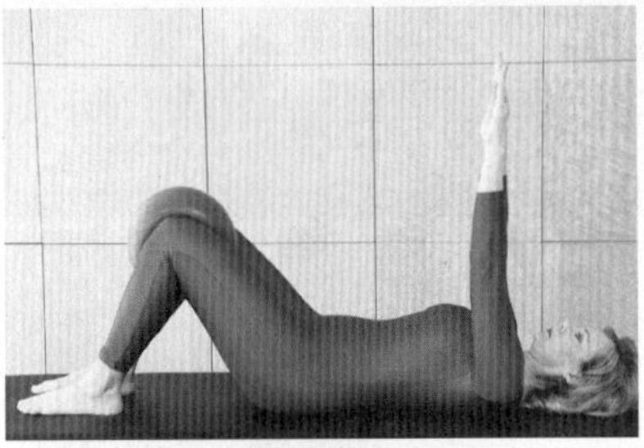

복근 가볍게 수축하기
(abdominal prep)
48쪽

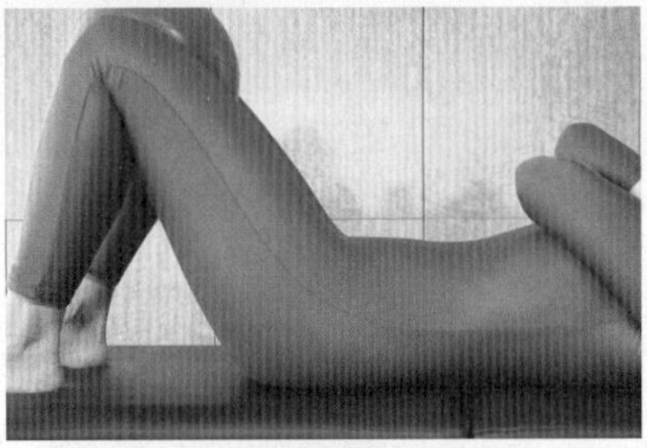

펠빅 컬
(pelvic curl)
45쪽

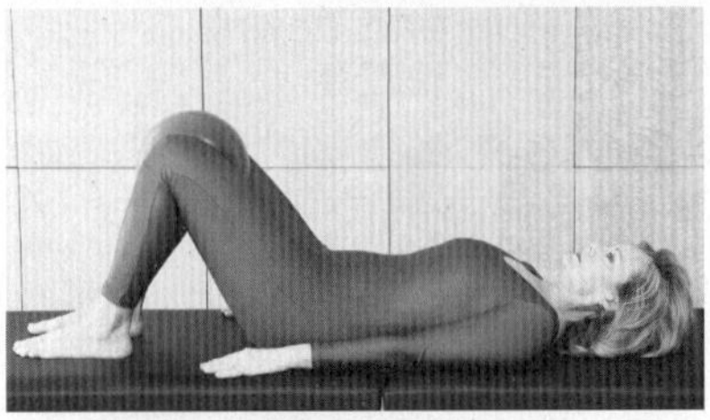

엉덩관절 안쪽근육 조이기
(adductor squeeze)
52쪽

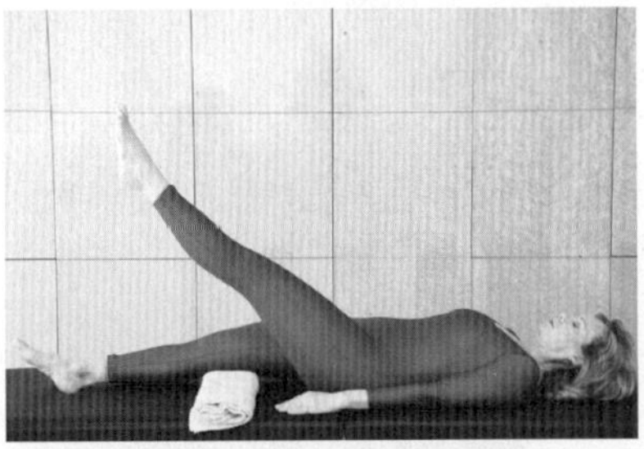

바로 누워 다리 들어올리기
(supine leg lift)
53쪽

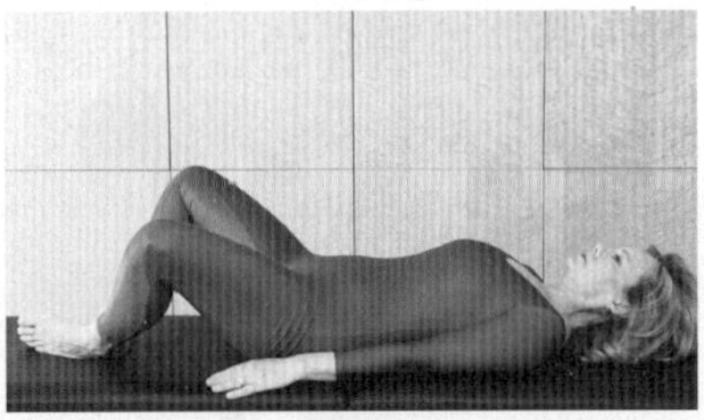

무릎 접기
(knee fold)
50쪽

필라테스 동작(Pilates Exercises)

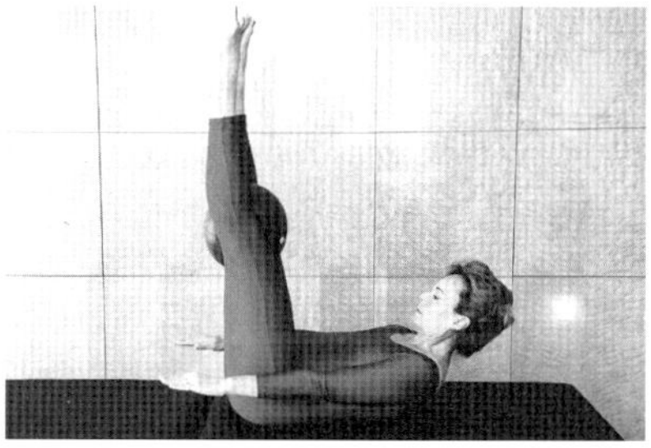

헌드레드(hundred)
137쪽

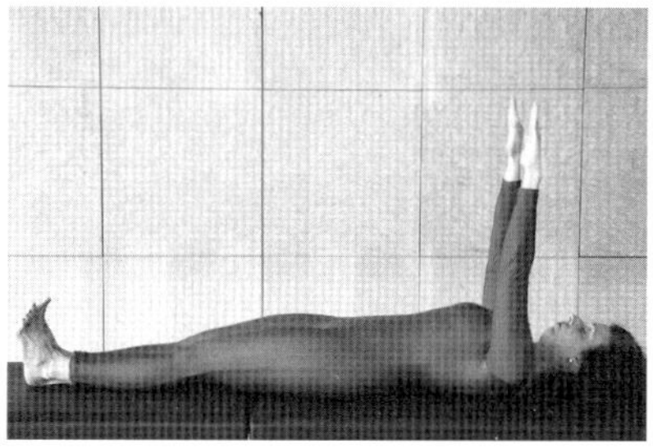

롤-업(roll-up)
147쪽

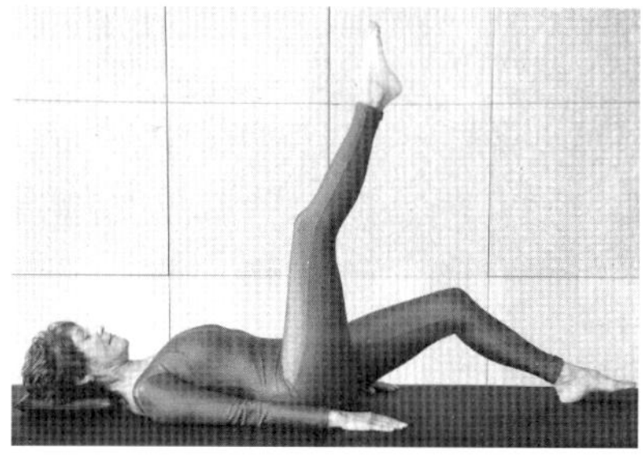

싱글-레그 서클
(single-leg circle)
152쪽

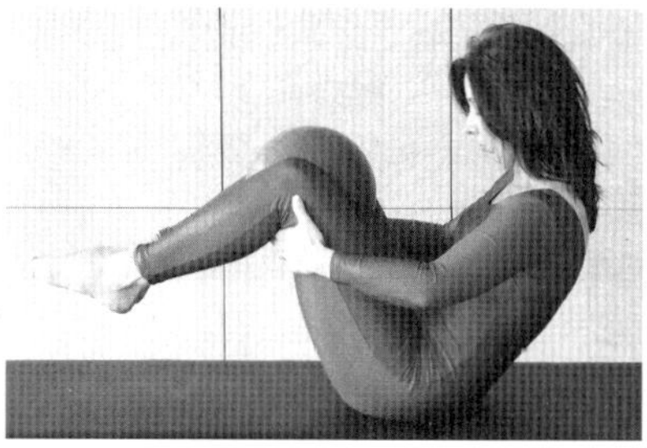

공처럼 구르기
(rolling like a ball)
159쪽

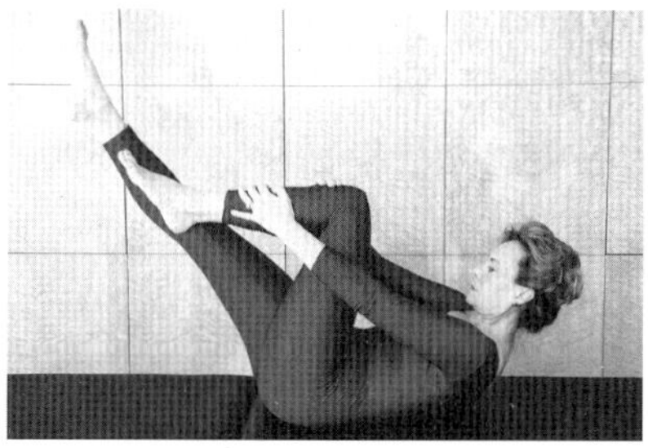

한쪽다리 스트레칭
(single-leg stretch)
160쪽

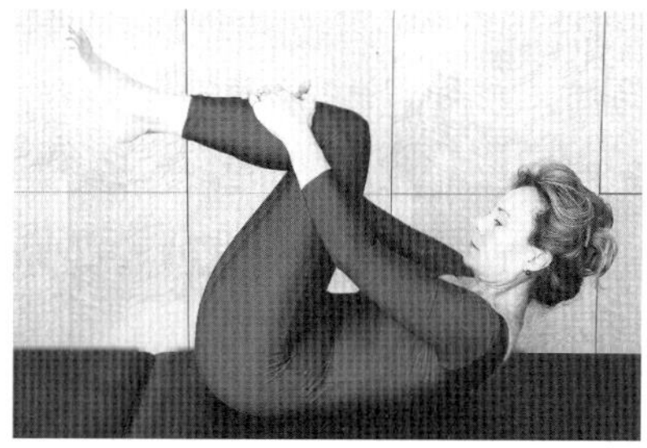

양쪽다리 스트레칭
(double-leg stretch)
166쪽

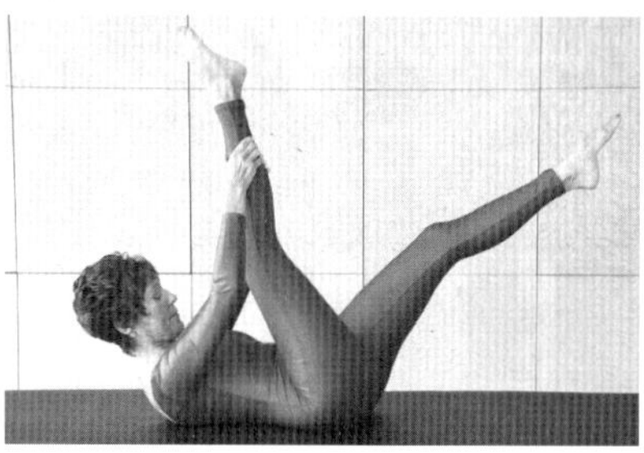

가위자세
(scissors)
168쪽

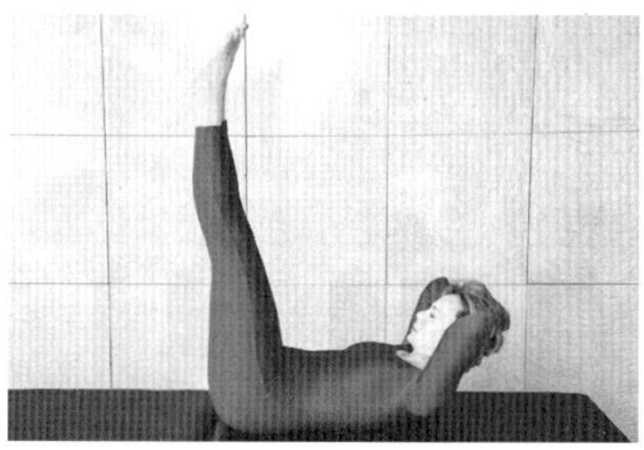

로우어 리프트
(lower lift)
171쪽

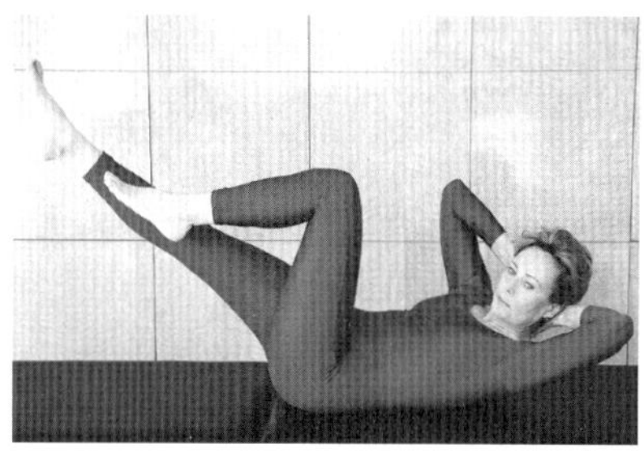

크리스크로즈
(crisscross)
174쪽

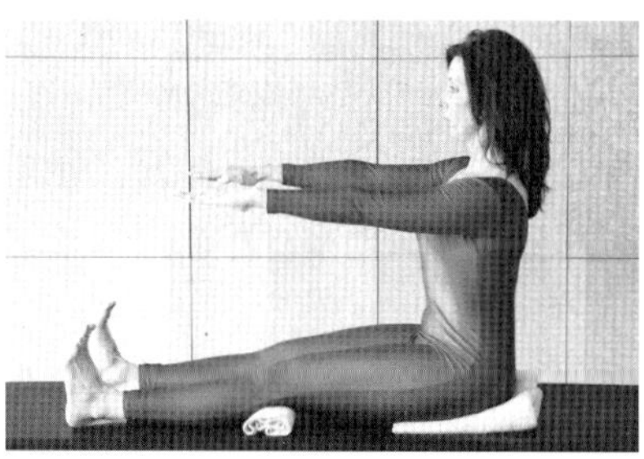

스파인 스트레치 포워드
(spine stretch forward)
177쪽

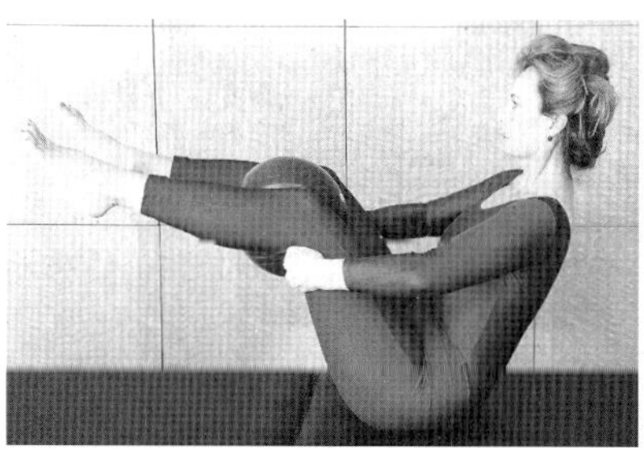

오픈-레그 로컬
(open-leg rocker)
179쪽

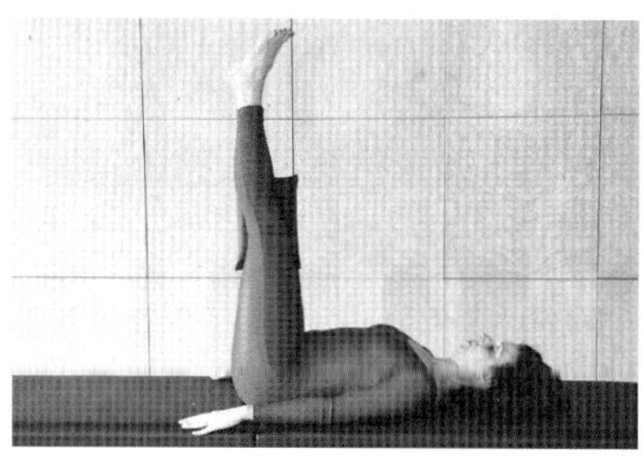

크로크스크류
(corkscrew)
185쪽

(계속)

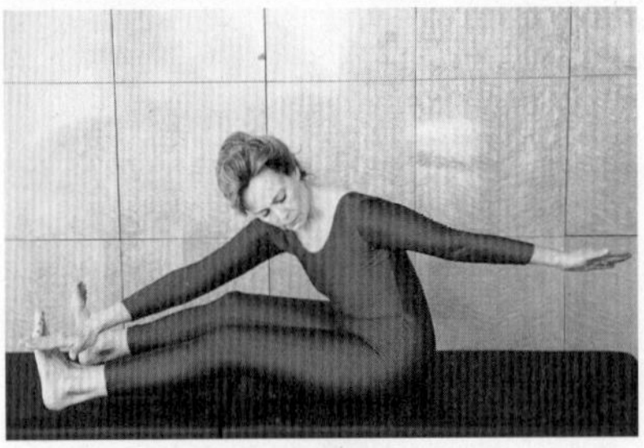

쏘(saw)
187쪽

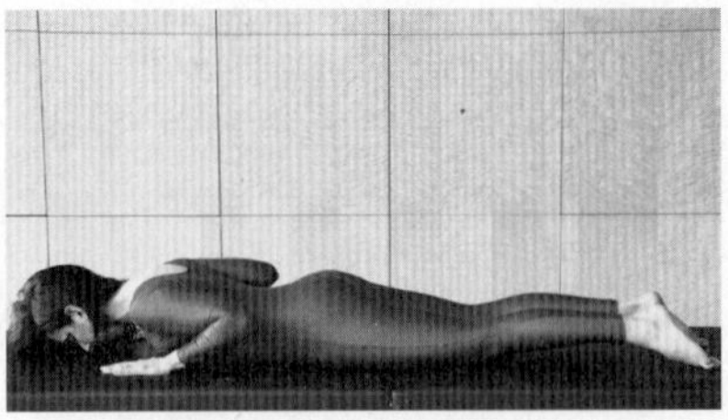

스완(swan)
193쪽

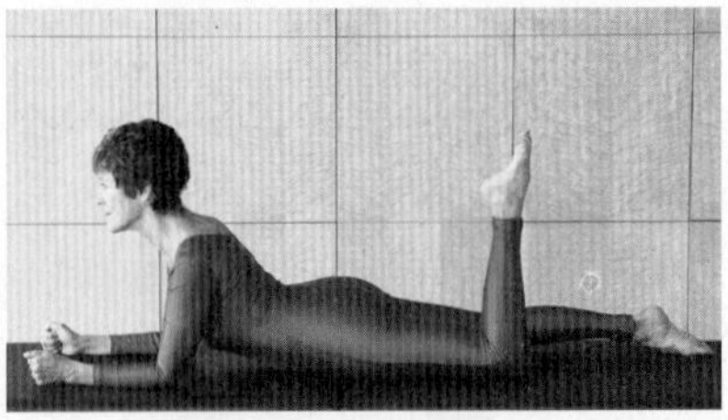

싱글-레그 킥
(single-leg kick)
196쪽

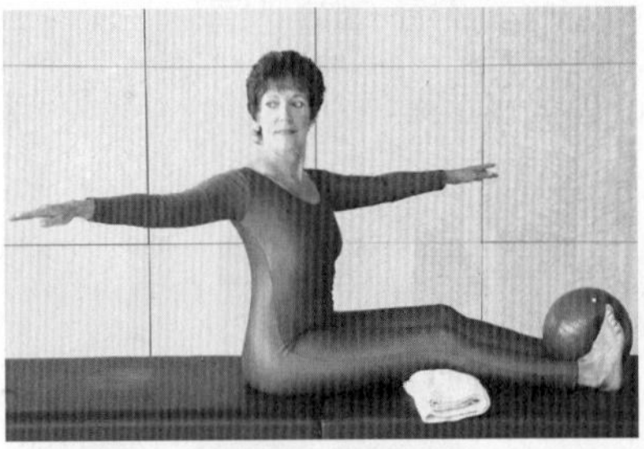

스파인 트위스트
(spine twist)
201쪽

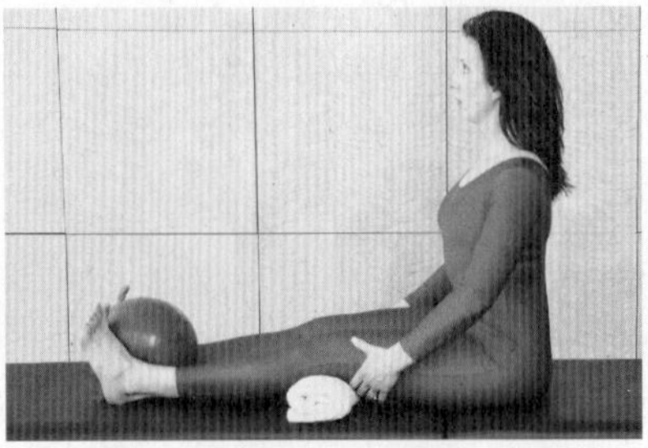

넥 풀 (변형본),
수술 후 3~6개월 버전
(neck pull—modified)
204쪽

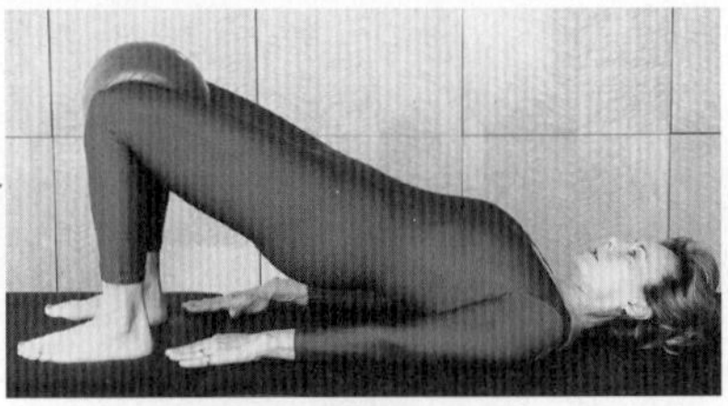

숄더 브릿지
(shoulder bridge)
211쪽

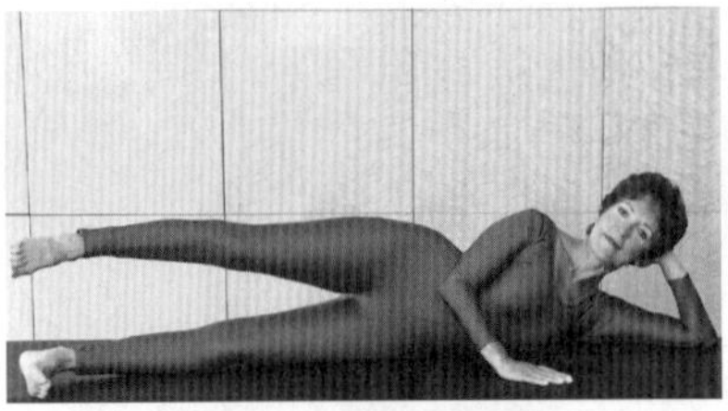

SKS, 업 앤 다운
(up and down)
272쪽

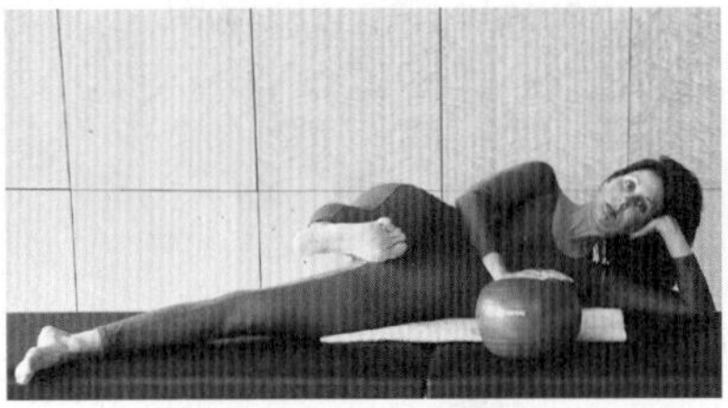

SKS, 프론트 앤 백
(front and back)
276쪽

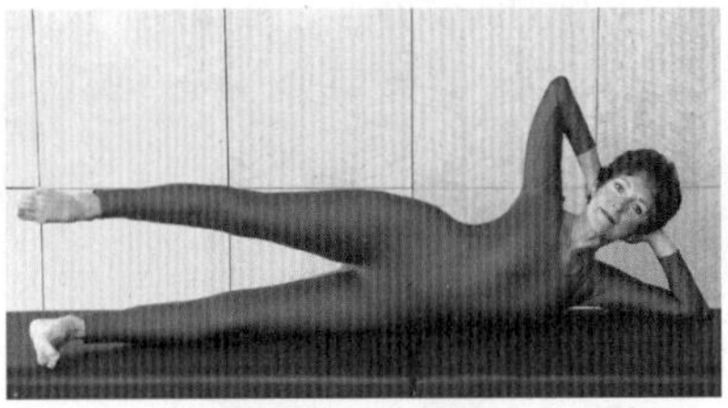

SKS, 리틀 서클
(little circle)
279쪽

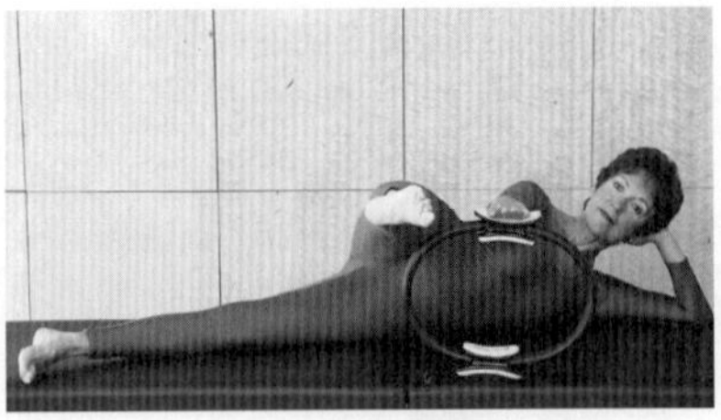

SKS, 디-서클
(D-circle)
281쪽

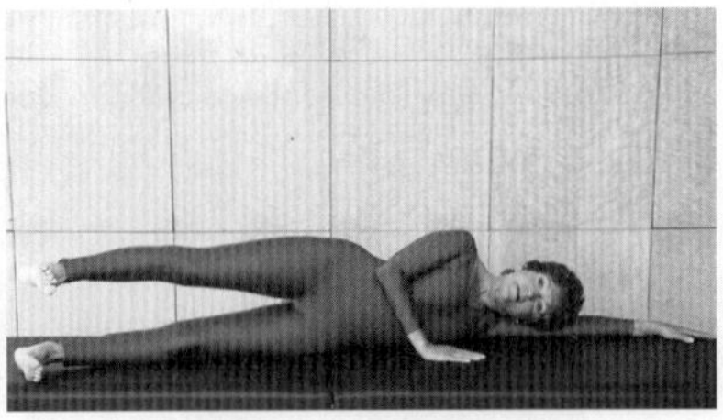

SKS, 인터널 앤 익스터널 로테이션,
약간 굽힘된 무릎
(internal and external
rotation) (not pictured)
285쪽

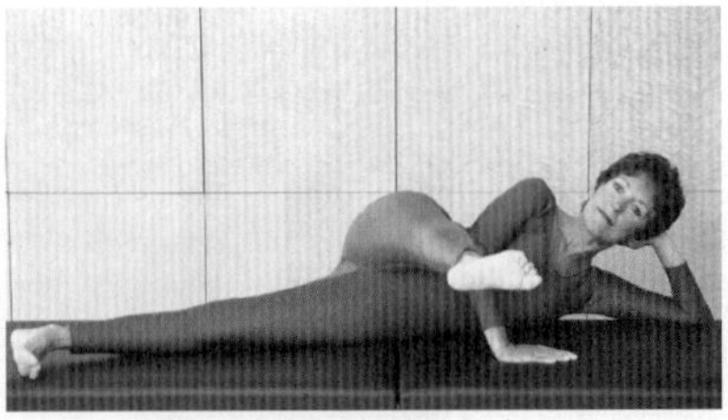

SKS, 자전거
(bicycle)
287쪽

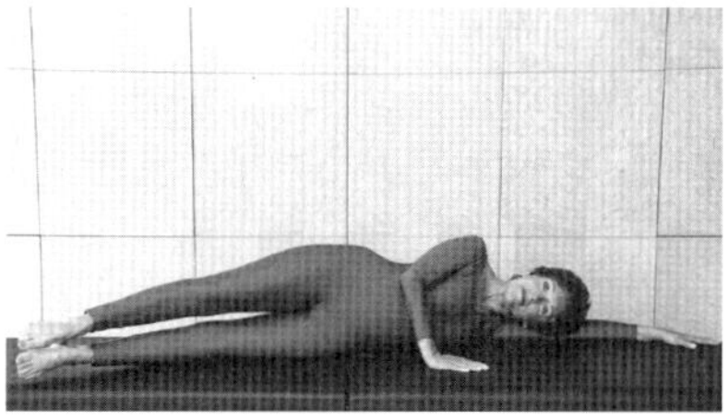

SKS, 리프트, 리프트, 로우어, 로우어
(lift, lift, lower, lower)
293쪽

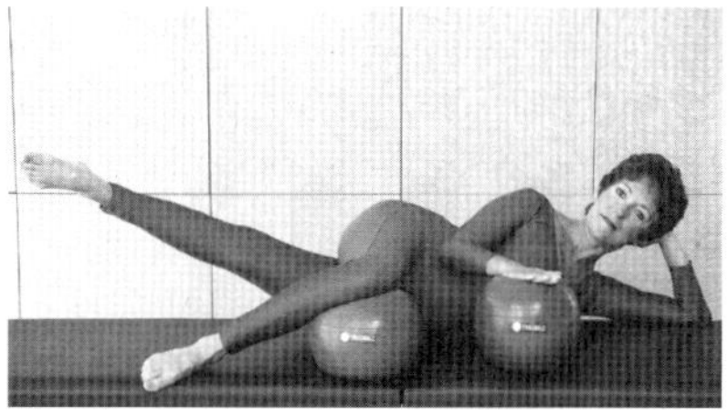

SKS, 인너-싸이 리프트
(inner-thigh lift)
300쪽

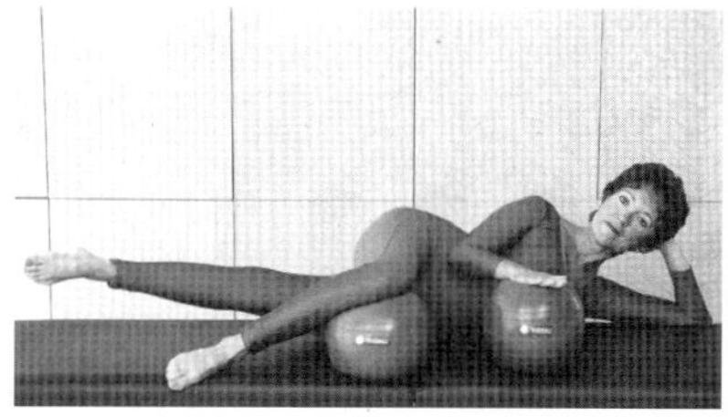

SKS, 인너-싸이 서클
(inner-thigh circle)
302쪽

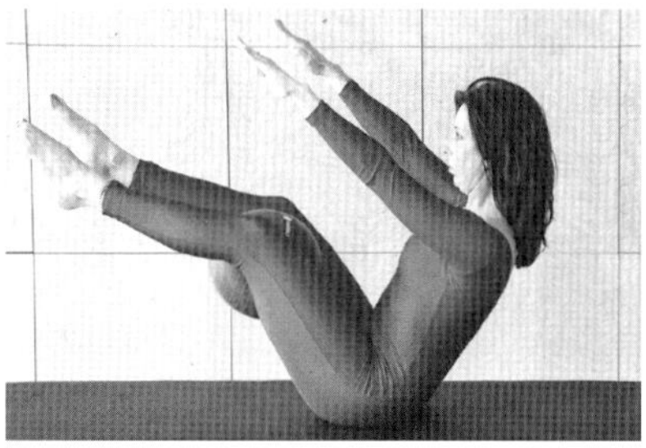

티저 1(teaser 1)
223쪽

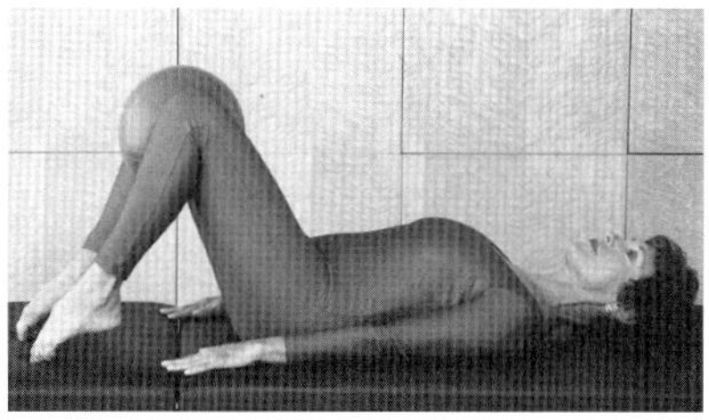

캉캉 (변형본)
(cancan—modified)
236쪽

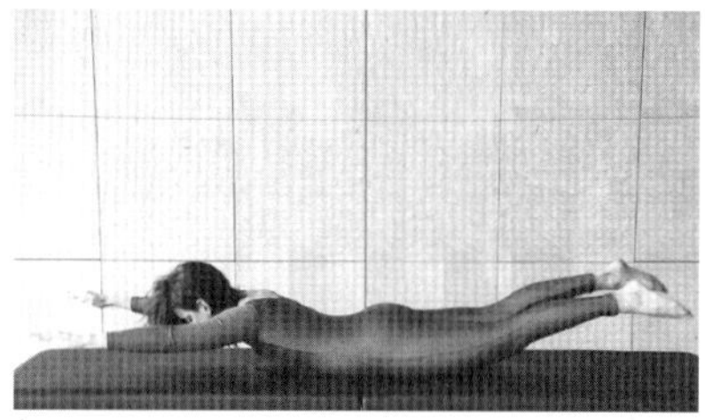

수영자세
(swimming)
239쪽

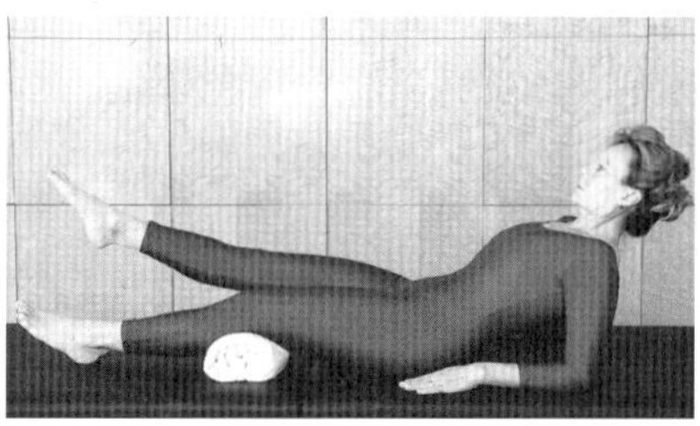

레그 풀 (변형본)
(leg pull—modified)
243쪽

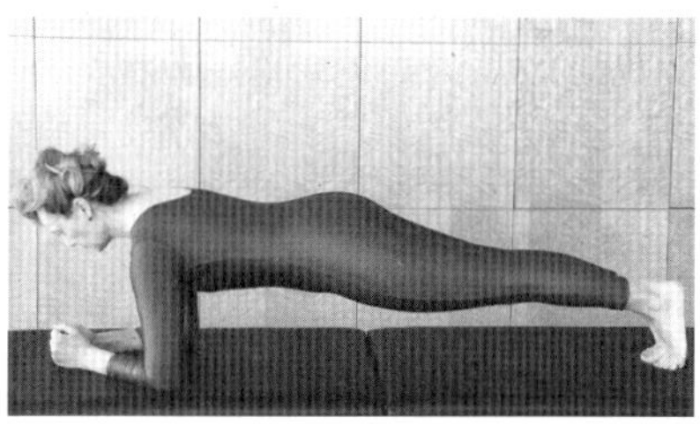

세라투스 푸쉬업
(serratus push-up)
254쪽

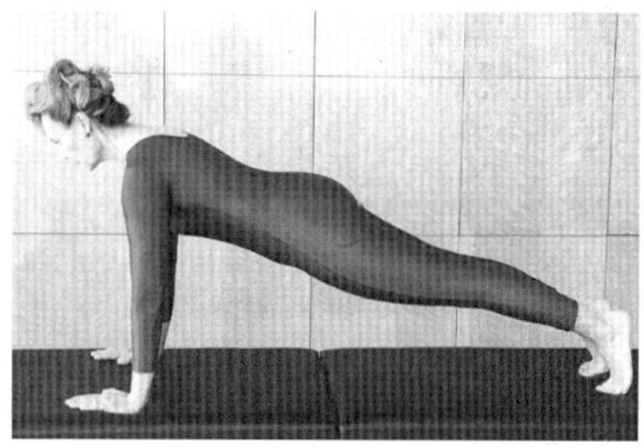

푸쉬업
(push-up)
260쪽

용어해설 / Glossary

abduction(벌림, 외전) — A movement of a part of the body awayfrom the midline (central axis) of the body. An example is lying supine on the mat and sliding the right leg out away from the midline of the body.

active movement(능동 운동) — A voluntary movement that is a actively performed by clients. Active movements have special value in that they combine tests of joint range, control, muscle power, and a patient's willingness to perform a movement (Magee 2008).

active movement of the hip, normal ranges(엉덩관절의 능동 운동, 정상 범위) — Flexion (in supine position with knee flexed) of 110° to 120°, extension (in prone position with leg extended) of 10° to 15°, abduction (in supine position) of 30° to 50°, adduction (in supine position) of 30°, lateral rotation (in supine, prone, or sitting position) of 40° to 60°, and medial rotation (in supine, prone, or sitting position) of 30° to 40° (Magee 2008).

active movement of the knee, normal ranges(무릎관절의 능동 운동, 정상 범위) — Flexion (in supine postion) of 0° to 135° (0° being straight knee), extension (in supine position) of 0° to 15° (in women with hyperextended knees, or genu recurvatum, the active extension can be up to −15°), medial rotation (in non-weight-bearing position) of the tibia on the femur of 20° to 30°, and lateral rotation (in non-weight-bearing position) of the tibia on the femur of 30° to 40° (Magee 2008).

adduction(모음, 내전) — A movement of a part of the body toward the midline (central axis) of the body. An example is lying supine on the mat and sliding the right leg in toward the midline of the body.

anatomical position(해부학적 자세) — The standard anatomical position is standing upright with the feet parallel, the arms hanging by the sides of the body, and the palms and face directed forward.

antalgic gait(진통 보행) — A limp in which a phase of the gait is shortened on the injured side to alleviate the pain experienced when bearing weight on that side.

articulation(분절) — a joint or juncture between bones or cartilages. Bones are joined to one another in several ways to permit a great variety of movement. Where free movement is essential, the articulating ends of the bones are shaped and the joint constructed to permit and even facilitate motion.

bursa(윤활주머니, 윤활낭) — a small fluid-filled sac that reduces friction between two structures.

cartilage(연골) — Shiny and white connective tissure that covers the articulating surfaces of bones. Cartilage can be damaged by trauma or excessive wear. Rheumatoid arthritis and osteoarthritis are two common diseases that damage cartilage.

concentric contraction(동심 수축, 구심성 수축) — A type of muscle contraction in which the muscle shortens while generating force. A concentric contraction of the hamstrings bends the leg at the knee and moves the heel of the foot toward the buttocks against the force of a spring or weight.

coronal plane(관상면) — Also known as the *frontal plane*, the coronal plane is any plane perpendicular to the median plane. It divides the body into anterior and posterior parts. Movements in this plane are adduction and abduction and lateral flexion.

crepitation(비빔소리, 관절에서 소리가 나는 현상) — A dry sound such as that of grating the ends of a fractured bone. Also an audible or palpable crunching movement of tendons or ligaments over bone.

diarthroses joints(가동관절, 움직 관절) — Joints, such as the hip and knee joints, in which a small space, or joint cavity, exists between the articulating surfaces of the two bones that form the joint. Because there is a cavity and there is no tissue growing between the articulating surfaces, the surfaces are free to move against one another. A thin layer of hyaline cartilage covers the surfaces of the articulating bones and a sleevelike, fibrous capsule lined with smooth, slippery synovial membrane cases the joint. The capsule contains synovial fluid. The fluid lubricates and provides nutrients to the cartilage. The fluid lubricates and provides nutrients to the cartilage. Diarthroses joints are freely movable joints.

disassociation(해리, 분리) — The act of separating related items or the isolation of movement. For instance, disassociation is needed to keep the pelvis steady on the mat while performing a single-leg circle. The ball (head of the femur) moves freely within the socket (acetabulum) of the hip. Another example is performing a side kick front and back while keeping the torso stable on the mat.

distal(먼쪽, 원위, 말단) — Toward the end of a structure of farther away form the core of the body. Distal is the opposite of proximal.

eccentric contraction(편심 수축, 원심성 수축, 늘림 수축) — A type of muscle contraction in which the muscle elongates while under tension due to the opposing force being greater than the force generated by the muscle. An eccentric contraction fo the hamstrings extends the knee and moves the heel of the foot away from the buttocks while opposing the force of the springs or weights.

extension(신전, 폄) — A movement in the sagittal plane that takes a part of the body backward in relation to its anatomical position. Examples of extension include the swan, single-leg kick, double-leg kick, and lying prone on the mat with the arms long by the sides of the body and lifted away from the mat. It also means to extend or lengthen on the mat. When performed from the flexed position, extension restores a part to its anatomical position.

external rotation(외회전, 바깥돌림) — Also called *lateral rotation*, rotation away from the center of the body.

flexion(굴곡, 구부림) — A movement in the sagittal plane that takes a part of the body forward in relation to its anatomical position. Flexion decreases the angle between the anterior surfaces of articulated bones. The exception to this rule is the movement at the knee and toe joints; these joints decrease the angle of the posterior surfaces of the articulated bones. Flexing movements are bending or folding movements.

flexion contracture of the hip(엉덩관절의 구부림 구축〈굴곡 구축〉) — A loss of hip range of motion, when compared with normal hip range of motion, most likely due to osteoarthritis, hip disease, of structural issues.

genu valgum(외반슬, 밖굽이무릎) — "Knock knees," a lateral displacement of the distal end of the distal bone in the joint (Beil 2005).

genu varum(내반슬, 안굽이무릎) — "Bow legs," a medial displacement of the distal bone of the joint (Beil 2005).

Gerby's tubercle(게비스 결절) — A lateral tubercle of the tibia, located where the tensor fasciae latae and iliotibial band insert.

internal rotation(내회전, 안쪽돌림) — Also called *medial rotation*, rotation toward the center of the body.

intra-articular(관절내, 관절속) — something that is situated within or occurring within the joint surface. Joints can be classified based on their articulation surfaces. A complex joint (e.g., the knee joint) involves two or more articular surfaces and an articular disc or meniscus.

isometric(등척성, 같은 길이) — An increase in tension without change in muscle length.

kyphosis(척추후만[증], 척추뒤굽음[증]) — A condition characterized by an abnormally increased convexity in the curvature of the thoracic spine as viewed from the side.

ligament(인대) — A fibrous connective tissue that connects bone to bone.

lordosis(척추전만[증], 척추앞굽음[증]) — An abnormally increased concavity in the curvature of the lumbar spine as viewed from the side.

prone(복와위, 엎드림) — Lying face down on the mat on the belly.

proximal(근위, 몸쪽) — Near the center of the body or the point of attachment of a structure that is closer to the core of the body. Proximal is the oposite of distal.

range of motion (ROM) (관절운동범위) — How much movement a part of the body can execute. Joint ROM is the distance an direction a joint can move to its full potential. Joint ROM is affected by the muscles, bones, ligaments, and fascia.

sagittal plane(시상면) — The median plane of the body; it dividesthe body into right and left halves. This plane can be represented by drawing a line down the middle of the body from the crown of the head through the belly button and pubic bone and between the legs to the floor. Movements in this plane are flexion and extension.

supine(앙와위, 누움) — Lying face up on the mat on your back.

synovial joint(윤활관절) — A joint containing a lubricating substance (synovial fluid) and lined with a synovial membrane or capsule.

tendon(건, 힘줄) — A fibrous tissue connecting skeletal nuscle to bone.

transverse plane(평행면) — The plane that divides the body into superior and inferior (uper and lower) parts. Movements in this plane are medial and lateral rotation.

trendelenburg gait(트렌스버그 보행) — An abnormal gait associated with a weakness of the hip abductor muscles (gluteus medius and minimus); characterized by a drop in the pelvis on the unaffected side of the body at the moment of the heel strike on the affected side. If there is bilateral weakness of the abductors, the gait shows a side-to-side movement, resulting in a wobbling gait (Magee 2008).

움직임과 용어 단서/
Movement and Cueing Vocabulary

articulation(분절) — A movement of the spine in which each vertebra touches the mat one at a time. this is in contrast to moving in one segment (e.g., roll-down on the mat in flexion or swan in extension).

C-curve("C"형 곡선) — The shape of the spine when creasting a curl off the sit bones with a deep scoop in the abdominals or rounding the back in flexion (e.g., half roll-down).

core stability(코어 안정) — The ability to maintain a neutral spine with the abdominals drawn in and up while performing a Pilates movement.

curl the head, neck, and shoulders up off the mat(머리, 목, 어깨 순으로 매트에서 말아 오르다.) — In preparation for the supine Pilates abdominal movements, curl the upper body up off the mat to the bottom tips of the shoulder blades, gaze toward the core, and keep a space the size of a trangerine between the chin and the chest.

draw the abdominals in and up(복부를 수축하며 끌어 올려라.) — Draw the abdominals in toward the spine. This is best achieved during the exhale of the breath cycle, especially when first learning Pilates. It helps to engage the deep abdominal muscles to hold in the viscera and decrease the abdominal wall. The goal is to engage and activate the obliques and transverse abdominis, which in turn suport the back. Other cues are to scoop the abdominals in and up, melt the navel to the spine, and draw the powerhouse in and up.

legs in tabletop position(누워서 다리를 직각으로 올려 놓은 자세) — Lying supine on the mat with the knees and feet up off the mat. The knees are bent to 90° of flexion and the hips are bent to 90° of flexion. The hips are in line with the knees and the knees are in line with the ankles. The shins are parallel to the floor and the thights are vertical to the wall.

lengthen(길게 늘리기) — This term has several meanings. Working to a full range of motion creates length. In this book the term is used in visual and verbal cues: Lengthen out on the mat, lengthen out of the hip, reach out as if you were trying to touch the wall, feel opposition through lengthening, imagine one arrow of energy pointing through the foot and one pointing through the crown of the head.

lever length(지렛대를 사용하여 늘리 듯) — Lever length is adjusted by extending a limb away from the core or shortening a limb to bring it closer to the core. For instance, in the Pilates side kick series, performing the movements with the legs long on the mat lengthens the lever to make a movement more challenging or bending the legs shortens the lever in order to reduce the stress on the joint.

make a diamond with the hands(엎드려서 엄지와 검지를 이용하여 양손으로 다이아몬드 모양을 만들어 이마를 이 곳에 놓는다.) — Position the hands flat on the mat under or in front of the tailbone (toward the feet), with the fingers open and the thumbs and first fingers touching to create a diamond shape.

make a pillow with the hands(손을 베개처럼 머리를 받치는 것.) — Place one hand over the other to create a pillow with the hands. Place the forehead on the pillow (hands).

neutral spine(중립 척추) — The position of the spine when the pubic bone and hip bones (anterior superior iliac spine, or ASIS) are on the same plane. The neutral spine is the ideal position of the spine in standing, when the natural curves of the spine work like shock absorbers. For example, when you are lying supine on the mat with the kness bent, hip-distance apart, and parallel, two spaces of the bck should not be touching: the back of the neck and the waist (low back).

opposition(대립운동) — To create opposition through movement. Cues are to reach long with the arms as you draw the abdominals in deep in opposition from the reach; lengthen out as if you could touch the wall with your foot, lift the abdominals in and up, and lengthen through your crown in opposition; and as you twist to the right, draw your left hip back in opposition to the twist.

pilates stance(필라테스 자세로 서기, 뒤꿈치를 붙히고 엄지는 살짝 벌린 자세) — Standing with the heels togeter and toes apart so that the feet form a small V. The inner-thigh and gluteral muscles are engaged and the abdominals are drawn in and up.

powerhouse(몸의 중심이 되는 곳으로 모든 운동의 힘이 발산되는 곳.) — The core of the body, including but not limited to the transverses abdominis, internal and external obliques, lumbar multifidus, pelvic floor, and diaphragm as well as the gluteus maximus, gluteus medius, and quadratus lumborum. Muscles that contribute to core stability via a neurophysiological connection include the hip adductors (Smith 2005).

qualified instructor(해부학, 생리학, 인체역학과 필라테스 이론, 철학, 원리 포함한 정식 필라테스를 이수한 강사.) — An instructor who has earned a diploma or certificate from a school by completing the traing hours and all that that entails and completing a final exam at the end of the course.

shoulders drawn back and down — Drawing the shoulders away from the ears as if suspenders were attached to the bottom tips of the shoulder blades and to the hips. learing to draw the shoulders back and down is important for learning to keep proper alignment while sitting and standing. The shoulders should never be lifted toward the ears and neck.

sit bones(엉치뼈, 좌골) — Also called the *sitz bones*, the ischial tuberosity (bent portion of the ischium), or the bones under the flesh that you sit on.

torso stability(몸통 안정화) — important for many Pilates exercises, the ability to not move a part of the body while another part is challenging it. For example, when performing the lower lift, it is important to draw the abdominals in and up and maintain torso stability as the legs lower away form the core to 45° and lift back up to 90°. The low back should not lift away from the neutral spine as the legs lower and challenge the core musculatre. It is important to know your end range in order to maintain te torso stability.

working in neutral spine with the tailbone long on the mat(중립 척추를 유지하고 꼬리뼈가 매트에 길게 늘어트린 자세를 유지하여 운동하기) — When performing many of the Pilates exercises, working in a neutral spine is preferred. However, when first learning how to engage the core, beginners often curl their tailbone up, creating a tuck in the lower spine to flatten the back. The goal is to work in a neutral spine to strengthen the natural curves of the back. These curves work as shock absorbers for the spine and provide an environment that places the least amount of stress on the muscles and bones.

인터넷 자료 보기/
Using the Web Resource

An added bonus of *Pilates for Hip and Knee Syndromes and Arthroplasties* is the available web resource material. The web resource provides guidelines, in PDF format, on using all of the Pilates equipment to devise a safe program for clients with hip or knee syndromes or replacements. It outlines what equipment is appropriate to incorporate at the optimal time for rehabilitation. This information is for the fully trained Pilates equipment instructor. In addition, a set of comprehensive resources is included to guide you in finding a qualified Pilates training program and a qualified Pilates instructor. The Web resource can be accessed at www.HumanKinetics.com/PilatesForHipAndKneeSyndromesAndArthroplasties.

도서 목록/ Bibliography

American Sports Data. www.americansportsdata.com; 2008.

Anthony CKN. *Textbook of Anatomy and Phsiology*. St. Louis: Mosby; 1971.

Archibeck MJ. Soft-tissue disorders about the hip. In: Callaghan JJ, Rosenberg AG, Rubash HE, eds. *The Adult Hip*. Vol 1. 2nd ed. Philadelphia: Lippincott Williams & Wilkins; 2007:598-604.

Berger RA, Jacobs JJ, Meneghini RM, Della Valle C, Paprosky W, Rosenberg AG. Rapid rehabilitation and recovery with minimally invasive total hip arthroplasty. *Clin Orthop and Relat Res*. 2004;429:239-247.

Biel A. *Trail Guide to the Body*. 3rd ed. Boulder, CO: Books of Discovery; 2005.

Bird PA, Oakley SP, Shnier R, Kirkham BW. Prospective evaluation of magnetic resonance imaging and physical examination findings in patients with greater trochanteric pain syndrome. *Arthritis Rheum*. 2001;44(9):2138-2145.

Brosseau L, MacLeay L, Robinson V, Wells G, Tugwell P. Intensity of exercise for the treatment of osteoarthritis. *Cochrane Database Syst Rev*. 2003;2:CD004259.

Brugioni DJ, Falkel J. *Total Knee Replacement and Rehabilitation*. Alameda, CA: Hunter House; 2004.

Calais-Germain B. *Anatomy of Movement*. Seattle: Eastland Press; 1993, 2007.

Calais-Germain B. *Anatomy of Movement*. Seattle: Eastland Press; 2007:192-255.

Ege Rasmussen KJ, Fano N. Trochanteric bursitis. Treatment by corticosteroid injection. *Scand J Rheumatol*. 1985;14(4):417-420.

Franklin E. *Dynamic Alignment Through Imagery*. Champaign, IL: Human Kinetics; 1996.

Frintze M, Voogt T. *Pilates Triadball Manual*. Minneapolis, MN: Orthopedic Physical Therapy Products; 2009.

Grindulis KA. Rheumatoid iliopsoas bursitis. *J Rheumatol*. 1986;13(5):988.

Heaton K, Dorr LD. Surgical release of iliopsoas tendon for groin pain after total hip arthroplasty. *J Arthroplasty*. 2002;17(6):779-781.

Herman E. *Pilates Cadillac*. San Fransisco: Ellie Herman Books; 2006.

Herman E. *Pilates Workbook on the Ball*. Berkeley, CA: Ulysses Press; 2004.

Johnston CA, Lindsay DM, Wiley JP. Treatment of iliopsoas syndrome with a hip rotation strengthening program: A retrospective case series. *J Orthop Sports Phys Ther*. 1999;29(4):218-224.

Johnston CA, Wiley JP, Lindsay DM, Wiseman DA. Iliopsoas bursitis and tendinitis. A review. *Sports Med*. 1998;25(4):271-283.

Klein GR, Levine BR, Hozack WJ, Strauss EJ, D'Antonio JA, Macaulay W, Di Cesare PE. Return to athletic activity after total hip arthroplasty. Consensus guidelines based on a survey of the Hip Society and American Association of Hip and Knee Surgeons. *J Arthroplasty*. 2007;22(2):171-175.

Kurtz S, Mowat F, Ong K, Chan N, Lau E, Halpern M. Prevalence of primary and revision total hip and knee arthroplasty in the United States from 1990 through 2002. *J Bone Joint Surg Am*. 2005;87(7):1487-1497.

Kurtz S, Ong K, Lau E, Mowat F, Halpern M. Projections of primary and revision hip and knee arthroplasty in the United States from 2005 to 2030. *J Bone Joint Surg Am*. 2007;89(4):780-785.

Kurtz SM, Ong KL, Schmier J, Kurtz SM, Ong KL, Schmier J, Mowat F, Saleh K, Dybvik E, Kärrholm J, Garellick G, Havelin LI, Furnes O, Malchau H, Lau E. Future clinical and economic impact of revision total hip and knee arthroplasty. *J Bone Joint Surg Am*. 2007;89(suppl 3):144-151.

Lachiewicz PF, Kauk JR. Anterior iliopsoas impingement and tendinitis after total hip arthroplasty. *J Am Acad Orthop Surg*. 2009;17(6):337-344.

Levine B, Kaplanek B, Scafura D, Jaffe WL. Rehabilitation after total hip and knee arthroplasty: A new regimen using Pilates training. *Bull NYU Hosp Jt Dis*. 2007;65(2):120-125.

Levine BR, Jaffe WJ, Kaplanek BA. Pilates training for use in rehabilitation after total hip and knee arthroplasty: A preliminary report. *Clin Orthop and Relat Res*. 2009;467(6):1468-1475.

Magee DJ. *Orthopedic Physical Assessment.* 5th ed. St. Louis: Saunders; 2008:659-843.

Mullins MM, Norbury W, Dowell JK, Heywood-Waddington M. Thirty-year results of a prospective study of Charnley total hip arthroplasty by the posterior approach. *J Arthroplasty.* 2007;22(6):833-839.

Pilates J, Miller JM. *Return to Life Through Contrology.* Miami, FL: Pilates Method Alliance; 1945:15-32.

Pilates Method Alliance. *The PMA Pilates Certification Exam Study Guide.* Miami, FL: Pilates Method Alliance; 2005:17-18.

Pilot P, Bogie R, Draijer WF, Verburg AD, Van Os JJ, Kuipers H. Experience in the first four years of rapid recovery: Is it safe? *Injury.* 2006;37(suppl 5):S37-40.

Shbeeb MI, Matteson EL. Trochanteric bursitis (greater trochanter pain syndrome). *Mayo Clin Proc.* 1996;71(6):565-569.

Siller B. *The Pilates Body.* New York: Broadway Books; 2000:1-5.

Smith ESK. *Pilates for Rehab: A Guidebook to Integrating Pilates in Patient Care.* Minneapolis: OPTP; 2005.

Toohey AK, LaSalle TL, Martinez S, Polisson RP. Iliopsoas bursitis: Clinical features, radiographic findings, and disease associations. *Semin Arthritis Rheum.* 1990;20(1):41-47.

Ungaro A. *The Pilates Promise.* New York: DK; 2004:12-13.

Wroblewski BM, Fleming PA, Siney PD. Charnley low-frictional torque arthroplasty of the hip. 20-to-30 year results. *J Bone Joint Surg Br.* 1999;81(3):427-430.

Wunderbaldinger P, Bremer C, Schellenberger E, Cejna M, Turetschek K, Kainberger F. Imaging features of iliopsoas bursitis. *Eur Radiol.* 2002;12(2):409-415.

저자 소개 / About the Authors

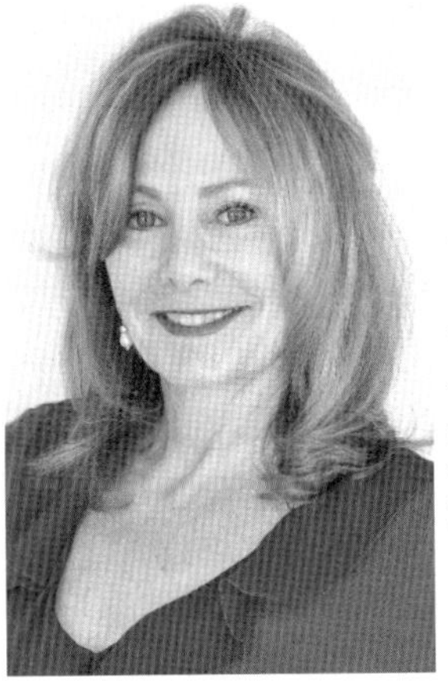

Courtesy of Beth Kaplanek

공인 간호사이자, 간호대학 학사인 **베스 에이 캐플라넥**(Beth A. Kaplanek, RN, BSN)은 필라테스 강사이자, 뉴욕 헌팅턴에 위치한 롱아이랜드 필라테스 센터에서 재활을 위한 필라테스 전문지도자로 활동 중이다. 캐플라넥은 20년 동안 응급실 관리, 수술실 관리, 중환자실 관리, 약물상담 및 재활 그리고 발기환사 관리 등 다양한 분야에서 공인 간호사로 일했다.

2001년 엉덩관절치환술을 받은 후, 캐플라넥은 필라테스를 가벼운 운동과 근력 및 유연성 훈련의 형태로 활용하기 시작했다. 담당의사의 예후가 좋다는 말에 고무되어, 그녀는 엉덩관절, 무릎 상태가 좋지 못하거나, 치환술을 받은 환자들이 필라테스를 변경, 활용할 수 있는 방법에 대해 연구하기 시작했다. 캐플라넥은 수술 후 재활의 한 형태로서의 필라테스에 대해 레빈박사 및 제프박사와 함께 연구했는데, 이 연구논문은 *뉴욕대학병원 관절질환, 임상정형외과 및 관련 연구 회보(Bulletin of the NYU Hospital for Joint Diseases and Clinical Orthopaedics and Related Research)*에 게재되었다. 캐플라넥은 현재 뉴욕 로이드하비와 플로리다 코코넛 그루브에 거주하고 있다. 보석디자인, 하이킹, 운동 및 빈티지 자동차 경기를 즐긴다.

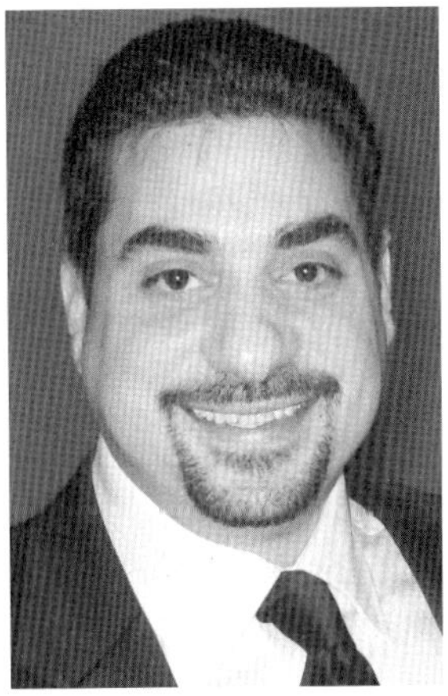

Courtesy of Brett Levine

의학박사이자, 외과 석사인 브레트 알 레빈(Brett R. Levine, MD, MS)은 정형외과 전문의로, 성인관절재건술을 부전문로 하고 있다. 그는 현재 외과의사이자, 시카고에 위치한 러시의과대학(Rush University Medical Center) 복합 인공 엉덩관절 및 무릎재건 전공 조교수로 재직 중이다. 그는 또한 레지던트, 동료 및 의과대학생들을 위한 임상강사와 연구코디네이터로 활동하고 있다.

관심연구분야는 다공성 생채재료, 인공 엉덩관절 및 무릎 치환기술, 금속 및 금속베어링 내 금속이온 수치 및 과민반응, 무시멘트 무릎 인공관절 치환술(TKA), 디지털 가늠술 등이다. 그는 *내과협회(Hospital Physician)*, *임상재활세포공학연구소(Journal of Clinical Rehabilitative Tissue Engineering Research)*, *국제정형외과학술협회(Clinical Orthopaedics and Related Research)*, *정형외과협회(Orthopedics)*, *무릎외과협회(Journal of Knee Surgery)*, *ACTA 생채재료협회(ACTA Bio-material)* 및 *뉴욕대학병원 관절질환 (NYU Hospital for Joint Diseases)* 편집장으로 활동 중이다. 그는 미중부 정형외과협회(Mid-America Orthopaedic Association) 클라이언트이자 전미정형외과학회(American Academy of Orthopaedic Surgeons) 연구원이다. 레빈박사는 또한 전미정형외과학회 성인관절재건술연구 부위원회(Adult Reconstruction Instructional Course Subcommittee) 의장이자, Rush Year in Review의 편집장이다.

레빈박사와 아내 캐리(Kari)는 슬하에 두 자녀를 두고 있으며, 일리노이, 엘름허스트에 거주하고 있다. 그는 독서, 클래식자동차 수리 및 복원, 운동과 스포츠를 즐긴다.

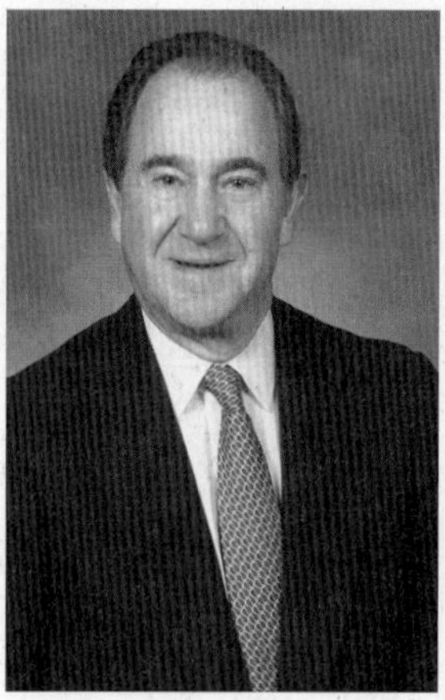

Courtesy of William Jaffe

의학박사 윌리엄 엘 제프(William L. Jaffe, MD)는 임상교수이자 뉴욕시에 위치한 뉴욕대학병원 관절질환대학 정형외과 부의장이다. 제프박사는 또한 뉴욕에 위치한 벨뷰 호스피탈 센터(Bellevue hospital Center) 소속 외과의사로 재직 중이다. 제프박사는 관절질환정형외과협회보(Bulletin of the Hosptial for Joint Diseases Orthopaedic Institute) 수석 편집장이자, 정형외과길잡이 (Mediquide to Orthopaedics) 편집장으로 활동 중이다.

그는 *엉덩관절치환술 및 정형외과 섹션 이메디신 회보(Journal of Arthroplasty and Ortho-paedic Secion eMedicine)* 편집위원회 소속으로 뉴저지, 알렌데일에 위치한 오스테오닉스 코퍼레이션(Osteonics Corporation) 의학고문으로도 활동하고 있다. 또한 홍콩정부를 위해 연구장학금협의회 대학장학금위원회(University Grants Committee of the Research Grants Council)에서 정형외과 고문직도 수행하고 있다.

제프박사는 전미외과대학(American College of Surgeons) 및 전미정형외과학회(American Academy of Orthopaedic Surgeons) 연구원이다. 그는 전미정형외과연합(American Orthopaedic Association), 뉴욕주의학사회(New York State Medical Society), 뉴욕카운의학사회(New York County Medical Society), 뉴욕의학회(New York Academy of Medicine), 저마찰엉덩관절치환술협회(Low Friction Arthroplasty Society) 및 동부정형외과협회(Eastern Orthopaedic Association) 회원이다. 1992년과 1995년, 제프박사는 관절질환 정형외과 레지던트 프로그램(Hospital for Joint Diseases Orthopaedic Residency Program)으로부터 올해의 교수상을 수여받았다. 제프박사는 1996년 미국에서 가장한 뛰어난 50인의 의사로 선정되기도 했다. 현재 제프박사는 뉴욕시에 거주하고 있다.

Hip and Knee Anatomy

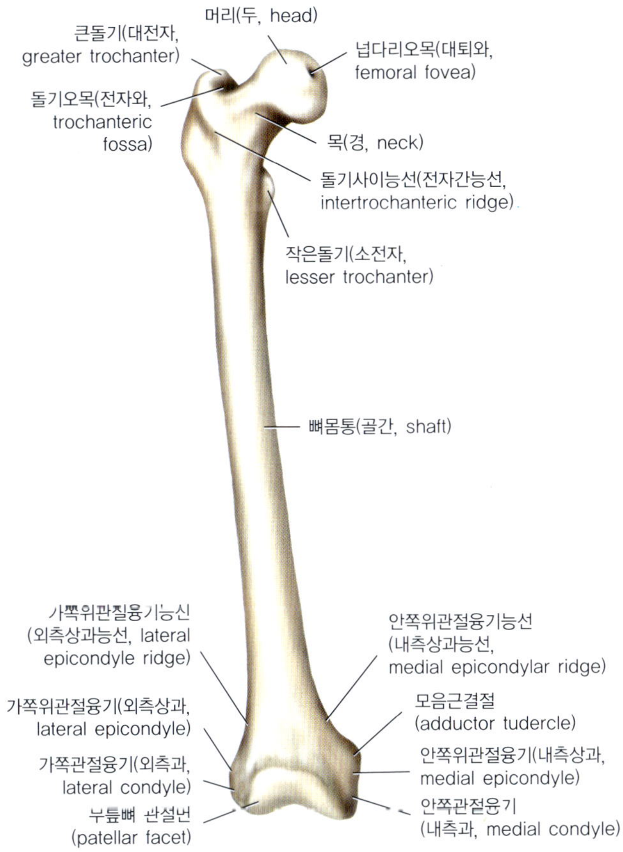

넙다리뼈 앞면(Femur, anterior view).

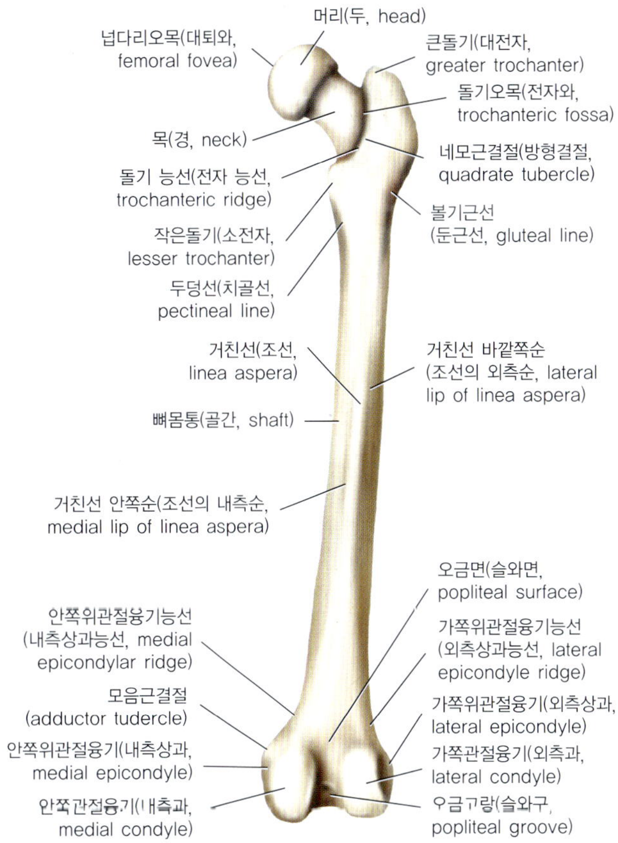

넙다리뼈 뒷면(Femur, posterior view).

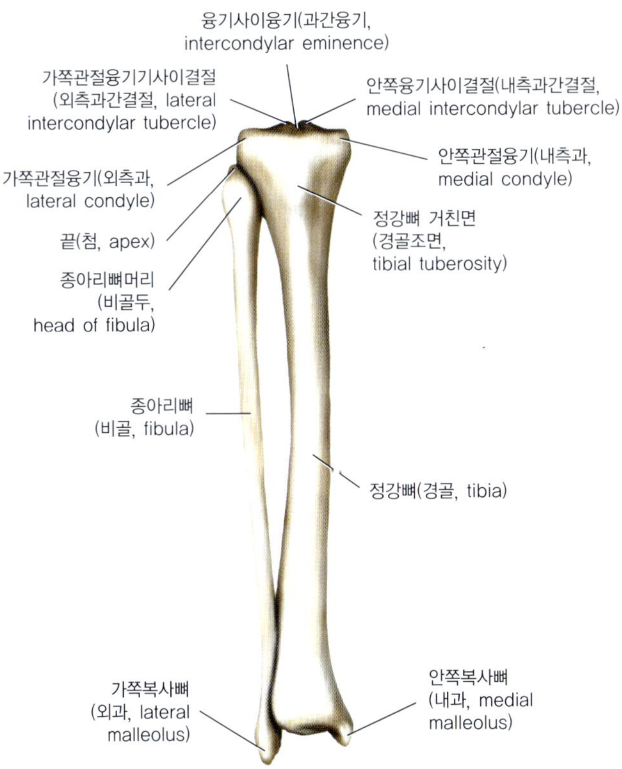

정강뼈와 종아리뼈, 앞쪽 면
(Tibia and fibulia, anterior view).

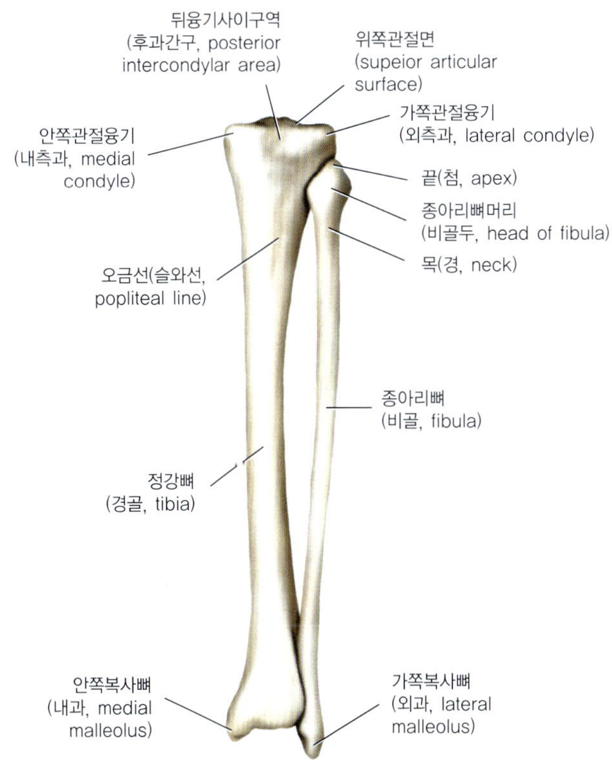

정강뼈와 종아리뼈, 뒤쪽 면
(Tibia and fibulia, posterior view).

Hip and Knee Anatomy *(계속)*

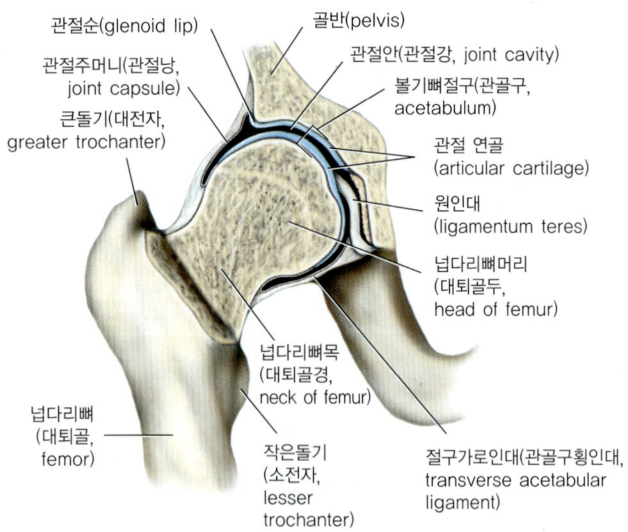

엉덩관절의 세로단면
(Longitudunal section of the hip joint).

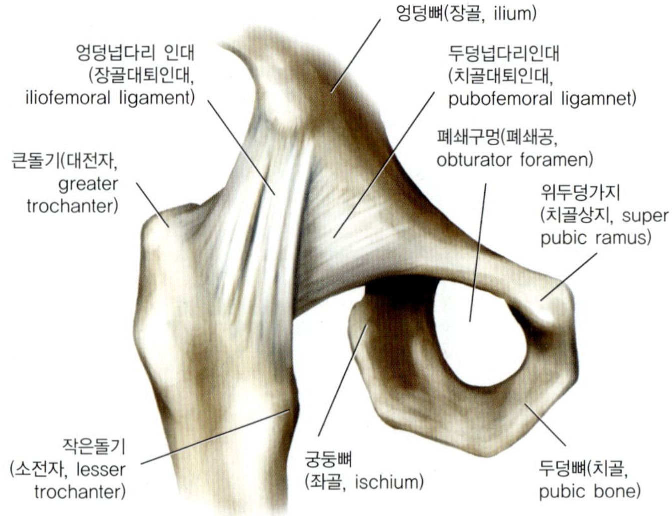

엉덩넙다리인대와 두덩넙다리인대, 앞쪽 면
(Iilofemoral and pubofemoral ligaments,
anteror view).

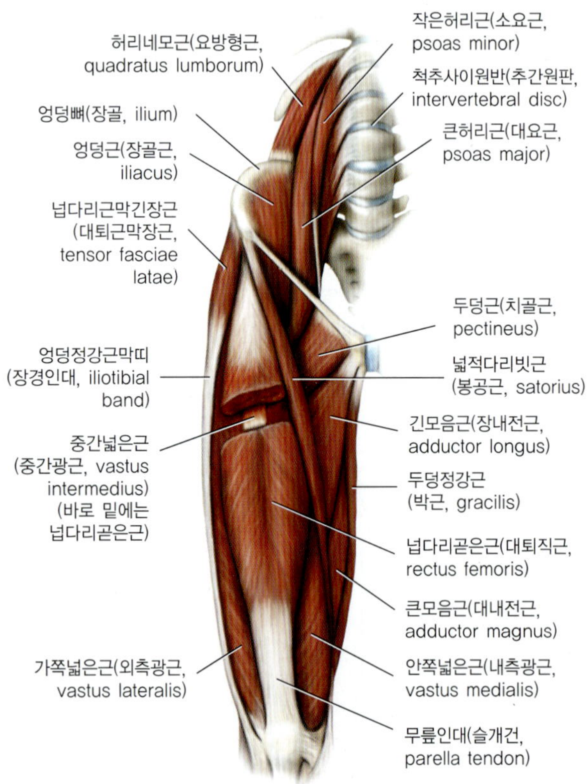

엉덩관절의 앞 근육
(Anterior muscle of the hip).

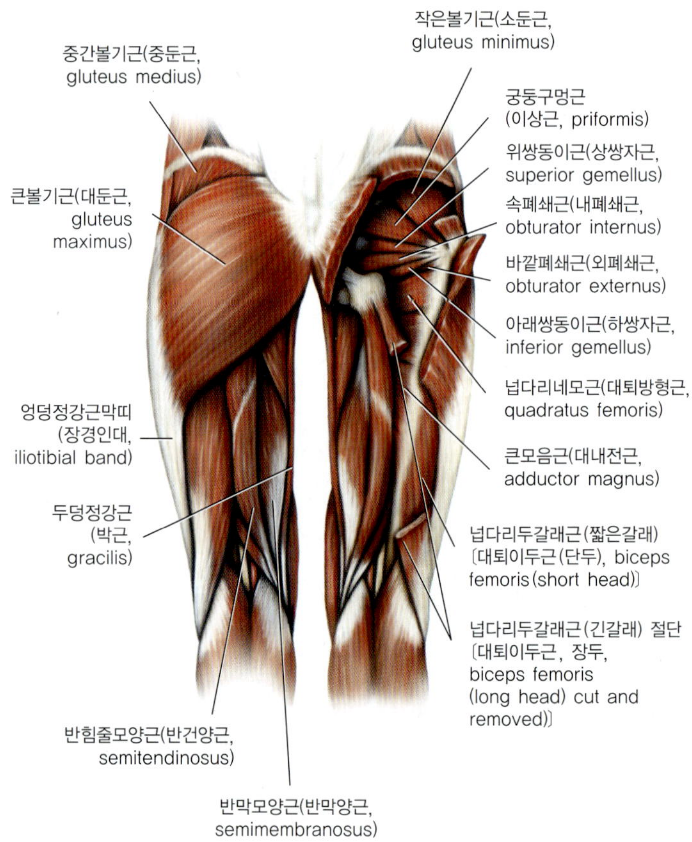

엉덩관절의 뒤 근육
(Posteror muscles of the hip).

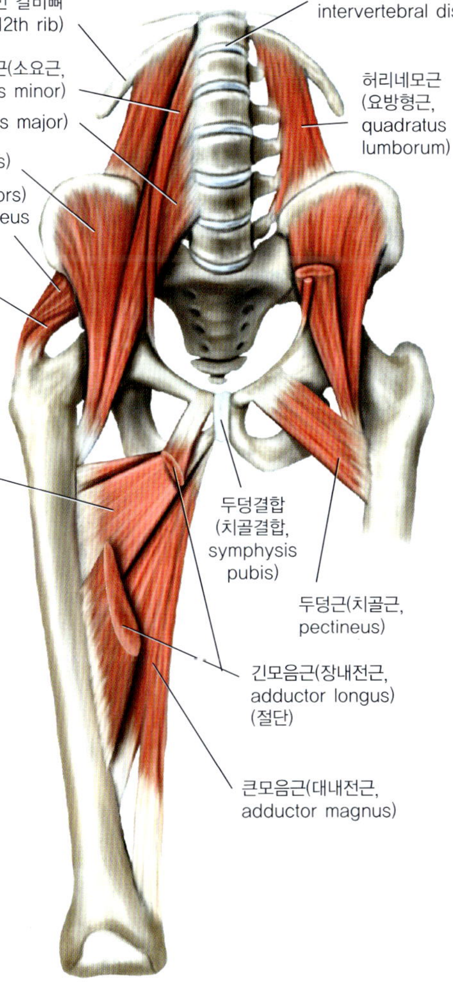

큰허리근, 작은허리근, 엉덩근
(Psoas major, psoas minor, and iliacus).

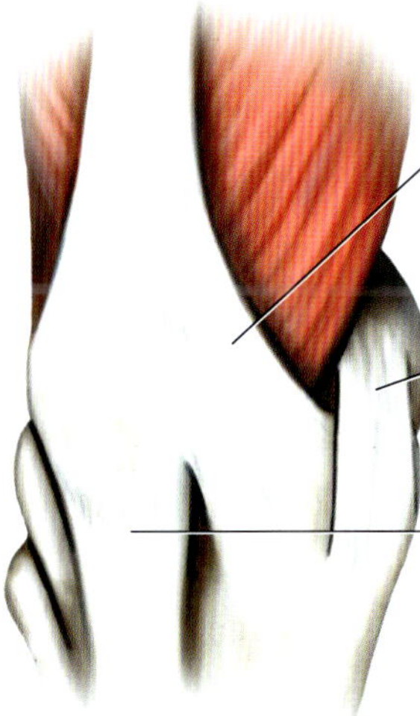

무릎인대, 앞쪽 면
(Ligaments of the knee, anterior view).

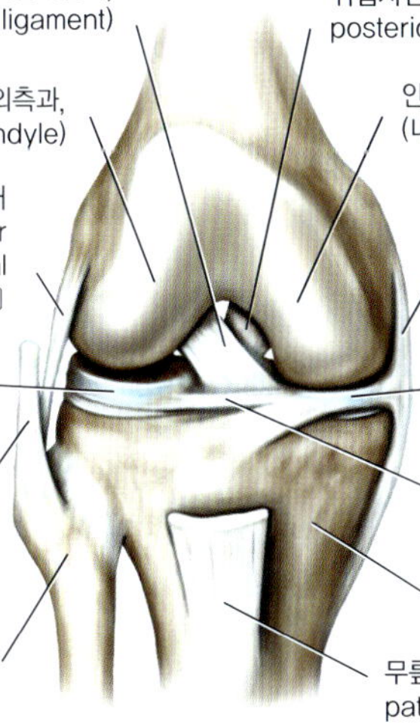

무릎인대, 앞쪽 면
(Ligaments of the knee, anterior view).

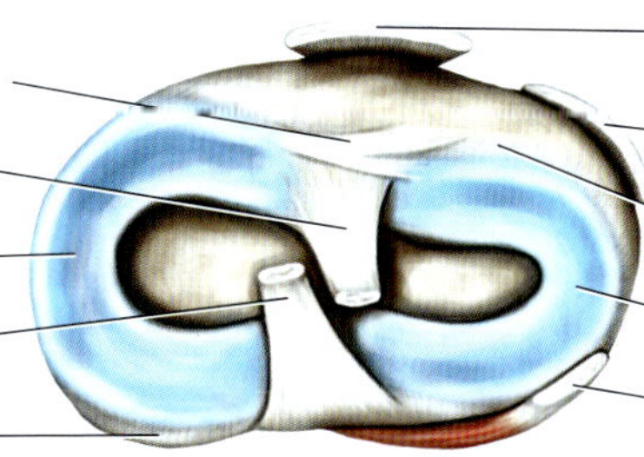

무릎인대, 위쪽 면
(Ligaments of the knee, superior view).

Hip and Knee Anatomy *(계속)*

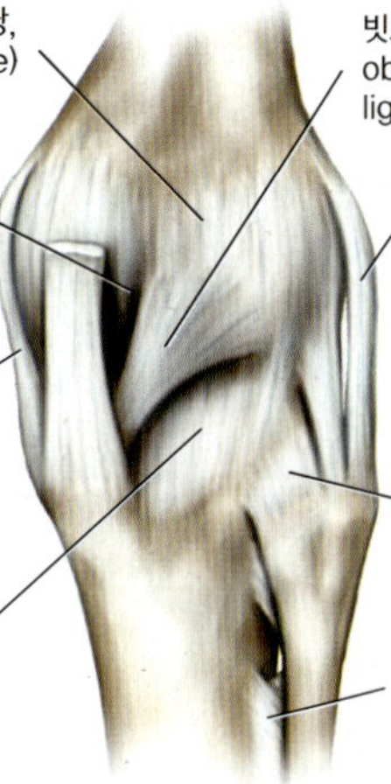

무릎인대, 뒤쪽 면
(LigamenFits of the knee, posterior view).

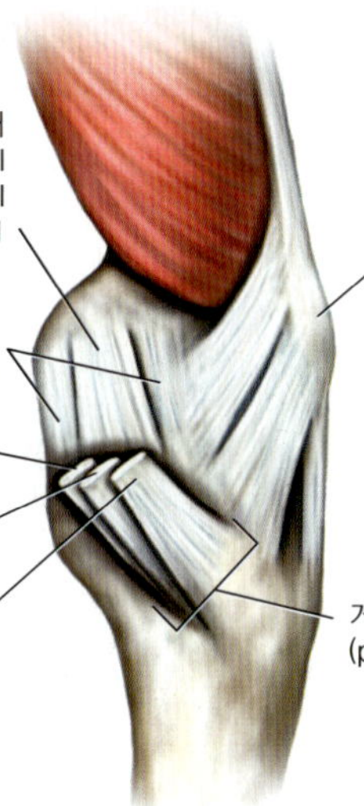

거위발(Pes anserinus).

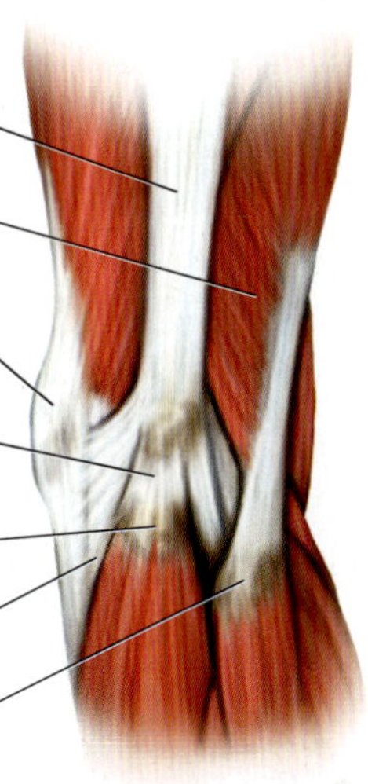

Gerdy의 결절과 엉덩정강근막띠
(Gerdy's tubercle and iliotibial band).

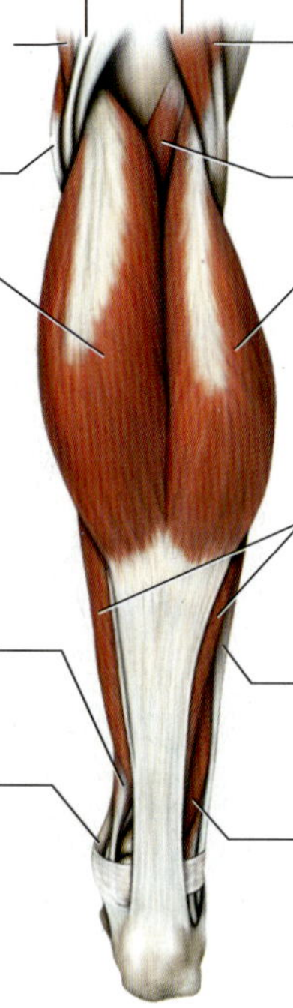

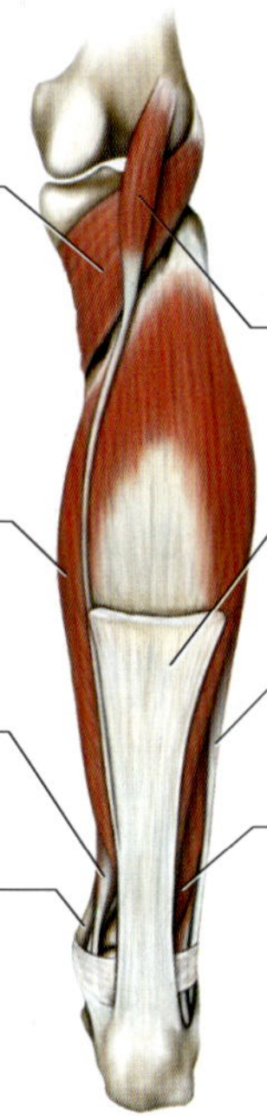

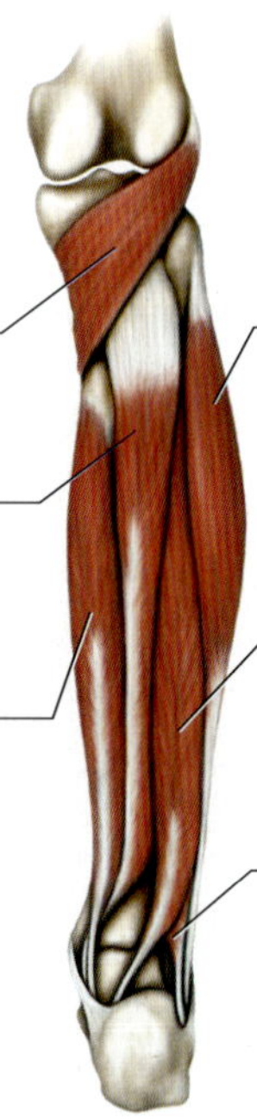

무릎과 종아리의 뒤 근육
(Posterior muscles of the knee and lower leg).

The art in this insert is reprinted from R. Behnke, 2005, Kinetic anatomy, 2nd ed. (Champaign, IL: Human Kinetics), 175, 176, 177, 178, 180, 192, 193, 194, 195, 201, 202.